Life Style Related Diseases

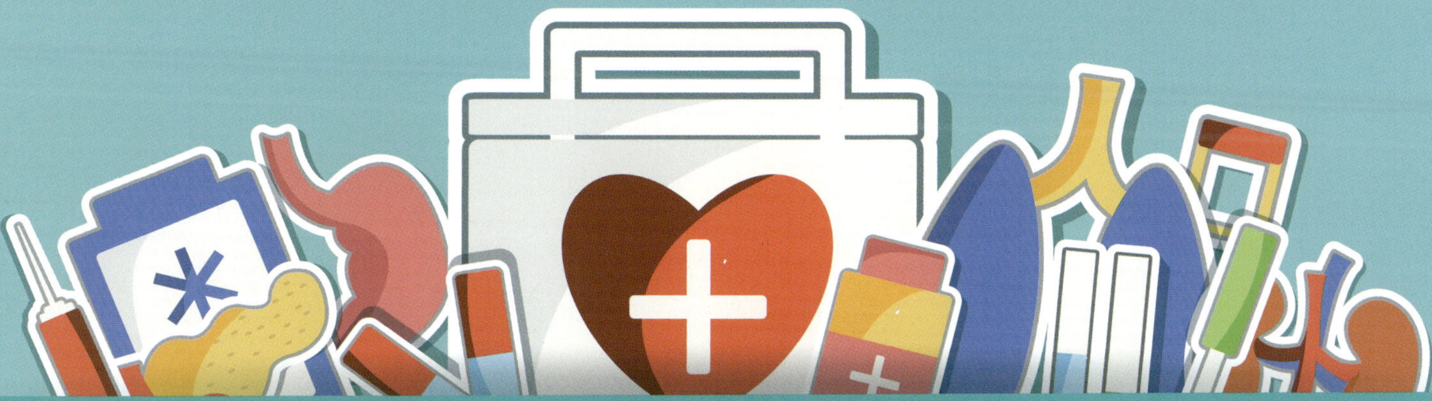

만성질환을 생활습관으로 다스리기

– 각 질환별 생활습관 지침 –

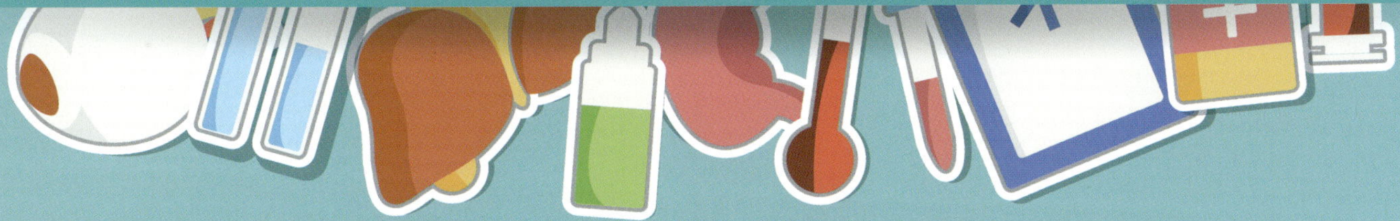

대표저자 : 신경외과 전문의 **이성우**

대한일차의학회
The Korea Primary Medicine Symposium

MEDIAN
메디안북

만성질환을 생활습관으로 다스리기
– 각 질환별 생활습관 지침 –

2022년 2월 21일 1판 1쇄 인쇄
2022년 3월 2일 1판 1쇄 발행

대표저자 | 대한일차의학회 신경외과 전문의 이성우
발 행 인 | 김용덕
발 행 처 | 메디안북
편 집 | 최수정
등 록 | 제 25100-2010-51호
주 소 | 서울특별시 마포구 마포대로 63-8(도화동) 818호
전 화 | 02-732-4981
팩 스 | 02-711-4981
홈페이지 | www.mcbooks.co.kr
이 메 일 | median1370@hanmail.net

ISBN | 979-11-90450-63-8 93510
가 격 | 58,000원

만성질환을 생활습관으로 다스리기

– 각 질환별 생활습관 지침 –

진료실에서 바로 써먹는

생활습관 상담법!

- 당뇨에 무슨 음식이 좋아요?
- 골다공증에 운동을 하면 좋아요?
- 수술 전에 뭐를 해야하죠?
- 우리 애기한테 뭐가 좋아요?
- 빈혈이 심한데 어떻게 하죠?
- 불면증에 뭐가 좋나요?

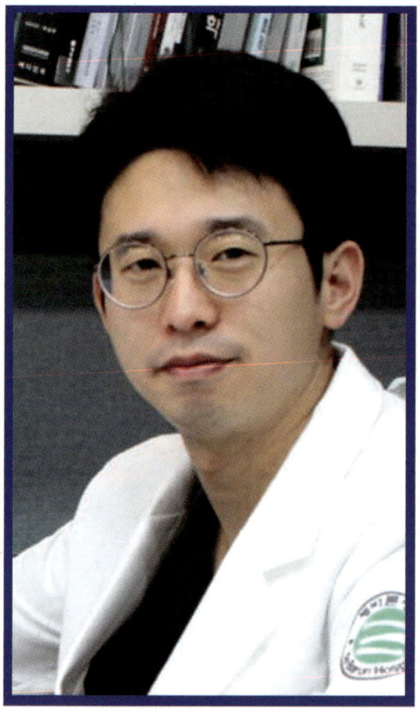

이런 질문에 대한 고민은 이제 끝!
의사가 직접 알려주는
환자 상대 꿀팁!

약 력

- 現 대한일차의학회 회장
- 現 의료커뮤니티 대표 운영자
- 前 부산시 의사회 정보통신 이사
- 통증, 일차진료, 의학서적 저자
- 통증의학 특강 다수

10년동안의 진료 노하우를 모두 모아서 책으로 만들었습니다.

"일차 진료에 대한 고민이 모두 해결되었으면 합니다."

-Lee sung woo

서문

누구나 나이가 들면 만성질환으로 병원에 가서 진단을 받고 약을 먹을 수 있습니다. 환자들은 병원에서 약을 처방받고 치료받지만, 의사와 상담하는 시간은 짧고, 그 시간 안에 질환에 대한 나의 생활습관이 옳은지 판단하기는 어려운 현실입니다. 그리고 여러 정보가 넘쳐나는 세상에서 고령의 환자분들이 올바른 정보를 취합하기는 쉽지 않은 실정입니다. 대한일차의학회에서는 단순히 질환을 병원에서 치료함에 그치지 않고, 더 나아가서 본인이 관리하고 생활습관으로 다스릴 수 있도록 정보를 제공해 주는 책의 부재를 느끼고 처음으로 생활습관에 관련된 서적을 출판했습니다. 이 책을 통해 의사뿐만 아니라 대한민국 국민들도 의학을 쉽게 이해하고, 정리해 보는 데 많은 도움을 줄 것이라고 생각하고, 일차의료 현장에서 힘들게 근무하고 있는 동료이자, 선배님, 후배님들께 작은 도움이 되어지길 소망하며 이 책을 위해 도움을 주신 도서출판 메디안북 직원 및 김용덕 사장님과 사랑하는 부인(경미)과 딸(채윤), 아들(도겸)에게 깊은 감사를 드립니다. 더불어 감수와 원고를 작성해 주신 공동저자 분들께도 감사를 드립니다.

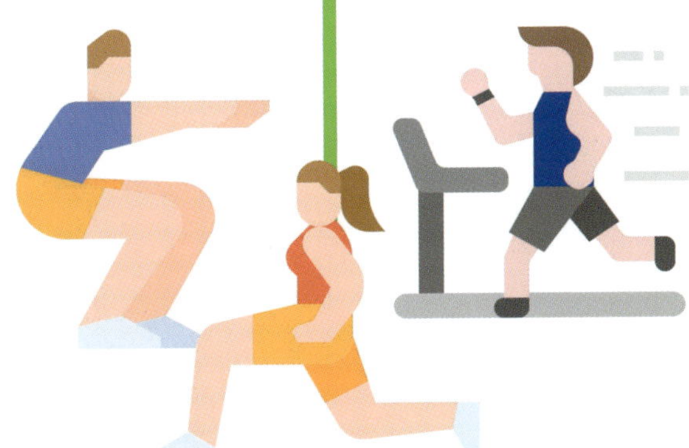

목차

05 심혈관 질환 환자 생활요법

06 소화기 질환 환자 생활요법

07 간 질환 환자 생활요법

08 만성폐쇄성폐질환 환자 생활요법

09 신장질환 환자 생활요법

10 암 환자 생활요법

11 골다공증 환자 생활요법

12 빈혈 환자 생활요법

13 비뇨기계 질환 환자 생활요법

01 고혈압 환자 생활요법

001 소금 섭취 제한(하루 6 g 이하)

1 한국인의 하루 평균 소금 섭취량

한국인은 하루 평균 약 12 g(나트륨 4,546 mg, 2012년 국민건강영양조사)의 소금을 섭취하는 것으로 추정되고 있으며, 이는 서양인 평균 10 g, 일본인 10.7 g에 비해 다소 많은 편이다.

2 소금 섭취를 줄이면 심혈관 질환이 감소

하루 소금을 10.5 g 섭취하는 사람이 소금 섭취를 절반으로 줄이면 수축기 혈압이 평균 4~6 mmHg 감소한다. 따라서 소금 섭취를 줄이면 심혈관 질환이 감소한다.

주요 외식 메뉴별 나트륨 함량 신호등(1인분 기준)

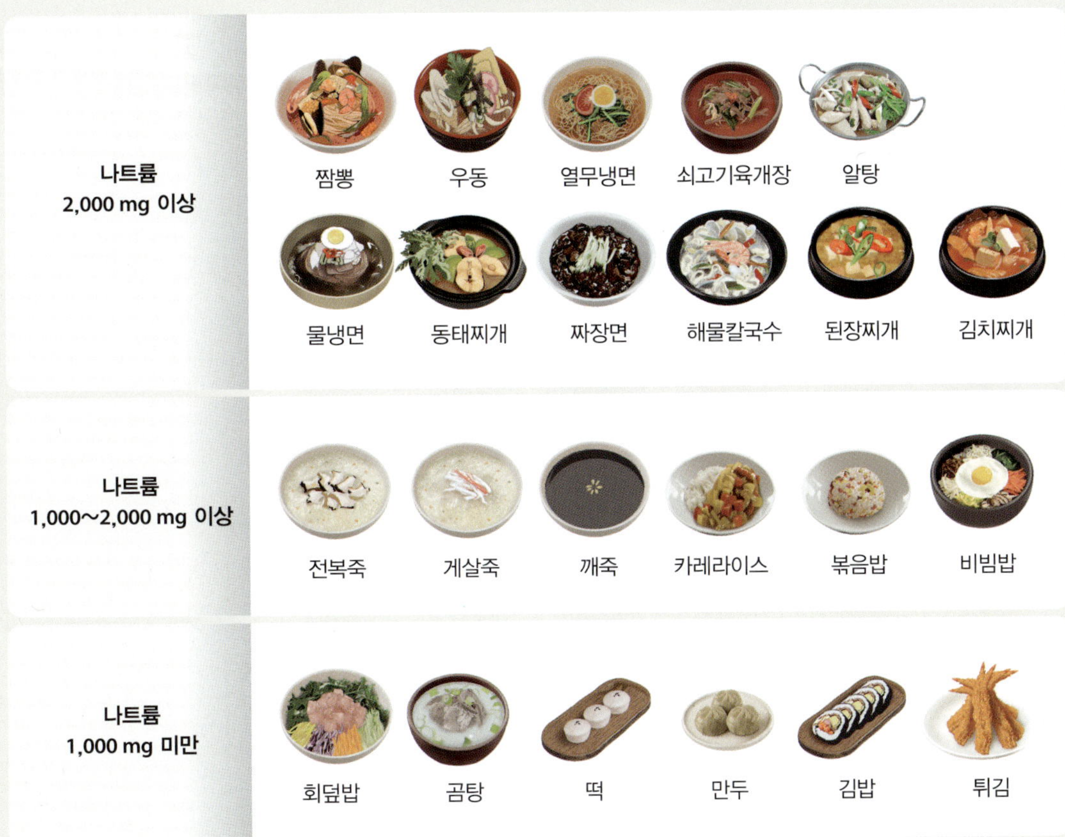
나트륨
2,000 mg 이상
짬뽕
우동
열무냉면
쇠고기육개장
알탕
물냉면
동태찌개
짜장면
해물칼국수
된장찌개
김치찌개
나트륨
1,000~2,000 mg 이상
전복죽
게살죽
깨죽
카레라이스
볶음밥
비빔밥
나트륨
1,000 mg 미만
회덮밥
곰탕
떡
만두
김밥
튀김

3 식사 조절

(1) 싱거운 식단을 위한 방법

❶ 조리할 때 소금, 간장, 된장, 고추장 등을 줄이고 식초, 고추, 후추 등으로 맛을 낸다.

❷ 식탁에서 소금이나 간장을 더 넣지 않는다.

❸ 염분 함량이 많은 식품의 섭취량과 횟수를 줄인다.

(2) 채식 위주의 식사

채식주의자들은 육식을 주식으로 하는 사람들보다 혈압이 낮으며, 채식 위주로 식사를 유지하면 고혈압 환자의 혈압이 낮아진다. 동물성 단백질 섭취가 없어진 것보다는 과일, 채소, 섬유질의 섭취 증가 및 포화지방산 섭취의 감소에 의한 복합적인 효과로 인해 발생한다.

4 혈압 강하를 위한 DASH(Dietary Approaches to Stop Hypertension) diet

일반 식사보다 불포화 지방과 지방의 총량의 섭취를 줄이고 칼륨, 칼슘, 마그네슘, 식이섬유 그리고 단백질 섭취를 늘린 식단이 혈압 감소에 효과적인 방법이다.

(1) 많이 섭취하면 좋은 것

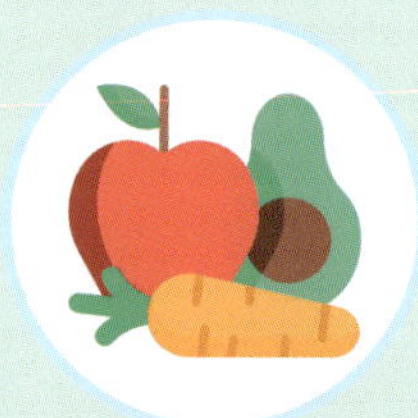

과일과 야채
하루 4~5회 섭취

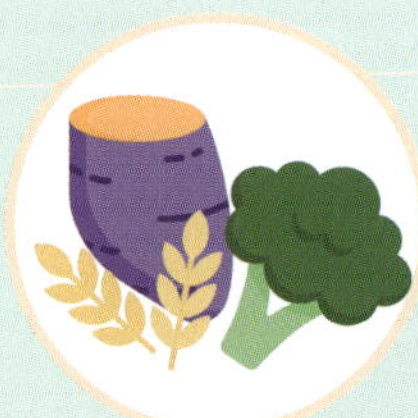

식이섬유
하루 7~8회 섭취

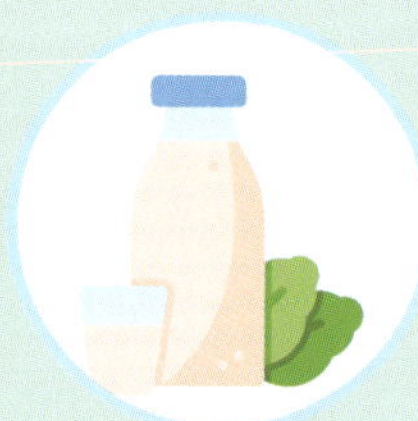

저지방 유제품
칼슘, 마그네슘 풍부
하루 2~3회 섭취

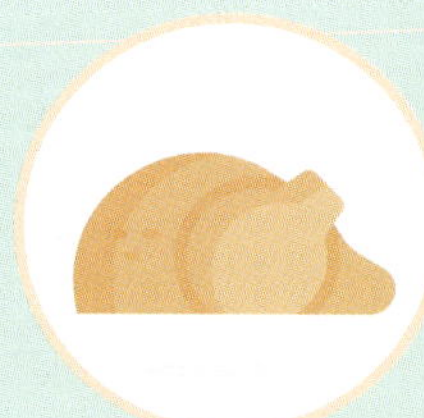

단백질이 많고 지방이 적은 생선, 가금류
하루 2회 섭취

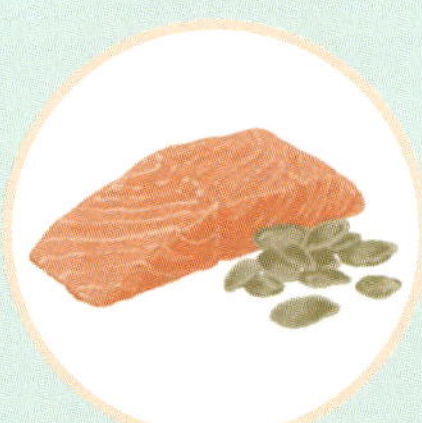

마그네슘
호박, 해바라기씨, 연어, 검은콩

칼륨
어육류, 전분류, 과일류 채소류, 견과류

- 어육류(정어리, 연어, 고등어, 조개)
- 전분류(전맥, 고구마)
- 과일류(딸기, 바나나, 오렌지, 멜론, 건포도, 귤, 아보카도, 파파야)
- 채소류(시금치, 우엉, 호박, 버섯, 토마토, 케일, 샐러리)
- 견과류(땅콩, 잣, 렌틸콩)

칼륨 섭취 효과

- 근육과 신경의 활성도를 조절하여 뇌졸중을 줄이고 신장결석의 발생을 감소시키며 혈압 강하에 도움이 됨.
- 소변에서 칼슘 배출을 감소시켜 골관절염 예방

마그네슘 섭취

- 근육과 신경의 이완에 관여하여 혈류를 증가시키고 혈압을 낮춤

(2) 적게 섭취해야 할 것

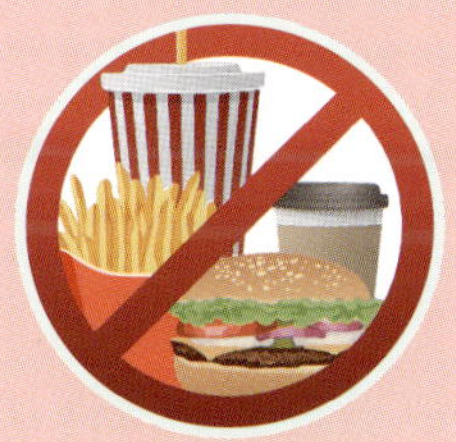

콜레스테롤

소금

포화지방

(3) 권장되는 식사지침

❶ 탄수화물, 단백질, 지방 그리고 섬유소와 미네랄, 비타민 등의 영양소가 적절히 포함된 식사하기

❷ 과일과 야채의 섭취는 늘리고, 설탕 등 단순당과 포화지방산 및 전체 지방 섭취량은 줄이기

❸ 충분한 야채와 적당한 과일을 매일 섭취한다.

❹ 적당량의 견과류 자주 섭취하기

❺ 지중해식 식단은 유익하며 고혈압 환자는 최소 주 2회는 생선을 먹을 것

01 고혈압 환자 생활요법

004 금연

(1) 흡연 중에는 담배 중에 함유된 니코틴에 의하여 일시적으로 혈압과 맥박이 상승하고, 특히 24시간 활동 혈압에서 낮 시간의 혈압을 높인다.

(2) 흡연은 고혈압과 마찬가지로 심뇌혈관 질환의 강력한 위험인자이므로 고혈압 환자가 아무리 혈압을 잘 조절한다 하더라도 흡연을 지속할 경우 심뇌혈관 질환의 위험을 피할 수 없다.

(3) 반드시 금연해야 하고 간접 흡연도 위험하다.

(4) 금연 후에는 체중이 증가할 수 있으므로 이를 방지하기 위하여 운동 및 식사요법과 병행하는 것이 필요하다.

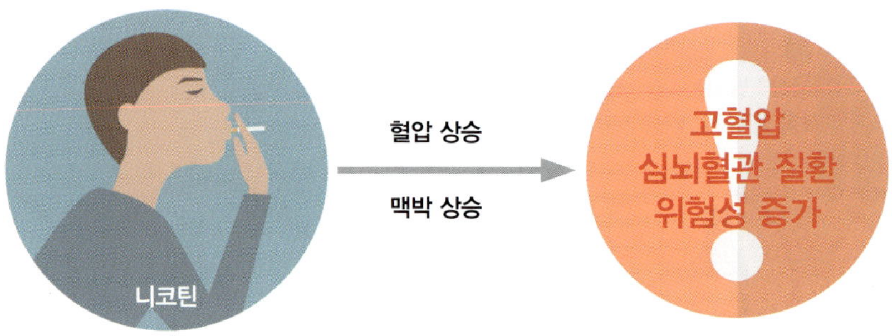

01 고혈압 환자 생활요법

005 운동

1 운동의 효과

운동은 혈압 감소, 심폐기능 개선, 체중 감소, 고밀도지질단백(HDL) 콜레스테롤 증가, 스트레스 해소에도 도움된다.

2 권장하는 운동 - 유산소 운동

❶ 걷기, 조깅, 자전거 타기, 수영, 체조, 줄넘기, 테니스, 배구, 에어로빅 체조 등

❷ 운동의 강도 : 최대 심박수(220−연령)의 60−80% 미만

❸ 일주일에 5~7회 정도로 규칙적으로 실시하기

❹ 처음 시작할 때는 10~20분 정도 하다가 천천히 연장하여 30~60분 정도를 지속하는 것이 좋다.

❺ 준비 운동과 마무리 운동을 운동 전후에 5분정도 한다.

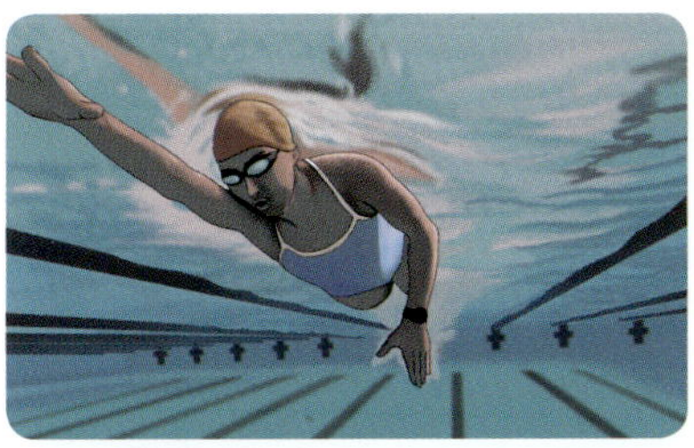
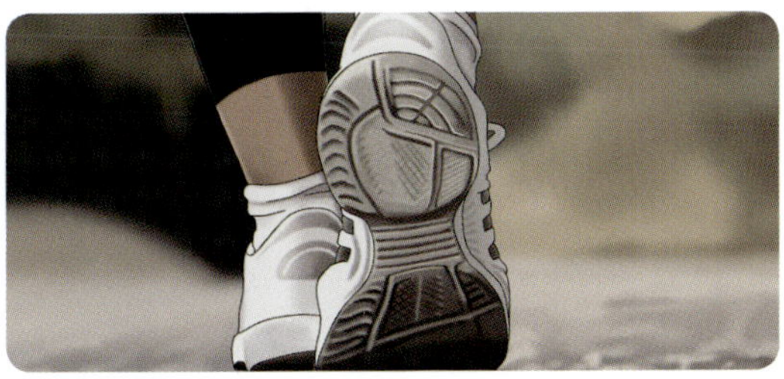
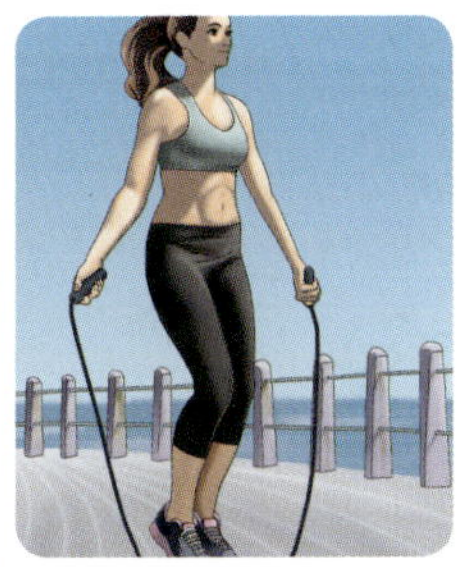
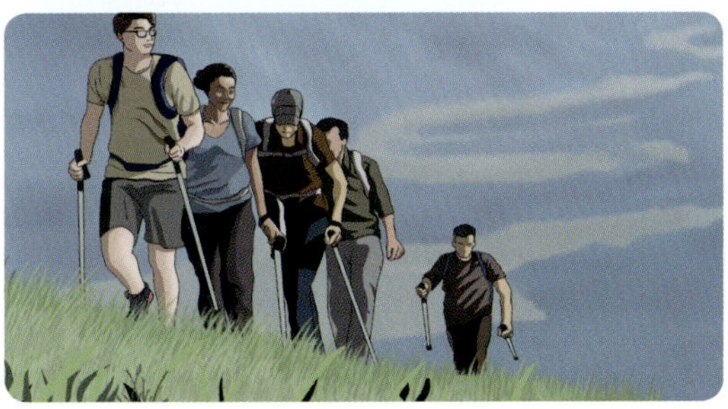
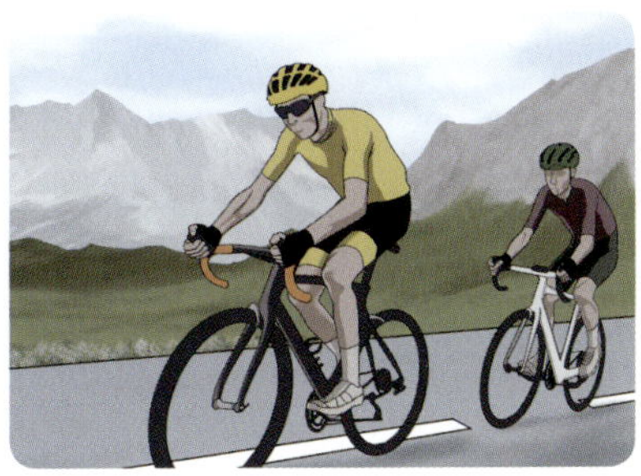
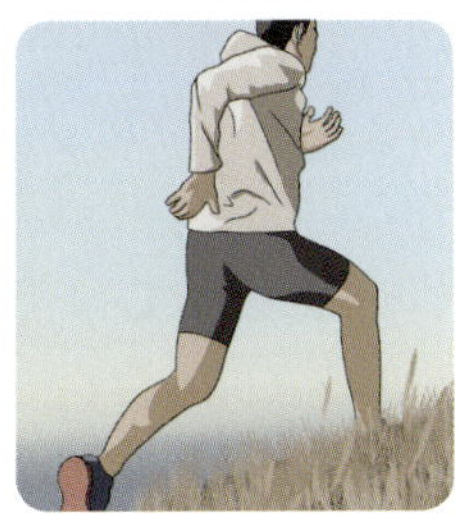

3 운동방법

❶ 주 90~150분 이상 운동하는 것을 권장한다.

❷ 등장성 근력운동과 등척성 악력운동

아령 등 근력 기구를 이용한 등장성 근력 및 등척성 악력 운동도 혈압 감소 효과뿐 아니라 대사적 요인들을 호전시키고 근력을 강화시키기 때문에 일주일에 2~3회 시행하도록 권고한다.

❸ 등척성 악력운동 방법

등척성 악력운동은 악력계 등을 이용하여 최대로 쥘 수 있는 무게를 먼저 측정하고 최대 측정된 무게의 30~40%의 강도로 2분 동안 악력 상태로 쥐고 있다가 1분 휴식하는 방법을 4회 정도 실시하며 일주일에 3일 정도 하는 것을 권장한다.

❹ 무산소 운동 무리해서 하지 않기

무거운 것을 들어올리는 것과 같은 무산소 운동은 일시적으로 혈압을 상승시킬 수 있으므로 혈압이 조절되지 않는 경우에는 피해야 한다. 무산소 운동 전에는 유산소 운동으로 충분히 몸이 이완된 상태에서 시행하는 것이 좋다.

❺ 위험인자가 있는 환자는 담당의사와 상의 후 결정하기

만약 심장병이 있거나 위험인자가 있는 환자는 운동을 시작하기 전에 의사와 충분히 상의하여 적절한 운동의 종류와 운동량을 정해야 한다.

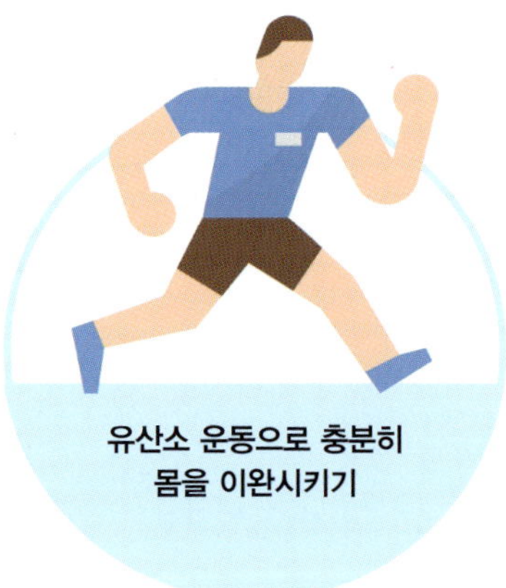
유산소 운동으로 충분히
몸을 이완시키기

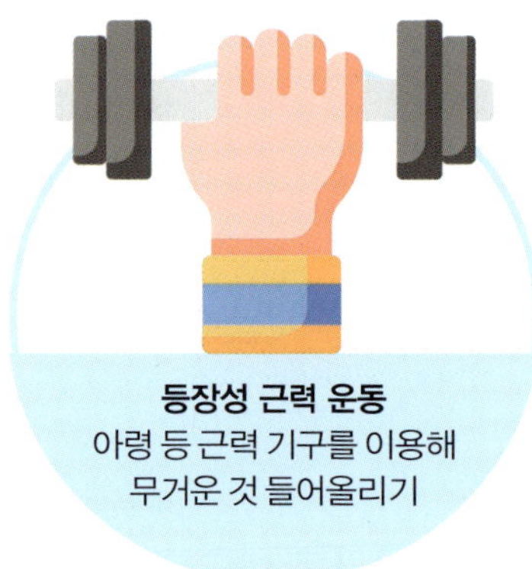
등장성 근력 운동
아령 등 근력 기구를 이용해
무거운 것 들어올리기

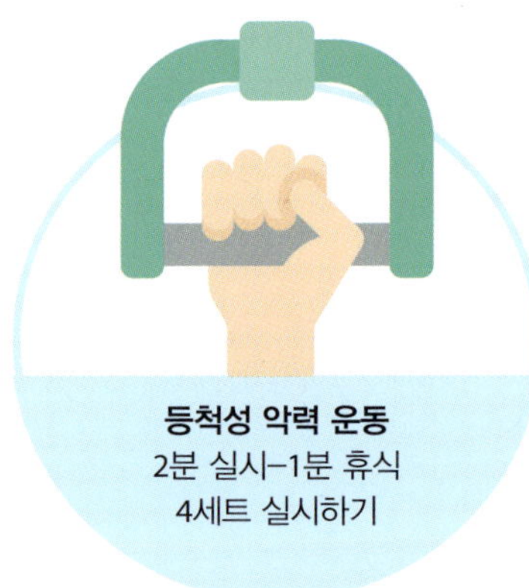
등척성 악력 운동
2분 실시-1분 휴식
4세트 실시하기

01 고혈압 환자 생활요법

006 병원에서 필요한 검사

1 기본 검사

* 기본 검사는 적어도 진단 시점 및 매 1년 마다 시행하도록 권고해야 한다.

❶ 혈액검사 1 : 혈색소, 적혈구 용적율, 칼륨, 크레아티닌, 계산된 사구체 여과율, 요산

❷ 혈액검사 2 : 공복혈당, 총콜레스테롤, 중성지방, HDL 및 LDL-콜레스테롤

❸ 소변검사 : 단백뇨, 혈뇨, 당뇨, 미세단백뇨(임의 뇨 중 알부민/크레아티닌 비)

❹ 12L-유도 심전도, 흉부 X-선 촬영

2 권장 검사

❶ 75 g 경구 당부하 검사 또는 당화혈색소(공복혈당 100 mg/dL 이상일 때)

❷ 심초음파 검사, 경동맥 초음파검사(내-중막 두께, 동맥경화반 유무)

❸ 발목-위팔 혈압지수 측정, 맥파 전달속도 측정; 활동 혈압모니터 및 가정 혈압

❹ 안저검사(당뇨병에서는 필수), 24 시간 소변 단백뇨 검사

3 확대 검사

❶ 무증상 장기 손상에 대한 뇌(CT, MRI), 심장, 콩팥, 혈관검사

❷ 이차성 고혈압의 진단을 위한 검사 : 이차성 고혈압은 수술이나 약물치료로 완치가 가능한 경우가 있다.

확대 검사로 발견할 수 있는 질병들

	임상적 적응증		진단		
원인	과거력	신체진찰	생화학검사	초기검사	추가검사
콩팥 실질병	① 요로감염 또는 요로폐쇄의 과거력 ② 진통제 남용 ③ 다낭 콩팥병의 가족력	복부종양 (다낭콩팥병)	① 소변 내 단백질 ② 적혈구 및 백혈구 ③ 사구체 여과율 감소	콩팥 초음파	콩팥 질환에 대한 세부 정밀검사
콩팥 동맥협착	① 섬유근육 형성이상 : 고혈압의 조기발현 (여성) ② 죽상동맥경화증 : 갑자기 발병, 악화 및 치료 저항성 ③ 반복적인 폐부종	복부잡음	① 양측 콩팥 크기 차이 > 1.5 cm ② 콩팥 기능의 빠른 악화(자발적 또는 레닌-안지오텐신계 억제제 투여 후)	Duplex 도플러 콩팥 초음파, CT	자기공명혈관조영, 방사선 혈관조영
원발알도-스테론증	① 근력 저하 ② 고혈압 조기 발병과 40세 이하의 연령에서 뇌혈관 질환 발생의 가족력	부정맥(매우 심한 저칼륨혈증인 경우)	① 저칼륨혈증(자발적 또는 이뇨제 유발) ② 부신의 우연히 발견된 종양	알도스테론-레닌활성도 비(저칼륨혈증 교정과 레닌-안지오텐신계 억제제 효과 소실 후)	① 확진 검사(경구 나트륨 부하, 식염수 주입, fludroc ortisone 억제, captopril test) ② 부신 CT ③ 부신정맥혈 채취
크롬 친화세포종	① 발작적인 고혈압 또는 지속적인 고혈압에 합병된 응급상황; 두통, 발한, 창백 ② 크롬친화세 포종의 가족력	신경섬유종증의 피부 병변(café-au-lait 반점, 신경섬유종)	부신의 우연히 발견된 종양(일부에서는 부신 외부에서 발견)	24시간 소변 내 메타네프린 및 노르-메타네프린 검사	① 복부와 골반에 대한 CT 또는 MRI ② Meta-iodobenzyl-guanidine 스캔
쿠싱증후군	① 빠른 체중 증가 ② 다뇨, 다음, ③ 심리적 불안	중심성 비만, 달덩이 얼굴, 들소형 육봉, 적색 선조, 남성형 다모증	고혈당	24시간 소변내 코티솔 검사	덱사메타손 억제 검사

01 고혈압 환자 생활요법

007 추천 영양보충제

비타민 B군(B1, B3, B6), 비타민 C, 비타민 E, 아르기닌, 카르니틴, 글루타민, 타우린, 칼슘(Ca), 마그네슘(Mg), 칼륨(K), 셀레늄(Se), 코큐텐(CoQ10), 콜린(choline), 이노시톨(Inositol), 마늘

Ref.
- 대한고혈압학회(The Korean Society of Hypertension)
- 일차진료의를 위한 마스터 기능의학(The master of functional medicine for primary medical care), 대한일차의학회

02 당뇨 환자 생활요법

001 식사요법

1 식사요법으로 합병증 예방·치료하기

❶ 식사요법의 목표

식사요법의 목표는 올바른 식습관과 생활습관으로 바꾸어 고혈압, 고지혈증 등의 대사이상을 교정하여 합병증을 예방하고, 좋은 영양상태를 유지하는 것이다.

❷ 음식과 운동, 약물의 균형을 통해 혈당 조절하기

식사요법은 섭취하는 음식과 운동, 그리고 인슐린이나 약물이 균형을 이루어 혈당과 혈중지질 농도가 가능한 한 정상과 가까운 수준으로 유지되도록 한다.

❸ 적절한 체중 유지하기

식사요법을 잘 실천한다면 적절한 체중을 유지할 수 있다. 만약 열량을 과다하게 섭취하면 체중이 증가하여 혈당조절이 어렵고 고혈압과 심장질환의 위험성이 높아질 수 있으며, 필요량보다 열량을 너무 적게 섭취한다면 성장기의 소아 당뇨인의 경우 정상적인 성장과 발육을 어렵게 할 수 있기 때문이다.

❹ 합병증을 예방 · 치료하는 식사요법

식사요법은 당뇨병성 신증, 망막증, 신경병증 그리고 동맥경화증 등의 합병증을 예방하고 치료하는데 도움이 된다.

❺ 균형잡힌 식사요법이 필요하다.

우리 몸에 필요한 여러 영양소는 몸 안에서 각각 다른 작용을 하여 영양소들 사이의 상호보완관계를 유지하고 있으므로 어느 한 영양소라도 부족하거나 과다하게 섭취하면 영양의 균형이 깨어지게 된다. 따라서 좋은 영양 상태를 유지하도록 다양한 식품을 적절하게 섭취하여 여러가지 영양소를 골고루 섭취하도록 한다.

2 식사요법의 기본원칙

1

적당히, 규칙적으로 섭취

적절한 열량섭취 및 규칙적인 식사는 혈당조절에 도움이 되기 때문에, 매일 일정한 시간에 알맞은 양의 음식을 규칙적으로 먹는 것이 좋다.

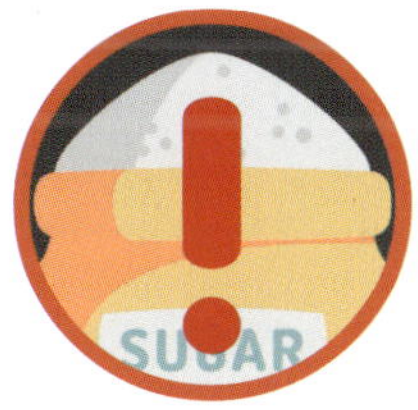

2

단순당 주의하기

설탕이나 꿀 등의 단순당은 농축된 열량원이며 소화 흡수가 빨라 혈당 상승을 촉진시키므로 주의해야 한다.

3

식이섬유소 섭취

식이섬유소는 혈당과 혈종지방의 농도를 낮추므로 혈당 조절과 심장순환계 질환의 예방에 도움이 된다.

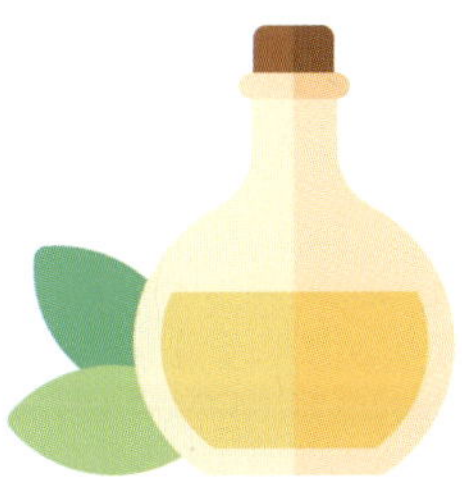

4

지방은 적정량 섭취하고 콜레스테롤은 제한하기

동물성 지방 및 콜레스테롤은 심혈관계 질환의 위험을 증가시킬 수 있으므로 가급적 섭취를 줄이고 식물성 기름으로 적정량 섭취한다.

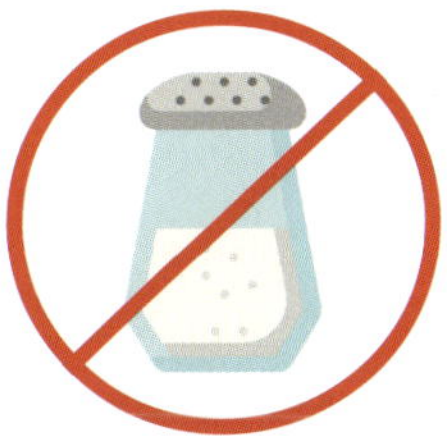

5

소금 섭취 줄이기

과다한 소금 섭취는 혈압을 상승시킬 수 있으므로 싱겁게 먹는 습관을 갖도록 한다.

6

금주

술은 영양소가 포함되지 않으면서 열량을 많이 내므로 피하는 것이 좋다.

3 적정 체중과 하루 필요 열량

❶ 자신에게 맞는 표준 체중과 하루 총열량 계산하기

하루에 섭취해야 하는 음식의 열량을 하루 총열량이라고 하는데, 이는 개개인의 당뇨인이 유지해야 할 표준 체중과 일상생활에서 활동하는 정도에 따라 달라진다. 따라서 자신에게 맞는 표준 체중을 알고 이를 바탕으로 하루 총열량을 계산하여 음식의 양을 결정해야 한다.

❷ 혈당 조절에 도움이 되는 표준 체중유지

일상생활에서 건강을 유지하는데 가장 적절한 체중을 표준 체중이라 하며, 이는 성별, 신장에 따라 다르다. 표준 체중을 유지하는 것은 여러 질병에 걸릴 위험성이 가장 낮고, 질병에 의한 사망률도 가장 낮다고 알려져 있다. 특히, 비만으로 인해 당뇨병이 유발되거나 악화되는 경우가 많고, 비만한 당뇨인에서 체중 조절만으로도 혈당이 잘 조절되는 경우가 많으므로 당뇨인은 반드시 자신이 유지해야 할 표준 체중을 알아야 한다.

❸ 적당 체중으로 체중 조절의 1차 목표 세우기

만약 비만한 당뇨인이라면 가급적 표준 체중까지 줄이려고 노력해야 하지만 그렇지 못할 경우라도 어느 정도 체중을 줄이고 이를 유지할 수 있다면 이를 적당 체중이라고 하여 체중 조절의 1차 목표로 사용할 수 있다. 보통 현재 체중의 5−10%를 줄인 체중을 1차 목표로 정해놓고 체중 조절을 시도해 볼 수 있다.

표준 체중 구하는 방법

① 남자 : 표준 체중(kg) = 키(m)의 제곱 × 22
② 여자 : 표준 체중(kg) = 키(m)의 제곱 × 21
예를 들면 키가 170 cm인 남자의 표준 체중은 1.7 × 1.7 × 22 = 63.6 kg

하루 필요 열량 구하는 방법

① 육체활동이 거의 없는 경우 : 표준 체중 × 25~30(칼로리/일)
② 보통의 활동을 하는 경우 : 표준 체중 × 30~35(칼로리/일)
③ 심한 육체활동을 하는 경우 : 표준 체중 × 35~40(칼로리/일)
예를 들면 표준 체중이 60 kg인 남자가 보통 활동을 한다면 하루 총열량은 60 × 30 = 1,800 kcal

❹ 임신부/수유부, 어린이/청소년의 하루 필요 열량 계산

한편 임신부나 수유부는 하루 총열량 요구량이 많아지므로 위에서 계산한 열량에 300~500 kcal를 추가하고 임신기간 동안에는 약 10 kg의 체중 증가가 있도록 한다. 그리고 어린이나 청소년의 경우는 성장을 고려하여 하루 필요 열량을 결정하여야 한다.

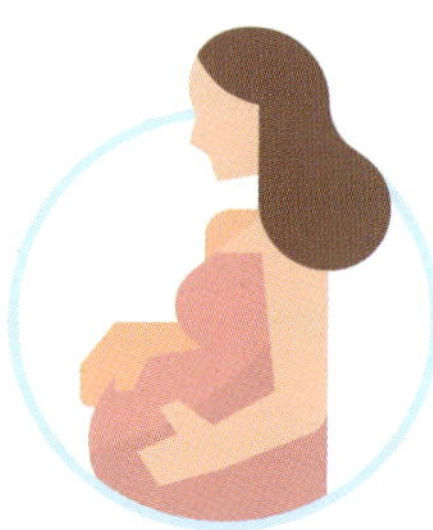

4 임상영양요법

1

모든 당뇨병 고위험군 또는 당뇨병 환자는 개별화된 임상영양요법 교육을 받아야 하며 반복교육이 필요하다.

2
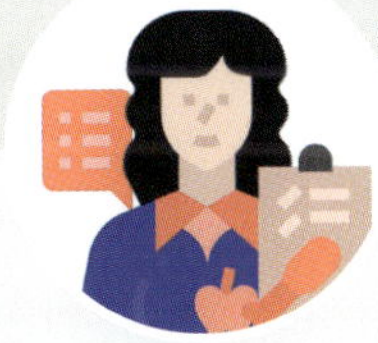

임상영양사에 의한 임상영양요법 교육은 혈당을 개선하며 비용 대비 효과적인 치료방법이다.

3

과체중 또는 비만한 당뇨병 환자는 영양적으로 균형잡힌 식습관을 유지하며 섭취량을 줄여야 한다.

4
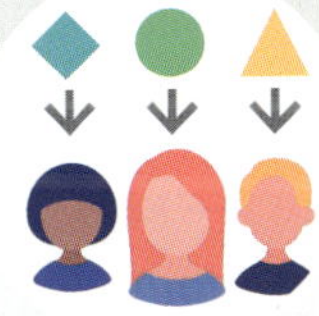

당뇨병 환자를 위한 총 에너지 중 이상적인 영양소 비율은 없으며, 총 에너지와 대사적 목표를 고려하여 개인의 식습관, 기호도, 치료 목표 등에 따라 개별화한다.

5
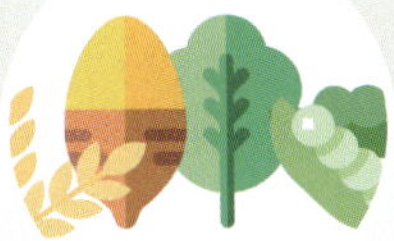

탄수화물은 전곡, 채소, 콩류, 과일 및 유제품으로부터 유래한 식이섬유가 높은 식품을 우선적으로 선택한다.

6
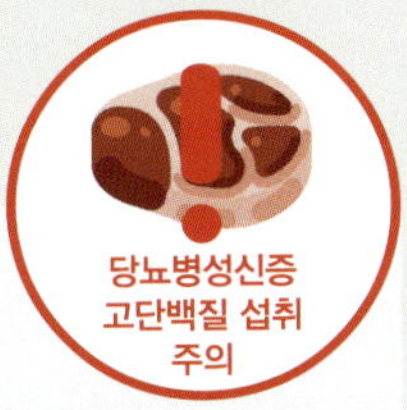

당뇨병성신증을 동반한 경우 초기부터 엄격한 단백질 제한은 필요치 않으나, 고단백질 섭취(총 에너지의 20% 이상)는 피하는 것이 도움이 될 수도 있다.

7
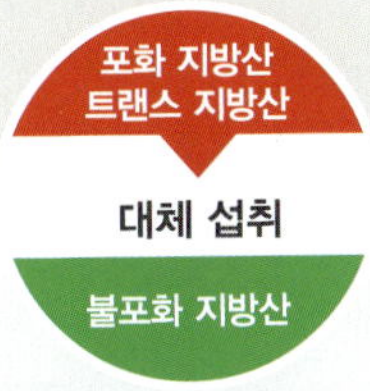

불포화 지방산이 풍부한 식품의 섭취는 권장하나 포화지방산이나 트랜스 지방산의 섭취는 제한하는 것이 좋다.

8
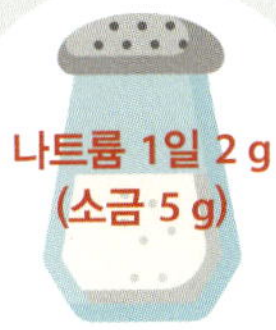

나트륨은 1일 2 g(소금 5 g) 이내로 권고한다.

9
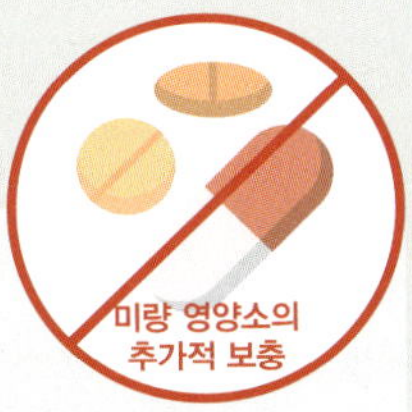

당뇨병 환자에게 비타민, 미네랄 등 미량 영양소의 추가적 보충은 일반적으로 필요하지 않다.

10

음주는 금하는 것이 좋고, 음주 시 저혈당이 발생하지 않도록 주의한다.

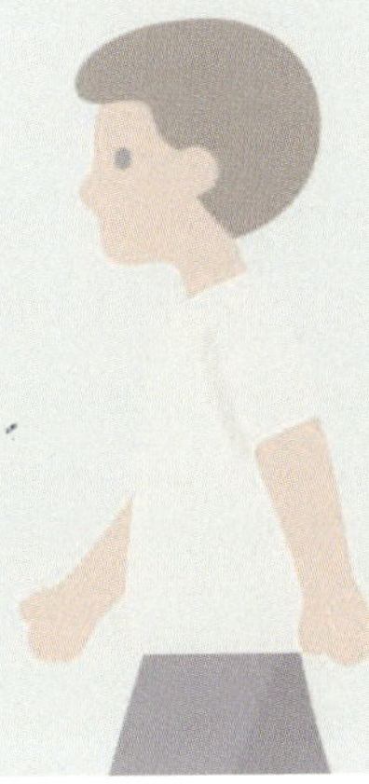

5 식품교환표

식품교환표는 식품들을 영양소 구성이 비슷한 것끼리 6가지 식품군으로 나누어 묶은 표로, 6가지 식품군은 곡류군, 어육류군, 채소군, 지방군, 우유군, 과일군을 말하며 같은 군 내에서는 자유롭게 바꿔 먹을 수 있도록 설정되어 있다.

(1) 교환단위 활용방법

❶ 식품교환이란 식품들을 서로 바꿔 먹는다는 뜻이며, 같은 식품군 내에서 영양소 함량이 동일한 기준단위량이 설정되어 있는데 이를 1교환 단위라고 한다. 즉, 식품을 교환한다는 의미는 같은 식품군 내에서 같은 교환 단위끼리 서로 바꾸어 먹을 수 있다는 것이다.

❷ 예를 들어 곡류군에 해당하는 밥과 식빵의 경우 밥 70 g(1/3공기)과 식빵 35 g(1쪽)은 1교환 단위양으로 열량 및 영양소 함량이 비슷하며 같은 군에 속하기 때문에 서로 바꾸어 먹을 수 있다는 의미이다.

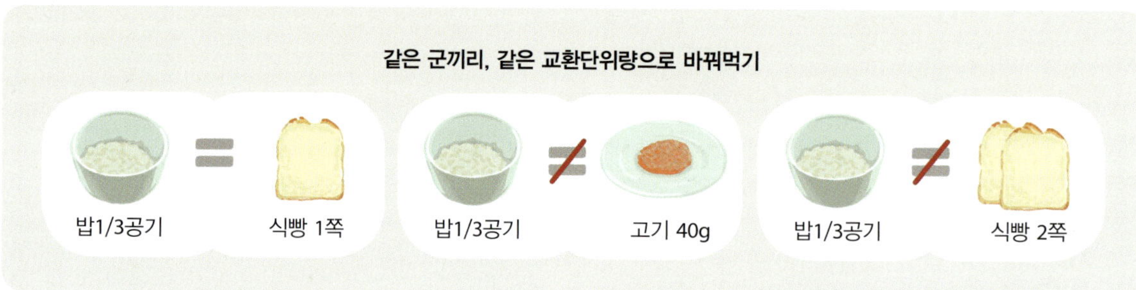

(2) 식품군별 영양소 기준

		열량(㎉)	당질(g)	단백질(g)	지방(g)
곡류군		100	23	2	–
어육류군	저지방	50	–	8	2
	중지방	75	–	8	5
	고지방	100	–	8	8
채소군		20	3	2	–
지방군		45	–	–	5
우유군	일반 우유	125	10	6	7
	저지방 우유	80	10	6	2
과일군		50	12	–	–

❶ 곡류군

곡류군에 속하는 식품에는 주로 당질이 많으며 밤류, 죽, 알곡류, 밀가루, 전분, 감자류와 이들로 만든 식품들이 해당되고 곡류군 1교환 단위에 들어있는 영양소는 당질 23 g, 단백질 2 g으로 100칼로리의 열량을 낸다.

곡류군 1교환 단위

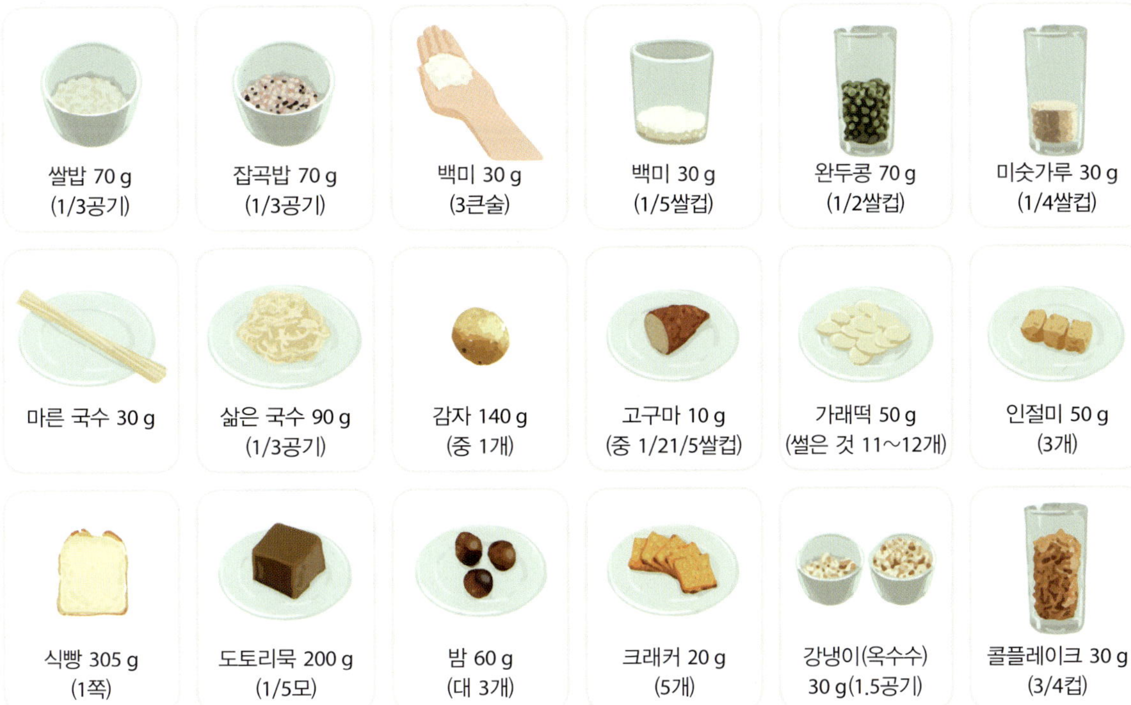

쌀밥 70 g
(1/3공기)
잡곡밥 70 g
(1/3공기)
백미 30 g
(3큰술)
백미 30 g
(1/5쌀컵)
완두콩 70 g
(1/2쌀컵)
미숫가루 30 g
(1/4쌀컵)
마른 국수 30 g
삶은 국수 90 g
(1/3공기)
감자 140 g
(중 1개)
고구마 10 g
(중 1/21/5쌀컵)
가래떡 50 g
(썰은 것 11~12개)
인절미 50 g
(3개)
식빵 305 g
(1쪽)
도토리묵 200 g
(1/5모)
밤 60 g
(대 3개)
크래커 20 g
(5개)
강냉이(옥수수)
30 g(1.5공기)
콘플레이크 30 g
(3/4컵)

공기 = 밥그릇(소), 컵 = 컵(소) 200 cc, 접시 = 지름 16.5 cm, 쌀컵 = 1컵쌀 150 g

❷ 어육류군

- 어육류군에 속하는 식품에는 주로 단백질이 많으며 고기류, 생선류, 콩류, 알류, 해산물 등과 이들로 만든 식품들이 해당된다.
- 어육류군에는 단백질 이외에도 지방이 많이 들어있는데, 지방이 함유된 정도에 따라 저지방군, 중지방군, 고지방군의 3가지 군으로 분류하고, 고지방 어육류군에 속하는 식품에는 지방이 많이 함유되어 있으며 이들 식품에는 콜레스테롤의 함량도 높으므로 식단작성 시 주의해야 한다.
- 어육류군 1교환 단위에 들어있는 영양소 중 저지방군은 단백질 8 g, 지방 2 g으로 50칼로리의 열량을, 중지방군은 단백질 8 g, 지방 5 g으로 75칼로리의 열량을, 고지방군은 단백질 8 g, 지방 8 g으로 100칼로리의 열량을 낸다.

어육류군 – 저지방군 1교환 단위

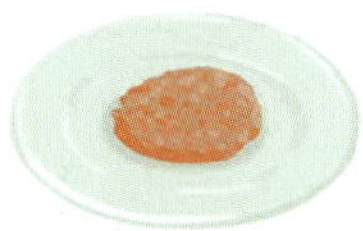
돼지고기 40 g
(로스용 1장)

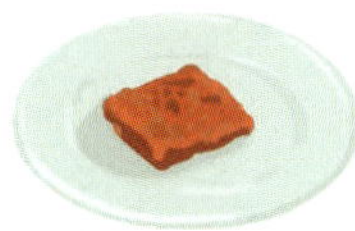
소고기 40 g
(로스용 1장)

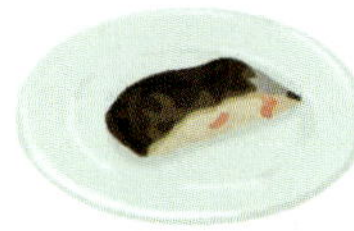
가자미 50 g
(소 1토막)

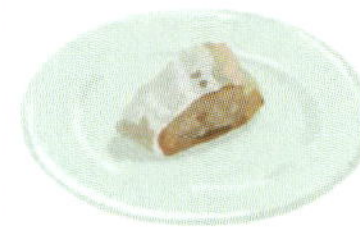
동태 50 g
(소 1토막)

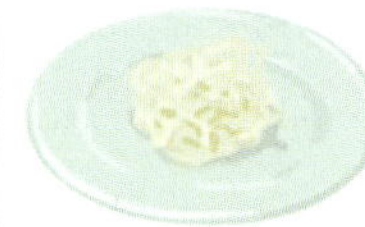
건오징어채 15 g

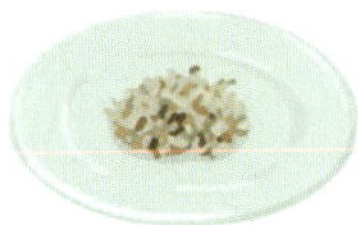
멸치 15 g
(잔 것 1/4컵)

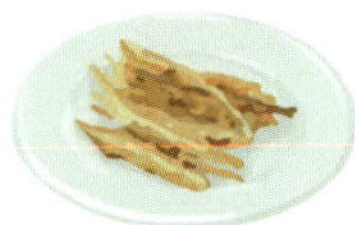
북어채 15 g

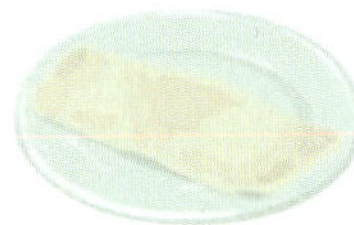
물어징어 50 g
(몸통 1/3등분)

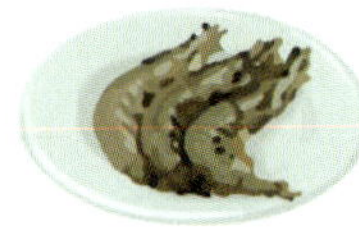
새우(중하) 50 g
(3마리)

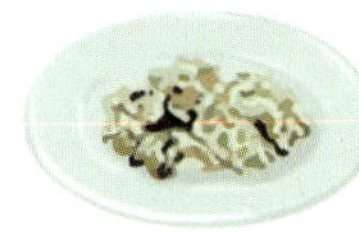
굴 15 g
(1/3컵)

접시 = 지름 16.5 cm

어육류군 – 중지방군 1교환 단위

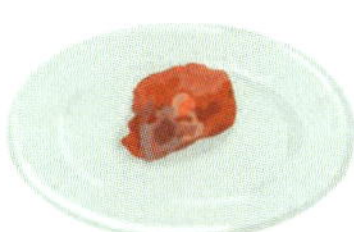
돼지고기 40 g
(안심)

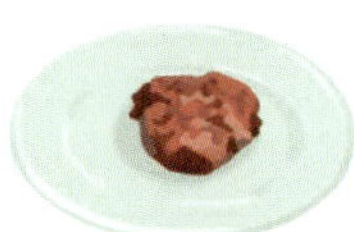
소고기 40 g
(등심)

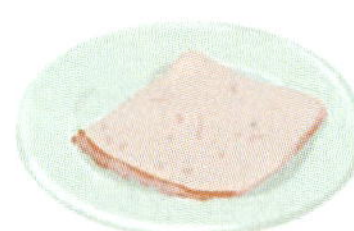
햄(로스) 40 g
(2장)

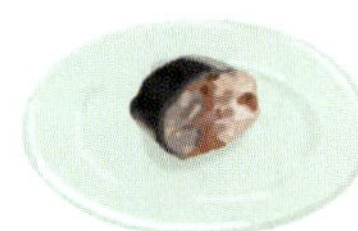
고등어 50 g
(소 1토막)

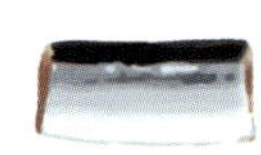
꽁치 40 g
(소 1토막)

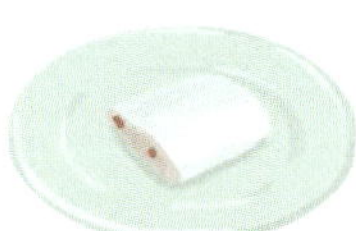
갈치 50 g
(소 1토막)

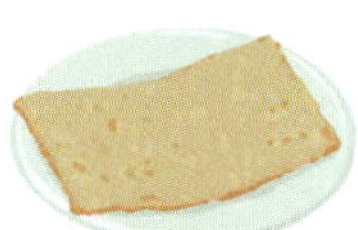
어묵(튀긴것) 50 g
(1장)

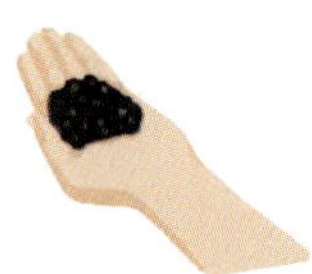
검정콩 20 g
(2큰술)

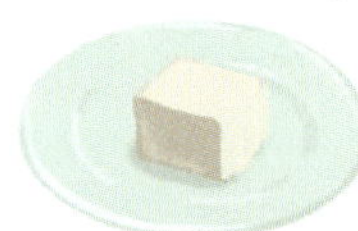
두부 80 g
(1/5모)

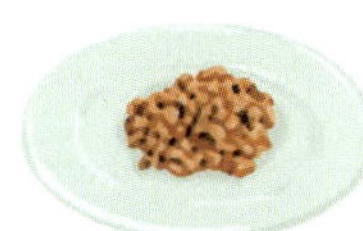
낫또 40 g
(작은 포장단위 1개)

접시 = 지름 16.5 cm

어육류군 – 고지방군 1교환 단위

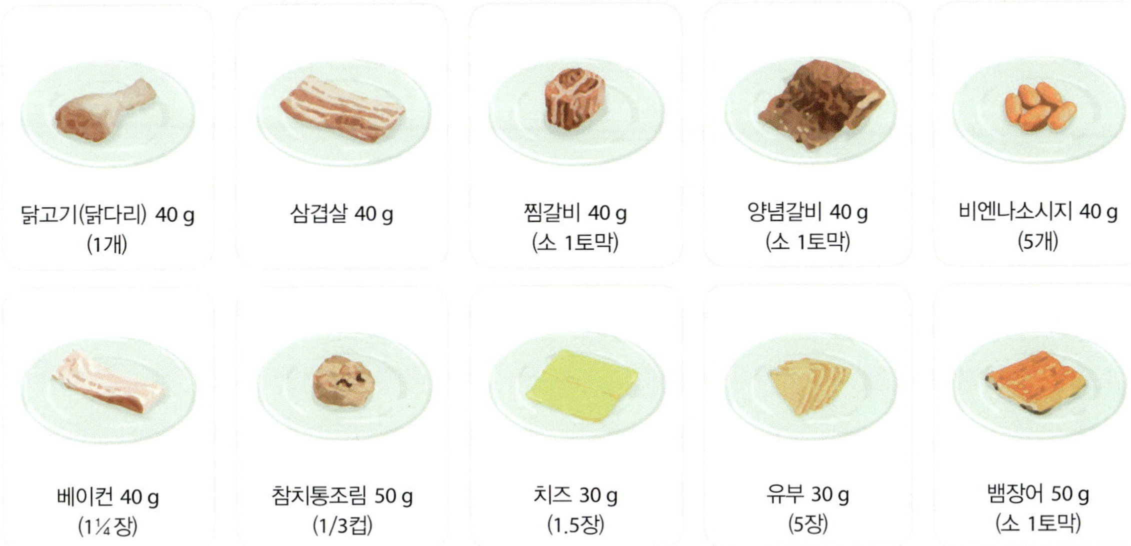

닭고기(닭다리) 40 g (1개) / 삼겹살 40 g / 찜갈비 40 g (소 1토막) / 양념갈비 40 g (소 1토막) / 비엔나소시지 40 g (5개)

베이컨 40 g (1¼장) / 참치통조림 50 g (1/3컵) / 치즈 30 g (1.5장) / 유부 30 g (5장) / 뱀장어 50 g (소 1토막)

접시 = 지름 16.5 cm

❸ 채소군

- 채소군에 속하는 식품에는 주로 비타민, 무기질과 식이 섬유소가 많으며 채소류, 해조류와 이들로 만든 식품들이 해당된다.
- 채소군 1교환 단위에 들어 있는 영양소는 당질 3 g, 단백질 2 g으로 20칼로리의 열량을 내며 다른 식품군에 비해 비교적 열량이 적고 식이섬유소가 많아 충분히 섭취하여도 좋다. 단, 채소군 중 1교환 단위 양에 당질을 6 g 이상 함유하고 있는 고춧잎, 단호박, 당근, 도라지, 연근, 우엉, 쑥, 풋마늘, 매생이 등은 다른 채소군 식품에 비해 당질이 많으므로 과다섭취하지 않도록 주의해야 한다.

채소군 1교환 단위

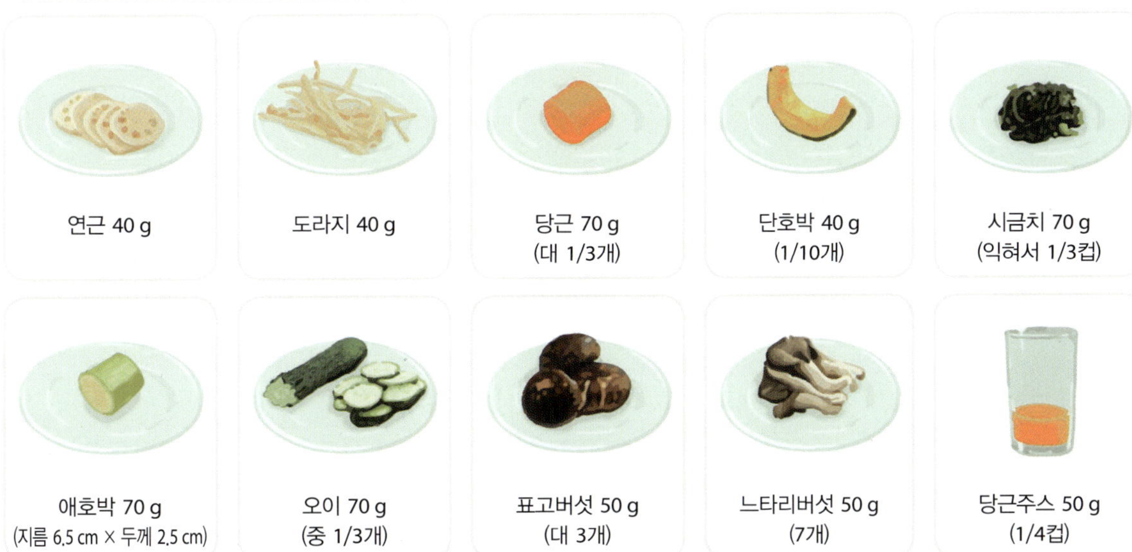

연근 40 g / 도라지 40 g / 당근 70 g (대 1/3개) / 단호박 40 g (1/10개) / 시금치 70 g (익혀서 1/3컵)

애호박 70 g (지름 6.5 cm × 두께 2.5 cm) / 오이 70 g (중 1/3개) / 표고버섯 50 g (대 3개) / 느타리버섯 50 g (7개) / 당근주스 50 g (1/4컵)

접시 = 지름 16.5 cm

❹ 지방군

- 지방군에 속하는 식품은 식물성 기름, 고체성 기름, 견과류, 씨앗, 드레싱 등이 있으며 지방군 1교환 단위에 들어있는 영양소는 지방 5 g으로 45칼로리의 열량을 낸다.
- 지방군에 속한 모든 식품은 적은 양의 섭취로도 높은 열량을 내므로 적정 체중을 유지하기 위해서는 튀김보다는 조리거나 볶는 요리, 나물, 무침 등에 소량씩 사용해야 한다.

지방군 – 중지방군 1교환 단위

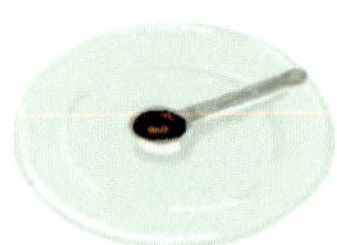
참기름 5 g
(1작은스푼)

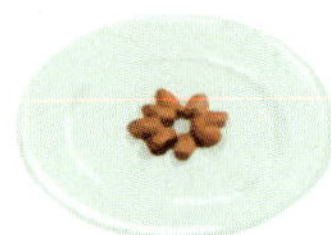
땅콩 8 g
(8개)

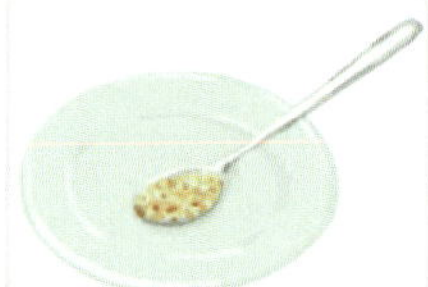
잣 8 g
(1큰스푼)

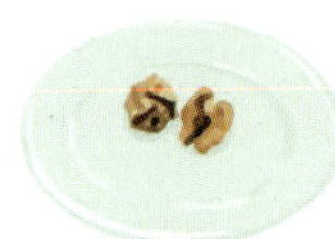
호두 8 g
(중 1.5개)

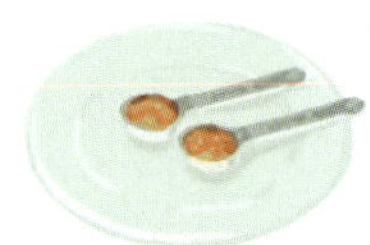
이탈리안 드레싱 10 g
(2작은스푼)

접시 = 지름 16.5 cm

❺ 우유군

우유군은 지방 함유량에 따라 일반 우유, 저지방 우유 2가지 군으로 분류하며, 일반 우유군의 1교환 단위에 들어있는 영양소는 당질 10g, 단백질 6g, 지방 7g으로 125칼로리의 열량을, 저지방 우유군은 당질 10g, 단백질 6g, 지방 2g으로 80칼로리의 열량을 낸다.

우유군 1교환 단위

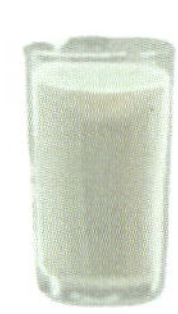
우유 200 cc
(1컵)

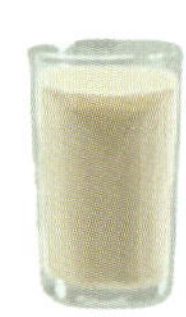
두유 200 cc
(1컵)

컵 = 컵(소) 200 cc

❻ 과일군

- 과일군에 속하는 식품은 주로 당질이 들어 있으며 과일, 과일통조림, 과일주스 등이 포함되고, 과일군 1교환 단위에 들어있는 영양소는 당질 12g으로 50칼로리의 열량을 낸다.
- 과일군에 함유된 당질은 대부분 단순당질이며 식후혈당을 급격히 상승시키므로 한 번에 소량씩(1교환 단위량) 섭취하는 것을 권장한다.

과일군 1교환 단위

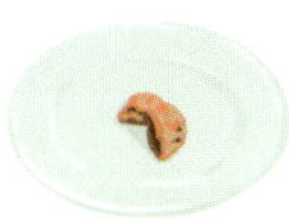
곶감 15 g (소 1/2개)

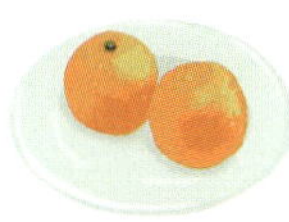
귤 120 g

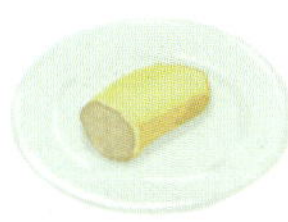
바나나(생것)50 g (중 1/2개)

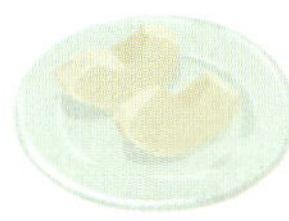

배 110 g (대 1/4개)

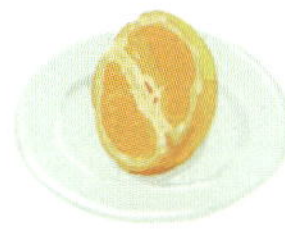
오렌지 100 g (대 1/2개)

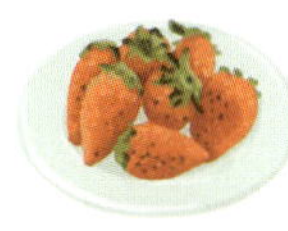
딸기 150 g (중 7개)

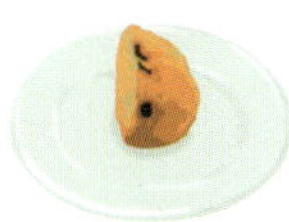
단감 50 g (중 1/3개)

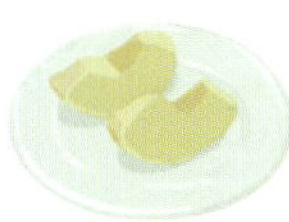
사과(후지) 80 g (중 1/3개)

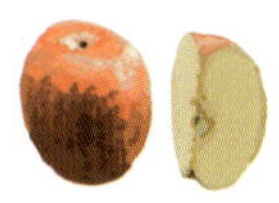
사과 1교환 단위 (1/3개)

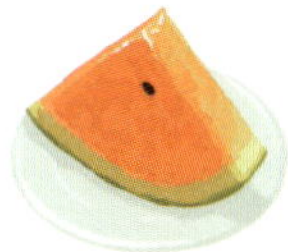
수박 150 g (중 1쪽)

키위 80 g (중 1개)

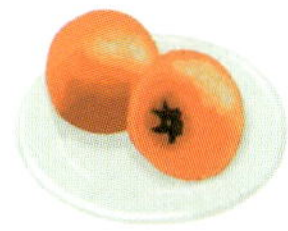
토마토 350 g (소 2개)

접시 = 지름 16.5 cm

❼ 알코올 음료의 1교환 단위

종류	단위당 영양소(kcal)				포장 단위당 영양소(g)			
	1단위 양	열량 (kcal)	당질(g)	알코올 (g)	포장 단위	열량 (kcal)	당질(g)	알코올 농도(%)
막걸리	1컵(200 cc)	92	3.6	9.4	750 cc/병	345	13.5	6
생맥주	1/2잔(250 cc)	93	7.8	8.2	500 cc/잔	185	15.5	4.2
소주	1잔(50 cc)	71	0	9.8	360 cc/병	510	0	25
소주 (순한 소주)	1잔(50 cc)	55	0	7.9	360 cc/병	400	0	20
와인 (테이블용, 레드)	1잔(100 cc)	85	2.6	10.2	750 cc/병	638	19.5	13
샴페인	1잔(100 cc)	44	0.5	4.7	640 cc/병	280	3.2	6
위스키 (패스포트)	1잔(30 cc)	95	0	12.6	360 cc/병	1140	0	40

(3) 식품교환표를 이용한 식사계획

❶ 열량별 식품군 교환 단위수 배분의 예

합병증이 없는 성인 당뇨인에게 적용할 수 있도록 혈당 조절을 위한 탄수화물양의 감소뿐만 아니라, 6가지 식품군을 골고루 섭취하면서 열량과 다양한 영양소 요구량을 충족시킬 수 있도록 열량별 식품군 교환단위수를 배분한 표는 다음과 같다.

열량별 식품군 교환단위수 배분표

열량(kcal)	식품군						
	곡류군	어육류군		채소군(kcal)	지방군(g)	우유군(g)	과일군
		저지방	중지방				
1,400	7 (7 × 100 = 700 kcal)	1 (1 × 50 = 50 kcal)	3 (3 × 75 = 225 kcal)	6 (6 × 20 = 120 kcal)	3 (3 × 45 = 135 kcal)	1 (1 × 125 = 125 kcal)	1 (1 × 50 = 50 kcal)
1,600	8	2	3	7	4	1	1
1,800	8	2	3	7	4	2	2
2,000	10	2	3	7	4	2	2

이상지질혈증이 있거나 동맥경화증을 동반하고 있는 경우
포화지방산을 엄격히 제한하기 위해 일반 우유보다는 저지방 우유를 권장

우유군 1교환을 저지방우유 1교환으로 대체할 경우
견과류 1교환 추가

1,800 kcal 이상인 경우 우유군을 1교환만 섭취하기 원하는 경우
우유군 1교환을 중지방 1교환 + 과일군 1교환으로 대체 가능

❷ 열량 섭취시 6가지 식품군이 골고루 배분될 수 있도록 식사를 계획하는 것이 중요하다.

각 표에서 제시하는 식품군별 교환 단위만큼씩 식사를 구성하면 1일 필요한 열량을 맞추어 섭취할 수 있을 뿐만 아니라 다양한 영양소의 필요량을 충족시킬 수 있는 식사 구성이 될 수 있다. (이때 곡류군은 주식, 어육류군과 채소군은 부식, 지방군은 조리용 기름, 우유군과 과일군은 간식으로 주로 이용하도록 한다.)

6가지 식품군을 골고루 섭취할 수 있는 식사 구성하기!

주식(곡류군) 부식(어육류군, 채소군) 조리용 기름(지방군) 간식(우유군, 과일군)

(4) 식품 계량법

❶ 무게를 측정하는 방법

식품의 무게를 측정하는 것은 부피로 식품을 측정하는 것보다 더 정확한 방법이며 많이 사용되고 있다. 무게를 달아야 하는 식품은 곡류군, 어육류군, 과일군 등으로 식품의 무게는 저울을 사용하여 측정하는데 저울은 반드시 수평한 곳에서 영점을 맞추고 사용해야 하며 보통 1kg 내외의 식품용 저울이 식사관리에 편리하다.

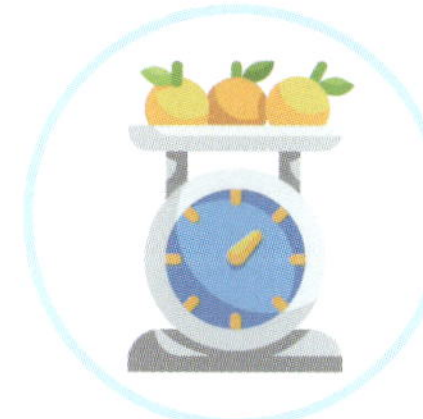

❷ 부피를 재는 방법

식품의 부피를 재어야 하는 식품군은 우유군, 지방군이며 부피를 측정할 때는 계량컵이나 계량스푼을 사용한다. 계량컵은 200㎖, 계량스푼은 큰 스푼은 15㎖, 작은 스푼은 5㎖이고 계량컵이나 계량스푼을 이용하여 식품의 부피를 측정할 때는 꼭 눌러 담거나 바닥을 두드려 다져지지 않도록 해야 한다.

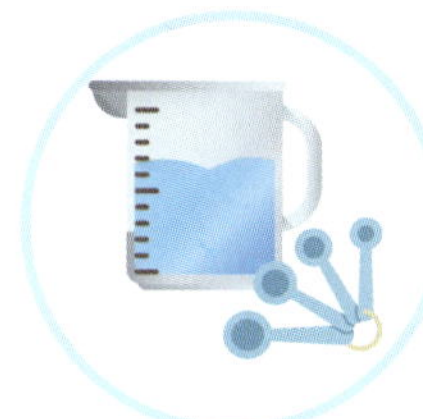

❸ 조리하지 않은 상태로 무게 계량하기

식품교환표에 밥, 삶은 국수와 같이 익혀 놓은 상태의 무게가 제시되어 있는 경우에는 조리된 음식의 무게를 계량하지만, 대부분의 식품은 생식품의 상태로 1교환 단위의 무게가 제시되어 있으므로 조리전에 무게를 측정해야 한다. 예를 들면 고기와 생선은 조리를 하면 무게가 줄어드는데 식품교환표에 제시된 무게는 조리전, 줄어들기 전의 무게이다.

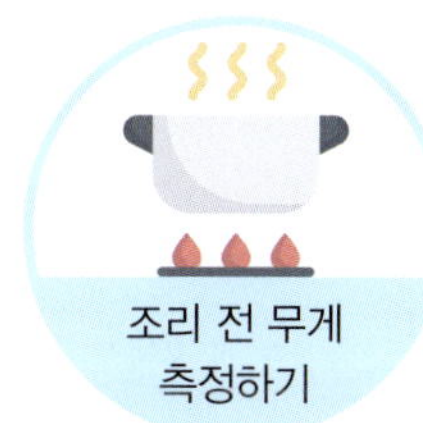
조리 전 무게
측정하기

❹ 먹는 부분의 무게만 측정하기

식품 교환표의 1단위의 무게는 가식부의 무게로 제시되어 있다. 생선의 경우 대부분 머리나 가시, 내장은 먹지 않으며 닭고기도 뼈를 먹지 않는다. 따라서 이렇게 먹지 않는 부분은 무게를 잴 때 제거하여야 하며 과일도 껍질을 제거하고 순수하게 먹는 부분의 무게만 달도록 한다.

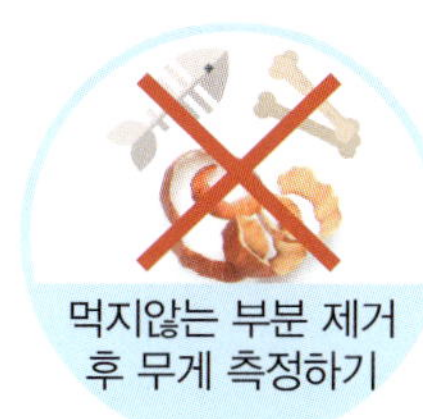
먹지않는 부분 제거
후 무게 측정하기

6 비교적 자유롭게 섭취 가능한 식품과 주의해야 할 식품

자유롭게 섭취하세요

열량이 적어 공복감을 피할 때 좋다.

채소류	대부분의 채소류는 자유 섭취식품으로 분류한다. 그 중 1교환 단위당 당질 6 g 이상인 채소는 다른 채소류와 비교시 당질함량이 많아 자유식품에서 제외함. • 1교환 단위당 당질 6 g 이상 함유한 채소류 : 고춧잎, 쑥, 단호박, 풋마늘, 당근, 도라지, 연근, 우엉, 매생이
해조류	곤약, 김, 미역, 우무, 한천
음료수	녹차, 홍차, 보리차, 코카콜라 라이트, 코카콜라 제로, 다이어트 사이다, 생수, 토닉워터, 순백차, 옥수수 수염차 등 달지 않은 차
향신료	겨자, 식초, 계피, 후추, 레몬
저열량 감미료	그린스위트, 화인스위트, 네오스위트, 이퀄, 뉴슈가, 신화당

주의하세요

당질 많고 열량 높아 혈당조절에 안 좋다.

곡류	케이크, 달콤한 과자, 파이류, 설탕입힌 플레이크, 약과, 꿀떡
우유류	가당 요구르트, 가당 연유, 쵸코 우유, 바나나 우유, 딸기 우유, 현미 우유
과일류	과일 통조림류
기타	유자차, 모과차 등 달콤한 차류, 사탕, 꿀, 젤리, 초콜릿, 시럽, 잼, 엿, 양갱, 껌, 조청, 물엿
음주	술의 주성분은 알코올로 몸에 좋은 영양소는 없으면서 열량은 높기 때문에 당뇨병이 있는 경우 금주가 권장된다. 부득이한 경우 1~2주에 2회 이상은 술을 마시지 않도록 하고 1회 마실 수 있는 기준량은 남자의 경우 2잔, 여자의 경우 1잔 이내로 제한할 것.

당뇨병 환자를 위한 음주원칙

- 술은 혈당관리에 영향을 미치므로 주치의와 상의한 후 마시기
- 술은 혈당조절이 잘 되는 경우에만 1~2잔 정도 마시는 것이 가능하다.
- 간질환, 고지혈증, 비만한 당뇨인의 경우 술을 마시지 않도록 한다.
- 공복상태나 운동 직후에 술을 마시지 않도록 한다.
- 음주 후 아침 저혈당이 나타날 수 있으므로 혈당검사와 아침식사 거르지 않기
- 당분이 많은 술(과실주, 곡주, 칵테일, 발효주 등)은 곡류군으로 산정한다.
- 술을 마실 때는 천천히 마시며, 도수 높은 술은 희석해서 마시는 것이 좋다.
- 일부 약물과 알코올을 함께 복용하시 않도록 한다.

7 외식 시 주의사항

(1) 올바른 외식방법

❶ 식사 전에 음식의 종류, 한 끼 식사량 등을 염두에 두고 매일의 식사량을 일정하게 유지해야 한다.

❷ 외식은 설탕과 기름을 많이 사용하므로 고칼로리를 내며 영양적으로 불균형하고, 소금을 과잉 섭취할 수 있으므로 가급적 하루에 1회 정도만 할 것

❸ 외식 시간은 정해진 시간에서 1시간 이상 벗어나지 않으며 제때에 식사해야 한다.

❹ 외식을 하기 위해서 그 전 식사를 거르지 않도록 한다.

❺ 자신의 식사 계획에 맞추어 곡류, 어육류, 채소, 지방이 골고루 배합된 음식을 선택하는 것이 바람직하다.

(2) 외식 음식 선택요령

❶ 다양한 식품이 포함되어 영양소의 균형을 유지할 수 있는 한식과 일식으로 선택하고, 튀김이나 볶음류 등의 양식과 중식은 자주 섭취하지 않도록 한다.

❷ 야채조림, 초무침 등이 밑반찬으로 곁들어져 나와 채소류를 많이 이용할 수 있는 메뉴 선택하기

❸ 중식, 튀김류, 피자, 치킨, 삼겹살 등 기름기 많은 음식보다는 기름기가 적은 살코기 선택하기

❹ 된장국의 국물, 장아찌, 염분이나 기름이 함유되어 있는 면류의 국물은 남기도록 한다.

❺ 단 음식, 짜거나 자극적인 음식, 사용한 재료와 양이 불분명한 음식은 지양하기

(3) 외식 후 관리

❶ 과식을 했을 경우 충분한 운동으로 과잉의 열량을 소모시키도록 하며 다음 끼니 식사량을 줄인다.

❷ 배가 고플 경우 열량이 적은 야채나 해조류, 녹차 같은 식품으로 공복감 해결하기

❸ 골고루 섭취하지 못했다면 외식 시 부족한 식품은 다른 끼니에 보충하도록 한다.

(4) 외식 음식별 영양정보

❶ 한식

식품명	주재료	식품군 교환단위수						영양성분			
		곡류군	어육류군			채소군	지방군	열량 (kcal)	당질 (g)	단백질 (g)	지방 (g)
			저지방	중지방	고지방						
김치찌개	밥, 돼지고기, 두부, 김치	3		1.5		2	0.5	465	75	22	11
순두부찌개	밥, 순두부 100 g, 조갯살, 달걀, 잔배추	3	1	1.5		0.5		253	71	27	10
된장찌개	밥, 두부, 애호박, 양파, 풋고추	3		1		1		445	72	16	5
비빔밥	밥, 쇠고기, 달걀, 도라지, 시금치, 콩나물, 애호박, 당근, 참기름, 고추장	3	0.5	1		2	2	550	75	22	16
물냉면	메밀면(건) 90 g, 양지 40 g, 달걀, 오이, 무, 육수	3		1.5		1		514	76	23	17
비빔냉면	메밀면(건) 90 g, 양지 40 g, 달걀, 오이, 무, 참기름, 다대기 양념	3		1		1.5	1	450	74	17	10
추어탕	밥, 미꾸라지 100 g, 우거지 100 g, 대파, 부추	3	2			2.5		450	77	27	4
삼계탕	영계 1마리(400 g), 찹쌀 30 g, 깐밤, 인삼, 대추, 마늘	1.5			6.5			800	35	55	52
갈비탕	밥, 갈비살 150 g, 대파, 마늘, 무, 대추(건), 인삼	3			4	2		740	75	42	32
육개장	밥, 양지 40 g, 육수 200 g, 고사리, 숙주, 팽이버섯, 식용유	3		1.5		2.5	1	508	77	23	13
불고기	소등심 150g, 양파, 참기름			4		0.5	0.5	333	2	33	23
돼지갈비	돼지갈비 150 g, 양파, 설탕, 참기름				4	1	1	485	8	34	37
녹두전	녹두 120 g, 돼지고기, 숙주, 식용유	1.5		0.5		0.5	2	288	36	8	13
김치전	밀가루 60 g, 배추김치 100 g, 식용유, 계란 30 g	2		0.5		2	2	368	52	12	13

❷ 일식

식품명	주재료	식품군 교환단위수						영양성분			
		곡류군	어육류군			채소군	지방군	열량 (kcal)	당질 (g)	단백질 (g)	지방 (g)
			저지방	중지방	고지방						
생선초밥	밥, 광어 40 g, 연어 40 g, 도미 20 g	3	2					440	79	22	4
회덮밥	밥, 참치 150 g, 상추, 양배추, 오이, 고추장	3	3			1	0.5	523	79	32	9
유부초밥	밥 210 g, 유부, 설탕, 흑임자	3			1.5		1	515	74	18	17
대구탕	밥, 대구(생) 100 g, 무, 콩나물, 미나리	3	2			3		460	79	28	4
메밀국수 (양념장 포함)	메밀면(삶) 400 g	4.5						450	704	9	0
돌냄비 우동	우동국수 250 g, 떡, 새우, 어묵 60 g, 달걀 반개	4		2				550	92	24	10

❸ 중식

식품명	주재료	식품군 교환단위수						영양성분			
		곡류군	어육류군			채소군	지방군	열량 (kcal)	당질 (g)	단백질 (g)	지방 (g)
			저지방	중지방	고지방						
기스면	중국 국수(삶) 300 g, 오징어, 새우살, 돼지고기, 표고버섯, 죽순, 대파	3.5	1	0.5		1		458	84	21	5
자장면	중국 국수(삶) 300 g, 감자, 돼지고기, 양배추, 양파, 식용유, 자장소스	4		0.5		2	4	658	98	16	23
짬뽕	중국 국수(삶) 300 g, 오징어, 새우살, 조갯살, 배추, 청경채, 표고버섯, 양파	3.5	2			2.5	2	590	88	29	14
볶음밥	밥 250 g, 돼지고기, 달걀, 당근, 양파, 피망, 식용유	3.5	0.5	1		1.5	5	705	85	22	31
탕수육 (1인분)	돼지고기 80 g, 전분, 당근, 오이, 양파, 피망	1	2			0.5	4	470	35	19	24

❹ 양식

		식품군 교환단위수						영양성분			
식품명	주재료	곡류군	어육류군			채소군	지방군	열량 (kcal)	당질 (g)	단백질 (g)	지방 (g)
			저지방	중지방	고지방						
포크 커틀릿	밥 100g, 스프(건), 감자, 돼지고기, 양배추, 오이, 브로콜리, 당근, 식용유	4.5	2.5	0.5		1.5	7	958	108	36	43
생선 커틀릿	밥 100g, 스프(건), 동태살, 달걀, 양배추, 오이, 식용유	4	2	0.5		1.5	7	883	97	31	42
안심 스테이크	밥 100g, 스프(건), 감자, 쇠고기, 야채샐러드, 브로콜리, 당근, 식용유	3.5		4		1.5	4	860	85	42	40
햄버그 스테이크	밥 100 g, 스프(건), 감자, 쇠고기, 돼지고기, 달걀, 양배추, 오이, 식용유	3.5		4		1.5	4	860	85	42	40
김치 볶음밥	밥 250 g, 쇠고기, 김치, 당근, 피망, 양파, 식용유	3.5		0.5		2.5	4	618	88	16	23
오므 라이스	밥 250 g, 쇠고기, 계란,당근, 피망, 양파, 식용유	3.5		1.5		2	4	683	87	23	28
카레 라이스	밥 210 g, 카레가루, 감자, 돼지고기, 당근, 피망, 양파, 샐러리	4.5		1		1.5	1	600	108	20	10

❺ 분식

		식품군 교환단위수						영양성분			
식품명	주재료	곡류군	어육류군			채소군	지방군	열량 (kcal)	당질 (g)	단백질 (g)	지방 (g)
			저지방	중지방	고지방						
김밥	밥, 달걀, 맛살, 시금치, 당근, 단무지, 식용유	3.5		0.5		1	0.5	380	72	12	5
라면	라면 120g	3.5					3.4	503	81	7	17
칼국수	칼국수(건) 150 g, 쇠양지 30 g, 호박, 양파, 참기름	5		1		0.5	0.5	608	117	19	8
수제비	밀가루 100 g, 감자 50 g, 소양지 30 g, 호박, 양파, 참기름	3.5	1			1	0.5	443	84	17	5
떡만두국	가래떡 150 g, 밀가루, 돼지고기, 두부, 김치, 숙주, 부추, 양파, 참기름	4		1		3	1	560	98	20	10

❻ 간식과 패스트푸드

음식명	중량(g)	열량(kcal)	당질(g)	음식명	중량(g)	열량(kcal)	당질(g)
약식	60	155	33	아이스크림	70	130	17
머핀	90	212	41	햄버거	100	270	35
팥빵	86	252	45	새우버거	160	413	46
호떡	70	326	55	치킨버거	170	483	46
베이글	70	195	37	후렌치 후라이	90	285	35
도넛, 케이크	65	244	39	치킨 1조각	105	295	7
쿠키류	65	244	39	피자 regular 1조각	90	224	31
스낵과자	30	157	18	피자 large 1조각	115	287	40

8 영양 성분표시 읽는방법 및 활용법

(1) 영양 성분표시란?

영양 성분표시란 각 제품의 일정량[100 g, 100 ml, 1인분량, 1단위 포장(캔, 병, 봉)]에 함유된 영양소의 함량에 대한 정보가 표시된 것이다.

(2) 1회 제공량이란?

4세 이상의 소비계층이 통상적으로 1회 섭취하기에 적당한 양을 말하는 것으로서 식품포장 안에 내용물이 얼마나 들어있는지 알 수 있다. 영양표시 정보의 1회 제공량과 평소 섭취량이 다를 수 있으므로 1회 제공량 당 들어있는 영양소 함량과 실제 섭취량의 영양소 함량을 비교하여 확인하도록 한다.

(3) %영양소 기준치란?

❶ '영양소 기준치'란 일반인(4세 이상 어린이부터 성인)의 평균적인 1일 영양소 섭취 기준량을 정해 놓은것으로 '%영양소 기준치'란 하루에 섭취해야 할 영양성분인 영양소 기준치를 100%라 할 때 해당식품을 통해 얻는 영양성분의 비율이다.

❷ 당질, 단백질, 칼슘, 철, 비타민 C는 건강을 위해 다양한 식품을 통해 1일 영양소 기준치만큼 섭취하도록하되 지방, 포화지방, 콜레스테롤, 나트륨의 과잉섭취는 만성질환과 밀접한 관련이 있으므로 되도록 1일 영양소기준치를 넘지 않도록 한다.

(4) 열량(kcal)이란?

해당 식품으로부터 얻을 수 있는 에너지(kcal)에 대한 정보를 제공한다. 과잉의 열량은 과체중 또는 비만과 관계가 높으므로 자신의 필요열량에 맞추어 적절히 섭취해야 한다.

영양성분표시 예시

영양성분 1회 제공량 1개 (80 g) 2회 제공량 (160 g)	1회 제공량당 함량	★ %영양소 기준치	1회 제공량당 함량	★ %영양소 기준치
	열량 285 kcal		지방 9 g	18%
	탄수화물 46 g	14%	트랜스지방 0 g	
	당류23 g		포화지방 2.5 g	17%
	식이섬유		콜레스테롤 80 mg	27%
	단백질 5 g	8%	나트륨 150 g	8%
	★ %영양소 기준치 :	1일 영양소 기준치에 대한 비율		

(5) 탄수화물

❶ 탄수화물(당질)은 해당 식품에 포함된 당류, 전분, 식이섬유의 총량에 대한 정보를 제공한다. 당뇨병이 있는 경우 탄수화물이 식후혈당을 결정하는 주요 요인이므로 영양표시 정보에 있는 탄수화물 함량을 이용하여 탄수화물 섭취량을 계산하고 탄수화물 섭취량의 변동을 줄이는 것이 혈당조절에 중요하다.

❷ 당류는 당질의 한 종류인 단당류와 이당류로 세계보건기구에서는 만성질환 예방을 위해 1일 섭취 열량의 10% 미만으로 섭취하도록 권고하고 있다. '무가당'이라고 강조 표시가 되어 있어도 당분이 들어있을 수 있으므로 항상 탄수화물 함량을 확인해야 한다.

❸ 식이섬유는 소화되지 않고 혈당과 혈중지방의 농도를 낮추므로 적절한 섭취가 권장되며, 혈당을 높이는 탄수화물 함량을 계산할 때 해당 식품의 1인 분량당 식이섬유소 함량이 5 g 이상인 경우에는 총 당질량에서 섬유소의 양을 빼고 계산하도록 한다.

(6) 단백질

해당 식품에 포함된 단백질 함량에 대한 정보를 제공한다.

(7) 트랜스지방

해당 식품에 포함된 트랜스지방의 함량에 대한 정보를 제공한다. 식물성 기름을 고체로 가공한 트랜스지방은 포화지방보다 더 나쁜 영향을 미친다고 보고되고 있다. 심혈관질환을 예방하기 위해 트랜스지방은 가능한 적게 섭취하도록 한다.

9 당지수

(1) 당지수(glycemic index) 란?

당지수(glycemic index) 란 당질을 함유한 식품을 섭취 후 당질의 흡수 속도를 반영하여 당질의 질을 비교할 수 있도록 수치화한 값으로 당지수가 55 이하인 경우 당지수가 낮은 식품, 70 이상인 경우 당지수가 높은 식품으로 분류하고 있다. 다시 말하면, 같은 양의 당질을 가지더라도 당지수가 낮은 식품일수록 섭취 후 당질의 흡수 속도가 낮아 상대적으로 식후혈당의 변화가 적다고 할 수 있다. 따라서 동량의 밥이라도 당지수가 높은 흰밥을 먹는 것보다는 당지수가 낮은 현미밥을 먹는 것이 혈당 조절을 위해 보다 나은 선택이다.

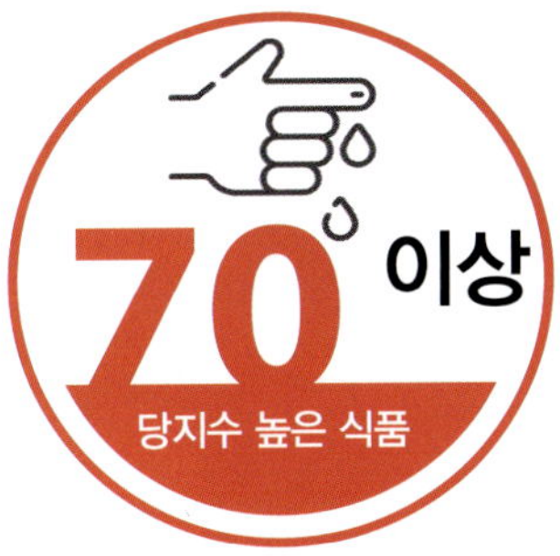

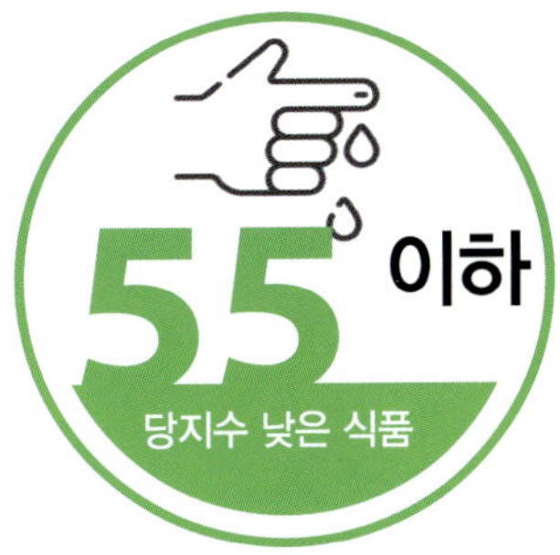

섭취 후 당질
흡수 속도가 느려
식후혈당 변화 적음

(2) 당지수를 낮추는 식사요령과 균형잡힌 식단이 중요하다.

당지수가 알려진 식품이 많지 않고, 당지수가 낮은 음식 중 지방함량이 많거나 건강에 좋지 않은 음식들도 있으므로 당지수가 낮은 식품의 선택보다 당지수를 낮추는 식사요령이 중요하다. 무엇보다 나에게 필요한 하루 식사량에 맞추어 규칙적으로 균형잡힌 식사를 하는 것이 권장된다.

(3) 당지수를 낮추는 식사요령

1 흰밥보다는 잡곡밥을 흰빵보다는 통밀빵을 찹쌀보다는 멥쌀 선택하기

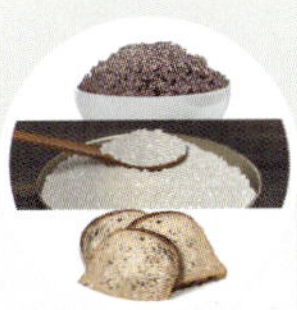

2 채소류, 해조류, 우엉 등 식이섬유소 함량이 높은 식품 선택하기

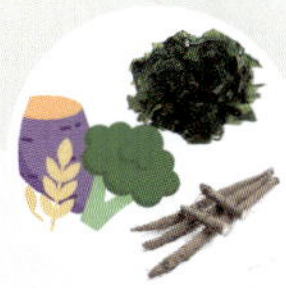

3 주스형태 보다는 생과일, 생채소 형태로 섭취하기

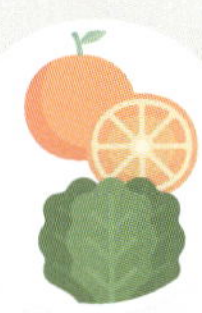

4 잘 익은 과일, 당도 높은 과일 (예 열대과일)은 피하기

5 조리할 때 레몬즙이나 식초 자주 이용하기

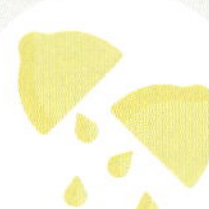

6 식사할 때 한가지 식품만 먹기보다 골고루 섭취하고, 천천히 꼭꼭 씹어먹기

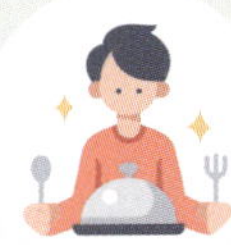

10 저혈당

(1) 저혈당이란?

저혈당이란 혈당이 정상 이하로 떨어지는 상태로 고혈당 치료를 위한 경구혈당 강하제나 인슐린의 가장 흔한 부작용이다. 대략 70 mg/dL이하를 저혈당으로 정의하며, 혈당이 70 ml/dL 이하이면 증상 발생 여부와 관계없이 즉시 치료해야 한다.

(2) 경미한 저혈당의 증상과 대처

경미한 저혈당은 식은땀, 떨림, 집중력 장애, 멍한 느낌 등의 증상이 나타나며 당을 함유한 음료나 음식물을 섭취함으로써 빠르게 증상이 사라진다.

(3) 심한 저혈당의 증상과 대처

심한 저혈당은 의식혼란, 의식장애로 혼자 음식을 섭취할 수가 없기 때문에 다른 사람의 도움을 받아야 한다. 의식이 없는 경우에는 입으로 음식을 먹을 수가 없기 때문에 가까운 병원으로 이송해야 하며, 억지로 음식물을 먹이면 기도가 막혀 위험할 수 있다.

(4) 저혈당 대처방법

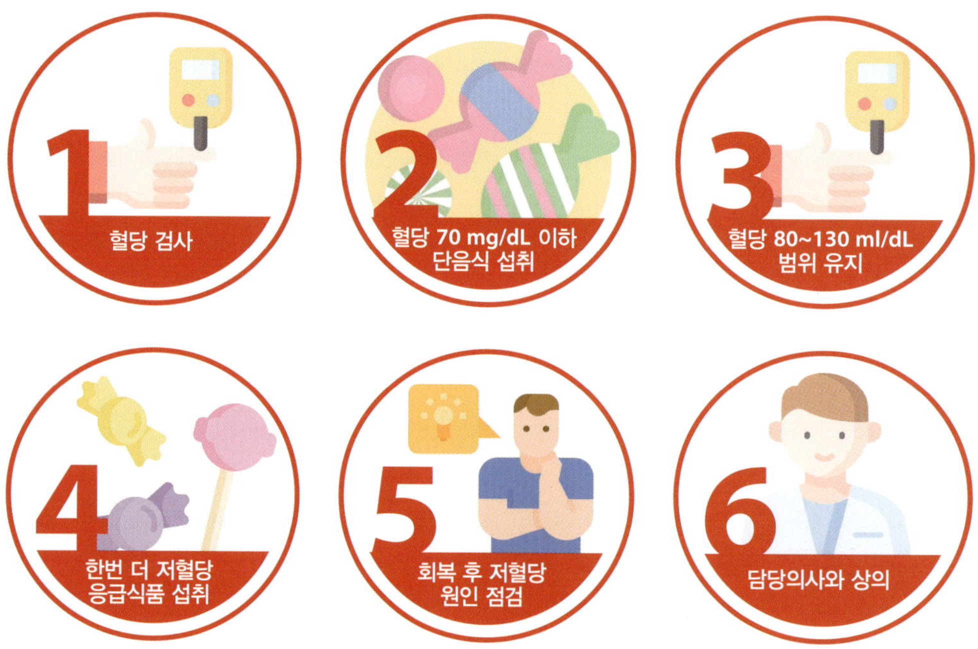
1
혈당 검사
2
혈당 70 mg/dL 이하
단음식 섭취
3
혈당 80~130 ml/dL
범위 유지
4
한번 더 저혈당
응급식품 섭취
5
회복 후 저혈당
원인 점검
6
담당의사와 상의

❶ 하던 일을 멈추고 즉시 혈당 검사하기

❷ 혈당이 70 mg/dL 이하이면 휴식을 취하며 빨리 흡수되어 혈당을 올릴 수 있는 당질을 포함한 음식(당류 15~20 g)을 즉시 섭취한다. 단, 너무 당황하여 증상이 사라질 때까지 음식을 계속 먹게 되면 고혈당이 될 수 있으므로 주의해야 한다.

저혈당 응급식품

꿀 한숟가락 = 오렌지주스 1/2캔 = 요구르트 1개 = 시탕 3~4개 = 콜리 1/2캔

❸ 15분간 휴식을 취한 후 다시 혈당을 측정하여 회복이 되었는지 확인하고, 저혈당 조절 후 혈당은 80~130 ml/dL 범위를 유지하도록 한다.

❹ 계속 저혈당 증상이 지속되고 혈당이 여전히 낮으면 한번 더 저혈당 응급식품을 섭취한다. 저혈당 치료에 사용된 음식은 하루 식사 열량에 포함시키지 않아도 된다.

❺ 저혈당에서 회복되면 저혈당의 원인을 점검하여 다시 저혈당이 발생하지 않도록 대책을 강구한다. 경구혈당강하제를 복용하거나 인슐린 주사를 맞으면서 식사를 제때 못하거나 식사량을 갑자기 줄이거나 운동량이 갑자기 늘어나게 되면 혈당이 정상범위 아래로 떨어질 수 있으므로 주의가 필요하다.

❻ 많은 경우 식사시간의 조정과 식사 및 간식 섭취량의 적절한 배분을 통해 저혈당을 예방할 수 있다.

❼ 규칙적으로 적당한 식사량을 유지해도 저혈당이 생긴다면 현재 복용중인 약물을 줄여나가야 한다. 그러다가 심지어 약물을 중단했는데도 혈당조절이 잘 되는 경우도 있다. 단, 약물을 줄이거나 중단할 때에는 반드시 담당의사와 상의가 필요하다.

1 스트레스와 당뇨병과의 관계

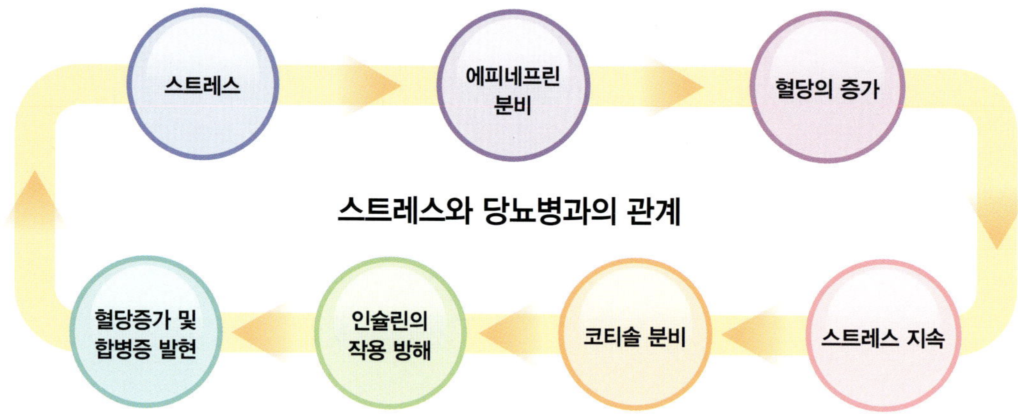

2 스트레스 해소를 위한 신체조절법

(1) 호흡법

❶ 조용한 장소, 안락한 의자나 침대에 앉거나 눕는다.
❷ 숨을 들이마시며 속으로 '하나' 하고 세고, 내쉬며 '편안하다'고 마음속으로 말한다.
❸ 자신의 호흡과 숫자를 헤아리는데 정신을 집중한다.
❹ 부드럽게 호흡하면서 정상적인 호흡 횟수와 깊이를 유지한다.
❺ 가슴은 가만히 두고 배로 숨을 쉰다.
❻ 열까지 세고 나면 다시 거꾸로 하나까지 헤아린다.
❼ 매일매일 하루 10분 이상 연습한다.

(2) 점진적 근육이완법

❶ 조용한 장소, 안락한 의자나 침대에 앉거나 눕는다.
❷ 꽉 조이는 의복을 풀어 놓는다.
❸ 다음 근육에 대해 10초간 긴장시킨 후, 20초간 이완시킨다.

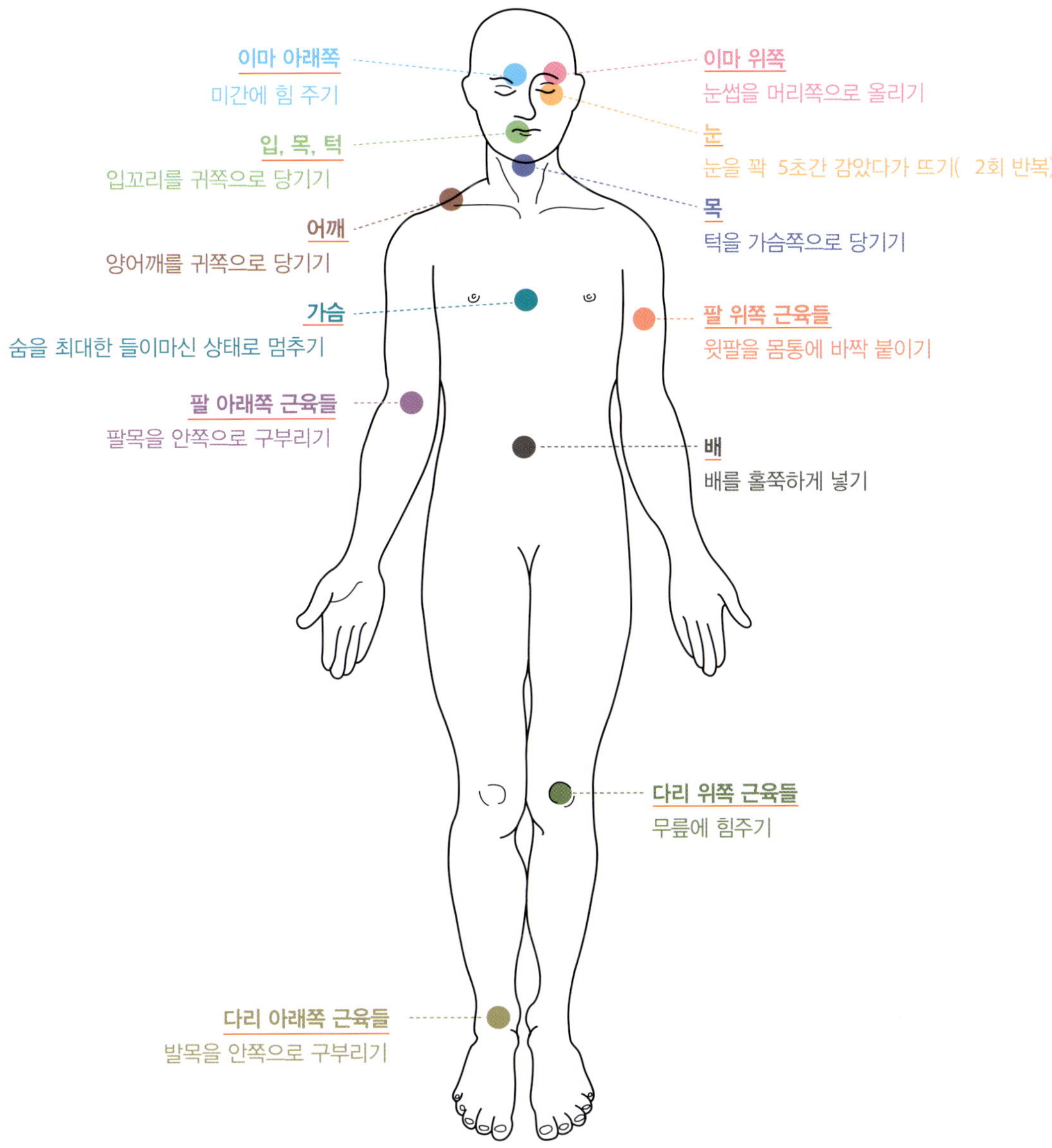

❹ 정신을 긴장, 이완의 느낌에 집중한다.

❺ 하나에서 다섯까지 헤아리며 더욱 이완시킨다.

❻ 2분간 천천히 숨쉬고, 다시 다섯에서 하나까지 거꾸로 세며 이완상태에서 깨어난다.

❼ 하루 한 번 매일 연습한다.

02 당뇨 환자 생활요법

003 운동

1 운동의 효과

❶ 적절한 운동은 혈당조절과 체중조절에 도움을 줄 뿐만 아니라 합병증의 예방, 개선에 도움이 되며, 나아가서는 평생 당뇨병을 치료해 나가는데 필요한 지구력과 자신감을 준다.

❷ 운동은 자체로서 혈당을 감소시키며 또 세포에서의 인슐린의 효과도 증가시킴으로 혈당을 떨어뜨리게 된다. 이미 몸안에 저장되어 있던 지방조직도 분해하고 소모시킴으로 과체중을 줄여주고, 혈중의 지질도 감소시키며 동맥경화를 호전시켜 혈관 합병증의 위험요소를 줄여준다.

2 제2형 당뇨병 환자에게 권고되는 운동

제2형 당뇨병 환자에게 적어도 일주일에 150분 이상 중강도의 유산소 운동을 하도록 권고하며, 운동은 일주일에 적어도 3일 이상 해야 하며 연속해서 이틀 이상 쉬지 않도록 한다.

❶ 당뇨인에게 비교적 적당하다고 할 수 있는 운동은 걷기로 예를 들면 1분에 약 80 m(30분에 2.4 km) 정도 걷는 속도로 한 번에 15분 이상, 일일 30분~1시간 정도 하는 것이다. 걸음으로 치면 대략 1만보 정도로 보통 직장인의 하루 동안의 걸음인 5,000~6,000보의 2배 정도를 걷는 것이 좋다.

❷ 대부분 당뇨병 환자에게 이상적인 운동 강도는 최대 심박수의 60~75% 정도가 바람직하다.

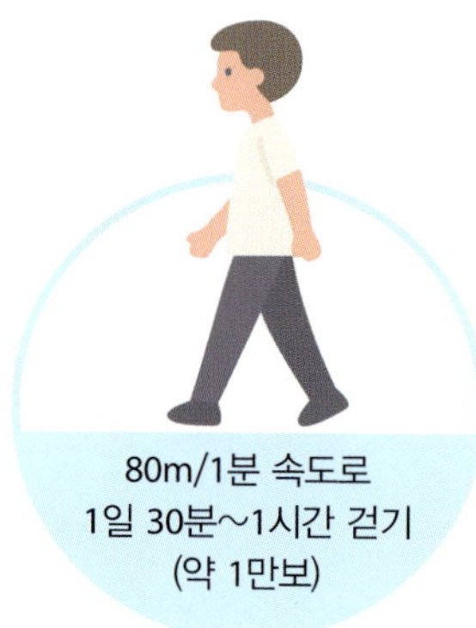
80m/1분 속도로
1일 30분~1시간 걷기
(약 1만보)

최대 심박수

= 220 − 자신의 나이(예 50세 환자의 경우, 220 − 50세 = 170)

3 운동의 최적시기는 식후 30분 이후부터

당뇨인에게서 혈당이 가장 높아지는 시기는 식후 30분에서 1시간 사이이므로 운동의 최적 시기는 식후 30분 이후부터라고 할 수 있다. 매일 일정량의 인슐린 주사나 많은 양의 경구혈당강하제를 복용하고 있는 경우에는 공복 혹은 식전 운동은 바람직하지 못하다. (무리한 운동은 저혈당을 초래하기 때문)

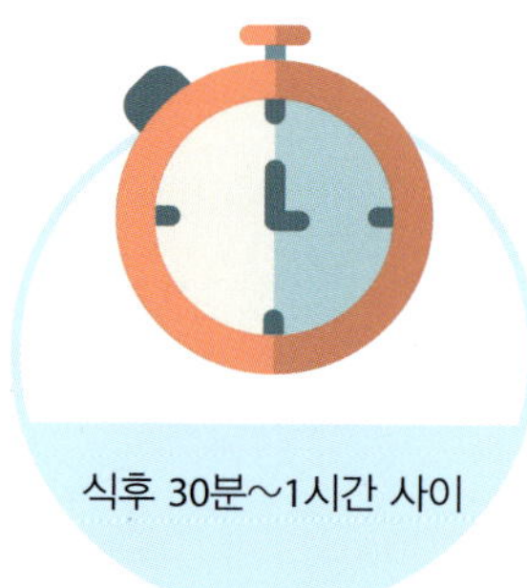
식후 30분~1시간 사이

4 운동 방법

1
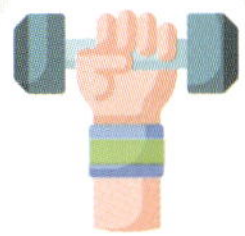
일주일에 2회 이상
저항성 운동하기
(금기사항이 없는 한)

2

가급적 앉아서
생활하는 시간 줄이기

3
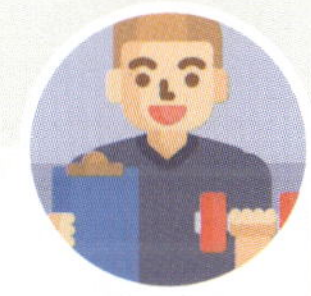
필요 시
전문가에게
운동처방 의뢰하기

4
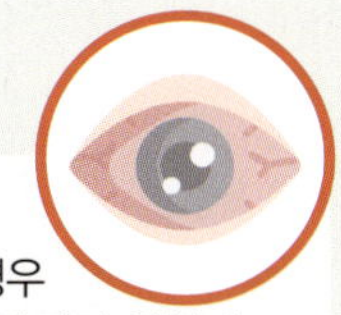
심한 당뇨병성
망막병증이 있는 경우
망막출혈이나 망막박리의 위험이
높으므로 고강도 운동은 피하는
것이 좋다.

5

운동 전후의
혈당변화를 알 수
있도록 혈당을 측정하고, 저혈당
예방을 위해 약제를 감량하거나
운동 전 간식을 먹을 수 있다.

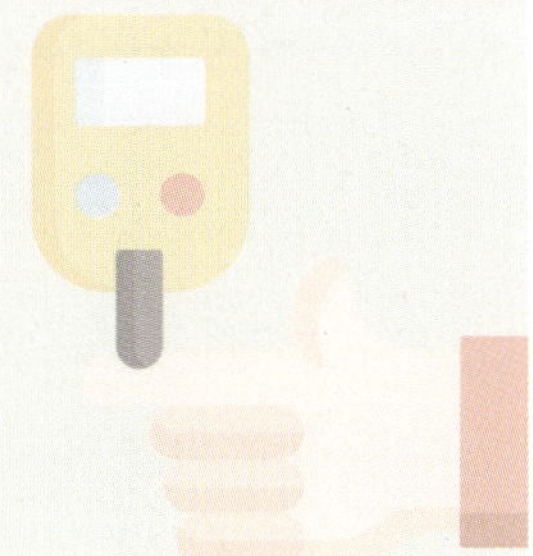

1시간 운동할 때 소모되는 칼로리 표(kcal)

활동(운동)	소모 칼로리(kcal)	활동(운동)	소모 칼로리(kcal)
가벼운 가사	120~150	빠르게 걷기(6.4 km/시간)	360~420
빨래	180	스케이팅(6.4 km/시간)	
체조		자전거 타기(16 km/시간)	
걷기(5.6 km/시간)	240~300	아주 빠르게 걷기(8 km/시간)	420~480
자전거 타기(9.6 km/시간)		자전거 타기(17.6 km/시간)	
골프		수상스키	
볼링		테니스(단식)	
설거지	270	스키	480~600
자전거 타기(12.8 km/시간)	300~360	자전거 타기(19.2 km/시간)	
탁구, 배드민턴		달리기(9 km/시간)	600~660
테니스(복식)		자전거 타기(21 km/시간)	
에어로빅		수영	720
계단 오르내리기	310	등산	780
정원 손질	340		

02 당뇨 환자 생활요법

004 당뇨병 환자의 발 관리

1 당뇨병 환자의 발 합병증

당뇨인은 오랫동안 혈당조절이 불량한 경우, 혈관과 신경에 생기는 합병증으로 인하여 쉽게 발에 병변을 일으키게 되고 신경합병증으로 발의 감각이 둔해져 상처를 입기가 쉬울 뿐만 아니라 땀이 안나고 피부가 거칠어지며 심하면 갈라지기도 한다. 또한 상처나 궤양이 생겼을 경우, 혈관장애로 인하여 이를 치유하기 위한 충분한 혈액순환이 되지 않으며, 세균에 대한 저항력이 약하기 때문에 상처에 쉽게 세균이 침범하게 된다. 이러한 이유로 당뇨인에게 발 합병증이 생기면 쉽게 낫지 않고 오래간다.

2 발 관리의 중요성

발에 생기는 병변으로는 굳은살, 티눈, 무좀, 살로 파고 들어가는 염증, 궤양과 궤저 등이 있으며 발을 절단까지 해야하는 심각한 장애를 초래하기도 하므로 발 관리는 매우 중요하다. 건강한 발을 유지하기 위해 매일 한번씩 발의 상태를 점검하고 발 위생과 보호에 특히 유의해야 한다.

3 발 관리 방법

따뜻한 물에 씻고
발가락 사이 잘 건조시키기

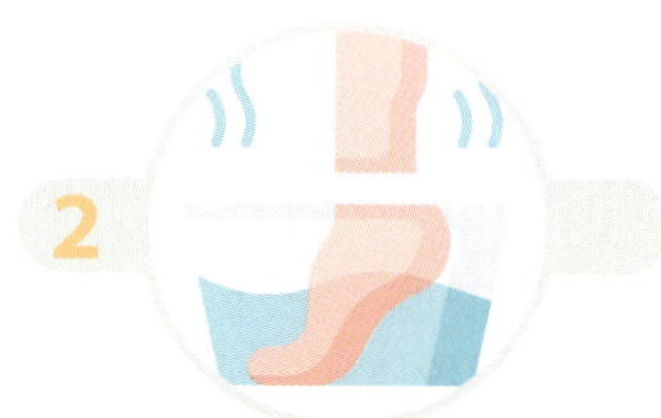

뜨거운 물에 씻지 않기
세게 문지르지 않기

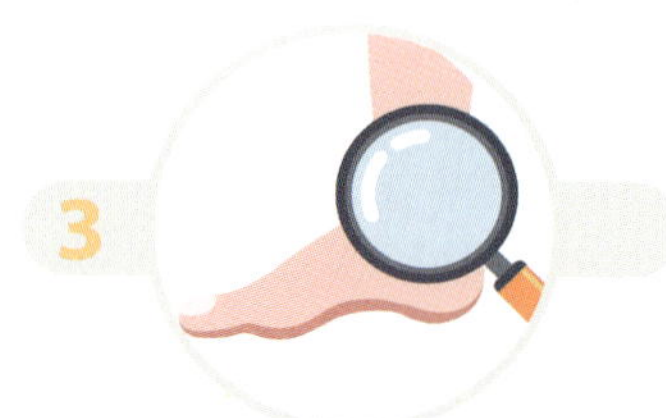

매일 병변 상황 주의깊게 관찰

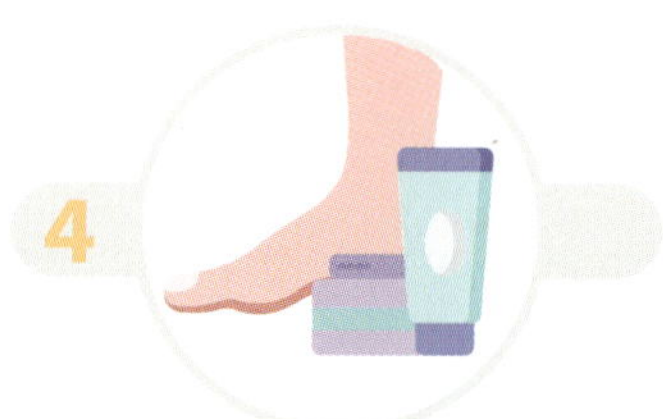

건조함 방지

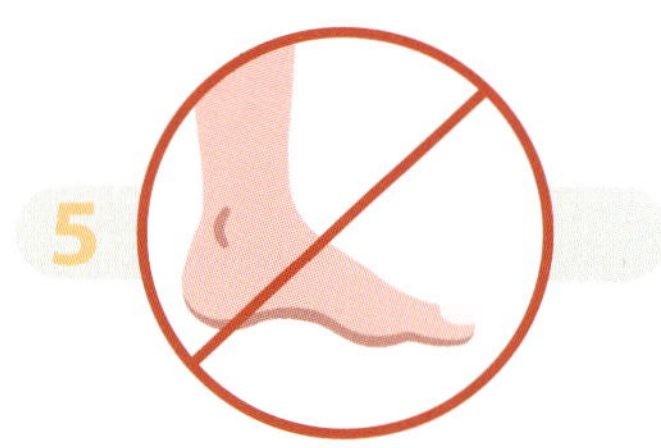

맨발 금지 및 발 보호하기

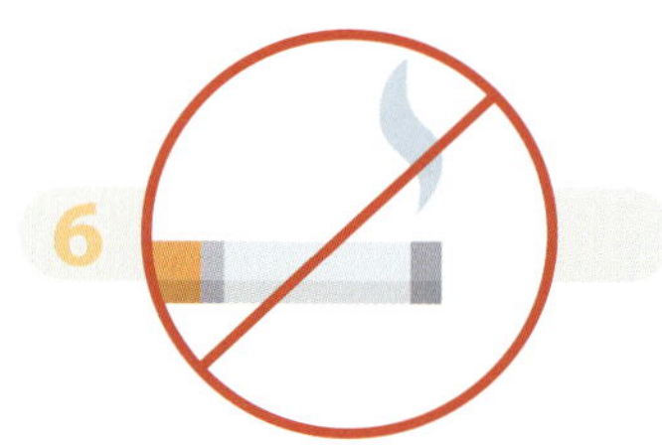

금연

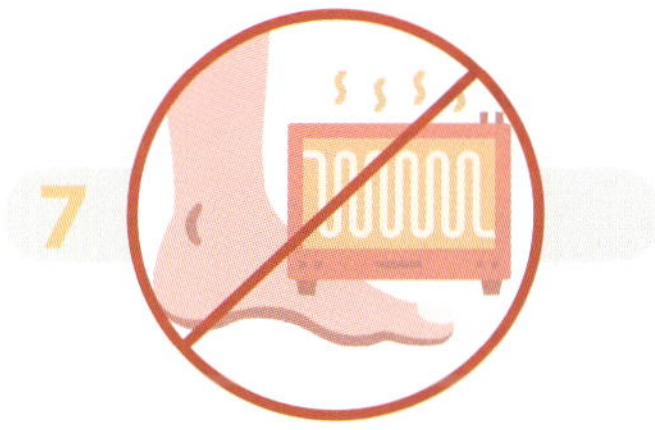

발에 직접 닿는
전열제품 사용 금지

압박제품 사용 금지

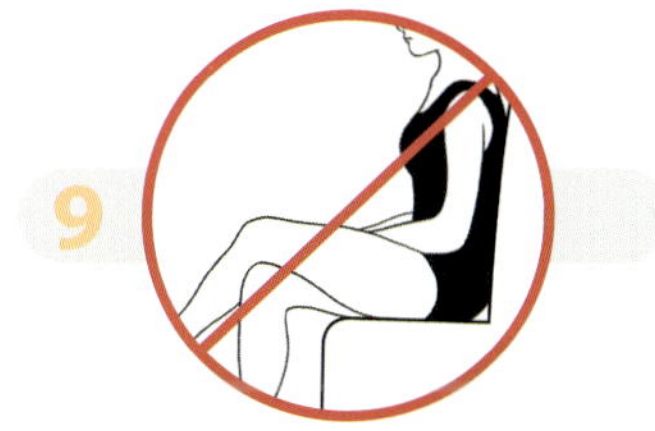

오래 서 있거나
다리를 꼬는 자세 피하기

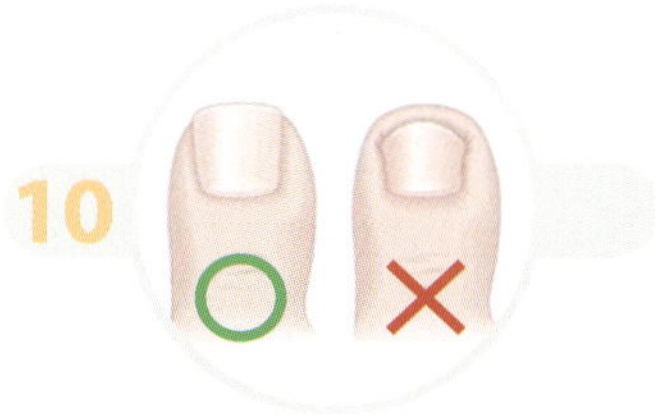

발톱은 일자로 하며
가장자리를 파내는 것은 절대 금물

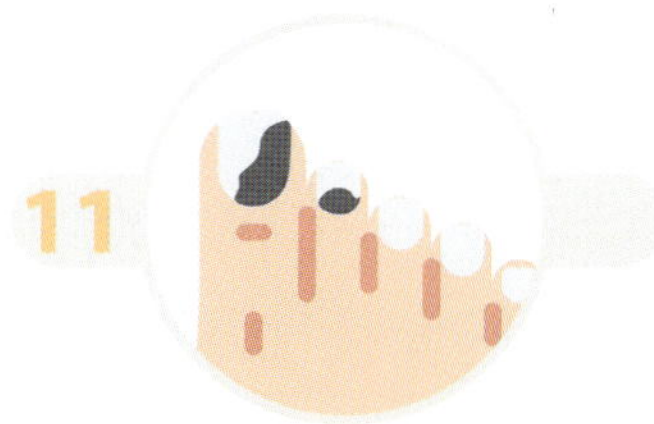

발톱의 색깔과 두께 확인

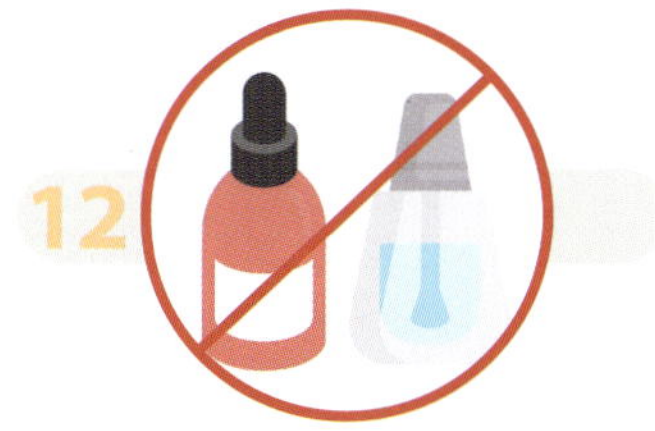

처방없이 약 사용 금지

❶ 따뜻한 물에 순한 비누로 씻고, 마른 수건으로 발가락 사이를 잘 닦아 건조시키기
❷ 발을 뜨거운 물에 씻지 않도록 하며, 너무 오랫동안 물에 담그고 있거나 세게 문지르지 않는다.
❸ 매일 발을 씻은 후 발에 병변이 있는지 밝은 곳에서 주의깊게 관찰, 발바닥은 거울을 이용하거나 가족에게 부탁해서 관찰할 것
❹ 보습크림과 로션을 발라 건조해지지 않도록 하기(발가락 사이는 제외)
❺ 상처 예방을 위해 맨발로 다니지 않기(부드러운 순면, 순모양말 신기)
❻ 담배는 혈관을 수축시켜 혈액 순환을 감소시키므로 피워서는 안된다.
❼ 감각 저하로 인하여 발에 화상이 쉽게 발생할 수 있으므로 발에 직접닿는 전열기구나 난로 등은 사용하지 않는다.
❽ 하체에 압박을 가하는 거들, 스타킹, 벨트는 하지 않기
❾ 너무 오래 서 있거나 다리를 꼬거나 책상다리 자세는 피하기
❿ 발톱은 일자로 깎아야 하며 가장자리를 파내는 것은 절대 금물이다.
⓫ 발톱의 색깔이 변하고 두꺼워지면 치료를 받아야 한다.
⓬ 티눈 약이나 머큐로크롬 등은 화학적인 자극이 강하므로 바르지 않기
⓭ 평소에 발을 너무 습하거나 건조하게 해서는 안된다.
⓮ 시력이 나쁜 경우 다른 사람에게 발톱을 자르도록 해야 한다.
⓯ 굳은살과 티눈이 심할 경우 혼자서 칼이나 가위, 손톱깎기로 제거하지 않고 반드시 의사와 상의하도록 한다.
⓰ 습기있는 양말이나 꼭끼는 것은 신지 않기
⓱ 양말의 고무줄이 땡기는 것은 신지 않기

4 당뇨병 환자의 신발

❶ 굽이 낮고, 앞이 넓은 편안한 신발을 신어야 한다.

❷ 소재는 부드러운 가죽이 좋고 합성수지 제품 피한다.

❸ 바닥이 두꺼워 충격을 흡수하는 것이 좋다.

❹ 가벼워야 하며 끌리지 않는 것이어야 한다.

❺ 신발을 신기전에 안쪽을 확인하여 이물질이 있는지 확인한다.

❻ 새 신발을 신을 때는 헌 신발과 바꿔 신으며, 신는 시간을 점차 늘리면서 발에 적응이 되었을 때 신고 다니도록 한다.

❼ 하이힐, 입구가 좁은 부츠, 슬리퍼는 신지 않아야 한다.

❽ 발의 모양이 변형된 경우나 신경증 증세가 심하면 당뇨병에 맞는 특수한 신발을 신는 것이 좋다.

02 당뇨 환자 생활요법

005 당뇨병과 임신

임신 중인 당뇨병 환자 주의사항

- 주산기 또는 산과합병증을 감소시키기 위해 철저한 혈당조절을 해야 한다.
- 임신성 당뇨병에서 혈당조절 목표는 공복혈당 95 mg/dL, 식후 1시간 혈당 140 mg/dL, 식후 2시간 혈당 120 mg/dL 미만으로 한다.
- 임상 영양요법은 임신 중 당뇨병 관리의 기본으로, 임신 중 필요한 열량과 영양소를 충족해야 한다. 임신 중 열량은 체중을 고려하여 계산하고 체중 증가에 따라 조정한다.
- 탄수화물 제한식사(탄수화물 50%, 단백질 20%, 지방 30%)는 식후혈당을 개선시켜 태아의 과도한 성장을 예방하는 데에 도움이 되므로 고려할 수 있다.
- 가벼운 운동(20~30분/1~2회 걷기)도 혈당을 조절하고 과도한 태아 성장을 예방하는데 도움이 된다. 금기사항(임신 고혈압, 조기 양막파열, 조기 진통, 자궁경관 무력증, 자궁출혈, 자궁내 성장제한 등)이 없다면 임신중인 모든 당뇨병 환자에게 고려할 수 있다.

006 병원에서 필요한 검사

1 기본 검사

❶ 혈액검사 1 : 혈색소, 적혈구용적율, 칼륨, 크레아티닌, 계산된 사구체 여과율, 요산

❷ 혈액검사 2 : 공복혈당, 총콜레스테롤, 중성지방, HDL 및 LDL－콜레스테롤

❸ 혈액검사 3 : 75 g 경구 당부하 검사 또는 당화혈색소(공복혈당 100 mg/dL 이상일 때)

검사 항목	임상 의의
공복혈당 Glucose(fasting)	당뇨 질환의 진단 및 치료 효과를 반영하는 검사이다. ▲ 증가 : 당뇨, 쿠싱병, 스트레스, 췌장염, 두개뇌질환, 약물(스테로이드, 알코올) ▼ 감소 : 췌장질환, 간질환, 뇌하수체 기능저하, 갑상선 기능저하증, 에디슨병, 인슐린 치료, 경구혈당 강하제 복용, 알코올 중독증
당화혈색소검사(HbA1c)	당뇨 환자 혈당치의 장기간 조절 여부를 판단하기 위한 검사로서, 최근 2~3개월 동안의 혈중 평균 당농도를 반영한다. ▲ 증가 : 당뇨병, 만성신부전, 알코올 중독증, 고중성지방혈증 ▼ 감소 : 임신, 출혈, 용혈성 빈혈

급여기준

당뇨병 환자에게 시행하는 혈당조절 지표검사인 나382마 헤모글로빈 A1C(Hemoglobin A1C) 검사와 나397 프락토자민(Fructosamine)검사의 급여기준은 다음과 같이 함.

－다 음－

① 나382마 헤모글로빈 A1C 검사는 혈당조절 상태를 반영하는 검사의 특성을 고려해 실시하되, 1년에 6회 이내로 인정함.

② 나397 프락토자민 검사는 헤모글로빈 A1C 검사가 부정확할 때(용혈성빈혈, 혈색소병증 등) 실시 시 인정함.

❹ 소변검사 : 단백뇨, 혈뇨, 당뇨, 미세단백뇨(임의 뇨 중 알부민/크레아티닌 비)

❺ 12－유도 심전도, 흉부 X-선 촬영

❻ 안저검사, 24시간 소변 단백뇨 검사

당뇨망막병증(DR – Diabetic retinopathy) 검사장비 : RETeval–DR™ Electroretinograph

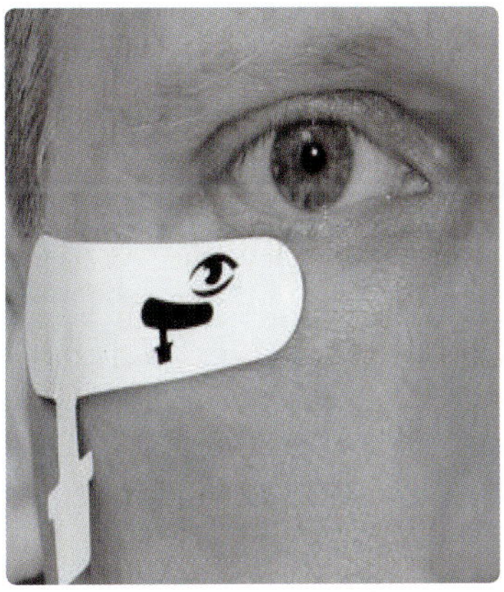

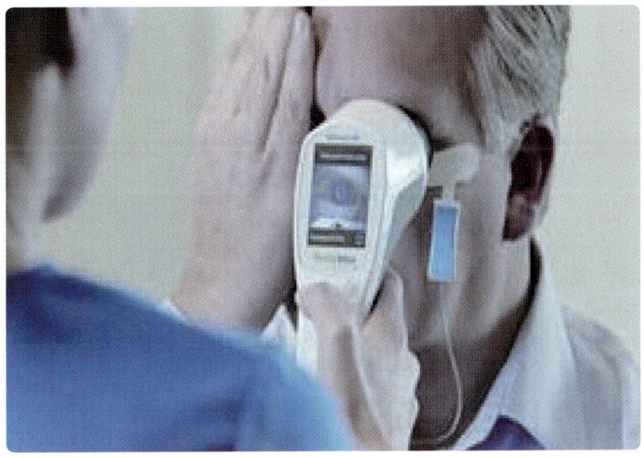

1. 빛에 의한 자극을 눈에 가한 후, 망막의 반응에 따른 전기생리학적 전위 변화 측정을 통해 시야에 위협이 되는 당뇨망막병증을 측정한다. [당뇨망막병증(VTDR) 검사를 단 3분 안에 할 수 있다.]
2. 간소화된 독자적인 망막전위계(ERG) 기술 : ECG와 유사한 방식으로 특허 받은 RETeval – DR 비침습적 센서 스트립이 눈 밑에 편안하게 부착되며 망막의 전기적 신호를 확대하여 파장으로 기록하고, 환부 망막은 정상인 경우보다 신호의 크기가 작고 속도가 느리다.
3. 보험 수가

수가코드	분류번호	한글명	영문명
E6685	나668 – 1가	망막 전위도검사 – 표준	Standard Electroretinography
E6686	나668 – 1나	망막 전위도검사 – 패턴	Pattern Electroretinography

⑦ 제1형 당뇨병 환자는 진단 후 5년부터, 제2형 당뇨병 환자는 진단과 동시에 말초 및 자율신경병증 선별검사를 하고 이후 매년 반복한다. 당뇨병성 말초신경병증 선별검사로 당뇨병성 신경병증 설문조사(Michigan Neuropathy Screening Instrument, MNSI), 10 g 모노필라멘트 검사, 진동감각 검사, 발목반사 검사, 핀찌르기 검사 또는 온도감각 검사 등을 고려할 수 있다. 임상양상이 비전형적이고 진단이 확실하지 않아 다른 원인을 배제하여야 할 경우 전기생리학적 검사를 시행하거나 전문가에게 의뢰할 수 있다.

뉴로체크™(비급여 검사) : 발의 건강상태를 확인하기 위해 6개월에 한 번 검사를 권장

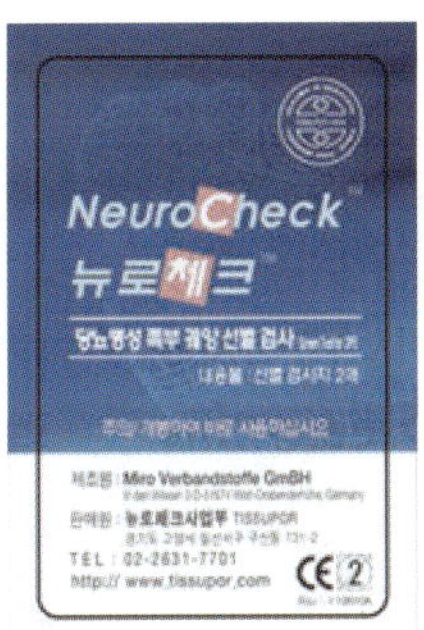

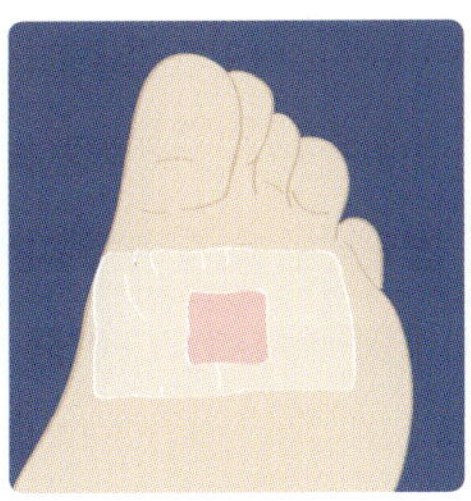

정상

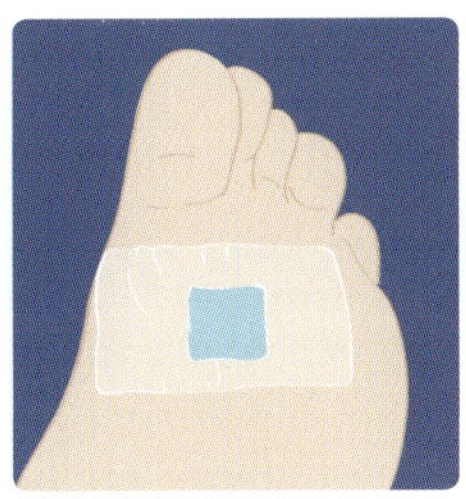

비정상

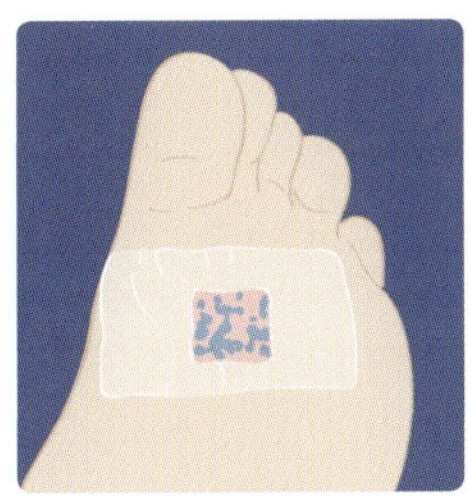

비정상

1. 정상

반응패드가 완전히 분홍색으로 변하면 발의 상태를 정상으로 판정한다.

2 비정상

반응 패드가 파란색을 유지하면서 변하지 않으면 피부 보호기능이 손상되어 피부가 건조하고 탄력성이 부족한 것이다. 이런 경우 당뇨병성 족부병증 진행에 대해 의사와 상담을 실시해 당뇨병성 족부병증 진행을 예방해야 한다.

3 비정상

만일 반응 패드가 부분적으로 분홍색으로 변하면 발바닥의 피부 탄력성이 한계가 있으므로 의사와 상담을 실시해 당뇨병성 족부병증 진행을 확인한다.

- 당뇨병증으로 인한 신경병증이 발생했을 시에 자율신경계의 손상으로 발한 작용이 저해되는데, 뉴로체크는 발바닥의 땀분비로 인한 미세한 수분의 양을 의학적으로 감지하여 당뇨병으로 인한 신경 손상을 색깔 변화로 진단해 주는 의약품이다.
- 뉴로체크™의 경우 기존 감각기능장애 검사법과 비교하여 환자의 협조가 불필요하고 색깔 변화만으로 결과를 알 수 있으므로 객관적이고, 또한 검사 시간이 10분이며 검사 후 색깔 변화로 결과를 바로 알 수 있고 환자의 발바닥에 뉴로체크를 붙여놓고 10분 후 색깔 변화만 관찰하면 되므로 기존 검사방법에 비해 신속하고 간단하다.

2 권장 검사

❶ 심초음파 검사, 경동맥 초음파검사(내-중막 두께, 동맥경화반 유무), 뇌자기공명영상검사(Brain MRA with carotid angio)

❷ 발목-위팔 혈압 지수 측정, 맥파 전달속도 측정 : 활동 혈압모니터 및 가정혈압

❸ 말초신경병증 : 하지 초음파검사, lower extremity CT with angiography

02 당뇨 환자 생활요법

007 추천 영양보충제

비타민 A, 비타민 B군, 비타민 C, 비타민 E, 알파리포산(Alpha-lipoic acid), 카르니틴, 글루타민, 타우린, 크롬(Cr), 마그네슘(Mg), 아연(Zn), 칼슘(Ca), 구리(Cu), 이노시톨(Inositol), 바나듐(vanadium), 코큐텐(CoQ10), 퀴세틴(Quercetin), 포도씨추출물(GSE), 빌베리, 효모, 마늘

Ref.
- 대한당뇨병학회(Korean Diabetes Association)
- 2019 당뇨병 진료지침
- 일차진료의를 위한 마스터 기능의학(The master of functional medicine for primary medical care), 대한일차의학회
- 대한진단검사의학회, LAB TESTS ONLINE

03 이상지질혈증 환자 생활요법

001 이상지질혈증 환자 생활요법의 목표

식사관리와 운동으로 이상지질혈증 관리하기

- 치료가 필요한 이상지질혈증이 발생한 이후, 높아진 혈중 콜레스테롤 농도를 낮추기 위해 식이 조절을 하는 것을 식사요법 또는 영양치료라고 한다.
- 혈중 콜레스테롤 농도가 치료가 필요한 정도로 높아지기 전에 미리 관리하는 것을 예방이라고 할 수 있으며, 예방의 근간은 식사 관리와 운동이다.
- 이상지질혈증은 혈액내 콜레스테롤이나 중성지방이 높은 상태로 이상지질혈증은 동맥경화증의 원인이 되며 이로 인해 협심증, 심근경색, 뇌졸중, 족부질환 등의 합병증을 초래할 수 있다.

1 에너지

❶ 과도한 에너지 섭취와 운동부족으로 인한 에너지 사용의 감소가 비만 및 과체중으로 이어지고, 결국은 이상지질혈증의 발생과 관련이 있다.

❷ 비만 또는 과체중인 사람들을 대상으로 한 많은 연구들에서 체중 감량시 혈액 내 총콜레스테롤, LDL 콜레스테롤과 중성지방 수치가 감소하는 것으로 알려지고 있기 때문에, 적정 수준으로 체중을 유지할 수 있도록 에너지 섭취를 조절하는 것이 중요

❸ 비만인 사람들의 경우, 현재 체중의 5~10% 정도만 감량하더라도 혈액 내 콜레스테롤과 중성지방 수치가 개선되는 효과를 기대할 수 있다.

❹ 일반적으로 평소의 에너지 섭취량보다 500 kcal 정도를 줄인 저열량식은 건강상 특별한 해가 없고 따르기도 무리가 없으므로, 비만 및 과체중으로 진행하지 않도록 전체 에너지 섭취량을 조절하는 것이 이상지질혈증의 발생을 예방하는데 중요하다.

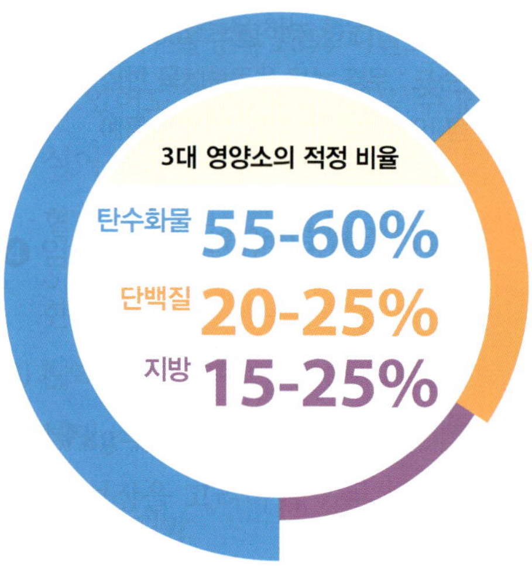

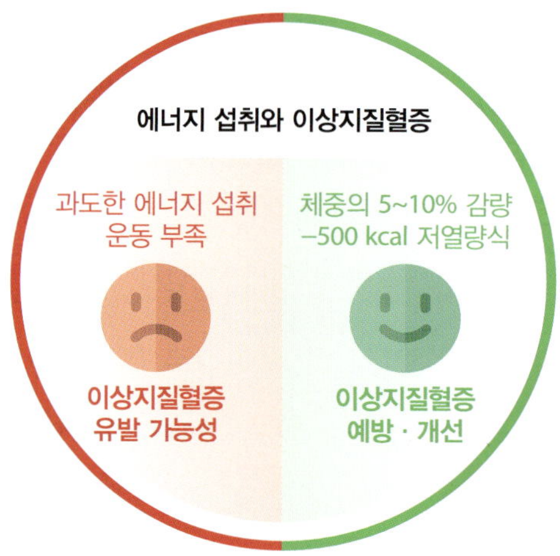

2 지방

(1) 고지방식은 혈중 콜레스테롤 농도를 높인다.

전통적으로 혈중 콜레스테롤 농도를 낮추기 위해서 지방의 섭취를 제한하는 것을 권해왔고, 고지방식의 경우 좋지 않은 포화지방과 에너지 섭취량 자체를 증가시켜 혈중 콜레스테롤 농도를 상승시킨다.

(2) 지방 섭취 제한 = 혈중 콜레스테롤 농도의 감소?

지방 섭취를 제한하면 혈중 LDL 콜레스테롤 농도가 낮아지는 것은 확실하지만 대부분 체중 감량, 포화지방, 트랜스 지방의 감소 효과가 복합적으로 나타나는 경우가 많아 단지 지방 섭취량을 낮추었기 때문에 혈중 콜레스테롤 농도가 감소했다고 할 수 없다.

(3) 좋은 지방을 적당히 섭취하기

지방 섭취를 제한하면 오히려 탄수화물 섭취가 증가하는 경우가 많아, 결과적으로 혈중 중성지방 수치가 높아지는 경우가 많으므로 지방의 섭취를 너무 제한하려고 할 것이 아니라 좋은 지방을 적당한 수준으로 섭취하는 것이 좋다.

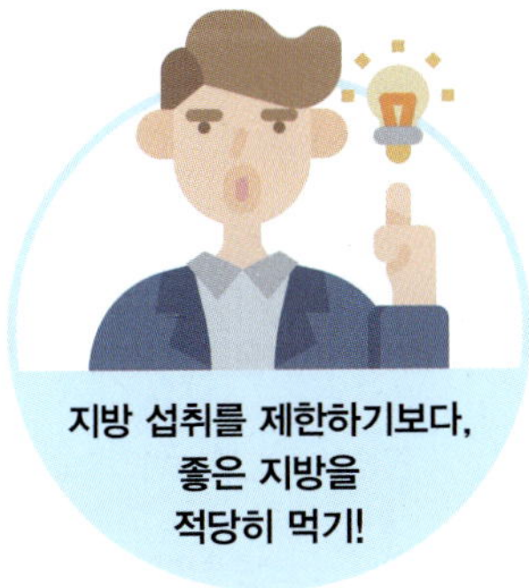
지방 섭취를 제한하기보다,
좋은 지방을
적당히 먹기!

(4) 지방 섭취량보다 지방의 종류가 중요

우리나라 사람들의 에너지 섭취량 중 지방 비율은 20% 정도로, 현재 한국인 영양섭취기준에서는 지방의 적정 섭취비율을 15~25%로 권고하고 있고, 식생활이 서구화되면서 최근 지방 섭취량이 증가하는 상황이다. 총 지방 섭취량보다는 지방의 종류가 혈중 콜레스테롤 농도에 더 많은 영향을 주는 것으로 알려져 있고, 지방 섭취가 증가되는 현실을 종합적으로 고려할 때 지방섭취 비율이 30%를 초과하지 않도록 주의할 필요가 있다.

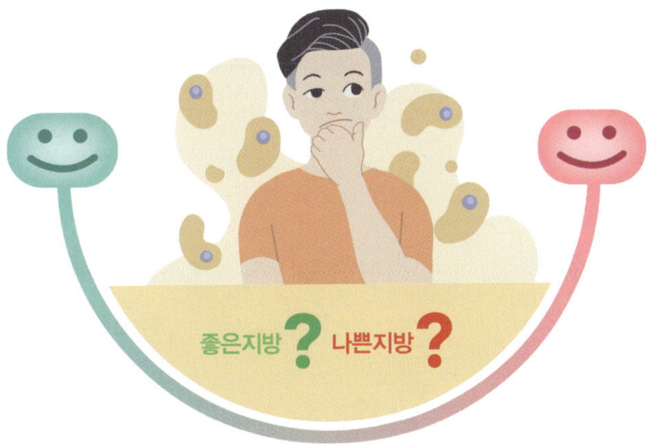
좋은지방?
나쁜지방?

(5) 포화지방, 트랜스지방을 불포화지방으로 대체하기

포화지방산을 불포화지방산으로 대체할 경우 혈중 LDL 콜레스테롤 농도를 낮출 수 있으며, 트랜스지방산을 불포화지방으로 대체 시 혈중 중성지방 농도를 낮추고 HDL 콜레스테롤 농도를 높일 수 있는 것으로 확인되었으므로, 이상지질혈증의 예방을 위해서는 포화지방산과 트랜스지방산 섭취를 제한할 필요가 있다. 포화지방산을 총 에너지의 7% 미만으로, 트랜스지방산은 가능한한 최소량으로 섭취하는 것이 좋다.

포화지방산

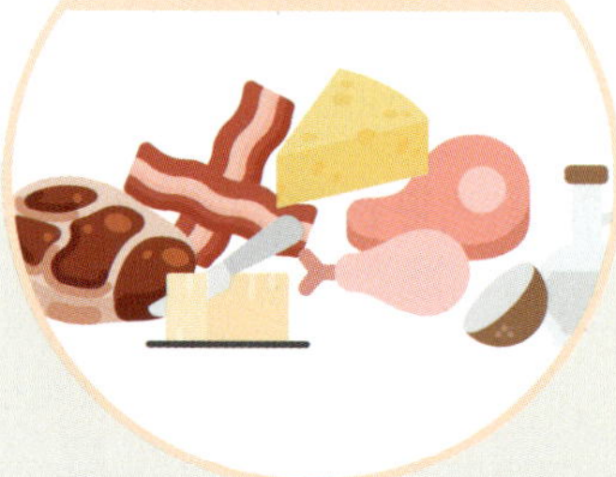

육류의 지방, 소기름, 돼지기름, 베이컨, 가금류의 껍질 부위, 버터, 야자유, 코코넛유, 쇼트닝, 라아드

총 에너지의 7% 미만으로 섭취

트랜스지방산

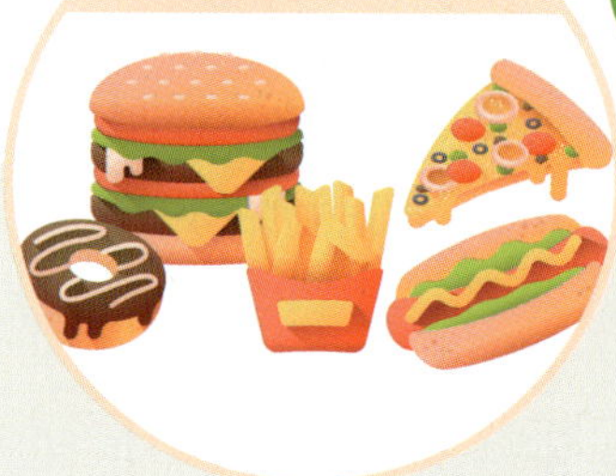

마가린, 쇼트닝 등의 경화유, 높은 온도로 오랜시간 처리된 기름에 많이 함유됨

가능한 최소량만 섭취

대체 섭취

불포화지방산

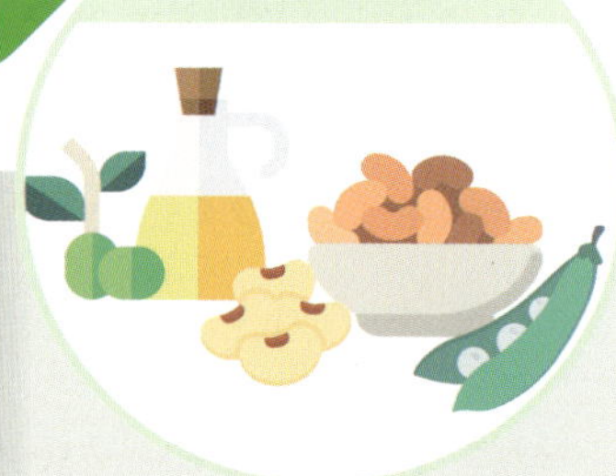

콩기름, 참기름, 들기름, 견과류, 옥수수 기름, 올리브유, 참깨, 해바라기씨, 생선 기름, 콩류

한국인 영양섭취기준, 지방의 적정 섭취량은 15~25%로 권고

(6) 오메가 – 3 지방산 섭취하기

오메가–3 지방산은 혈중 콜레스테롤 농도를 낮추는 것은 아니지만, 중성지방 농도가 높을 경우 2~4 g 섭취하는 것이 중성지방 농도를 낮추는데 도움이 될 수 있다.

오메가–3 지방산이 함유된 식품

- 생선 및 기타 해산물(연어, 고등어, 참치, 청어, 정어리 등)
- 견과류 및 씨앗(아마씨, 치아씨앗, 호두 등)
- 식물성 기름(아마씨 기름, 대두유, 카놀라유 등)

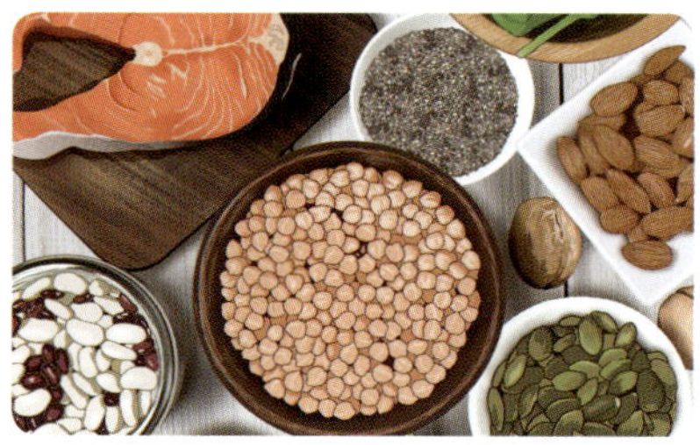

(7) 콜레스테롤 섭취 줄이기

콜레스테롤은 세포막을 구성하고 담즙산과 호르몬을 만드는 필수 성분이지만 이상지질혈증이 있으면 포화지방산과 함께 콜레스테롤 섭취를 줄이도록 권장된다.

콜레스테롤을 줄이기 위한 식단관리법

1. 계란 노른자 : 1주일에 2개 이하로 제한(계란흰자는 허용)

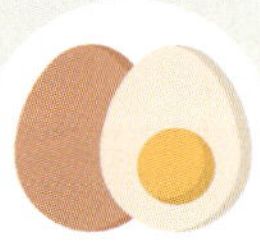

2. 고기류보다 생선류를 더 자주 섭취할 것

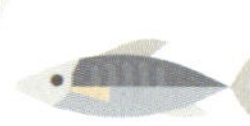

3. 쇠고기, 돼지고기는 살코기만 사용 (1일 사용량 200 g 이하)

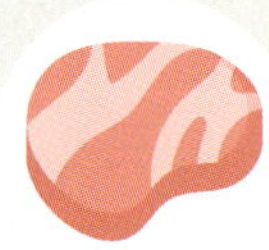

4. 닭이나 칠면조 등은 껍질과 지방을 제거한 후 먹기

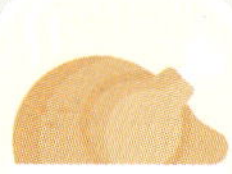

5. 우유나 유제품은 저지방 제품 선택하기

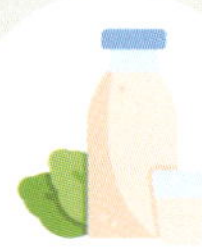

콜레스테롤이 많은 식품

소 간, 장어, 뱀장어, 물오징어, 오징어(마른 것), 문어, 전복, 명란젓, 새우, 소라, 메추리알, 계란노른자, 버터

3 탄수화물

(1) 혈중 중성지방 농도를 높이는 단순당

탄수화물의 과다섭취, 특히 단순당의 과다섭취는 혈중 중성지방 농도를 높인다. 세계보건기구 WHO에서는 하루 단순당 섭취량이 25 g 이하 또는 전체 열량의 5% 이하(2,000 kcal 섭취 기준)로 섭취할 것을 권장하고 있다.

(2) 단순당은 적게, 수용성 식이섬유는 충분히 섭취하기

반면, 수용성 식이섬유는 혈중 콜레스테롤과 중성지방 농도를 낮추는데 효과적이므로 단순당 섭취를 줄이고 식이섬유 섭취량이 25 g 이상 될 수 있도록 수용성 식이섬유가 풍부한 잡곡, 해조류, 채소 등을 충분히 섭취하는 것이 좋다.

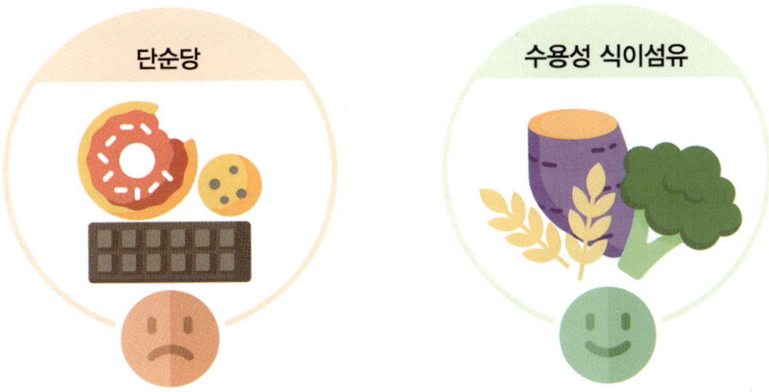
단순당
수용성 식이섬유

4 알콜

과도한 알코올 섭취는(10~30 g/일 이상) 혈중 중성지방 농도를 높이고, 술 종류에 관계없이 해당하는 술을 제공하는 잔을 기준으로 1~2잔 정도 이내로 음주량을 제한할 필요가 있다.

5 식사 패턴

(1) 통곡식품 섭취를 비롯한 균형잡힌 식사패턴이 중요하다.

최근에는 각각의 영양소가 아니라 식품들의 섭취 양상 또는 조합에 따라 분류되는 전반적인 식사 패턴이 중요하며, 우리나라의 경우 이상지질혈증과 식사 패턴과의 관련성에 대한 연구가 많지는 않으나 잡곡이나 현미, 통밀 등의 통곡식품의 섭취 비중을 높이고, 그 외 채소, 콩류, 생선류, 과일류, 유제품 등의 식품이 포함된 식사가 도움이 된다.

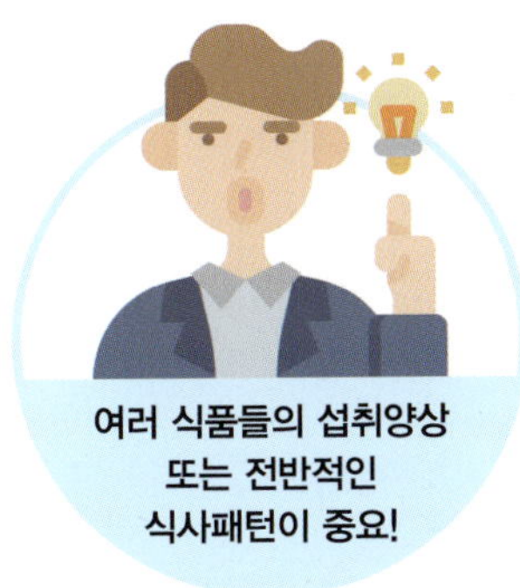
여러 식품들의 섭취양상
또는 전반적인
식사패턴이 중요!

(2) 과일 섭취는 1일 200 g 정도가 적당하다.

여러 연구 결과들을 근거로 채소와 과일을 충분히 섭취하는 것이 질병의 예방 및 치료에 도움이 된다고 하지만, 우리나라 사람들의 식사에서 탄수화물이 차지하는 비율이 비교적 높은 편이며 과일이 정규 식사의 한 부분으로 포함되기 보다는 후식, 간식 등으로 추가해서 먹는 식생활 양식을 가지고 있다. 그러므로 과일을 충분히 섭취하라고 강조할 경우 과일 속의 단순당 섭취가 늘어날 수 있어 주의가 필요하다. 1일 200 g 정도의 과일 섭취가 적당하다.

(3) 식이요법

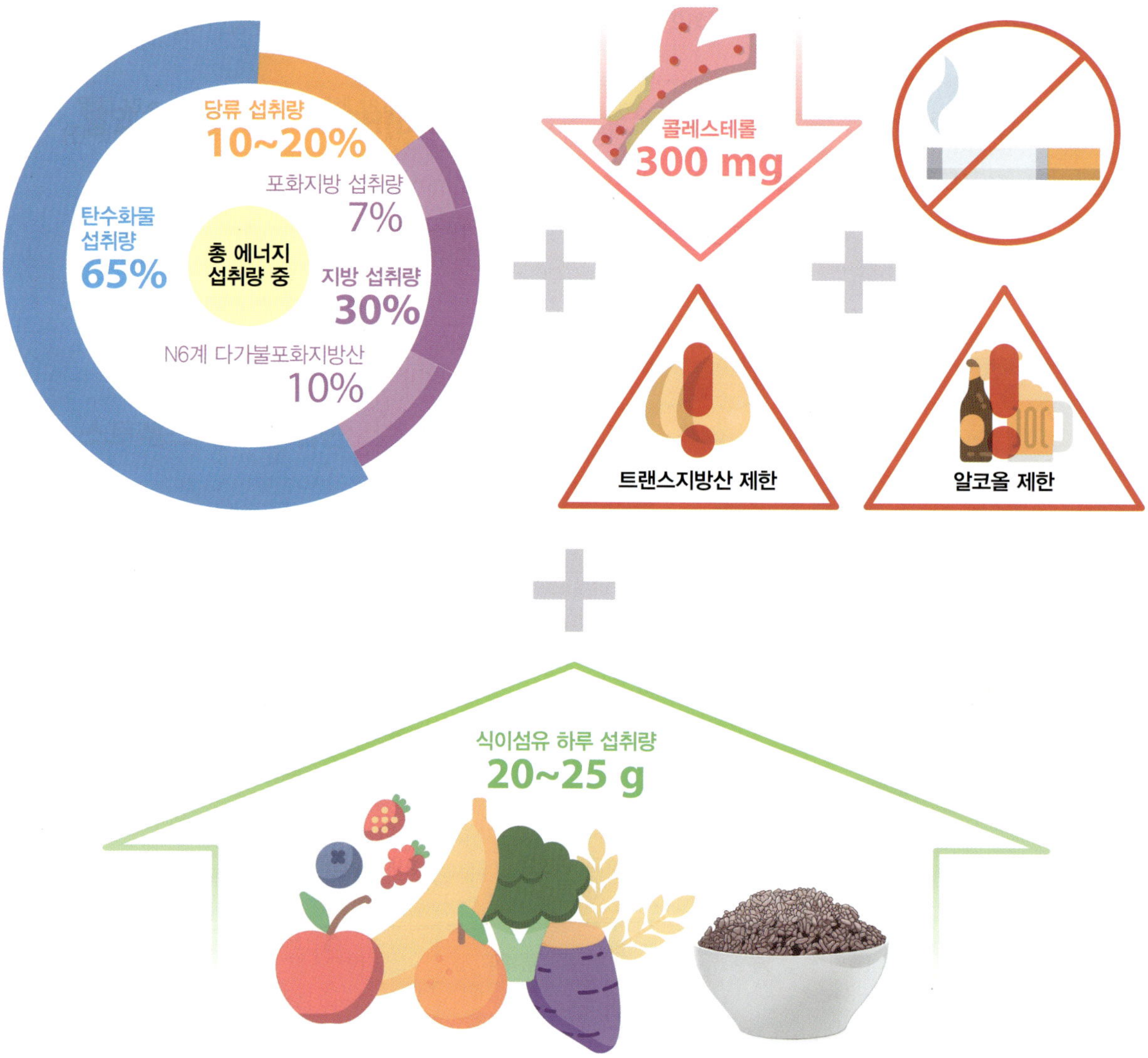

❶ 적정체중 유지할 수준의 에너지 섭취하기

❷ 총 지방섭취량이 과다하지 않도록 한다(총 에너지 섭취량의 30% 미만).

❸ 포화지방산 섭취량을 총 에너지의 7% 이내로 제한

❹ 포화지방산을 불포화지방산으로 대체하되, N6계 다가불포화지방산 섭취량이 총 에너지의 10% 이내가 되도록 제한

❺ 총 탄수화물 섭취량이 총 에너지 섭취량의 65% 이내로 과다하지 않게하고, 당류 섭취를 10~20% 이내로 제한

❻ 콜레스테롤 하루 섭취량 300 mg 이내로 제한

❼ 트랜스지방산 섭취 제한

❽ 알코올의 과다섭취를 제한(하루 1~2잔 이내)

❾ 흡연은 이상지질혈증 및 심혈관계질환 위험을 증가시키므로, 금연을 강력히 권고

❿ 하루 20~25 g 식이섬유 섭취가 권장됨.

> 식이섬유소는 장의 운동을 활발하게 하여 변비를 예방하고, 포만감을 주어 식사요법을 지키는데 도움이 된다. 또한 소화된 음식물이 장으로 흡수되는 속도를 지연시켜 식후 급격한 혈당 변화를 줄이고, 콜레스테롤과 중성지방의 농도를 낮추는 효과가 있다.

- 흰 쌀밥 보다는 잡곡류나 도정이 덜 된 곡류, 콩류 등을 선택
- 채소나 해조류(미역, 다시마)의 섭취 늘리기
- 채소는 즙보다는 생채소로, 과일도 주스보다는 생과일을 이용하며 껍질째로 섭취

⓫ 통곡 및 잡곡, 두류, 채소류, 생선류가 풍부한 식사하기

- 주식으로 통곡, 잡곡 이용
- 채소류를 충분히 섭취
- 생선(특히 등푸른 생선)을 주 2~3회 정도 섭취
- 과일은 적당량 섭취(하루 200 g 이내로)

6 식품 선택 요령

선택하세요

단, 섭취량은 적당하게!

어육류/두류	생선, 콩, 두부, 기름기 적은 살코기, 껍질을 벗긴 가금류
난류	달걀흰자
유제품	탈지유, 탈지분유, 저(무)지방, 우유 및 그 제품, 저지방 치즈
지방	불포화지방산(해바라기유, 옥수수유, 대두유, 들기름, 올리브유), 저지방/무지방 샐러드 드레싱, 견과류(땅콩, 호두 등)
곡류	잡곡, 통밀
국	조리 후 지방을 제거한 국
채소 과일 기타	신선한 채소, 해조류, 과일

주의하세요

섭취 횟수와 섭취량이 많지 않도록!

어육류/두류	간 고기, 갈비, 육류의 내장 ● 가금류 껍질, 튀긴 닭 고지방 육가공품(스팸, 소시지, 베이컨 등) ● 생선/해산물의 알, 내장
난류	달걀노른자, 메추리알, 오리알 노른자
유제품	전유, 연유 및 그 제품 ● 치즈, 크림치즈 ● 아이스크림 ● 커피크림
지방	코코넛 기름, 야자유 ● 버터, 돼지기름, 쇼트닝, 베이컨기름, 소기름 난황, 치즈, 전유로 만든 샐러드 드레싱 ● 단단한 마가린
곡류	달걀, 버터가 주성분인 빵, 케이크, 고지방 크래커, 비스킷, 칩, 버터팝콘 등 파이, 케이크, 도넛, 고지방 과자
국	기름이 많은 국, 크림수프
채소 과일 기타	튀기거나 버터, 치즈, 크림, 소스가 첨가된 채소/과일 ● 가당 가공제품(과일 통조림 등) 당류 – 초콜릿/단 음식 ● 코코넛기름, 야자유를 사용한 제품 ● 튀긴 간식류

03 이상지질혈증 환자 생활요법

003 운동

1 운동이 혈중 지질에 어떤 변화를 나타내는가?

* 운동이 혈중 지질에 어떤 변화를 나타내는가에 대해서는 논란이 있다. 그 이유는?

❶ 각 개인의 성별, 나이, 인종 및 지질 농도뿐만 아니라 운동의 종류, 양, 강도, 기간, 횟수 그리고 운동과 함께 생활 습관의 변화 여부와 체중의 변화에 따라 다양한 결과를 나타내기 때문에

❷ 운동의 지질에 대한 영향이 크지 않기 때문에

2 운동의 종류에 따라 콜레스테롤의 변화에 차이가 있다.

❶ 유산소 운동은 운동 중 신체의 산소 소비량을 증대시키는 운동법으로 30분 이상 지속이 가능한 속보, 조깅, 수영, 자전거 타기와 같은 운동이 이에 속하며 심폐 지구력을 좋게 해 주는 운동이다. 일반적으로 유산소 운동을 하면 중성지방을 감소시키며, HDL 콜레스테롤은 증가시키는 경향이 있고, LDL 콜레스테롤은 거의 변화가 없는 것으로 알려져 있다.

❷ 무산소 운동은 10초 이내의 짧은 시간의 운동으로 단거리 달리기, 팔굽혀펴기, 던지기, 점프와 같은 형태의 운동을 말하며 순간적인 힘을 쓰는, 즉 근육을 강화시키기에 좋은 운동 방법이라 할 수 있다. 무산소 운동의 지질 농도에 대한 효과는 더욱 더 논란이 많고, 유산소 운동에 비해 심혈관질환 예방 효과도 낮은 것으로 알려져 있지만 근육량을 늘리고 힘을 강하게 함으로써 기초대사량과 활동량을 늘릴 수 있고, 노령층의 일상생활의 수행 능력이 개선될 수 있다.

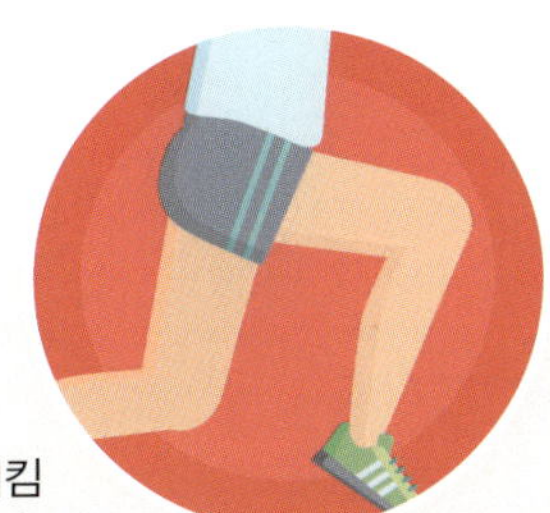

유산소 운동
- 중성지방 감소시킴.
- HDL 콜레스테롤 증가시킴
- LDL 콜레스테롤은 거의 변화 ×

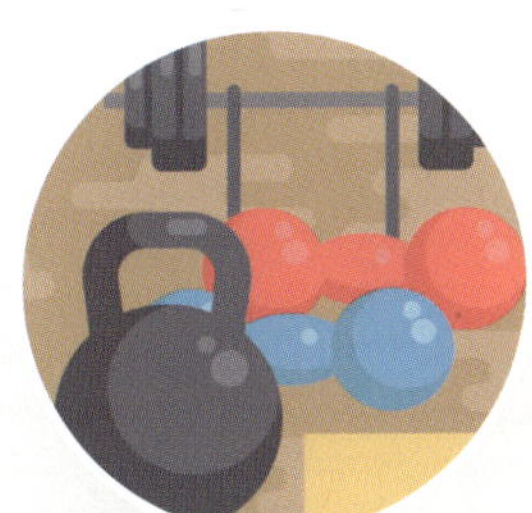

무산소 운동
- 기초대사량과 활동량 증가시킴.
- 노령층의 일상 수행능력 개선 효과

3 운동의 효과

운동의 효과는 직접적으로 혈중 콜레스테롤 농도를 낮추는 것 보다는 섭취한 에너지를 충분히 사용하여 남는 에너지원이 콜레스테롤 형태로 체내에 쌓이는 것을 예방하는데 효과가 있다고 할 수 있다.

4 운동 요법

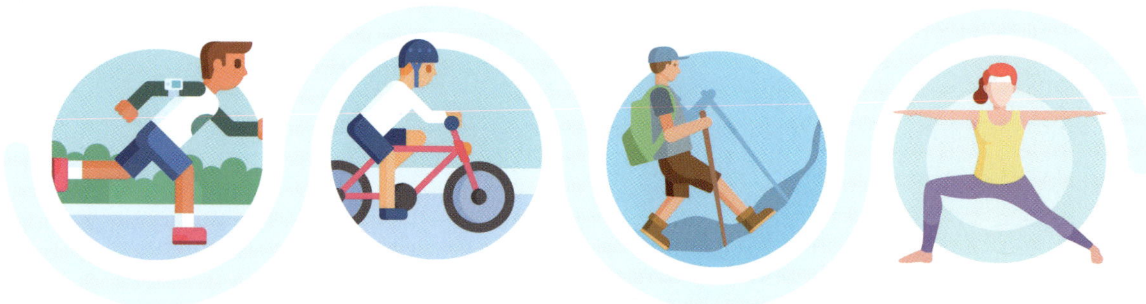

유산소 운동은 중등도 강도로 30분 이상 주 4~6회, 저항성 운동은 주 2회 이상 실시

운동 유형 및 순서	운동 강도	운동 시간	운동 빈도
① 준비 운동 : 스트레칭 이후 가볍게 걷기 ② 본 운동 : 빠르게 걷기, 파워워킹, 고정식 자전거, 스탭퍼, 사이클론, 가벼운 등산 ③ 정리 운동 : 가볍게 걷기 이후 스트레칭	• 최대 심박수의 55~75% • 운동 자각도 (보통이다~약간 힘들다)	• 준비 운동 : 5~10분 • 본 운동 : 30~60분 • 정리 운동 : 5~10분	주당 4~6일

03 이상지질혈증 환자 생활요법
004 병원에서 필요한 검사

1 기본 검사

기본 검사는 적어도 진단 시점 및 매 1년 마다 시행하도록 권고함.

❶ 혈액검사 1 : 혈색소, 적혈구용적율, 칼륨, 크레아티닌, 계산된 사구체 여과율, 요산

❷ 혈액검사 2 : 공복혈당, 총콜레스테롤, 중성지방, HDL 및 LDL－콜레스테롤

검사 항목	임상 의의
총콜레스테롤 (Total cholesterol)	고지혈증 진단의 선별검사이며, 동맥경화와 관련이 있고, 영양상태를 반영한다. ▲ 증가 : 고지혈증, 담도폐색, 갑상선 기능 저하증, 신증후군, 만성췌장염, 당뇨, 임신 ▼ 감소 : 중증간질환, 갑상선 기능 항진증, 영양불량, 만성빈혈, 감염, 염증
고밀도지단백 (HDL cholesterol)	동맥경화와 관련이 있고, 여러 고지혈증을 진단하는데 도움이 되는 검사이다. ▲ 증가 : 심한 운동, 알코올 중독증, 인슐린 치료, 경구피임약 복용 ▼ 감소 : 스트레스, 기아, 비만, 운동 부족, 흡연, 당뇨, 갑상선기능 이상
저밀도지단백 (LDL cholesterol)	동맥경화의 위험도 측정 및 치료 여부를 결정하는 검사이다. ▲ 증가 : 고지혈증, 당뇨, 갑상선 기능 저하증, 신증후군, 만성신부전, 임신 ▼ 감소 : 경구피임약 복용, 무베타지단백혈증
중성지방 (TG, Triglyceride)	지질대사를 평가하는 기초검사이다. ▲ 증가 : 가족성 고지단백혈증, 당뇨병, 동맥경화, 통풍, 췌장염 ▼ 감소 : 영양불량, 최근 체중 감소, 심한 운동, 간 경변

급여기준

- HDL, TG, total cholesterol만 혈액검사를 해서 LDL을 구할 수 있으며, 동시 처방시 LDL 처방은 급여로 인정 안되고, TG가 높은 경우 재검을 해야 하며 TG 400 이상에서만 LDL은 급여로 인정되었으나, 이상지질혈증 치료지침 제4판에서 LDL－C 직접 측정법은 중성지방이 400 mg/dL 이하일 때도 측정할 수 있으며, Friedewald 공식을 이용한 calculated LDL－C의 간접 측정법은 실제 LDL－C 직접 측정법보다 값이 낮게 나와서 심혈관질환의 발생 위험도를 상대적으로 낮게 평가할 수 있으므로 LDL－C 직접 측정법이 임상적으로 중요함을 강조하였다.
- HDL 증가소견은 대체로 병적소견으로 생각하지 않지만, 가끔 알콜 중독환자나 자가면역질환에서 높게 측정되는 경우가 있다.

❸ 소변검사 : 단백뇨, 혈뇨, 당뇨, 미세단백뇨(임의 뇨 중 알부민/크레아티닌 비)

❹ 12－유도 심전도, 흉부 X－선 촬영

2 권장 검사

❶ 75 g 경구 당부하 검사 또는 당화혈색소(공복혈당 100 mg/dL 이상일 때)

❷ 심초음파검사, 경동맥초음파검사(내-중막 두께, 동맥경화반 유무), 뇌자기공명영상검사 (Brain MRA with carotid angio)

❸ 발목-위팔 혈압지수 측정, 맥파 전달속도 측정 : 활동혈압모니터 및 가정혈압

❹ 안저검사(당뇨병에서는 필수), 24 시간 소변 단백뇨 검사

03 이상지질혈증 환자 생활요법
005 추천 영양 보충제

1 이상지질혈증

비타민 A, B군, C, E, 필수지방산(Essential fatty acid w3 + w6), 펙틴(사과), 코큐텐(CoQ10), 레시틴(Lecithin), 홍곡(red yeast rice), 차천차피, 마늘

2 동맥경화

비타민 A, B군, C, 아연(Zn), 구리(Cu), 셀레늄(Se), 이노시톨(Inositol), 레시틴(Lecithin), 멜라토닌(melatonin), 포도씨 추출물(GSE)

Ref.
- 한국지질, 동맥경화학회(The Korean Society of Lipid and Atherosclerosis)
- 이상지질혈증 치료지침 제4판
- 대한당뇨병학회(Korean Diabetes Association)
- 일차진료의를 위한 마스터 기능의학(The master of functional medicine for primary medical care), 대한일차의학회
- 대한진단검사의학회, LAB TESTS ONLINE

04 갑상선 질환 환자 생활요법

001 갑상선 기능 저하증

1 신진대사 높이기

갑상선 기능 저하증은 신체의 기능이 저하되는 질환으로, 따뜻한 음식을 충분히 섭취하고 운동을 하여 신진대사를 높여주어야 한다.

2 과로와 스트레스 피하기

과로를 절대적으로 피해야 하며, 스트레스를 덜 받도록 긍정적 사고를 하고 빨리 잊도록 한다. 도저히 조절 불가능한 경우는 그러한 환경과 떨어져 있는 것이 좋다.

3 심폐능력, 근지구력 기르는 운동 권장

조금 빠른 운동을 하는 것이 좋으며, 물속에서 하는 운동보다는 육상에서 하는 운동이 좋은데, 신체와 함께 의지도 강화될 수 있다. 줄넘기, 조깅, 스쿼시, 스포츠댄스 등 심폐능력과 근지구력을 길러주는 운동을 권한다.

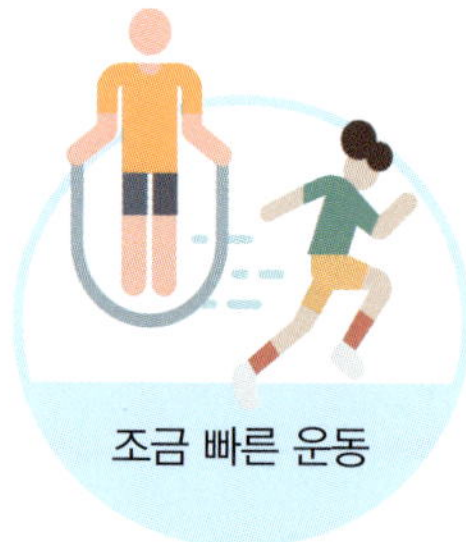

4 섭취를 권장하는 음식

미역, 다시마, 김, 마늘, 양파, 버섯, 미나리, 생선이 좋으며 자신의 증상 변화를 관찰하며 하는 것이 바람직하다.

5 섭취를 제한 해야하는 음식

금지식품은 무, 배추, 브로컬리, 시금치, 케일, 복숭아, 배, 녹즙, 콩, 두부, 설탕, 밀가루를 치료기간 동안 제한하도록 한다.

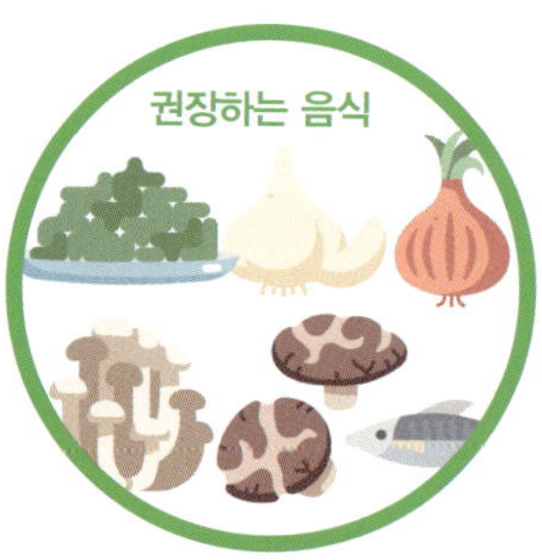

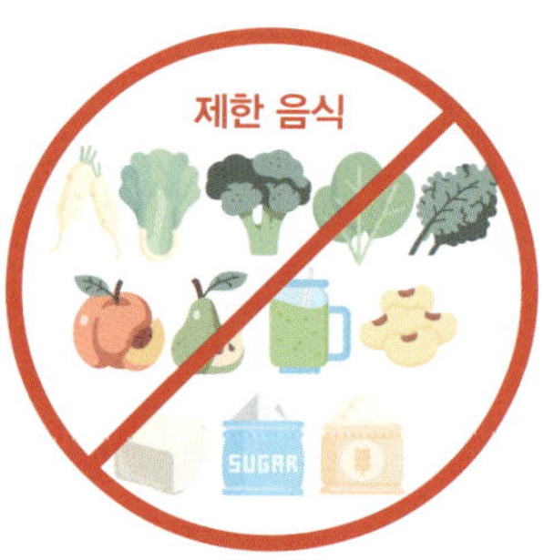

04 갑상선 질환 환자 생활요법

002 갑상선 기능 항진증

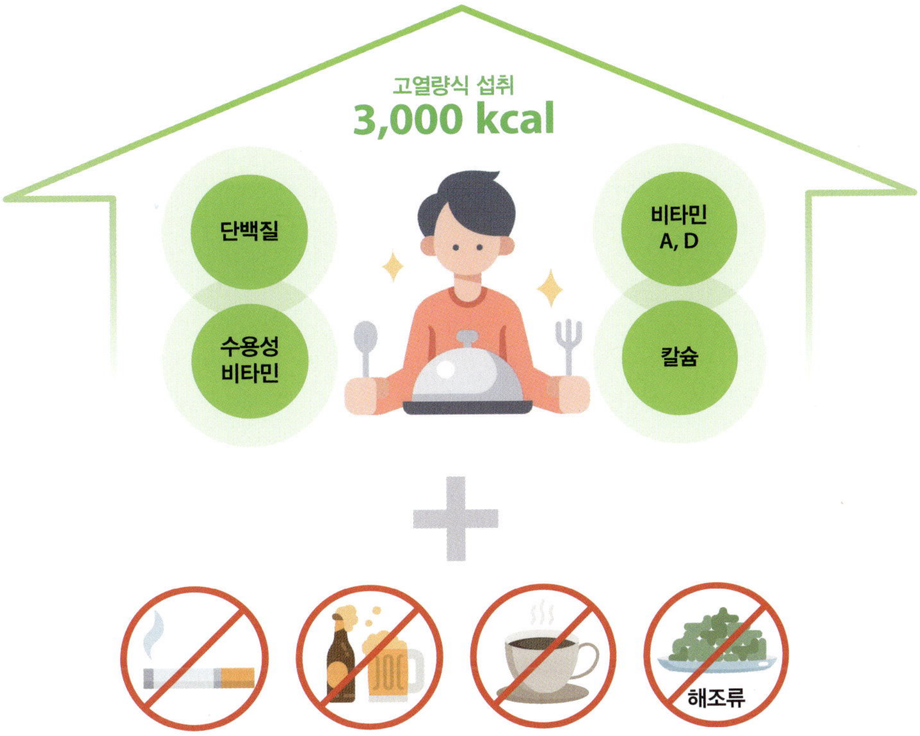

(1) 갑상선 기능 항진증인 경우는 기초대사량이 항진되기 때문에 평소보다 많은 양을 섭취해도 계속 체중이 감소하게 되므로, 보통 대부분의 모든 영양소 필요량이 증가하게 된다.

(2) 열량 소비가 증가하므로 그에 맞춰 에너지 섭취를 늘리는 것이 필요하고 고열량식 위주로 최저 3,000 kcal 정도는 섭취하는게 좋다. 열량 보충을 위해서는 탄수화물과 지방을 적당량 섭취하는 것도 괜찮다.

(3) 특히 단백질, 수용성비타민, 비타민 A 및 D, 칼슘 등의 필요량이 증대되므로 이들 영양소가 함유된 식품을 충분히 먹는 것이 좋다. 비타민제제나 칼슘보충제 등도 어느 정도 도움이 된다.

(4) 갑상선 호르몬의 분비를 자극하는 카페인 음료나 알콜, 담배 등과 요오드 함유음식(해조류 등)은 가급적 피하는 것이 좋다.

04 갑상선 질환 환자 생활요법

003 갑상선 질환과 임신

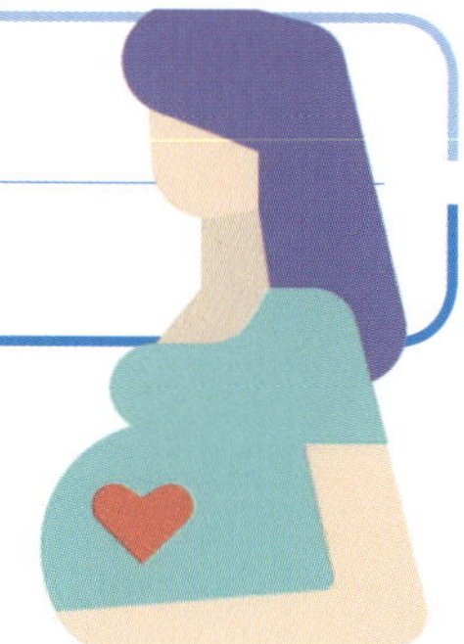

1 갑상선 기능 이상 환자의 임신

갑상선 기능 이상(갑상선 기능 항진증, 갑상선 기능 저하증 등)을 가지고 있는 환자는 호르몬 이상의 정도가 심하지 않을 경우는 큰 문제가 없으나, 중증의 갑상선 기능 항진증의 경우 임신이 잘 안되고 초기 유산의 위험이 높은 것으로 보고된다. 심한 갑상선 기능 저하증의 경우도 월경 불순이 흔하며 배란에 장애가 있을 수 있어 임신이 어려운 경우가 많다.

2 갑상선 기능 항진증

(1) 임신 시 갑상선 호르몬 증가의 위험성

임신 시에 갑상선 기능 항진증과 같이 모체의 혈액 내 갑상선 호르몬이 증가하는 경우 초기유산과 조산, 저체중아의 출산 가능성이 높아지며 신생아 사망률을 증가시키고, 또한 선천성기형의 가능성도 증가한다. 단, 임신 전부터 충분히 치료받고 갑상선기능이 정상인 상태에서 항갑상선제로 유지요법을 받는 도중 임신한 사례에서는 이러한 위험성이 크게 감소하여 정상에서와 큰 차이를 보이지 않는다.

(2) 임산부의 갑상선 기능 항진증은 태아의 갑상선에 영향?

갑상선 기능 항진증을 동반한 임산부의 경우 혈액 내에 갑상선 기능 항진을 유발하는 항체가 존재하며 이 항체는 태반을 통과하여 태아의 갑상선에 영향을 주고, 이로 인해 일부의 신생아는 일과성의 갑상선 기능 이상을 일으킬 수 있다. 그러나 신생아의 체내에서 항체가 만들어지는 것이 아니므로 생후 2~3개월 이내에 신생아의 갑상선기능은 특별한 치료없이 정상으로 회복된다.

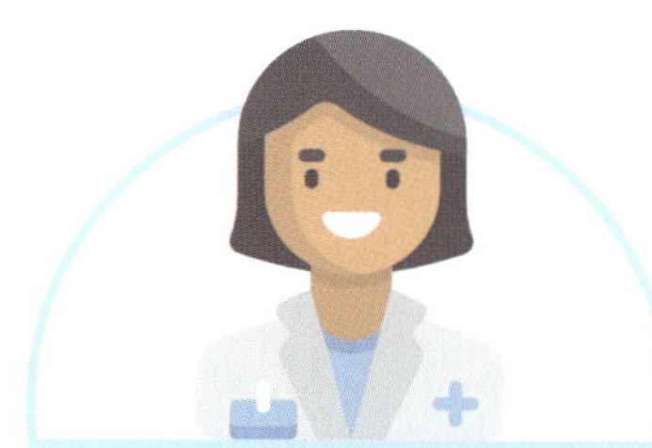

갑상선 기능 항진증 임산부가 출산한 신생아(생후 2~3개월)의 갑상선 기능은 치료없이도 회복된다.

(3) 임신 중 갑상선 기능 항진증은 적극적인 약물치료가 필요하다.

갑상선 기능 항진증의 약물치료로 사용하는 항갑상선제로는 안티로이드(propyl-thiouracil)와 메티마졸(methimazole)의 두 가지 약제가 많이 쓰이는데, 이중 태반의 통과가 상대적으로 적은 안티로이드가 메티마졸 보다 선호되며 매우 안전한 것으로 알려져 있다.

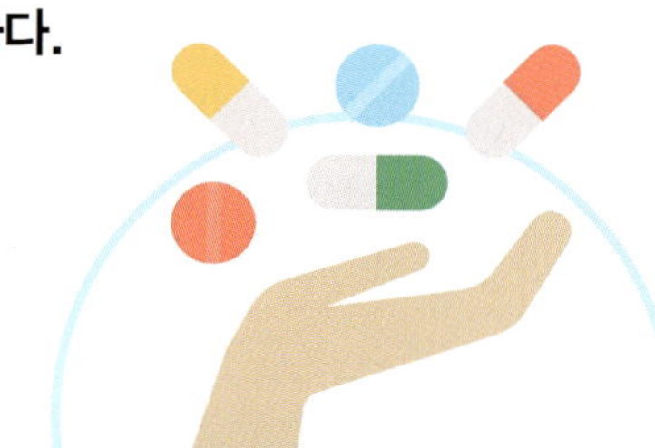

항갑상선제 치류는 태아에 미치는 악영향이 거의 없다!

메티마졸의 경우는 신생아에서 두피의 형성부전이 나타났다는 보고가 있었으나 이후의 관찰 연구에서 이러한 가능성은 확인되지 않아 아마도 우연한 것으로 생각되며 실제 임신 중 메티마졸의 사용도 매우 안전한 것으로 여겨지고 있다. 임신 중의 갑상선 중독증이 태아에 미치는 영향을 고려하면, 항갑상선제 치료는 임신 중에도 매우 안전한 치료이며, 태아에 미치는 악영향이 거의 없어 임신 중 갑상선 기능 항진증은 필요한 경우 적극적인 약물치료를 해야 한다.

(4) 모유 수유 시 안티로이드 사용이 권고된다.

분만 후 모유로 수유를 원하는 경우는 역시 모유로의 분비가 적은 안티로이드를 사용한다. 메티마졸의 경우는 모유로의 분비가 상당하므로 가능하면 안티로이드를 사용하고 반드시 메티마졸을 사용하여야 하는 경우는 인공 수유를 해야 한다.

3 갑상선 기능 저하증

(1) 갑상선 기능 저하증을 가진 산모의 위험성

산모가 갑상선 기능 저하증을 가지고 있는 경우는 임신 시 유산 가능성이 크고 임신 중 태반미숙박리, 전자간증, 산후출혈 등의 합병증이 높은 비율로 나타나 대략 20~40% 정도에서 임신 합병증이 나타난다. 저체중 신생아를 분만할 가능성이 약 30%, 사산의 가능성도 약 10%에 달하고 신생아 사망률이 증가하며 태아가 선천성 기형을 지닐 가능성도 매우 크고, 또한 심한 갑상선 기능 저하증이 있으며 충분히 치료받지 않은 상태에서 임신하여 출산한 아이들을 장기간 추적하여 보면 지능 발달의 이상을 보이는 경우가 흔하다.

(2) 임신 중 적극적인 갑상선 호르몬 치료가 필요하다.

임신 중에는 보다 적극적인 치료와 관리가 필요한데 특히, 임신 중에는 갑상선 호르몬의 요구량이 증가하는 경우가 많이 있으므로 평소보다 자주 혈액검사를 하여 투여되는 갑상선 호르몬의 용량을 적절히 조절하여야 하며 증가한 갑상선 호르몬의 용량은 분만 후에 다시 조정하게 된다. 임신 중 갑상선 호르몬제의 사용은 태아에게 해를 미치지 않으므로 안전하게 사용할 수 있다.

04 갑상선 질환 환자 생활요법

004 병원에서 필요한 검사

1 영상검사

❶ 갑상선 CT

❷ 갑상선 초음파

❸ 폐와 목 일반촬영(X-ray)

❹ PET 또는 폐 CT : 개인의 상태에 따라 진행

❺ 심장 초음파 : 개인의 상태에 따라 진행

2 일반 검사

(1) 혈액 및 소변검사

검사 항목	임상 의의
갑상선 자극호르몬 (TSH)	TSH는 갑상선 호르몬의 분비를 촉진하며, 갑상선 호르몬은 역으로 TSH의 분비를 억제시킨다. ▲ 증가 : 원발성 갑상선 기능 저하증, TSH 생성 종양 ▼ 감소 : 갑상선 기능 항진증
유리 갑상선 호르몬 (FreeT4)	갑상선 기능을 알아보기 위한 검사이다. ▲ 증가 : 갑상선 기능 항진증, 아급성갑상선염 초기, 무통성갑상선염 초기 ▼ 감소 : 갑상선 기능 저하증
트리요도타이로닌 (T3)	▲ 증가 : 갑상선 기능 항진증 ▼ 감소 : 갑상선기능저하증 정상 : 경증(무증상) 갑상선 기능 항진증
갑상선 자극 면역글로불린 (TSI)	갑상선 자극 면역글로불린(TSI)은 수용체에 결합하고 갑상선 호르몬 분비를 촉진하여 갑상선 기능 항진증을 유발한다.
항갑상선글로불린항체 (ATA, anti-thyroglobulin antibody)	표지자로서 갑상선 호르몬의 저장형태인 갑상선 글로불린을 표적으로 한다(TGAb).

❶ 갑상선 screening test로 TSH, FreeT4, T3 3종이 인정되며, 추적 검사시에도 동일하게 3종 모두 인정됨.

❷ 갑상선 질환으로 투약을 하고 있는 경우 TSH, FreeT4, T3, TSI, ATA, AMA 6종 모두 인정

❸ 결과해석

갑상선자극호르몬(TSH)	티록신(T4)	트리요도타이로닌(T3)	해석
증가	정상	정상	경증(무증상) 갑상선 기능 저하증
증가	감소	감소 또는 정상	갑상선 기능 저하증
감소	정상	정상	경증(무증상) 갑상선 기능 항진증
감소	증가 또는 정상	증가 또는 정상	갑상선 기능 항진증
감소	감소 또는 정상	감소 또는 정상	갑상선외 질환; 드물게 뇌하수체성(이차성) 갑상선 기능 저하증

❹ 부갑상선 호르몬 검사

청구코드 : D5020010 부갑상선 표지자[정밀면역검사] – 부갑상선 호르몬

급여기준 : 누502 부갑상선 표지자[정밀면역검사] – 부갑상선 호르몬 검사는 다음과 같은 경우의 진단 및 추적관찰목적으로 실시한 경우 요양급여를 인정함.

– 다 음 –

(가) 부갑상선기능이상(저하증 또는 항진증)

(나) 칼슘대사이상(고칼슘혈증, 저칼슘혈증, 고칼슘뇨증, 저인산혈증 등)

(다) 만성신장질환

(라) 골다공증

(마) 비타민 D 결핍증을 포함한 대사성 골질환

(바) 갑상선 전절제술(total thyroidectomy) 후

(2) **심전도**

(3) **폐기능 검사 :** 개인의 상태에 따라 진행

3 성대 검사

❶ 이비인후과 진료(후두경)

❷ 음성검사

005 추천 영양 보충제

1 갑상선 기능 항진증

비타민 B군, 비타민 C, 비타민 E, 레시틴(Lecithin), 효모, 해조류

2 갑상선 기능 저하증

비타민 A, 비타민 B군, 비타민 C, 비타민 E, 철(Fe), 셀레늄(Se), 아연(Zn), 티로신, 효모, 해조류

Ref.
- 대한갑상선학회(Korean Thyroid Association)
- 일차진료의를 위한 마스터 기능의학(The master of functional medicine for primary medical care), 대한일차의학회
- 대한진단검사의학회, LAB TESTS ONLINE

05 심혈관 질환 환자 생활요법

001 식사

1 기본적인 식이 요법

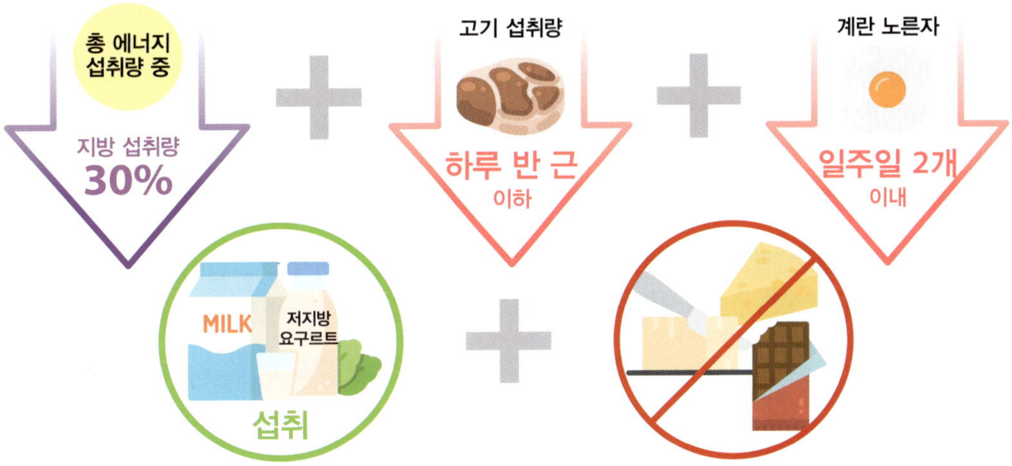

❶ 지방분 섭취는 전체 음식 양의 30% 이내, 포화지방산과 불포화 지방산의 비는 1:1
❷ 고기 섭취량은 하루 반근 이하로 섭취(가급적 생선을 먹고 닭, 돼지고기 등은 껍질을 제거)
❸ 계란 노른자는 일주일에 2개 이내로 먹기
❹ 우유는 1% 지방 우유, 저지방 요구르트로 먹기
❺ 버터, 치즈, 초콜렛 등은 피하기

2 관상동맥경화증과 음식

(1) 관상동맥경화증 예방

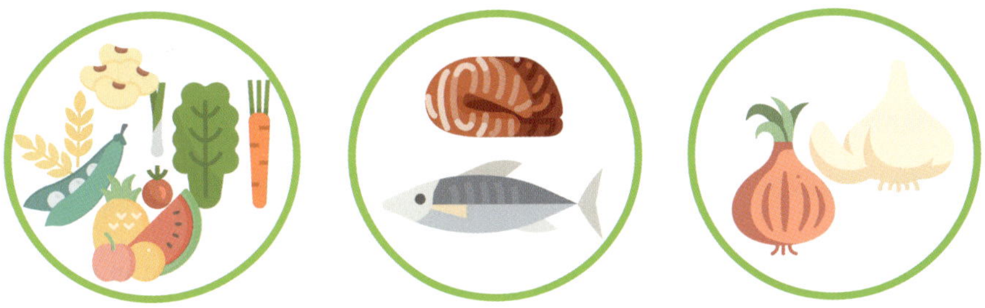

❶ 곡류, 콩류(대두, 완두 등), 야채류나 과일을 많이 섭취하여 비타민 C, 베타카로틴, 비타민 E 등이 체내에 증가하면 동맥경화를 억제할 수 있다.

7 동맥경직도 검사

(1) 동맥경직도 검사의 의의

연령이 증가하면 탄성 섬유의 퇴화 변성과 콜라겐의 축적에 의해 동맥의 경직도가 증가하며 고혈압이나 흡연, 고지혈증과 같은 동맥경화증의 위험인자들은 이러한 변화를 가속화시킨다. 이러한 동맥 경직도의 증가는 향후 심혈관질환 사고의 발생과 연관된 좋은 예측인자로 알려져 있다.

(2) 동맥경직도 검사 방법

동맥경직도 검사는 혈관을 흐르는 혈류의 속도, 파형 및 압력을 사지의 혈관에서 측정하여 구하게 된다. 검사는 10~15분 정도 소요되며 환자는 특별한 준비없이 검사용 침대에 누워있으면 심전도 검사와 비슷하게 시행된다.

(3) 상완-발목 지수의 측정이 더불어 진행된다.

동맥경직도 검사와 더불어 상완-발목 지수 측정이 이루어지므로 말초혈관의 폐쇄 여부도 동시에 평가할 수 있다.

8 CT 관상동맥 조영술

CT 관상동맥 조영술은 다른 비침습적 검사에서 관상동맥 질환의 진단이 애매하거나 비침습적 검사를 시행할 수 없는 환자나 저위험군 환자에서 관상동맥 질환의 평가, 관동맥 우회술 후의 이식혈관 평가에 사용이 추천되고 있다. 또한 관상동맥의 선천성 기형 및 다른 질환과의 감별에도 유용하다.

9 심도자 검사

❶ 심장과 혈관 안에 가느다란 관(카테터)을 사타구니나 손목 혈관을 통해 넣고 압력이나 산소 포화도를 측정하는 방법을 심도자 검사라고 한다(30~60분 소요).

❷ 심도자 검사를 시행받는 환자의 일부는 선천성 심장병에 대한 치료로 판막 성형술이나 결손 폐쇄를 위한 치료를 동시에 하기도 한다.

❸ 팔목 혈관을 이용하여 시행한 경우에 당일 퇴원할 수도 있으나, 도관 삽입 부위의 완전한 지혈을 위해서 검사 다음 날 퇴원하는 것이 일반적이다.

10 심혈관 조영술

❶ 심장이나 혈관 내에 조영제라는 약물을 주입하여 심장이나 혈관의 구조적, 기능적 이상을 진단하는 방법을 심혈관 조영술이라 한다(30~60분 소요).

❷ 심혈관 조영술을 시행받는 환자들의 상당수가 관상동맥 중재술을 동시에 하게 되며 팔목 혈관을 이용하여 시행한 경우에 당일 퇴원할 수도 있으나, 도관 삽입 부위의 완전한 지혈을 위해서 검사 다음날 퇴원하는 것이 일반적이다.

11 심전기 생리 검사

❶ 사타구니나 빗장뼈 아래에 있는 정맥과 동맥을 통해 가는 전기선을 심장 안에 삽입하고 전기선을 통해 심장에서 발생하는 전기를 기록하고 심장에 전기 자극을 가하여 반응을 분석함으로써 부정맥의 원인을 규명하는 검사이다.

❷ 심장내 주요 부위에 위치된 전극 도자를 통해서 심장에서 생성된 전기 자극의 생성 부위와 전달 과정을 파악하고, 심장에 가한 자극이나 약물에 대한 반응을 분석하게 되며 소요 시간은 30~90분 정도다.

12 기립 경사 검사

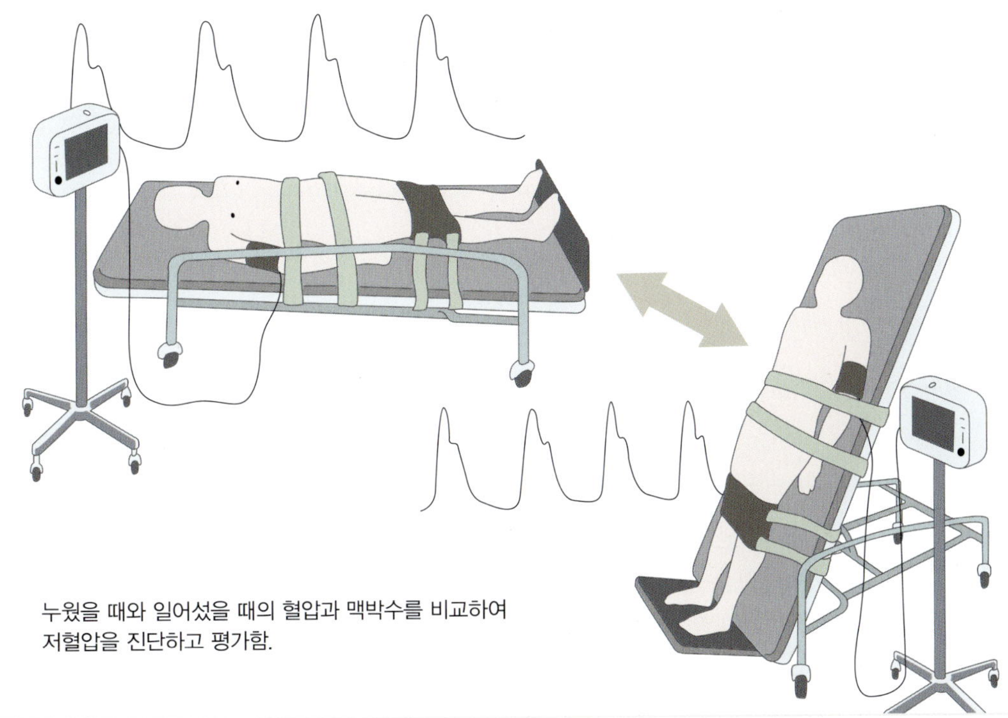

누웠을 때와 일어섰을 때의 혈압과 맥박수를 비교하여 저혈압을 진단하고 평가함.

❶ 원인 불명의 실신(失神)의 원인을 규명하는 데 가장 도움이 되는 검사다.

❷ 수평에서부터 90도까지 각도가 조절되는 검사대를 이용하여 교감신경을 자극하여 실신의 유발 여부를 관찰함으로써, 실신의 원인을 규명하는 검사다.

❸ 환자를 경사 검사대 위에 눕혀 놓고 검사대를 70~80도로 세우고 혈압과 심장 박동 등의 변화와 실신의 유발 여부를 관찰하여 실신이 자율신경계의 조절 이상에 의해서 초래되었는지를 확인한다.

❹ 공복 상태에서 시행하고 30~60분 정도 소요된다.

13 심장핵의학 검사

❶ 관상동맥이 좁아진 경우에 방사성 동위원소를 이용하여 관상동맥이 좁아진 부위와 피가 부족한 심근 범위를 평가할 수 있다.

❷ 작은 주사기로 소량의 방사성 동위원소를 주사 받은 후 누워서 감마 카메라로 심장 사진을 찍는다.

❸ 검사는 공복 상태에서 시행하고 약 2~4시간 정도의 검사 시간이 소요된다.

05 심혈관 질환 환자 생활요법

005 추천 영양 보충제

비타민 B군, 비타민 E, 아르기닌, 라이신, 카르니틴, 칼슘(Ca), 마그네슘(Mg), 망간(Mn), 레시틴(Lecithin), SOD(superoxide dismutase),라이코펜(Lycopene), 루테인(lutein), 피크노제놀(pycnogenol), 은행잎 제제(Ginkgo Biloba), 포도씨추출물(GSE), 마늘, 황기

Ref.
- 대한심장학회(The Korean Society of Cardiology)
- 일차진료의를 위한 마스터 기능의학(The master of functional medicine for primary medical care), 대한일차의학회
- 병의원급 외래에서의 진단과 치료 및 시술제요-개원의가 반드시 알아야 하는 필수 질환에 대한 처방 및 처치 (개정2판), 대한일차의학회교재

06 소화기 질환 환자 생활요법

001 역류성 식도염

1 역류성 식도염이란?

역류성 식도염이란 위의 내용물이 식도로 역류되어 가슴앓이나 산 역류와 같은 증상이 발생되거나 역류에 의하여 식도점막이 손상되어 여러 가지 문제를 일으키는 질환이다.

2 식사

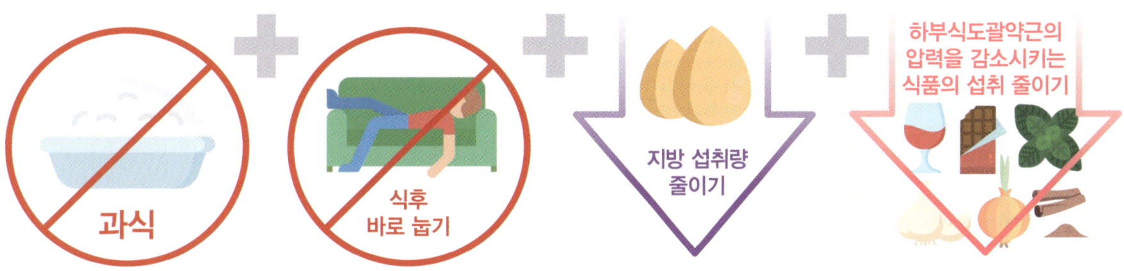

❶ 과식을 피하고 소량씩 여러번 나누어 자주 섭취하기
❷ 식후에 바로 눕지 않기
❸ 과도한 지방섭취 줄이기
❹ 하부식도 괄약근의 압력을 감소시키는 식품의 섭취 줄이기
[술, 초콜릿, 가스형성 식품(페퍼민트, 스피어민트, 마늘, 양파, 계피 등)]

3 손상된 식도 점막을 자극할 수 있는 음식이나 음료섭취를 줄이기

❶ 감귤류 및 감귤류 주스
❷ 토마토 및 토마토로 만든 제품
❸ 허브, 후추 등의 향신료
❹ 커피(카페인이 없는 커피도 포함)
❺ 탄산음료(콜라, 사이다)
❻ 매우 차거나 뜨거운 음식

4 과체중이거나 비만인 경우 체중을 감소해 정상 체중(표준 체중)을 유지하기

5 취침 시 머리(상체)를 높여주고, 꽉 죄는 옷과 벨트 피하기

6 금연 및 금주하기

002 변비

1 변비의 치료는 생활습관 변화가 필수적

변비의 치료를 위해서는 규칙적인 배변습관과 규칙적인 식사섭취, 식이 중의 충분한 섬유소와 수분섭취, 적당한 휴식과 운동 등과 같은 전반적인 생활습관의 변화가 필요하다.

2 식사

❶ 잡곡밥을 주로 이용하고, 식사에 2가지 이상의 채소 섭취하기
❷ 식사에 채소, 과일, 콩류, 견과류의 양을 증가시킨다.
❸ 정제된 식품대신 전곡으로 만든 식품을 이용한다.
❹ 발효된 유제품(요거트 등) 사용하기
❺ 1일 8~10컵 정도의 충분한 수분 섭취하기(우유, 물, 주스, 차나 커피 등은 모두 가능)
❻ 화장실에 가기 전 따뜻한 음료를 마시는 것이 도움이 될 수 있다.

2 섬유소가 많은 식품

섬유소는 곡류와 채소 및 과일 등에 풍부하게 함유되어 있다.

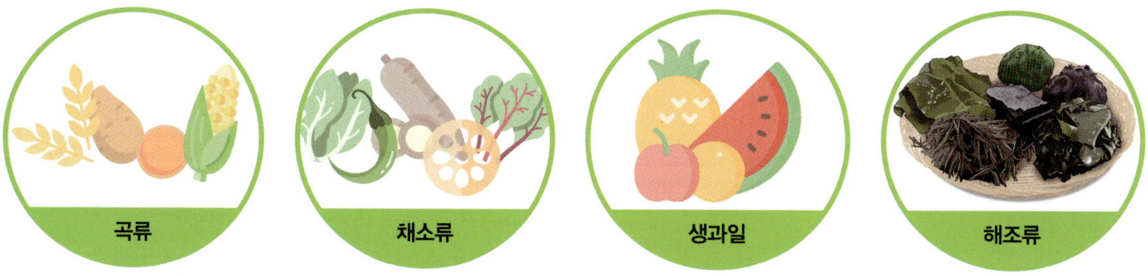

❶ **곡류** : 곡류 중에서는 도정된 흰쌀과 찹쌀 보다는 현미, 율무, 보리, 귀리, 고구마, 토란, 옥수수 등에 섬유소가 많이 함유되어 있다.
❷ **채소류** : 채소류에서는 애호박, 당근, 무, 버섯 등 보다는 쑥갓, 미나리, 상추, 풋고추, 고사리, 우엉, 연근, 도라지, 숙주, 근대 등에 풍부하게 함유되어 있다.
❸ **생과일** : 과일에도 섬유소가 풍부한데, 과일주스 또는 통조림 보다는 생과일로 섭취할 때 섬유소를 충분히 섭취할 수 있다.
❹ **해조류** : 김, 미역, 미역줄기, 다시마, 파래 등과 같은 해조류도 섬유소를 섭취할 수 있는 좋은 식품이다.

06 소화기 질환 환자 생활요법

003 기능성 소화불량, 과민성 대장증후군

1 제한 식이요법의 효과

증상을 악화시키는 음식의 제한은 과민성 장증후군의 치료에 도움을 줄 수 있다. 그러나 제한 식이요법이 효과적인 치료법이라는 증거 수준은 낮다.

2 Low FODMAP diet에 좋은 음식

과일	채소	곡류	유제품	양념 및 조미료
바나나, 포도, 블루베리, 키위, 라즈베리, 레몬, 오렌지, 딸기, 귤	죽순, 당근, 감자, 고구마, 토마토, 완두콩, 호박, 청경채, 샐러리, 생강, 상추, 피망, 근대, 시금치, 순무	글루텐 프리제품, 밥, 오트밀, 귀리, 기장, 차전자피, 퀴노아, 타피오카	유당제거 우유	올리브 오일, 소금, 설탕, 대체 감미료(메이플시럽), 허브(로즈마리, 오레가노, 파슬리, 라임, 바질)

3 FODMAP 함량이 높아 피해야 할 음식

Fructoes	Lactoes	Fructans	Galatan	Polyol
사과, 배, 수박, 액상과당(사이다, 콜라)	우유, 치즈, 아이스크림	생마늘, 생양파, 양배추, 올리고당	콩류	사과, 살구, 체리, 자주, 수박, 아보카도, 버섯, 자일리톨, 솔비톨

FODMAP

'Fermentable Oligosaccharides, Disaccharides, Monosaccharides, And Polyols'의 약자로, 소장에서 잘 흡수되지 않아 과민성 장증후군을 악화시키는 종류의 탄수화물을 말한다.

1 제한 식이요법의 효과

(1) 췌장의 기능과 췌장염의 구분

췌장은 우리가 먹는 음식물의 소화와 흡수에 필요한 소화 효소를 분비하는 기능과 당을 조절하는 인슐린과 같은 호르몬을 분비하는 기능이 있다. 췌장염은 이러한 췌장에 염증이 생기는 질환으로 그 발생경과에 따라서 급성 췌장염과 만성 췌장염으로 구분한다.

(2) 급성 췌장염과 만성 췌장염

급성 췌장염은 췌장의 기능이나 구조에는 손상을 주지 않고 회복되는 경우로, 담석증과 음주가 대표적인 원인이다. 만성 췌장염은 만성적인 췌장의 염증으로 인하여 영구적인 손상이 발생하는 상태로 대부분 만성적인 음주 환자에서 나타난다.

2 급성 췌장염

(1) 급성 췌장염 환자의 식사

증상이 심할 때에는 췌장에 자극을 주지 않기 위해서 2~3일간은 절음, 절식하고 정맥영양으로 수분과 영양제를 공급한다. 증세가 호전되면 당질을 주로 한 맑은 유동식으로 시작하여 점차 연식, 일반식으로 이행한다.

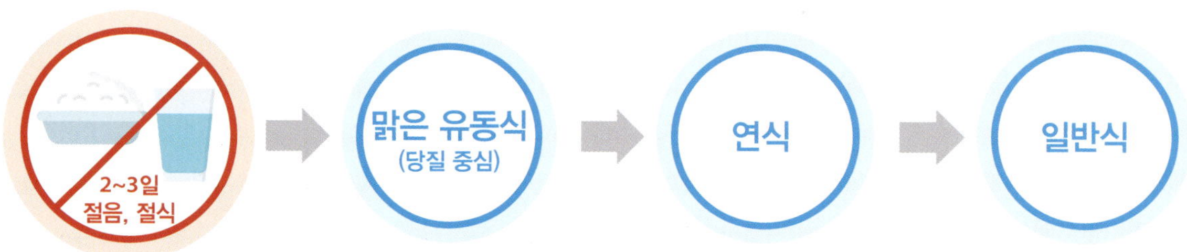

(2) 당질 중심 고에너지식 섭취하기

당질은 비교적 소화가 잘되므로 당질을 중심으로 한 고에너지식을 한다. 에너지를 충분히 주되 하루에 5~6회로 나누어 췌장에 부담을 주지 않아야 한다.

(3) 증세의 호전도에 따라 단백질 조절 섭취하기

단백질은 초기에 제한하고 증세가 호전되면 점차 증가시킨다. 아미노산은 지방산과 함께 장벽을 자극하여 췌액 효소의 분비를 촉진하므로 췌장에 자극을 주기 때문에, 초기에는 단백질을 제한하되 증세가 호전되면 췌장세포의 재생을 위해 소화가 잘되는 단백질 식품을 선택하여 충분히 섭취한다. (소량의 우유, 지방함량이 적은 어육류, 두부, 간, 닭고기, 쇠고기, 달걀 등을 기름을 이용하지 않는 조리법으로 이용하는 것이 좋다.)

(4) 저지방식 섭취하기

저지방식을 하는 것이 좋다. 지방산도 췌액 효소의 분비를 촉진하므로 췌장에 자극을 준다. 지방은 증세가 호전되어도 여전히 제한하며 환자의 적응도에 따라 소량씩 증량해야 한다.

(5) 알코올, 커피, 탄산음료, 향신료 등 자극성 음식 섭취하지 않기

3 만성 췌장염

(1) 증세 안정화 시 단백질은 적당히, 지방은 30~40 g 섭취하기

증세가 안정화되면 단백질은 권장량 수준으로 섭취하고 지방은 30~40 g까지 허용한다. (일반식의 경우, 1일 50~60 g을 지방으로 섭취하는 것이 일반적)

(2) 만성 췌장염 환자는 당뇨병 환자와 비슷한 영양관리가 필요하다.

췌장의 인슐린 분비능력이 감소하여 포도당 불내증이 나타날 수 있으므로 당뇨병 환자들에게 적용되는 것과 비슷한 영양관리가 요구된다.

005 염증성 장질환

1 염증성 장질환이란?

염증성 장질환이란 소화관 특히 대장 및 소장에 발생하는 염증을 동반한 질환으로, 크게 궤양성 대장염과 크론병의 두 가지가 있다.

2 식사

(1) 개인의 적응도에 따른 식사가 권고된다.

본인에게 가장 소화하기 용이한 형태의 음식을 섭취하는데, 급성기 동안을 제외하고는 금식은 하지 않는다. 가급적 개인의 적응도에 따라 식품을 섭취하도록 하고 식사제한은 되도록 하지 않는다.

(2) 충분한 양의 에너지 및 단백질 섭취하기

섭취량을 증가시키기 위해 소량씩 자주 섭취하고 필요할 경우 영양보충음료를 병행한다. 장질환 환자에서는 염증으로 인한 혈액의 손실, 단백질 손실, 장질환, 열, 감염, 스테로이드제의 사용 등으로 인해 단백질 손실이 증가하므로 단백질의 손실을 보충시키고, 상처를 치유하기 위해 충분한 단백질을 섭취해야 한다.

(3) 지방변이 있을 경우, 지방의 섭취량 줄이기

소장에서 대장까지 연속적으로 병변이 존재할 경우 지방의 흡수불량으로 인해 지방변이 나타날 수 있는데 이럴 경우 지방제한식이 필요하다.

(4) 소장 협착이나 장폐쇄의 위험이 있는 경우, 저잔사식 섭취하기

잔사란 소화흡수 후 대장에 남는 물질로 소화되지 않는 섬유소, 약간의 지방, 장내세포 찌꺼기 등을 말하며 이러한 잔사를 제한하는 식사가 저잔사식이다. 저잔사식은 장의 움직임을 최소화하고, 변의 생성을 억제함으로써 장의 휴식을 도울 수 있다.

저잔사식

잡곡류 등 섬유소가 많은 식품은 삼가고 완전히 도정된 곡류를 섭취하는 식단이다.

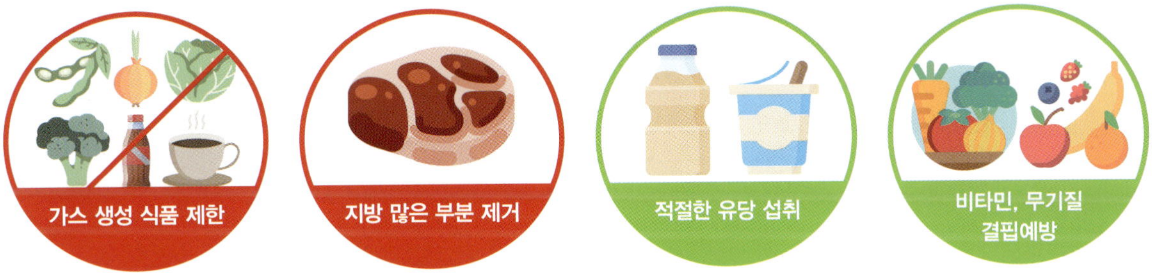
가스 생성 식품 제한
지방 많은 부분 제거
적절한 유당 섭취
비타민, 무기질
결핍예방

⑸ 가스를 생성하는 식품 피하기

두류, 양파, 양배추, 브로컬리, 탄산음료, 커피 등 가스를 생성하는 식품은 피한다.

⑹ 질긴 육류는 피하고 지방이 많은 부분은 제거하기

⑺ 유당의 섭취는 불내성이 있을 경우에만 제한하기

유당의 섭취로 인해 증상이 심해질 경우 유당 섭취의 제한이 필요하나 크게 이상 반응이 없으면 적절히 섭취한다.

⑻ 비타민 및 무기질의 결핍 예방하기

영양불량 상태가 되기 쉬우므로 비타민과 무기질 및 미량원소의 보충이 필요하며 지사제의 사용, 출혈, 흡수 불량 등으로 빈혈이 있을 때에는 엽산, 철분, 비타민 B12를 보충한다.

006 병원에서 필요한 검사

1 기본 혈액검사

일반 혈액검사(CBC: WBC, RBC, Hb, Hct, Platelet, MCV, MCH, MCHC), 전해질(Electrolyte), 간기능 검사, 신장기능 검사, 췌장효소 검사, 염증 검사, 종양표지자 검사 등

2 영상검사

흉부 및 복부방사선 검사, 복부초음파, 위-대장내시경, 복부전산화단층촬영(CT)

3 내시경 검사

(1) 위내시경

❶ 위내시경은 인체 내부를 관찰할 수 있는 내시경 기계를 이용하여 식도와 위를 통해 십이지장의 중간 부분까지 들어가서 소화기관 질환을 가장 정확히 진단할 수 있는 검사이다.

❷ **관련질환** : 식도염, 식도암, 위염, 위궤양, 위암, 십이지장궤양 등

❸ 조기 위암의 대부분은 증상이 없고, 증상이 있다고 해도 단순한 속쓰림이나 소화 불량증과 구별이 안되기 때문에 위내시경 검사를 통해서만 진단이 가능하다.

❹ 위험 발생률이 증가하는 40대 이후에는 증상이 없더라도 1년에 한 번, 20~30대라도 위암의 가족력이 있거나 위장 증상이 있으면 반드시 위내시경 검사를 받는 것이 필요하다.

❺ 위내시경 대상자

(가) 상복부의 불쾌감 혹은 통증, 트림, 공복 시의 복통, 속쓰림이 있는 경우

(나) 체중 감소, 현기증 등

(다) 피를 토하거나 위장관 출혈, 흑색변 등이 있는 경우

(라) 상복부 병변 부위의 조직 검사가 필요한 경우

(마) 위십이지장 궤양의 원인인 헬리코박터 세균 검사

(바) 만 40세 이상의 연령

❻ **위내시경 검사과정** : 정상적인 위 운동에 따른 움직임을 줄이고, 검사를 용이하게 하기 위한 위장관 운동 억제주사 투여 후 왼쪽으로 누운 상태에서 내시경을 입과 식도 순으로 삽입하여 관찰이 진행되며, 검사 시간은 보통 5분 정도로 조직검사가 필요한 경우에는 이보다 더 길어질 수 있다.

❼ 위내시경 검사 전 준비사항

(가) 검사 전날 저녁식사는 평소보다 가볍게 하며, 내시경 검사 전 적어도 8시간 동안은 금식을 해야 한다.

(나) 검사 당일은 금식을 해야하며 물, 우유 등 아무것도 섭취해서는 안된다.

(다) 고혈압 약을 복용중인 환자는 내시경 검사 3시간 전에 복용하며, 그 외 약은 복용해서는 안된다.

(라) 항혈전제, 항응고제 종류의 약을 복용 중이라면, 내시경 검사 7일 전부터 복용을 중지해야 한다(필요 시 전문의 상담).

(마) 내시경 검사 전에는 몸에 있는 금속 제품(귀걸이, 목걸이, 반지, 시계 등)을 제거한다.

❽ 위내시경 검사 후 환자 관리

(가) 목안에 이물감이나 통증이 일시적으로 느껴질 수 있으며, 식사와 물은 검사 종료 1시간 후에 하고, 조직검사를 받은 경우에는 검사 2시간 후에 식사를 한다.

(나) 목안 국소 마취가 풀리기 전에 음식물을 삼키게 되면, 음식물이 기도로 들어가서 사래가 걸리거나 폐렴의 원인이 될 수도 있다.

(다) 내시경 검사 후 첫 식사는 평소보다 가볍게 하고, 자극적인 음식은 피하는 것이 좋다.

(라) 검사 당일 금주한다.

(마) 수면 내시경 검사 후 당일은 가급적 운전을 하지 않는다.(꼭 운전을 해야하는 경우, 최소 3~4시간 휴식 후 운전을 한다.)

(바) 침에 피가 묻어 나오는 경우가 가끔 있지만, 계속 묻어 나오는 경우 시술의에게 문의해야 한다.

(2) 대장내시경

❶ 대장내시경 검사는 끝에 소형 카메라가 달린 지름 1 cm 정도 되는 긴 관을 항문을 통해 직장과 S상 결장, 하행 결장, 가로 결장, 상행 결장을 거슬러 올라가 대장이 시작되는 오른쪽 아랫배까지 약 1 m 정도 집어 넣은 후, 서서히 빼내면서 대장 내부를 카메라가 찍어 보내는 화면을 통해 진단하는 검사이다.

❷ 대장내시경 검사에는 직장만 들여다 보는 직장경 검사, 직장으로 부터 약 60 cm 상방까지 볼 수 있는 S결장경 검사, 그리고 대장 전체를 들여다 보는 전체 대장내시경 검사가 있다.

❸ **관련질환** : 대장용종, 장결핵, 대장염, 크론병, 대장게실, 장염 등

용종이란?

❶ 인체 소화기관의 점막이 돌출된 것을 용종이라고 하며, 장관 속으로 돌출해서 마치 사마귀 같은 혹으로 보인다.

❷ 용종은 염증에 의해 발생하기도 하지만 주로 종양에 의해 생기기 때문에 반드시 조직검사를 시행하여 그 원인을 밝혀내야 한다.

❸ 용종은 소화기관 중에서도 특히 대장에 많이 생기며, 용종의 크기가 클수록 암 발생율이 높아져 선종성

용종의 경우 크기가 1 cm 미만일 때는 암의 발생율이 1% 이하이지만 2 cm 이상일 경우에는 35% 이상에서 암이 발생하는 중요한 전구 병변이다. 종양성 용종의 대부분을 차지하는 선종성 요종은 방치할 경우 3~5년 후 약 5% 정도에서 암으로 진행한다고 알려져 있다.

❹ 대장내시경 검사 대상자

(가) 장관으로부터 출혈이 있는 환자

(나) 원인불명의 만성 설사가 있는 환자

(다) 염증성 장질환(크론병, 궤양성대장염 등)의 진단 및 추적이 필요한 환자

(라) 대장 게실이나 악성질환의 감별이 필요한 환자

(마) 복부(하복부) 통증이 있는 환자

(바) 배변 습관에 갑작스런 변화가 있는 환자

(사) 조기 대장암 발견이 필요한 환자

(아) 가족 중 대장암 병력이 있는 경우

❺ 대장내시경 검사과정

(가) 검사 전 왼쪽으로 누운 자세를 취하고, 대장내시경을 삽입하기 전에 손가락으로 항문을 검사하고 젤을 발라 내시경이 잘 삽입되도록 한다.

(나) 항문으로 들어간 내시경은 대장의 모든 부위를 지나서 충수돌기 부위의 맹장까지 이르게 되며, 검사 소요시간은 5~10분 정도 걸리나, 조직생검이나 사진촬영, 용종제거술 등으로 더 많은 시간이 소요될 수 있다.

용종제거술 과정

❶ 집게(포셉)나 특수 금속으로 된 올가미(스네어)를 내시경에 있는 가느다란 구멍을 통해 집어 넣은 후 용종을 잘라낸다.

❷ 작은 용종은 집게로 잘라내지만, 큰 용종은 올가미로 잡고 전기를 통과시킨 후 잘라야 출혈을 예방할 수 있다.

❸ 용종이 크고 넓게 대장 점막에 붙어있는 경우엔 대장 벽의 전기 손상을 줄이기 위해서 주사침으로 점막 밑에 식염수를 주입한 후 올가미로 절제하기도 한다.

(다) 대부분의 내시경 검사는 검사 후 즉시 진단을 내릴 수 있으나, 조직검사를 한 경우에는 그 결과가 보통 1주일 후에 나오므로 환자는 전화 혹은 직접 내원을 해서 시술의에게 설명을 들어야 한다.

❻ 대장내시경 검사 전 준비사항

(가) 복약중인 약물 중단

- 항혈전제, 항응고제 종류의 약을 복용 중이라면, 내시경 검사 7일 전 부터 복용을 중지해야 한다(필요 시 전문의 상담).
- 호르몬제는 내시경 검사 3일 전 부터 복용을 중지해야 한다.

- 상기 약물들을 제외한 복용 중인 약물은 검사 전날까지 그대로 복용한다.
- 고혈압 약을 복용중인 환자는 내시경 검사 3시간 전에 복용하며, 그 외 약은 복용해서는 안된다.

(나) 식사주의 : 검사 3일 전 부터 씨 있는 과일 및 음식(예 키위, 메론, 수박, 포도, 참외, 딸기, 감, 김치류, 흑미, 잡곡류, 나물류, 현미, 줄기가 긴 음식, 미역, 다시마 등)은 먹지 않도록 한다.

(다) 장청결제 복용 : 검사 전날 저녁과 검사 당일 아침에 장청결제를 먹어 장을 깨끗하게 비운다.

(라) 내시경 검사 전에는 몸에 있는 금속제품(귀걸이, 목걸이, 반지, 시계 등)을 제거한다.

❼ 대장내시경 검사 후 관리

(가) 가벼운 식사는 검사 직후 먹어도 된다.

(나) 검사 중 가스를 장 속에 집어넣기 때문에 검사 직후에 복부팽만감을 느낄 수 있으나 곧 가스가 배출되면서 불편이 해소된다.

(다) 수면내시경 검사 후 당일은 가급적 운전을 하지 않는다.(꼭 운전을 해야하는 경우, 최소 3~4시간 휴식 후 운전을 한다.)

(라) 내시경 기계 자극으로 검사 후 항문 주위에 불편감과 통증이 있을 수 있다.

(마) 용종 제거 후에 대변에 피가 조금 섞일 수 있지만, 대부분 곧 멈추며, 피가 계속 나오는 경우 시술의에게 문의해야 한다.

(바) 검사 시 정확한 진단을 위해 푸른색 염색제를 이용하기도 하는데, 대변에 섞여 나오기도 한다.

007 추천 영양보충제

1 구역, 구토, 속쓰림

비타민 B군, 카르니틴, 메치오닌, NAC(N-아세틸-L-시스테인), 구리(Cu), 셀레늄(Se), 망간(Mn), 아연(Zn), 유산균, 판크레아틴, 차콜, 알로베라 주스, 페퍼민트 오일, 골든씰(goldenseal), 감초, 마늘, 생강, 감자, 양배추, 당근, 샐러리, 토마토, 글루코만난(glucomannan, 곤약)

2 위궤양

비타민 B군, 비타민 C, 비타민 E, 비타민 K, 글루타민, SAMe, 철(Fe), 아연(Zn), 펙틴(사과), 유산균, 알로베라 주스, 포도씨 추출물(GSE), 감초, 오이, 마늘, 감자, 양배추, 당근, 샐러리, 토마토

3 변비

비타민 A, 비타민 B군, 비타민 C, 비타민 D, 비타민 E, 칼슘(Ca), 마그네슘(Mg), 펙틴(사과), 유산균, 차전자피, 마늘

4 설사

비타민 B, 비타민 C, 비타민 D, 비타민 E, 글루타민, 칼륨(K), 아연(Zn), 칼슘(Ca), 마그네슘(Mg), 콜로이드 실버(Colloidal Silver), 아시도필러스 유산균, 차콜, 차전자피, 해조류, 블랙베리 잎, 라즈베리 잎

5 과민성 대장증후군

비타민 B군, 글루타민, NAC(N-아세틸-L-시스테인), 아시도필러스 유산균, 알로베라 주스, 카모마일, 페퍼민트, 발레리안, 차전자피, 식이섬유, 초유

6 복통

비타민 A, 비타민 B군, 비타민 E, 아연(Zn), 구리(Cu), 아시도필러스유산균, 카모마일, 감초

Ref.
- 대한소화기학회(The Korean Society of Gastroenterology)
- 삼성서울병원 영양팀
- 일차진료의를 위한 마스터 기능의학(The master of functional medicine for primary medical care), 대한일차의학회

07 간 질환 환자 생활요법

001 간염 환자

1 간염의 정의와 분류

간염이란 여러 가지 원인(바이러스, 알코올, 약물, 독성물질 등)에 의하여 간 조직에 염증이 생기는 경우를 말하며 자연 경과에 따라 급성과 만성으로 분류한다. 급성 간염의 경우 고열량, 고단백, 고비타민식이 단기간 요구되나 만성 간염의 경우 고열량 지속시 지방간, 비만, 당뇨와 같은 문제가 발생될 수 있으므로 균형적인 식사를 통한 영양섭취가 필요하다.

2 식사 관리

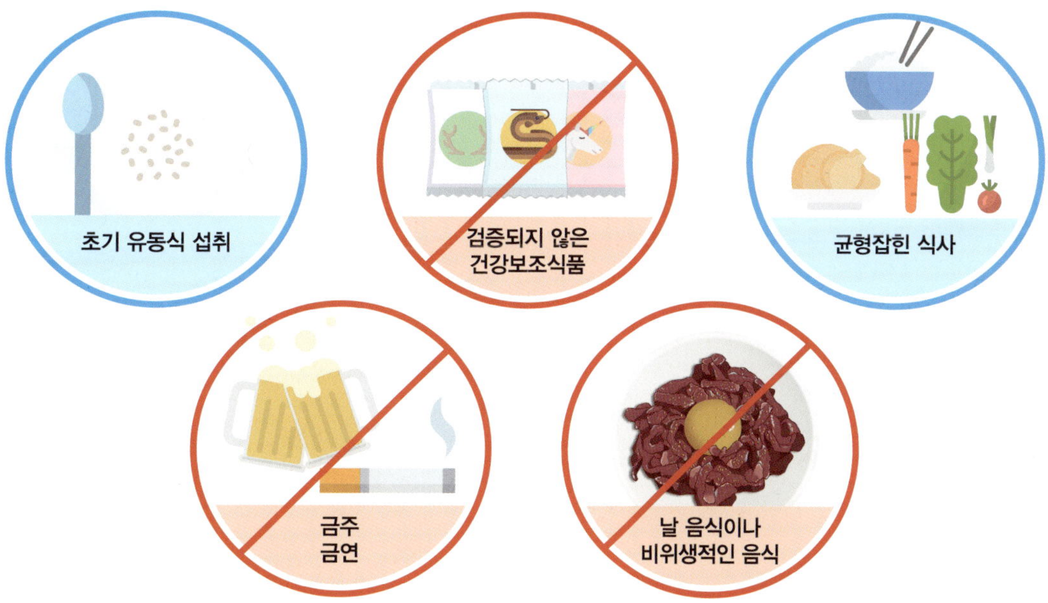
초기 유동식 섭취
검증되지 않은
건강보조식품
균형잡힌 식사
금주
금연
날 음식이나
비위생적인 음식

(1) 초기엔 유동식 섭취하기

급성 간염 초기에는 식욕 저하, 메스꺼움, 구토때문에 식사를 제대로 못하는 경우가 많은데 이땐 미음이나 맑은 국물, 신선한 과즙, 유자차, 샤베트, 밀크 쉐이크 등의 유동식 형태로 섭취하는 것이 도움이 된다.

(2) 검증되지 않은 건강 보조식품, 민간요법 금지

각종 즙이나 엑기스 형태, 우려낸 물, 각종 생식류 등 등은 자칫 독성 간염을 유발하여 간 기능에 큰 손상을 미칠 수 있어 섭취하지 않도록 한다.

⑶ 균형잡힌 식사 구성하기

매 식사마다 곡류, 어육류, 채소류가 모두 포함된 식사로 구성한다.

⑷ 금주, 금연하기

⑸ 여름철에 생선회, 육회 등 날 음식이나 비위생적인 음식 섭취 주의하기

07 간 질환 환자 생활요법

002 지방간 환자

1 지방간이란?

지방간이란 간 총 중량의 5% 이상으로 지방질이 초과된 상태를 말한다. 일부에서는 지방간염, 간 섬유화를 거쳐 간 경변증으로 진행할 수 있으므로 조기 치료와 관리가 필요하다.

2 식사 관리

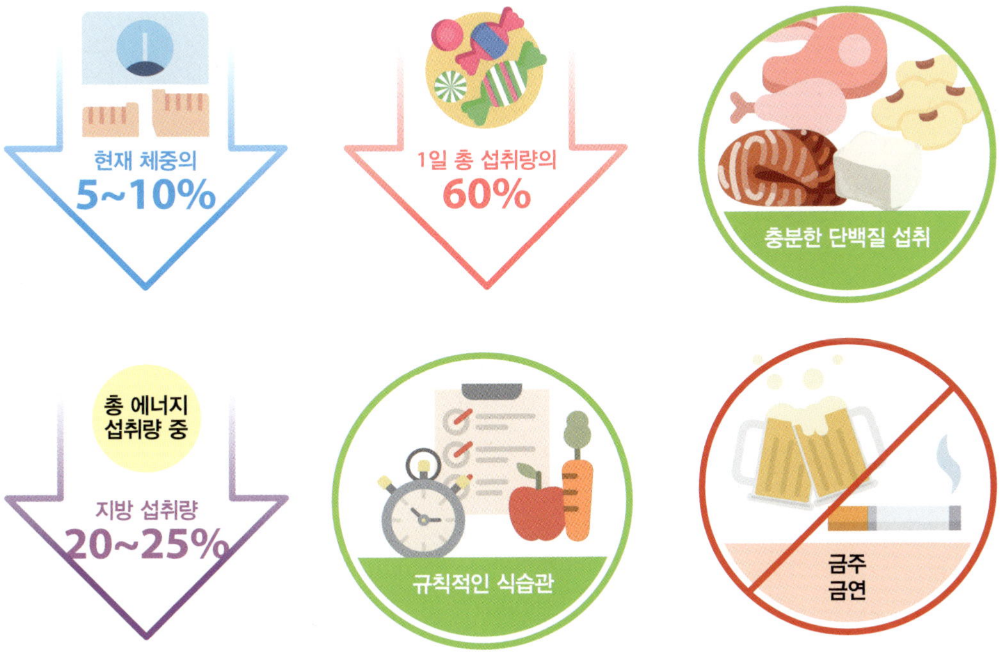

❶ 식사 관리의 목적 : 체중관리

과체중 또는 비만한 경우 현재 체중의 5~10% 이상을 감량했을 때 지방간이 개선될 수 있다.

❷ 당질 주의해서 섭취하기

과도한 당질 섭취는 중성지방 생성을 증가시키므로 1일 총 섭취량의 60%가 넘지 않도록 하고 단순당(설탕, 꿀, 사탕 등 단맛나는 음식) 섭취는 가능한 제한한다.

❸ 단백질 충분히 섭취하기

단백질은 간의 중성지방을 각 조직으로 운반해 주는 지단백의 원료가 되므로 부족할 경우에는 지방간의 원인이 될 수 있다. 또한 단백질 섭취를 과도하게 제한할 경우, 오히려 근육 손실 위험이 있으므로 본인에게 필요한 양은 충분히 섭취한다.

❹ 지방 섭취 줄이기

지방 섭취를 줄여 1일 총열량의 20~25% 이하로 구성하고, 이를 위해 찜, 구이의 조리방법을 이용하고 지방 함량이 적은 메뉴를 선택한다.

❺ 규칙적인 식습관

굶거나 과식하는 불규칙한 식사는 체내 체지방이 축적되기 쉬운 환경을 조성하므로 규칙적인 식습관으로 영양 관리를 지속해야 한다.

❻ 금주, 금연하기

07 간 질환 환자 생활요법

003 간경변 환자

1 간경변이란?

간경변이란 여러 원인에 의해 간세포가 지속적으로 파괴되고 간이 위축 경화되어 제 기능을 못하는 상태를 말한다.

2 식사 관리

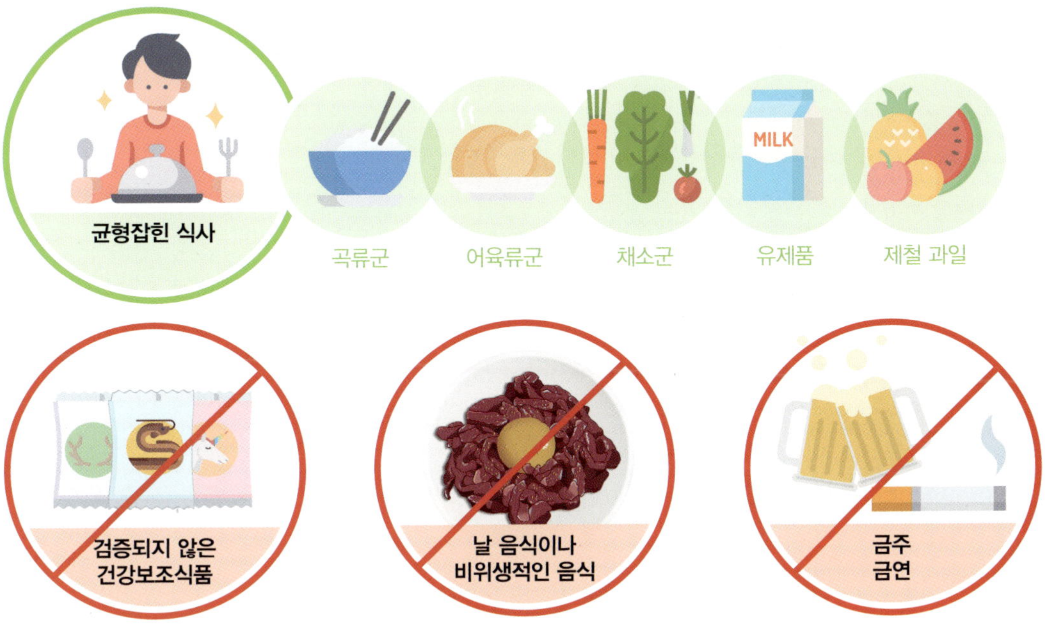

❶ 균형잡힌 식사 구성하기

본인의 체위, 연령, 질환의 중증도를 고려하여 매 식사마다 곡류, 어육류, 채소류가 모두 포함된 식사로 구성한다. 또한 1일 2회 이상의 유제품과 제철 과일을 간식으로 섭취하면 좋다.

❷ 즙, 액기스, 우려낸 물, 생식류 등 제한

각종 즙이나 엑기스 형태, 우려낸 물, 각종 생식류 등 특정식품의 과다 섭취는 간기능을 더욱 악화시키는 요인이 될 수 있으므로 절대 금물이다.

❸ 여름철에 생선회, 육회 등 날 음식이나 비위생적인 음식 섭취 주의하기

❹ 금주, 금연하기

3 복수 환자식사 관리

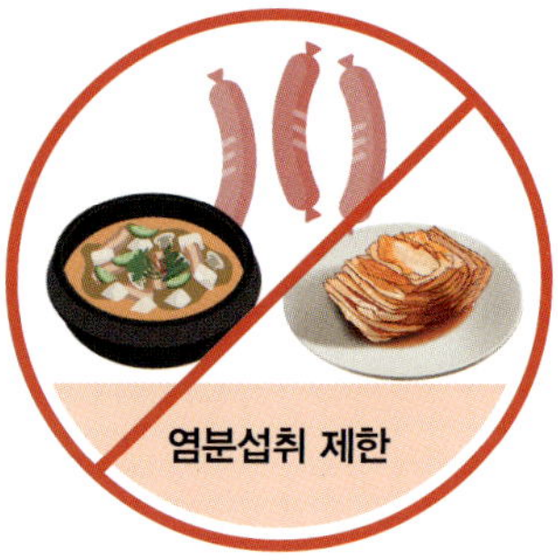

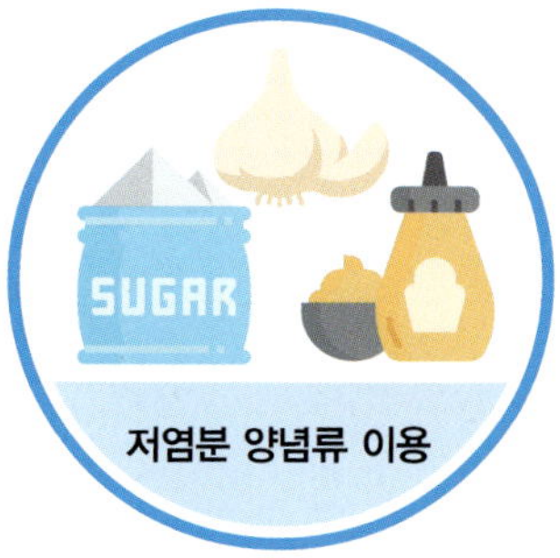

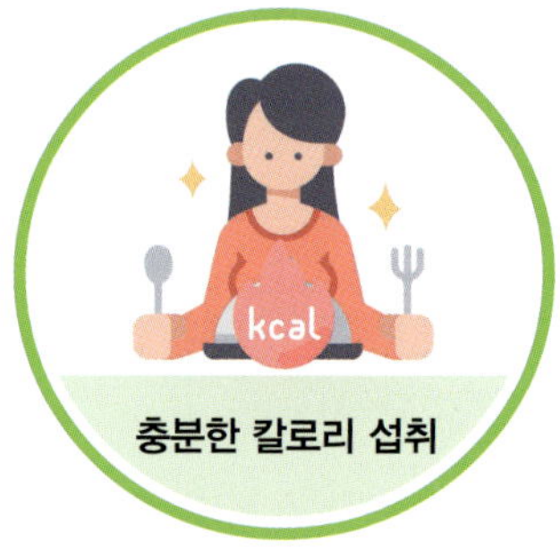

❶ 염분섭취 제한하기

체내에 수분의 축적을 막기 위해서는 염분섭취를 1일 5 g(나트륨 2,000 mg) 이하로 제한해야 한다. 특히 김치류, 젓갈류, 햄, 소세지, 찌개류의 경우 염분 함량이 높아 가급적 섭취하지 않는다.

❷ 저염분 양념류 이용하기

설탕, 식초, 레몬즙, 생강, 후추, 겨자, 파, 마늘, 양파, 참깨, 카레가루, 고춧가루 등 염분이 들어있지 않은 양념류를 이용한다.

❸ 칼로리 충분히 섭취하기

복수로 인한 영양손실이 증대되고 에너지 소모량이 증가되어 영양상태의 악화를 초래할 수 있으므로 충분한 칼로리 섭취를 통해 영양 불량을 최소화한다.

4 간성뇌증 환자 식사관리

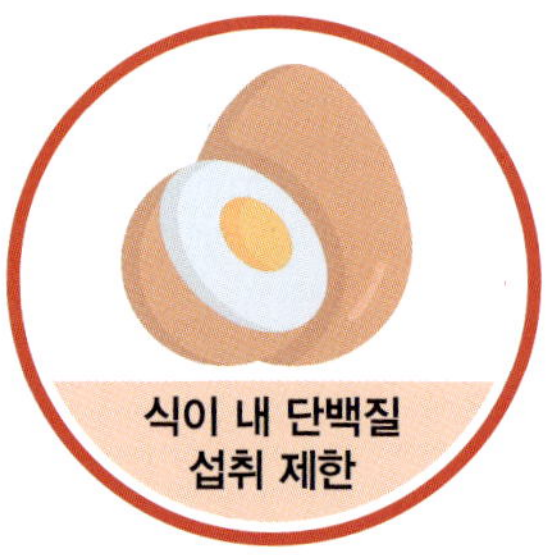

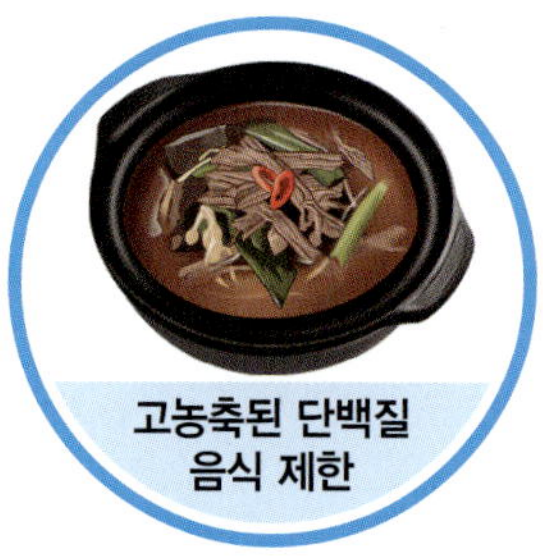

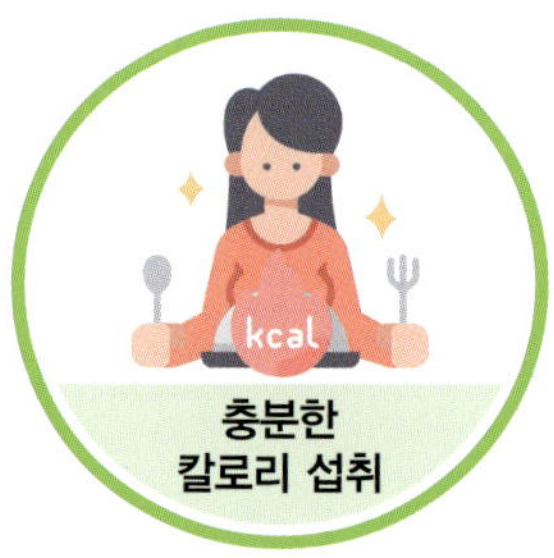

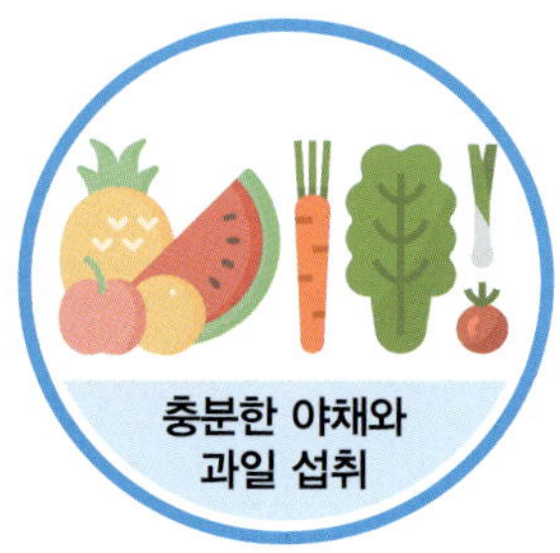

❶ 식이 내 단백질 섭취 제한

암모니아는 단백질 대사산물이므로 식사내 단백질을 1일 30~40 g 정도로 제한한다. 이는 두부 80 g(1/6모), 콩 20 g(불린콩 2큰술), 고기 40 g(탁구공 크기 1개), 생선 40 g(작은 1토막), 계란 1개 중 1가지를 1일 1~2회 섭취하는 정도다. 환자의 상태가 호전됨에 단백질량을 점차적으로 증량한다.

❷ 고농도로 단백질이 농축된 음식 제한

간성뇌증 증상이 호전됨에 따라 점차 단백질 섭취를 늘려 가지만 고농도로 단백질이 농축된 형태의 음식 섭취는 제한한다(장어 고은물, 붕어즙, 곰국, 추어탕, 내장탕, 선지국, 보신탕 등).

❸ 충분한 칼로리 섭취하기

체단백 분해를 막기 위해 충분한 칼로리를 섭취한다.

❹ 규칙적인 배변습관 유지하기

변비로 인해 음식물 찌꺼기가 장내에 오래 머물게 되면 장내 세균에 의한 암모니아 발생이 증가해 간성뇌증 위험을 높일 수 있어서, 충분한 야채와 과일, 요쿠르트를 섭취해 규칙적인 배변 습관을 유지하도록 한다.

07 간 질환 환자 생활요법

004 간 이식 환자

1 간 이식 전 식사

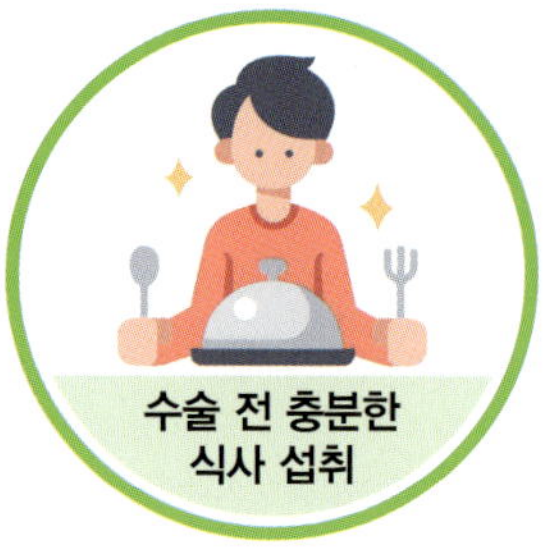
수술 전 충분한
식사 섭취

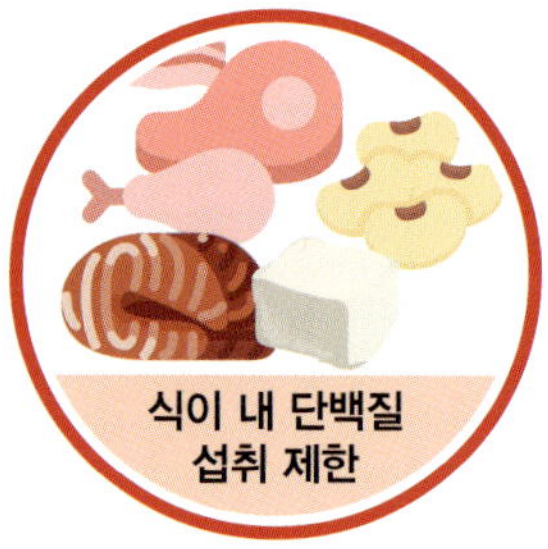
식이 내 단백질
섭취 제한

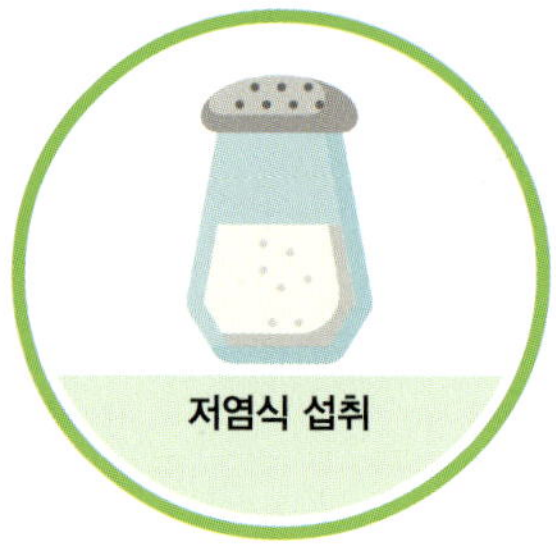
저염식 섭취

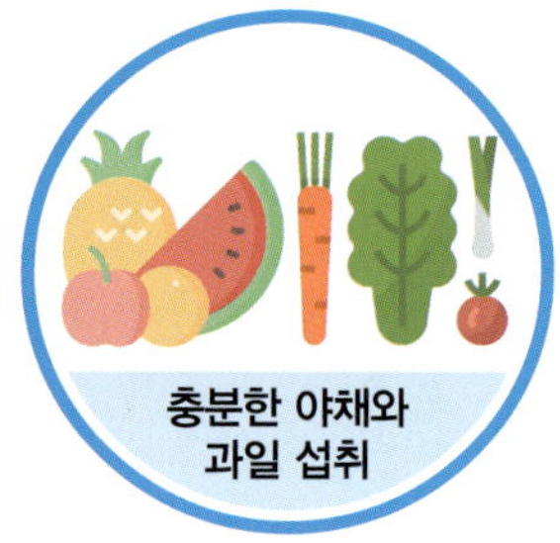
충분한 야채와
과일 섭취

❶ 수술 전 필요 식사량 섭취하기

수술 전의 영양상태가 추후 수술 경과에 중요한 영향을 미치게 되므로 식사외 간식, 영양보충음료 등을 이용하여 본인에게 필요한 식사량을 충분히 섭취한다.

❷ 근손실 막기 위한 단백질 섭취하기

수술이후 근육 손실을 최소화하기 위해 충분한 단백질 섭취가 필요하다. 그러나 간성뇌증 발생 위험 가능성이 높은 환자의 경우에는 1일 60 g 정도의 중단백식이 권장된다.

❸ 복수, 부종 동반시 저염식 섭취하기

복수나 부종이 동반되면 복수의 영양관리 지침에서와 마찬가지로 저염식을 시행한다. 그러나, 저염식으로 인해 식이 섭취량이 요구량의 50% 이하이면 간 이식 전 영양불량을 최소화하기 위해 경저염으로 조정하여 섭취량을 증가시키도록 한다.

❹ 야채, 과일을 충분히 섭취

비타민 A, D ,E는 담도계 이상인 환자에게 그 요구량이 증가되고 알코올성 간질환 환자는 비타민 B계열 요구량이 증가되므로 그 급원식품인 야채와 과일을 보충하여 섭취한다.

2 식사

(1) **준멸균식(low microbial diet) 시행**

준멸균식(low microbial diet)을 시행하는데, 이식 직후 감염 방지를 위해 격리 환경을 조성해야 한다. 이식 직후에는 격리식을 시행하다가 3개월에 걸쳐 점차 일반식으로 이행한다.

❶ 모든 식품은 익힌 것을 섭취하기

❷ 음식은 조리 후 즉시 섭취하기

❸ 조리한 음식을 장시간 상온에 방치하지 않기
❹ 잔식은 즉시 냉동 또는 냉장 보관하기

(2) 간식 및 영양보충 음료 섭취하기

면역억제제 복용 및 여러 가지 호르몬 분비로 인한 근육 손실을 예방하기 위해 식사 이외에 간식 및 영양보충 음료를 이용하여 칼로리 및 단백질을 충분히 섭취한다.

(3) 1일 800~1,200 mg의 칼슘 섭취하기

면역억제제 복용으로 인한 골격 약화를 예방하기 위해 1일 800~1,200 ㎎의 칼슘 섭취가 권장된다.

(4) 고칼륨혈증 발생 시 칼륨 제한이 필요할 수 있다.

고칼륨혈증이 나타날 경우에는 칼륨 제한이 필요할 수 있다. 특히 사이클로스포린(cyclosporine)은 고칼륨혈증의 문제를 지니고 있으므로 관찰하여 필요할 경우, 저칼륨식을 고려한다. 그러나 무엇보다 이식 후 적절한 영양상태를 유지하는 것이 중요하므로 식이제한은 최소화한다.

(5) 이식 후 초기 혈당조절 신경쓰기

이식 관련 약물 자체가 고혈당을 유발시켜 혈당 조절을 어렵게 할 수 있으므로 이식 후 초기에는 과도한 단순당 섭취를 제한하고 소량씩 자주 섭취하며 단백질, 야채 급원식품을 주로 섭취하는 식이계획을 한다. 또한 전반적인 컨디션이 회복되면 식후 운동을 병행한다.

07 간 질환 환자 생활요법

005 윌슨병

1 윌슨병이란?

윌슨병은 체내 구리의 저장과 이동에 장애가 생겨 간, 두뇌, 신장, 각막 등에 구리가 축적되는 선천적 대사질환이다.

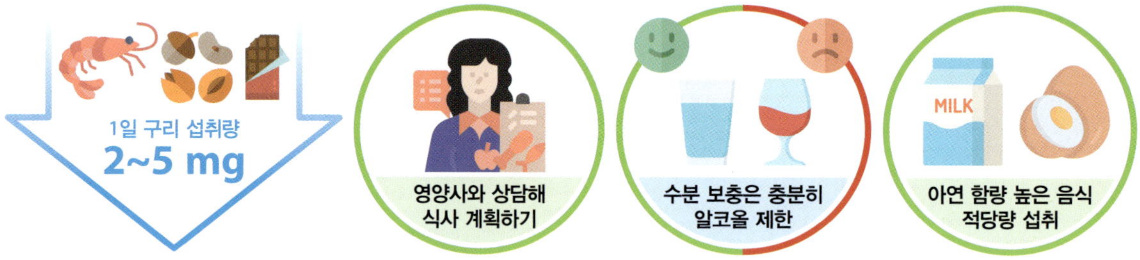

2 1일 2 mg 이하로 구리 섭취하기

정상적인 식이로부터 섭취할 수 있는 1일 구리 섭취량은 2~5 mg이나 구리 대사 이상으로 제한이 요구되는 환자들은 구리 섭취량을 1일 2 mg 이하로 조절한다. 이를 위해 식이 내 구리 급원 식품인 장기(간, 신장, 뇌 등), 패류(새우, 오징어 패류), 견과류, 건조과일, 버섯류, 초콜렛, 가금류, 도정하지 않은 곡류 섭취를 제한한다.

3 영양사와 상담해 본인에 맞는 식사 계획하기

과도한 식이제한은 오히려 영양불량을 초래하여 간기능을 악화시킬 수 있으므로 영양사와 상담하여 본인에게 적절한 칼로리와 균형된 식사를 계획한다.

4 수분 보충은 충분히, 알코올 음료는 제한하기

5 아연 함량 높은 음식 적당량 섭취하기

아연은 구리 흡수를 저하시키는 효과가 있으므로 아연 함량이 높은 음식(달걀, 닭고기, 생선, 육류, 우유 등)을 영양사가 권장하는 수준으로 적당량 섭취한다. 아연 함량이 높은 음식은 구리 함량도 높을 수 있기 때문에 본인에게 맞는 적절한 식이 계획이 중요하다.

07 간 질환 환자 생활요법
006 병원에서 필요한 검사

1 기본 혈액검사

일반 혈액검사(CBC : WBC, RBC, Hb, Hct, Platelet, MCV, MCH, MCHC), 전해질(Electrolyte), 간기능 검사, 신장기능 검사, 췌장효소 검사, 염증 검사, 종양표지자 검사 등

2 영상검사

흉부 및 복부방사선 검사, 복부초음파, 복부전산화단층촬영(CT), 자기공명영상(MRI)

07 간 질환 환자 생활요법
007 추천 영양보충제

1 간염

비타민 B군, 비타민 C, 비타민 E, 아르기닌, 시스테인, 메치오닌, 알파리포산(Alpha-lipoic acid), 베타글루칸(Beta-Glucan), 글루타치온(Glutathione), SOD(superoxide dismutase), SAMe, 트리메틸글리신(Trimethylglycine, TMG), 레시틴(Lecithin), 칼슘(Ca), 마그네슘(Mg), 셀레늄(Se), 코큐텐(CoQ10), 콜린(choline), 감초, 민들레 뿌리, 밀크씨슬(Milk Thistle)

2 간경화

비타민 B군, 비타민 C, 아르기닌, 시스테인, 메치오닌, 타우린, 칼슘(Ca), 마그네슘(Mg), 아연(Zn), SAMe, 콜린(choline), 글루타치온(Glutathione), 레시틴(Lecithin), 알파리포산(Alpha-lipoic acid), 코큐텐(CoQ10), 초유, UDCA, 포도씨 추출물(GSE)

Ref.
- 대한소화기학회(The Korean Society of Gastroenterology)
- 삼성서울병원 영양팀
- 일차진료의를 위한 마스터 기능의학(The master of functional medicine for primary medical care), 대한일차의학회

08 만성폐쇄성폐질환 환자 생활요법

001 만성폐쇄성폐질환 정의

1 정의

만성폐쇄성폐질환(COPD)이란 담배, 대기오염 또는 독성 흡입 물질에 의해 기도에 염증이 지속되어 기도가 좁아지면서 서서히 기도폐쇄가 일어나는 질환을 의미한다. 만성폐쇄성폐질환은 대부분 40대 이후에 발병하며 초기에는 증상이 없을 수도 있고, 주된 증상은 만성적인 기침이며, 처음에는 간헐적으로 발생하나 점점 지속적으로 변하게 된다.

2 분류

❶ 만성폐쇄성폐질환은 크게 만성 기관지염과 폐기종으로 나뉜다.

❷ 만성 기관지염은 2년 이상, 1년에 3개월 이상 기침, 객담이 지속적으로 배출되는 상태를 말한다.

❸ 폐기종은 만성 염증으로 인한 폐포벽의 파괴로 원활한 산소 공급이 이루어지지 못하는 상태를 말한다.

08 만성폐쇄성폐질환 환자 생활요법

002 호흡곤란의 중증도

British Medical Research Council(MRC) questionnair

제0기 : 위험시기
심한 운동을 할 때에만
호흡곤란을 느낌

제 1 도

제1기 : 경증의 COPD
평지를 급히 걷거나 완만한 언덕을
걸어 올라갈 때 호흡곤란을 느낌

제 2 도

제2기 : 중등증의 COPD
평지에서 100미터를 걷거나 수분간
걷고 난 후에 숨고르기 위해 쉬어야 한다.

제 3 도

제3기 : 중증의 COPD
평지를 걸을 때 숨이 차서 같은 나이의 사람들보다
늦게 걷거나, 평지에서 자신의 평소 수준으로 걸을 때
숨을 고르기 위해 일시 정지해야 한다.

제 4 도

제4기 : 고도중증의 COPD
집을 나서기에 너무 숨이 차거나
옷을 입거나 벗을 때에도 숨이 차다.

제 5 도

003 만성폐쇄성폐질환 환자 생활요법

1 만성폐쇄성폐질환의 치료 목적

만성폐쇄성폐질환은 질환의 특성상 비가역적이며 점차 진행하는 질환이므로 치료의 목표는 질환의 진행을 예방하고 폐기능을 가능한 유지시키며, 합병증의 발생과 급성 악화를 피하고, 운동능력과 호흡곤란을 호전시켜 삶의 질을 향상시키는 것이라고 할 수 있다.

2 예방을 위해선 금연이 중요

폐기능의 감소를 예방할 수 있는 유일한 방법은 금연이며 일시적으로는 폐기능의 호전도 기대할 수 있다.

3 만성폐쇄성폐질환 환자의 치료 방법

생존기간을 연장할 수 있는 방법은 금연과 산소요법 밖에는 아직 증명된 치료법이 없다. 하지만 기관지확장제와 흡입제 치료 등의 기초적인 치료 이외에 호흡 재활치료는 폐기능을 향상시키지는 못하지만, 호흡곤란을 경감시키고 삶의 질을 향상시키는 것으로 알려져 있어 이러한 만성 진행성 질환에서는 치료의 중요한 부분을 차지한다.

4 1년에 1~2회 인플루엔자 백신 접종하기

인플루엔자 백신은 COPD 환자에서 심각한 병증과 사망을 약 50%까지 감소시킬 수 있는 것으로 알려져 있으며, 특히 고령의 COPD 환자들에게 효과적이다. 가을에 한 번 혹은 가을과 겨울에 한 번씩 접종한다.

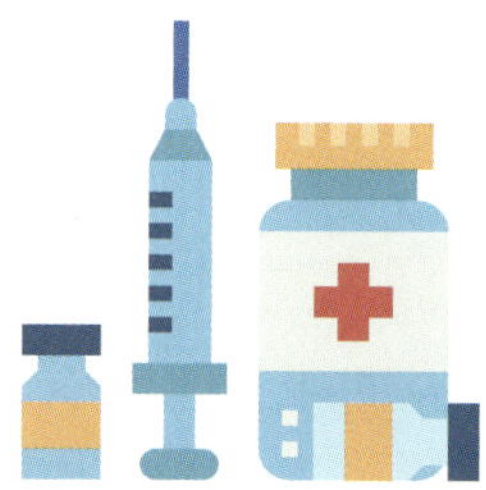

폐렴구균 백신

안정된 COPD 환자에게 추천하기에는 아직 근거가 불충분하다.

5 금연을 위한 다섯 가지 약물치료

금연을 위한 다섯 가지의 약물치료, 즉 부프로피온, 니코틴 껌, 니코틴 흡입, 니코틴 스프레이와 니코틴 패치가 효과적이고 적어도 이 중 한 가지는 금기가 되지 않으면 금연치료에 포함되어야 한다.

6 야외활동을 삼가고 적절히 환기하기

위험도가 높은 환자는 오염이 있을 때 야외에서의 활동을 피해야 한다. 여러가지 고체 연료가 요리와 난방을 위해 사용될 경우, 적절한 환기를 해야 한다.

7 영양

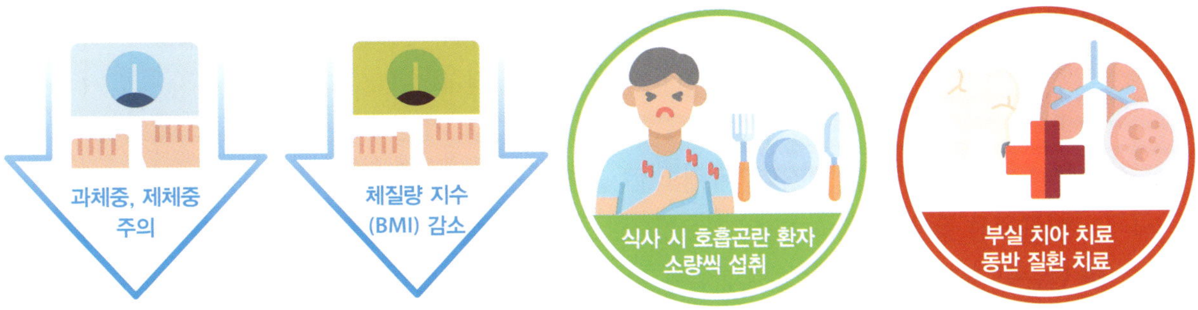

❶ 영양상태는 만성폐쇄성폐질환의 증상과 장애, 예후를 결정하는데 중요한 결정인자로, 과체중과 저체중이 모두 문제가 된다.

❷ 체질량지수의 감소는 만성폐쇄성폐질환 환자의 사망률에 독립적인 위험인자로, 제2기에서 제4기까지의 만성폐쇄성폐질환 환자의 약 25%는 체질량지수(BMI)와 제지방량(fat free mass) 모두가 감소되어 있다.

❸ 식사를 할 때 호흡곤란이 심해지는 환자에게는 소량씩 자주 먹도록 권유해야 한다.

❹ 부실한 치아는 치료를 해야 하고, 폐종양이나 폐감염이 있는 경우와 같이 동반된 질환을 적절히 치료해 주어야 한다.

❺ 체중이 감소하는 만성폐쇄성폐질환 환자에게 영양상태를 호전시켜주면 호흡 근육의 근력을 호전시킬 수 있다.

❻ 만성폐쇄성폐질환 환자에게 동화작용이 있는 운동 처방을 같이 시행할 때 고칼로리 섭취가 최고의 효과를 나타낼 수 있으나, 단백동화스테로이드의 사용은 체중을 증가시키고 체질량을 증가시키지만 운동 능력을 향상시키는데는 거의 효과가 없다.

8 호흡 재활치료

(1) 만성폐쇄성폐질환에서 호흡 재활치료의 효과

❶ 운동능력의 향상

❷ 호흡곤란을 인지하는 강도의 감소

❸ 건강과 관련된 삶의 질의 향상

❹ 병원 입원 횟수와 입원기간의 감소

❺ 만성폐쇄성폐질환과 관련된 불안과 우울증의 감소

❻ 상지의 근력과 지구력 훈련으로 상지기능 호전

(5) 사회심리적, 행동적 중재

❶ 이완요법

이완요법은 스트레스 반응에 대한 생리적 효과를 극복하고 생리적 장애를 조기에 발견하며 불안을 감소하기 위한 방법을 증진하기 위함으로 환자는 이완요법을 통해 질환에 대한 책임과 통제감을 갖게 된다.

❷ Paced breathing과 보조기구 사용하기

신체적 활동시 활동의 힘든 부분에서는 숨을 내쉬도록 하고 활동을 하는 동안 숨을 참지 않도록 하며 호흡주기를 조절하는 paced breathing, 신체 움직임을 최적화하고 계획을 세워 활동의 우선 순위를 설정하며 보조기구를 사용하는 것을 포함한다.

08 만성폐쇄성폐질환 환자 생활요법

004 국내 시판 중인 COPD 치료약제

MDI : Metered Dose Inhaler, DPI : Dry Powder Inhaler

<table>
<tr><th>성분명</th><th>상품명</th><th>제형</th><th>용량/단위</th><th>용법</th><th>부작용</th><th>참고사항</th><th>사진</th></tr>
<tr><td colspan="8">속효성 베타2-작용제</td></tr>
<tr><td rowspan="4">Salbutamol (Albuterol)</td><td>벤토린
에보할러</td><td>흡입제
(MDI)</td><td>100 μg/dose
200 doses/ea</td><td>1회 1~2 puffs씩
1일 4회 흡입
(1일 최대 8 puffs)</td><td rowspan="4">구강 · 인후 자극감, 기침, 폐질환, 기관지염, 후두염,천명, 쉰 목소리, 인두염, 비충혈, 구강인두 건조감, 두통, 진전, 신경과민, 졸음, 어지러움, 불면, 불안, 흥분, 운동과잉, 심계항진, 빈맥, 혈압변동, 협심증, 부정맥, 말초혈관이완, 식욕 부진, 구역, 구토, 구갈, 구내염, 미각이상, 설사, 두드러기, 발진, 혈관부종, 기관지경련, 구강인두부종, 저혈압, 허탈, 중증의 저칼륨혈증, 근육통, 근육경련, 근육경축, 드물게 근육 긴장감</td><td rowspan="4">금기
본 약제 혹은 교감신경 흥분성 아민류과민증, 비후성 심근병증

신중투여
갑상선 기능 항진증, 고혈압, 심부전증, 부정맥 등 심질환, 당뇨병, 경련질환</td><td>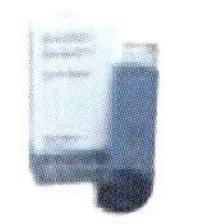</td></tr>
<tr><td>벤토린 네뷸</td><td>흡입액</td><td>2.5 mg/2.5 ml
2.5 ml/A</td><td>1회 5~10 ml를
4~6시간 간격으로
분무기를 이용하여
흡입</td><td></td></tr>
<tr><td>벤토린 흡입액</td><td>흡입액</td><td>5 mg/ml
20 ml/병</td><td>용액 0.5~1 ml를
최종 용적이
2~4 ml가 되도록
생리식염수로 희석한
후, 1일 4회 분무기를
이용해 흡입</td><td>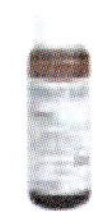</td></tr>
<tr><td>벤토린 정</td><td>정제</td><td>4 mg/T</td><td>1회 0.5~1정
1일 3회 복용</td><td>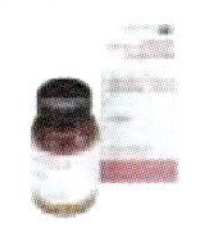</td></tr>
<tr><td colspan="8">속효성 베타2-작용제</td></tr>
<tr><td rowspan="3">Fenoterol</td><td>베로텍
에어로솔</td><td>흡입제
(MDI)</td><td>200 μg/dose
15 ml/ea
300 doses/ea</td><td>1회 2 puffs 씩
1일 3~4회 흡입</td><td rowspan="3">두통, 수지진전, 졸음, 드물게 어지러움, 신경과민, 불면, 심리변화, 소화기계, 식욕 부진, 소화불량, 구역, 구토, 구갈, 복통, 위부 불쾌감, 변비, 심계항진, 빈맥, 혈압변동, 부정맥, 고혈압, 얼굴 화끈거림, 흉통, 기침, 기관지염, 천명, 인두염, 비충혈, 피부발진, 혈관부종, 두드러기, 기관지 경련, 구강 인두 부종, 저혈압, 허탈, 구갈, 구내염, 권태감, 발한, 근육약화, 근육통, 근육경련</td><td rowspan="3">금기
본 약제 혹은 교감신경 흥분성 아민류과민증, 비후성 폐쇄성 심근병증

신중투여
갑상선 기능 항진증, 고혈압, 심부전증, 부정맥 등 심질환, 당뇨병, 경련질환</td><td>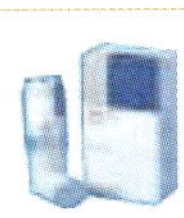</td></tr>
<tr><td>베로텍 흡입액
유디비</td><td>흡입액</td><td>500 μg/2 ml
2 ml/A</td><td>1회 2~5 ml를
1일 4회 분무기를
이용하여 흡입</td><td>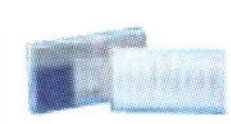</td></tr>
<tr><td>베로텍 정</td><td>정제</td><td>2.5 mg/T</td><td>1회 1~2정을
1일 3회 복용</td><td>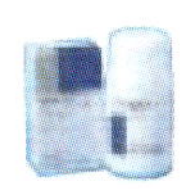</td></tr>
</table>

성분명	상품명	제형	용량/단위	용법	부작용	참고사항	사진
지속성 베타2–작용제							
Salmetero	세레벤트 흡입제	흡입제 (MDI)	25 μg/dose 120 doses/ea	1회 2 puffs씩 1일 2회 흡입 (중증은 1회 4 puffs 씩 1일 2회 흡입)	혈당변화, 저칼륨혈증, 바이러스성 위장염, 구역, 구토, 설사, 복통, 발적, 발진, 두드러기, 자극감, 관절 부위의 통증, 배통, 근경련/수축, 근육통/근염, 근육의 쑤심, 기관지염, 월경불순, 진전, 두통, 심계항진, 빈맥, 동계항진 비특이성 흉통 및 수축기 및 이완기 혈압, 맥박수 및 심전도 변화, 치통, 비염, 후두염	금기 본 약제 과민증, 4세 미만 신중투여 심혈관성 질환(특히 관상동맥부전, 심장 부정맥, 고혈압), 교감신경흥분제 특이 반응자, 갑상선 중독, 급성중증 천식	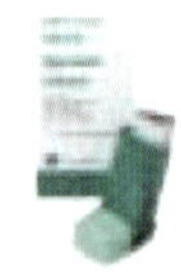
지속성 베타2-작용제							
Formoterol	옥시스 터부헬러	흡입제 (DPI)	4.5 μg/dose 60 doses/ea	1회 1~2 doses 씩 1일 1~2회 흡입 (1일 최대 8 doses, 증상 완화를 위하여 추가 투여 시 1일 최대 12 doses, 1회 최대 흡입량 6 doses)	두통, 흥분, 초조, 수면장애, 미각이상, 어지러움증, 심계항진, 빈맥, 드물게 심부정맥, 협심증, QTc 간격 연장, 혈압변동, 진전, 때때로 근육경련, 오심, 과민반응(기관지 경축, 피진, 담마진, 소양증), 저칼륨혈증 또는 고칼륨혈증, 고혈당증, 대사성 산증, 권태감	금기 본 약제 과민증, 6세 미만 신중투여 갑상선중독증, 크롬친화세포종, 비후성 심근병증, 특발성 대동맥판하부 대동맥 협착증, 중증 고혈압, 동맥류, 중증 순환기계질환, 심실성 부정맥, 당뇨병, 저칼륨혈증, 중증 간경변증 환자, 임부, 수유부	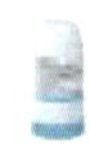
	아토크 정	정제	20 μg/T 40 μg/T	1회 1~2정을 1일 2회 복용(1일 최대 160 μg)			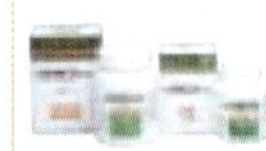
Procaterol	메프친 정	정제	25 μg/T 50 μg/T	염산프로카테롤로서 1회 50 μg 1일 1회(취침시) 또는 1일 2회(아침, 취침시) 경구투여			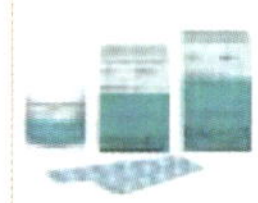
Bambuterol	밤벡 정	정제	10 mg/T	1일 1회 1정 (10 mg)을 취침 시 경구투여, 필요시 1~2주 후에 2정 (20 mg)으로 증량			

성분명	상품명	제형	용량/단위	용법	부작용	참고사항	사진
속효성 항콜린제							
Pratropium	아트로벤트 에어로솔	흡입제 (MDI)	20 μg/dose 15 ml/ea 300doses/ea	1회 2 puffs 씩 1일 3~4회 흡입	두통, 진전, 두중감, 어지러움, 피로, 불면, 감각이상, 졸음, 협조장애, 구역, 구토, 위장운동장애, 상복부통, 변비, 심계항진, 빈맥, 피부발진, 가려움, 두드러기, 홍조, 탈모, 구갈, 구강건조, 혀의 마비, 혀의 균열, 인두부 불쾌감, 인두통, 구내염 피부 발진, 입술 · 얼굴의 혈관부종, 두드러기, 후두경련, 아나필락시스양 반응, 심와부통, 기도자극 증상, 기관지 수축, 쉰목소리, 메스꺼움, 부종, 흉통, 안구조절 장애, 안구 부작용, 뇨저류	금기 본 약제 또는 아트로핀이나 그 유도체 과민증, 녹내장, 전립선비대 신중투여 방광경 폐쇄, 낭성섬유증	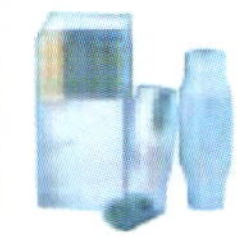
	아트로벤트 유디비 흡입액	흡입액	250 μg/ml 1 ml/A 500 μg/2 ml 2 ml/A	1회 0.4~2.0 ml를 1일 4회 분무기를 이용하여 흡입			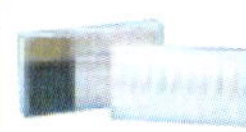
지속성 항콜린제							
Tiotropium	스피리바 핸디헬러 (콤비팩, 리필팩)	캡슐	18 μg/C 30 C/ea	1일 1회 매일 같은 시간에 1캡슐을 핸디헬러에 장착하여 흡입 (복용 금지)	구강건조, 과민반응 (혈관부종, 발진, 두드러기, 소양증), 변비, 빈맥, 심계항진, 심방세동, 모닐리아증, 부비동염, 인두염, 배뇨곤란, 뇨저류, 메스꺼움, 쉰목소리, 어지러움	금기 본 약제 또는 아트로핀이나 그 유도체 또는 유당 과민증 신중투여 협우각녹내장, 전립선비대 또는 방광경폐쇄, 중등증 또는 중증 신부전	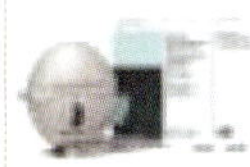

성분명	상품명	제형	용량/단위	용법	부작용	참고사항	사진
속효성 베타2-작용제/항콜린제 복합제							
Ipratropium/ Salbutamol	컴비벤트 에어로솔	흡입제 (MDI)	20/120 μg/dose 10 mL/ea	1회 2 puffs 씩 1일 4회 흡입 (1일 최대 12 puffs)	심한 진전, 골격근의 미세한 진전, 동계, 빈맥, 심계항진, 현기, 두통, 신경과민, 구강건조, 자극성기침, 기관지 경련, 호흡곤란, 과민증, 즉시형 과민반응(소양, 혈관부종, 발진, 기관지 경련, 구강인두부종), 기침, 국소자극, 기관지 경련, 구역, 구토, 발한, 근육약화와 근육통/근경련, 이완기 혈압 감소, 수축기 혈압 증가, 부정맥, 정신적 변화, 구강건조, 발음곤란, 안구 부작용, 위장관 운동장애, 뇨저류, 아나필락시양 반응(피부발진, 혀, 입술, 얼굴의 혈관부종, 두드러기, 후두경련)	금기 본 약제 또는 교감신경흥분성 아민류 또는 아트로핀이나 그 유도체 또는 대두 레시틴 과민증, 15세 미만, 폐쇄성 심근비대증, 부정빈맥 신중투여 충분히 조절되지 않은 당뇨병, 최근 급성 심근경색, 심각한 심혈관계질환, 갑상선 기능 항진, 크롬친화성세포종, 협우각 녹내장, 전립선비대 또는 방광경 협착, 낭성섬유증	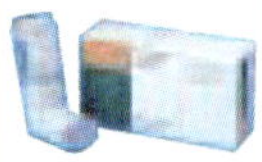
Methylxanthines							
Aminophy lline	아미노필린 정	정제	100 mg/T	1회 1정을 1일 3~4회 복용	쇼크, 두통, 불면, 중추신경계, 흥분, 어지러움, 불안, 이명, 마비, 경련, 진전, 섬망, 혼수, 기외수축, 심계항진, 홍조, 안면창백, 빈맥, 부정맥, 구역, 구토, 식욕 부진, 소화불량, 복부팽만감, 위자극, 설사, 복통, 피진, 가려움증, 단백뇨, 혈청 요산치 상승, 호흡율 증가, 횡문근융해증, CPK 상승, ALT, AST, ALP 상승, 부종	금기 본 약제 또는 잔틴계 약물 과민증, 위십이지장 궤양 신중투여 간질, 갑상선기능 항진증, 급성 신염, 유소아, 고령자, 간장애, 고혈압, 심근경색, 비후성 심근병증, 빈맥성 부정맥	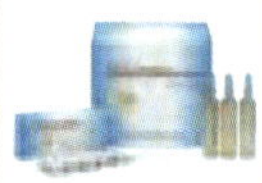
	아미노필린주	주사제	250 mg/10 ml 10 ml/A	1일 1~2회 250 mg을 생리식염 주사액(또는 포도당 주사액)에 희석하여 5~10분 동안 천천히 정맥주사 하거나, 1일 250~500 mg을 생리식염수나 포도당액에 희석하여 24시간 동안 점적 정맥주사			
Theophyll ine	에테오필 캅셀	캡슐	100 mg/C 200 mg/C	1일 400~600 mg를 2회 분할 복용	아미노필린 참조	아미노필린 참조	
	유니필 서방정	정제	200 mg/T 400 mg/T	1회 400 mg를 1일 1회 저녁식 후 복용			

성분명	상품명	제형	용량/단위	용법	부작용	참고사항	사진
흡입 스테로이드제							
Budesonide	풀미코트 에어로솔	흡입제 (DPI)	200 μg/dose 100 doses/ea	1일 200~1,600 g (경증 : 200~800 g, 중증 : 800~1,600 g)을 2~4회 분할 흡입	인후 자극, 기침, 쉰목소리, 쓴 맛, 인후건조감, 구강 인두 칸디다 감염, 기관지 협착 또는 기관지 경련, 백내장, 두드러기, 발진, 피부염, 신경쇠약, 불안, 우울, 호산구증다증을 수반하는 폐침윤, 두통, 오심, 피로, 구갈, 설사	금기 본 약제 또는 유당과민증, 중등도 및 중증의 기관지 확장증 신중투여 폐결핵, 진균 및 바이러스에 의한 기도감염, 스테로이드 의존성 환자	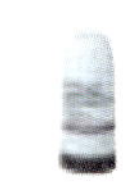
	풀미코트 에어로솔	흡입제 (MDI)	200 μg/dose 100 doses/ea	1회 1~2 puffs씩 1일 2회 흡입(중증은 1회 4 puffs를 1일 2회 흡입)			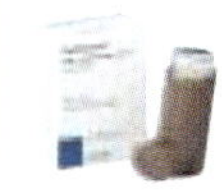
	풀미코트 레스퓰	흡입액	0.5 mg/2 ml 2 ml/A	초기 용량은 1회 1~2 mg, 유지 용량은 1회 0.5~1 mg으로 하여 1일 2회 분무기를 이용하여 흡입			
Fluticasone	후릭소타이드 디스커스	흡입제 (MDI)	50 μg/dose 120 doses/ea 250 μg/dose 120 doses/ea	1회 100~1,000 g (경증 100~250 g, 중등증 250~500 g, 중증 500~1,000 g)을 1일 2회 흡입	구강/인후 칸디다증, 쉰 목소리, 안면 및 구인두 부종, 인후두 증상, 가래, 구강건조, 발성장애, 비강분비물, 부비동염, 기관지염, 비염, 인두염, 후두염, 흉통 압박감, 기침, 비강충혈, 인플루엔자, 백내장, 녹내장, 구역, 구토, 복통, 설사, 위장장애, 소화불량, 치아 문제, 관절동통, 근육통, 골밀도 감소, 두통, 현기증, 권태감, 피로, 피부염, 발진, 소양증, 타박상, 반상출혈, 월경곤란, 쿠싱증후군, 성장 지연, 체중 증가, 고혈당증, 동요, 우울, 초조감, 공격성, 수면장애, 행동변화	금기 본 약제 과민증 신중투여 폐결핵, 진균 및 바이러스에 의한 기도감염	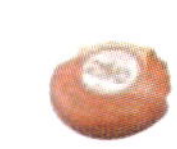
	후릭소타이드 에보할러	흡입제 (MDI)	50 μg/dose 120 doses/ea 250 μg/dose 120 doses/ea	1회 100~1,000 g (경증 100~250 μg, 중등증 250~500 μg, 중증 500~1000 μg)을 1일 2회 흡입			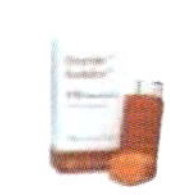
	후릭소타이드 네뷸	흡입액	2 mg/2 ml 2 ml/ea	초 회 추천 용량은 1회 2 mg을 1일 2회 분무기를 이용하여 흡입(증상 조절이 되었을 때 용량을 조절하거나 개개 환자의 반응에 따라 최소 유효용량으로 용량을 감소)			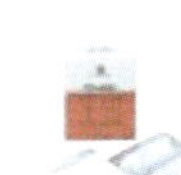

성분명	상품명	제형	용량/단위	용법	부작용	참고사항	사진
흡입 스테로이드/지속성 베타2-작용제 복합제							
Budesonide + Formoterol	심비코트 터부헬러	흡입제 (DPI)	80/4.5 μg/dose 60 doses/ea 160/4.5 μg /dose 60 doses/ea 120 doses/ea 320/9 μg/dose 60 doses/ea	1회 1~2 doses 씩 1일 2회 흡입 1회 1~2 doses 씩 1일 2회 흡입 1회 1 dose 씩 1일 2회 흡입 (중증천식, COPD) 1일 최대 Formoterol 용량 36 μg	두통, 동요, 불안, 신경질, 오심, 수기, 수면장애, 미각장애, 동계, 빈맥, 심방세동, 심실상 빈맥, 기외수축, 협심증, 혈압 변동, 진전, 근경련, 구강 인두 칸디다 감염, 인후의 경미한 자극, 기침, 쉰목소리, 기관지경련, 타박상, 피진, 두드러기, 소양증, 피부염, 혈관부종, 저칼륨혈증, 고혈당, 전신적인 코르티코스테로이드 효과에 의한 증후 또는 증상(부신기능의 저하 포함), 우울, 행동장애	금기 부데소니드 또는 포르모테롤 또는 유당 과민증, 6세 미만 신중투여 이전의 전신 스테로이드 요법으로부터 부신 기능이 손상된 것으로 생각되는 어떤 이유라도 있는 경우에는 이 약으로 전환할 때 주의	
Methylxanthines							
Fluticasone + Salmeterol	세레타이드 디스커스	흡입제 (DPI)	100/50 μg/dose 60doses/ea 250/50 g/dose 60 doses/ea	1회 1 dose씩 1일 2회 흡입 (경증 천식) 1회 1 dose씩 1일 2회 흡입 (중등증 천식, COPD)	쉰목소리, 구강/인후 칸디다증, 피부 과민반응, 안면 및 구강인후 부종, 부신 억제, 성장 지연, 골밀도 감소, 녹내장, 백내장, 중증 혈당변화, 저칼륨혈증, 바이러스성 위장염, 구역, 구토, 설사, 복통, 진전, 심계항진, 두통, 심부정맥, 비특이성 흉통, 혈압, 맥박수 및 심전도 변화, 구강인후 자극, 기관지염, 천명, 질식, 관절통, 배통, 근경련/수축, 근육통/근염, 월경불순, 발적, 발진, 두드러기, 부종, 혈관부종, 자극감, 기관지 경련, 치통, 비염, 후두염	금기 본 약제 성분에 과민증, 심장 부정속맥, 치료되지 않은 진균, 세균 또는 결핵감염, 중등증 내지 중증의 기관 지확장증, 유당 또는 우유에 IgE 매개 알레르기 반응, 4세 미만 신중투여 심혈관 질환(특히 관상동맥부전, 심장의 부정맥 및 고혈압), 교감신경흥분제 특이반응, 당뇨병, 갑상선 중독, 경련성 장애, 폐결핵, 치료되지 않은 저칼륨혈증	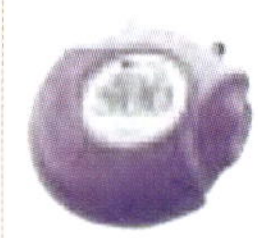
	세레타이드 에보할러	흡입제 (MDI)	500/50 μg/dose 60doses/ea 50/25 μg/dose 120 doses/ea 125/25 μg/dose 120 doses/ea 250/25 μg/dose 120 doses/ea	1회 1 dose씩 1일 2회 흡입 (중증 천식, COPD) 1회 2 puff씩 1일 2회 흡입 (경증 천식) 1회 2 puff씩 1일 2회 흡입 (중등증 천식, COPD) 1회 2 puff씩 1일 2회 흡입 (중증 천식, COPD)			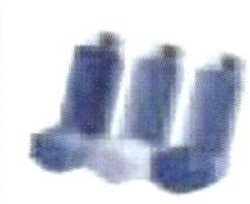

<table>
<tr><th>성분명</th><th>상품명</th><th>제형</th><th>용량/단위</th><th>용법</th><th>부작용</th><th>참고사항</th><th>사진</th></tr>
<tr><td colspan="8">전신 스테로이드제</td></tr>
<tr><td>Predisolone</td><td>소론도 정
니소론 정</td><td>정제</td><td>5 mg/T</td><td>5~60 mg을
1~4회로 분할 복용</td><td rowspan="3">부종, 나트륨저류, 칼륨 손실, 저칼륨 알칼리혈증, 울혈성 심부전, 고혈압, 근무력증, 대퇴골 및 상완골 말단의 무균성 괴사, 스테로이드성 근병증, 골다공증, 척추 압박골절, 관절통, 간 효소 증가, 구역, 구토, 식욕부진, 식욕항진, 소화성 궤양, 췌장염, 궤양성 식도염, 창상치유 지연, 안면홍반, 발한이상, 점상출혈, 반상출혈, 자반, 여드름, 다모, 탈모, 색소침착, 경련, 현기증, 두통, 불면, 우울증, 쿠싱증후군, 월경이상, 소아 성장억제, 부신기능부전, 백내장, 녹내장, 망막장애, 안구 돌출</td><td rowspan="3">금기
본 약제 또는 프레드니손 과민증, 전신 진균 감염, 단순/대상포진, 수두, 생백신 투여 환자

신중투여
유효 항균제가 존재하지 않는 감염증, 소화성 궤양,단순 포진성 각막염, 정신병, 결핵 질환, 후방백내장, 녹내장, 고혈압, 중증 근무력증, 고령자</td><td>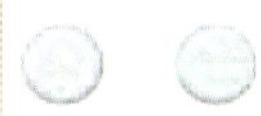</td></tr>
<tr><td rowspan="2">Methyl-
prednisolone</td><td>메드롤 정</td><td>정제</td><td>4 mg/T
16 mg/T</td><td>증상에 따라 초기 용량으로 1일 4~48 mg을 1~4회로 분할 복용</td><td rowspan="2">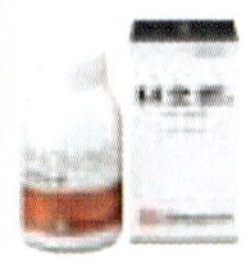</td></tr>
<tr><td>솔루-
메드롤주</td><td>주사제</td><td>125 mg/vial
500 mg/vial</td><td>1일 125~250 mg을 1~4회 분할하여 30분에 걸쳐 정맥주사</td></tr>
</table>

005 호흡기장애 판정기준

1 장애진단 기관 및 전문의

장애인등록 직전 2개월 이상 진료한 의료기관의 내과(호흡기 분과), 흉부외과, 소아과, 결핵과 전문의이다.

2 진료기록 등의 확인

장애진단을 하는 전문의는 원인질환 등에 대하여 1년 이상의 충분한 치료 후에도 장애가 고착되었음을 정기적 흉부 X-선 소견, 폐기능검사, 동맥혈가스검사 등을 포함한 진단서, 소견서 진료기록 등으로 확인해야 한다. (필요 시 환자에게 타병원 진료기록 등을 제출케 함.)

3 장애진단 및 재판정 시기

❶ 현재 상태와 관련한 최초 진단 이후 1년 이상 경과하고, 2개월 이상의 적극적인 치료에도 불구하고 호전의 기미가 거의 없는 만성 호흡기 질환의 경우에 장애를 진단한다.

❷ 수술 또는 치료로 기능이 회복될 수 있다고 판단하는 경우에는 장애진단을 처치 후로 유보해야 한다. 다만, 1년 이내에 국내 여건상 그 수술이 쉽게 행해지지 않는 경우와 장애인의 건강상태 등으로 인하여 수술 등을 하지 못하는 경우는 예외로 하되, 국내 여건의 변화 등을 감안하여 필요한 시기를 지정하여 재판정을 받도록 해야 한다.

❸ 향후에 장애 정도의 변화가 예상되는 경우에는 반드시 재판정을 받도록 해야 한다. 이 경우 재판정의 시기는 최초의 진단일로부터 2년 이상 경과한 후로 한다. 2년 이내에 장애상태의 변화가 예상될 때에는 장애의 진단을 유보해야 한다.

❹ 재판정이 필요한 경우에 장애진단을 하는 전문의는 장애 진단서에 그 시기와 필요성을 구체적으로 명시해야 한다.

4 판정 개요

❶ 충분한 내과적 치료에도 불구하고 장애가 지속적으로 유지되는 만성 호흡기 질환임을 확인해야 한다.

❷ 장애를 판정하기 위해서는 ① 호흡곤란 정도 판정, ② 흉부 X-선 촬영, ③ 폐기능 검사, ④ 동맥혈가스검사 등에 의한 객관적인 검사소견이 있어야 하며 이 밖에 필요한 경우 호흡기질환에 따라 흉부 CT, 기관지 내시경, 운동부하 폐기능 검사, 폐 환기-관류 동위원소 검사, 폐동맥 촬영술 등을 시행하여 정확한 진단을 해야 한다.

❸ 최소 2개월 이상의 반복적인 검사 결과 중 낮은 등급으로 판정한다.

❹ 장애등급 기준

장애등급	특징
1급	폐나 기관지 등 호흡기관의 만성적인 기능부전으로 안정 시에도 산소 요법을 받아야 할 정도의 호흡곤란이 있고, 평상시의 폐환기 기능(1초시 강제호기량)이 정상 예측치의 25% 이하이거나, 산소를 흡입하지 않으면서 평상시 대기 중에서 안정 시에 동맥혈 산소분압이 55 mmHg 이하인 사람
2급	폐나 기관지 등 호흡기관의 만성적인 기능부전으로 집안에서의 이동 시에도 호흡곤란이 있고, 평상시의 폐환기 기능(1초시 강제호기량)이 정상 예측치의 30% 이하이거나, 산소를 흡입하지 않으면서 평상시 대기중에서 안정시에 동맥혈 산소분압이 60 mmHg 이하인 사람
3급	폐나 기관지 등 호흡기관의 만성적인 기능부전으로 평지에서의 보행 시에도 호흡곤란이 있고, 평상시의 폐환기 기능(1초시 강제호기량)이 정상 예측치의 40% 이하이건, 산소를 흡입하지 않으면서 평상시 대기중에서 안정시에 동맥혈 산소분압이 65 mmHg이하인 사람

08 만성폐쇄성폐질환 환자 생활요법

006 병원에서 필요한 검사

1 기본 혈액검사

동맥혈가스검사, 일반 혈액검사(CBC : WBC, RBC, Hb, Hct, Platelet, MCV, MCH, MCHC), 전해질(Electrolyte), 간기능 검사, 신장기능 검사, 염증 검사, 종양표지자 검사 등

2 영상검사

흉부 X-선촬영, 폐기능 검사(필요한 경우 호흡기 질환에 따라 흉부 CT, 기관지 내시경, 운동부하 폐기능 검사, 폐 환기-관류 동위원소 검사, 폐동맥 촬영술 등을 시행하여 정확한 진단을 해야 한다.)

007 추천 영양보충제(복용전 반드시 의사의 상담)

1 감기

비타민 A, 비타민 C, 비타민 E, 리신, NAC(N – 아세틸 – L – 시스테인), 아연(Zn), 망간(Mn), 셀레늄(Se), 콜로이드 실버(Colloidal Silver), 에키네시아(Echinacea), 골든씰(goldenseal), 마늘, 홍삼, 감초, 생강

2 기관지염

비타민 A, 비타민 C, 비타민 E, 아연(Zn), 코큐텐(CoQ10), 에키네시아(Echinacea), 콜로이드 실버(Colloidal Silver), 브로멜라인(Bromelain), 황기, 피크노제놀 (pycnogenol)

3 만성 기침

비타민 A, 비타민 C, 비타민 E, Slippery Elm Bark(슬리퍼리 엘름 바크), 감초

Ref.
- Pulmonary Rehabilitation in COPD, Departments of Internal Medicine, KyungHee University of Medicine, Seoul, Korea
- 만성 폐쇄성 폐질환 환자에게 적용한 가정 호흡재활프로그램의 효과 검증
- 만성폐쇄성폐질환(COPD) 진료지침 요약본, 대한내과학회
- 일차진료의를 위한 마스터 기능의학(The master of functional medicine for primary medical care), 대한일차의학회

09 신장질환 환자 생활요법

001 신증후군 환자

1 식사원칙

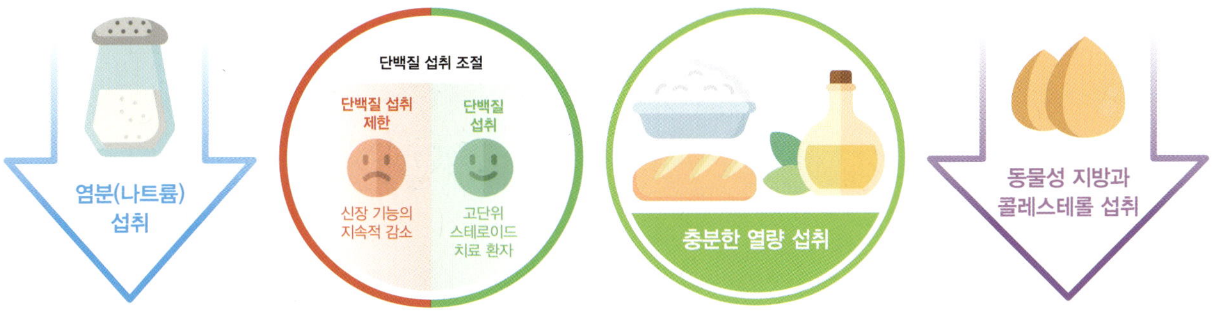

(1) 염분(나트륨) 섭취 줄이기

나트륨은 부종을 일으키고 혈압을 올려 신장에 부담을 주게 되므로 1일 2,000 mg(소금으로 환산시 5 g)이내로 제한하며, 염분 함량이 높은 국, 김치, 가공식품, 염장식품 등을 주의하도록 한다.

(2) 단백질 섭취 적절히 조절하기

❶ 필요이상 과량의 단백질을 섭취하는 것은 더욱 심한 단백뇨를 진행시킬 수 있다.

❷ 고단위 스테로이드 치료를 받는 환자들에게는 충분한 단백질 섭취가 필요하고(스테로이드를 복용할 경우 단백질의 요구량이 증가할 수 있기 때문), 신장기능이 지속적으로 감소되는 경우에는 만성신부전과 동일하게 단백질 제한이 필요하다.

(3) 열량 충분히 섭취하기

열량 섭취가 부족하면 체내 단백질이 분해되어 사용되기 때문에 영양불량의 원인이 되기도 하므로 밥, 빵, 떡 등의 곡류식품과 식물성 기름, 사탕, 잼 등의 단순당질처럼 열량을 내는 식품을 각 개인의 체격에 따라 충분히 섭취하도록 한다.

(4) 동물성 지방과 콜레스테롤 섭취 줄이기

신증후군과 함께 나타나는 고지혈증은 식사로 엄격한 조절은 하지 않으나 가급적 콜레스테롤과 동물성 지방 함량이 높은 식품을 주의한다.

2 식단

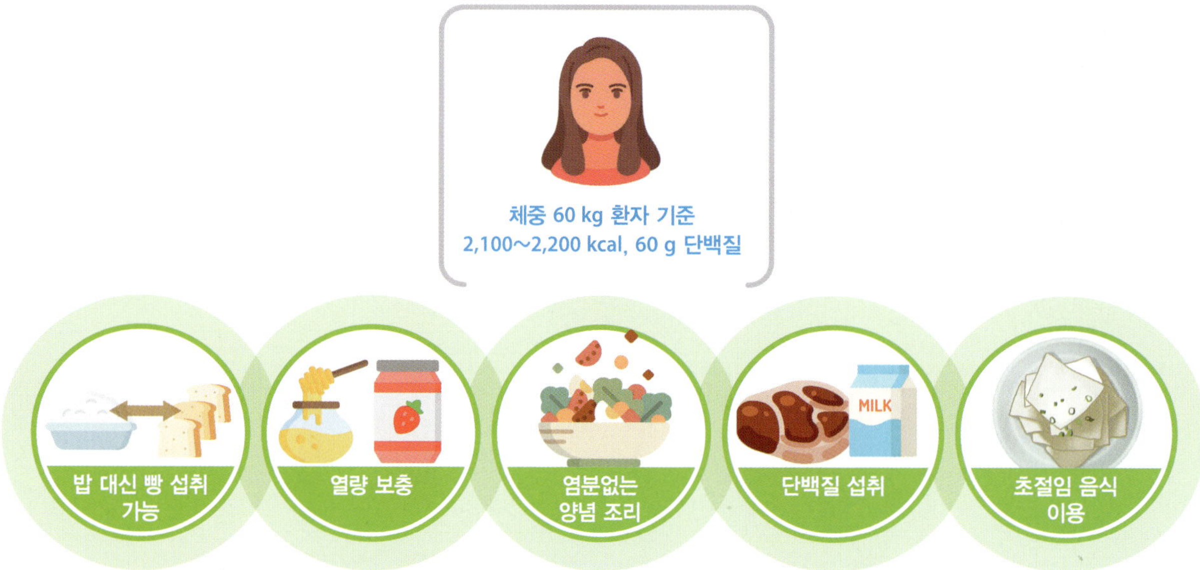

체중 60 kg 환자 기준 : 2,100~2,200 kcal, 60 g 단백질

❶ 쌀밥 210~220 g, 밥 대신 빵(예 식빵 3조각)으로 바꿔 섭취할 수 있다.

❷ 열량 보충을 위해 잼이나 꿀을 함께 섭취하도록 하고, 탕수육 등의 튀김요리로 열량을 보충한다.

❸ 샐러드 드레싱도 염분을 함유하고 있으므로 주의하고, 염분없이 맛있게 먹을 수 있도록 식초, 설탕 등을 이용하여 새콤달콤하게 조리한다.

❹ 단백질 섭취

생선은 소금간 없이 튀겨서 양념장을 따로 이용한다. 육류/생선/콩제품 등의 단백질 섭취가 과하지 않도록 1일 섭취량을 준수한다(우유도 단백질과 나트륨 함량이 높으므로 1일 2잔 이내로 섭취하기).

❺ 김치대신 식초 & 설탕으로 맛을 돋운 초절임 이용하기

09 신장질환 환자 생활요법

002 만성신부전 환자

1 식사원칙

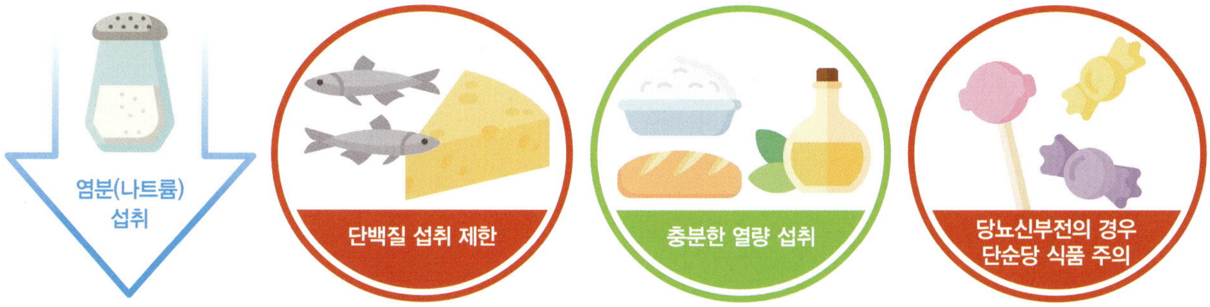
염분(나트륨)
섭취
단백질 섭취 제한
충분한 열량 섭취
당뇨신부전의 경우
단순당 식품 주의

(1) 염분(나트륨) 섭취 줄이기

나트륨은 부종을 일으키고 혈압을 올려 신장에 부담을 주게 되므로 1일 2,000 mg(소금으로 환산시 5 g)이내로 제한하며, 염분함량이 높은 국, 김치, 가공식품, 염장식품 등을 주의하도록 한다.

(2) 단백질 섭취 제한하기

음식물로 섭취한 단백질은 체내에서 이용된 후 요소라는 노폐물을 만드는데, 신장기능이 떨어지면 요소가 혈액 속에 쌓이게 되어 신장에 더욱 부담을 주게 되므로 자신의 신장기능에 맞는 적정량의 단백질을 섭취해야 한다.

혈액 투석 시, 단백질 섭취 주의사항

혈액투석 과정 중 아미노산이나 펩타이드 형태로 단백질이 손실되기 때문에 투석으로 손실되는 양을 보충하기 위해 보통 투석 전보다 50% 이상 더 많은 양이 필요하다. 단백질 식품중에 인과 염분이 높은 콩, 멸치, 어묵, 치즈 등은 주의해야 한다.

(3) 열량 충분히 섭취하기

열량섭취가 부족하면 체내 단백질이 분해되어 사용되기 때문에 영양불량의 원인이 되기도 하므로 밥, 빵, 떡 등의 곡류식품과 식물성 기름, 사탕, 잼 등의 단순당질 처럼 열량을 내는 식품을 각 개인의 체격에 따라 충분히 섭취하도록 한다. (단, 당뇨 신부전의 경우에는 단순당 식품을 주의하며, 무기질 함량이 높은 잡곡밥보다는 쌀밥을 섭취하는 것이 바람직하다.)

(4) 남아있는 신장기능에 따라 칼륨과 인 섭취를 조절

❶ 칼륨은 채소와 과일에 많이 있으며, 채소류는 가급적 삶거나 데쳐서 이용한다.

칼륨 함량이 높은 식품 중 주의 식품

구분	식품
채소류	아욱, 근대, 쑥갓, 시금치, 미나리, 양송이버섯, 늙은 호박, 죽순, 머위, 참취, 부추 등
과일류	토마토, 바나나, 참외, 멜론, 건과일(건포도, 곶감 등), 천도 복숭아, 키위
기타	• 잡곡류, 두류(콩류,동부,녹두,팥 등), 감자, 고구마, 토란, 밤, 초콜릿, 카라멜, 로얄제리 • 고구마와 감자는 일반 다른 곡류에 비해 칼륨의 함량이 높아서 지나치게 많은 양을 섭취하는 것은 고칼륨의 섭취가 되기 쉬우므로 빵류, 떡류, 사탕, 젤리, 꿀 등의 간식을 권장한다. • 옥수수 수염, 늙은 호박, 배달인 물 등은 이뇨 작용을 돕기 위한 방법으로 민간요법으로, 이들에는 칼륨(포타슘)이 농축되어 있어서 만성 신부전으로 혈액 내 칼륨(포타슘) 수준이 높은 환자분들에게는 위험하다. • 시판되는 저염 소금에는 KCl 성분이 포함되어 있어 포타슘을 낮추는 약물을 복용하는 경우, 그리고 투석을 앞두고 있는 경우라면 사용을 주의하여야 할 필요가 있다.

❷ 인은 모든 식품에 들어 있지만 유제품, 어육류, 건어물 등에 많이 들어 있으므로 주의해야 한다.

인 함량이 높은 식품 중 주의 식품

구분	식품
유제품	우유, 치즈, 요거트, 아이스크림, 커스타드크림
어육류	멸치 · 뱅어포 등의 건어물, 명란, 대구알, 육류의 간, 햄
기타	콩, 팥 등의 잡곡류, 땅콩, 호두, 아몬드 등의 견과류, 콜라, 초콜릿

2 식단

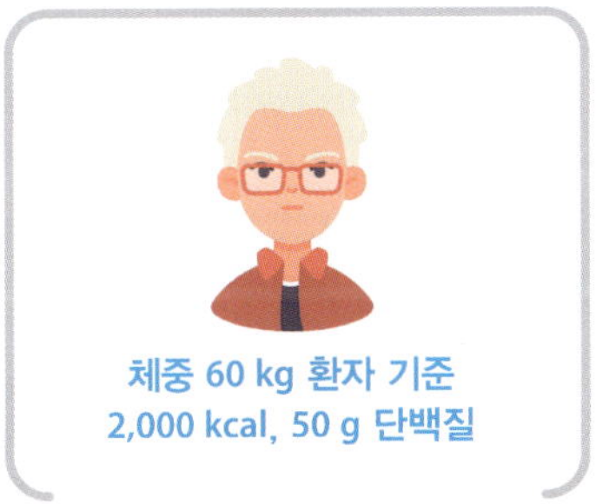

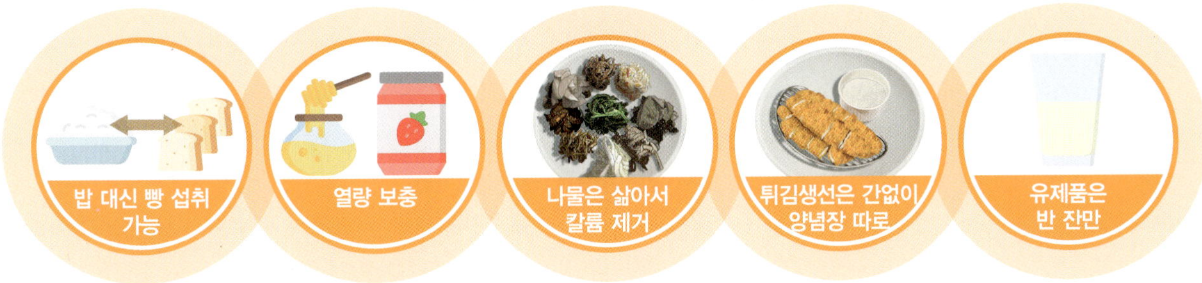

체중 60 kg 환자 기준 : 2000 kcal, 50 g 단백질

❶ 쌀밥 210~220 g, 밥 대신 빵(예 식빵 3조각)으로 바꿔 섭취할 수 있다.

❷ 열량 보충을 위해 잼이나 꿀을 함께 섭취하도록 하고, 탕수육 등의 튀김요리로 열량을 보충한다(열량 보충을 위해 간식으로 사탕이나 젤리 섭취 가능).

❸ 샐러드 야채는 미리 물에 담가 두었다가 사용하고, 나물은 삶아서 칼륨을 제거하고 조리한다. 김치대신 식초와 설탕으로 맛을 돋운 초절이를 이용한다.

❹ 생선은 소금간 없이 튀겨서 양념장을 따로 이용한다.

❺ 유제품은 인과 칼륨 함량이 높으므로 반 잔만 마신다.

3 복막투석 환자

(1) 식사원칙

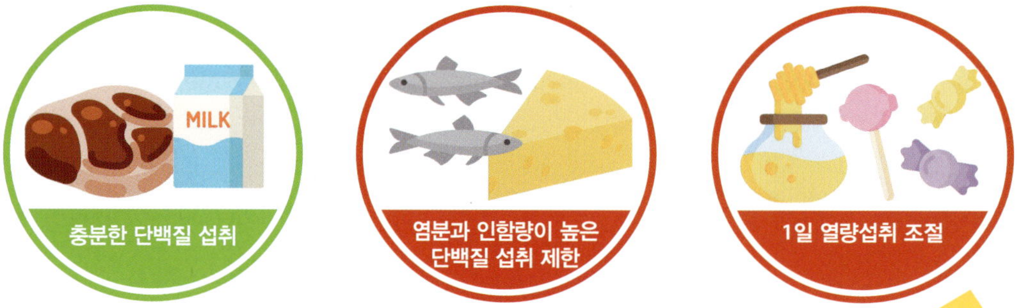
MILK
충분한 단백질 섭취
염분과 인함량이 높은
단백질 섭취 제한
1일 열량섭취 조절

1일 열량 섭취량 = 총 필요열량 − 투석액에서 얻는 열량

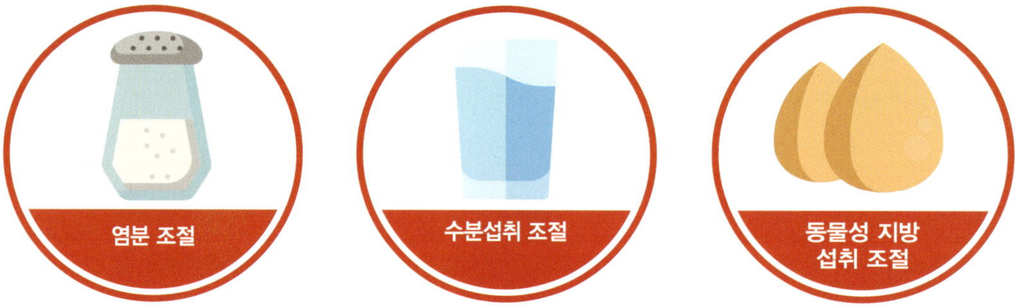
염분 조절
수분섭취 조절
동물성 지방
섭취 조절

❶ 단백질 충분히 섭취하기

복막투석을 통해 1일 10~15g의 단백질이 손실되므로 충분한 양의 단백질 섭취가 필요하지만 염분과 인함량이 높은 콩, 멸치, 치즈 어묵 등은 주의해야 한다.

❷ 열량 섭취를 조절한다.

투석액에는 다량의 당이 포함되어 있어 투석과정 중 흡수되므로 설탕, 사탕, 꿀 등의 단순당은 섭취하지 않는 것이 좋고 1일 열량 섭취는 (총 필요열량 − 투석액에서 얻는 열량)으로 계산하며 빵, 떡, 감자, 고구마 등이 모두 주요 열량급원 식품이므로 간식으로 추가 섭취하지 않도록 주의한다.

❸ 인 섭취를 조절한다.

과다한 인은 복막투석을 통해 잘 제거되지 않고 단백질 섭취가 증가하면서 인의 섭취도 함께 증가하기 때문에 주의가 필요하다. 처방에 따라 인결합제를 함께 복용해야 하는데 반드시 식사 중 또는 식사직후에 복용하는 것이 효과가 있다.

인 함량이 높은 식품 중 주의 식품

구분	식품
유제품	우유, 치즈, 요거트, 아이스크림, 커스타드크림
어육류	멸치 · 뱅어포 등의 건어물, 명란, 대구알, 육류의 간, 햄
기타	콩, 팥 등의 잡곡류, 땅콩, 호두, 아몬드 등의 견과류, 콜라, 초콜릿

❹ 칼륨 섭취를 조절한다.

칼륨은 복막투석을 통해 제거되므로 항상 칼륨제한이 필요하지는 않으나 혈중 칼륨 농도가 높아지면 주의한다.

❺ 염분 조절하기

복막투석은 수분평형이 비교적 잘 조절되므로 투석전이나 혈액투석을 할 때보다는 소금간을 비교적 자유롭게 섭취하지만 염분 함량이 높은 식품들은 피하는 것이 바람직하다.

❻ 수분섭취 조절하기

복막투석을 하면 약 2 L정도의 수분이 제거되므로 엄격한 수분제한은 필요없으나 만약 부종이 있는 경우에는 염분제한과 함께 수분도 제한한다.

❼ 동물성 지방과 콜레스테롤 섭취를 줄인다.

과도한 열량섭취 등으로 혈액 내 지질함량이 높아지면 심장이나 혈관 질환의 합병증을 일으킬 수 있으므로 적절한 지방 섭취와 콜레스테롤 제한이 필요하다.

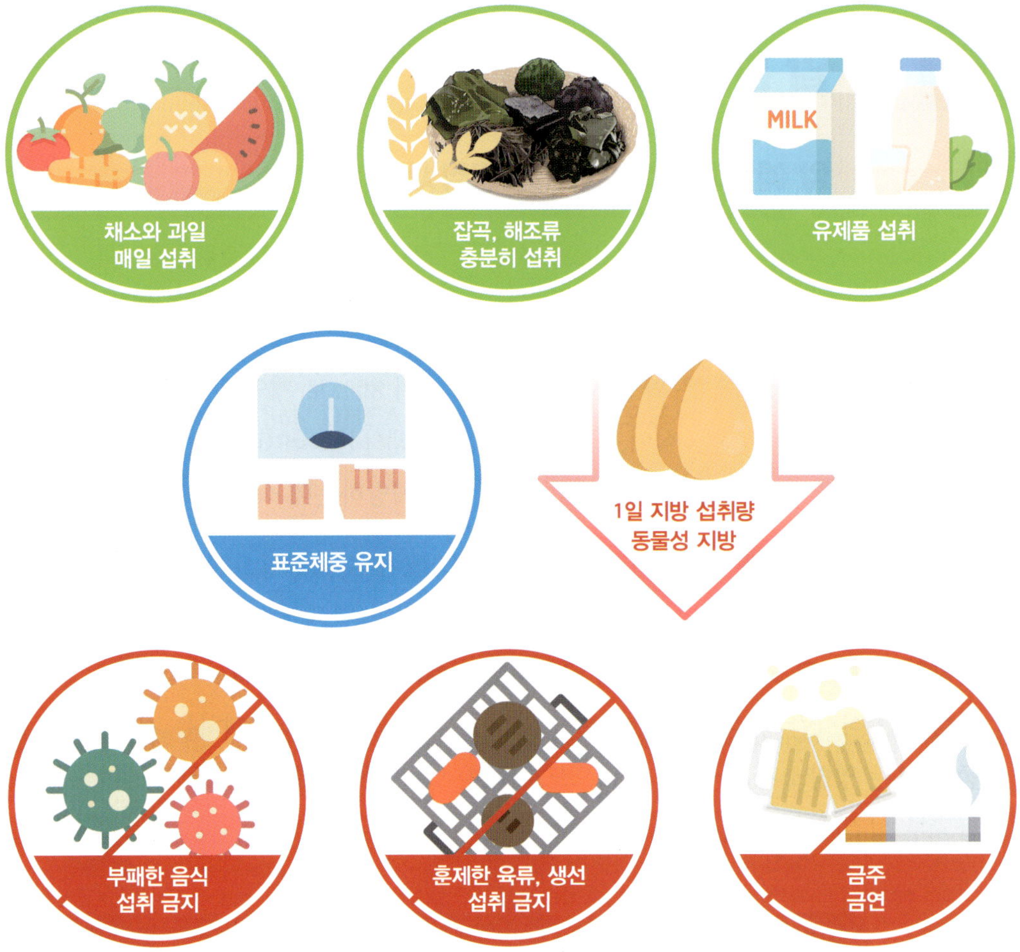
채소와 과일
매일 섭취
잡곡, 해조류
충분히 섭취
MILK
유제품 섭취
표준체중 유지
1일 지방 섭취량
동물성 지방
부패한 음식
섭취 금지
훈제한 육류, 생선
섭취 금지
금주
금연

(2) 다양한 색깔의 신선한 채소와 과일을 매일 충분히 섭취한다.

(3) 섬유소가 많은 채소, 과일, 콩, 잡곡(보리, 현미 등), 해조류(미역, 김 등)를 충분히 섭취한다.

(4) 1일 지방 섭취량을 줄이고 동물성 지방을 적게 섭취한다.

(5) 비만과 과체중을 피하며, 정상 체중을 유지하도록 한다.

(6) 너무 짜거나 매운 음식, 너무 뜨거운 음식은 삼가한다.

(7) 우유(저지방 우유)와 유제품(요플레, 요쿠르트 등)을 섭취한다.

(8) 곰팡이가 생기거나 부패한 음식은 피한다.

(9) 불에 직접 구운 것이나 훈제한 육류, 생선 등은 피한다.

(10) 흡연을 금하고 과음은 삼가하도록 한다.

10 암 환자 생활요법
002 암 환자의 영양관리

1 개요

❶ 암 환자는 질병과정과 치료과정에 의해서 다른 질환보다 영양불량의 가능성이 매우 높으며, 일반적으로, 암 환자의 40~80% 정도가 영양불량 상태에 해당한다.

❷ 암 환자에게 있어서 흔히 나타나는 영양불량은 식욕 부진, 소화불량, 흡수불량, 저작 및 연하곤란 등에 의해 발생하며, 조직의 기능과 유지뿐만 아니라 체액과 세포의 면역기능에 영향을 주며, 간 기능의 변화로 약물대사에도 영향을 줄 수 있다.

❸ 결과적으로 치료의 효과는 감소하고 치료기간은 연장되며 화학요법이나 방사선요법 등을 잘 견디지 못하고 감염에도 쉽게 노출될 수 있다.

2 암으로 인한 영양문제

(1) 에너지 소비

❶ 암 환자의 경우 다른 환자들에 비해 에너지 소비가 증가한다는 것에 논란의 여지가 있으나, 암 세포의 위치 및 크기와 전이 여부, 환자의 영양상태 그리고 항암치료 방법 등에 의해 증가하는 것으로 설명되고 있다.

❷ 영양불량 상태인 암 환자의 경우 건강한 사람의 기아 상태와는 다른 비효율적인 에너지 소비를 하는데, 이는 코리회로(cori cycle)의 증가로 인한 비효율적인 에너지 소비, 단백질 대사 항진, 그리고 공복 시에 적응하는 대사의 변화 등 때문으로 생각된다.

(2) 당질 대사

❶ 일반적으로 에너지 섭취량이 부족할 경우 근육과 간의 글리코겐이 먼저 분해되어 우리 몸에 필요한 에너지를 공급하며, 이들이 고갈되면 근육 단백질이 분해되고 그 다음으로 지방조직이 사용된다.

❷ 암 환자의 경우 대사기전이 원활하지 못하고 포도당 신합성 및 단백질 분해가 계속 일어나며, 암세포는 혐기성 당분해로 젖산을 생성하며, 이들은 코리회로를 이용해서 포도당으로 재합성 된다. 이 과정에서 에너지가 소비되기 때문에 에너지 효율은 감소하고 혐기성 당분해의 최종 산물인 젖산은 식욕 부진의 주요 원인이 되기도 하며, 당질 대사에 있어서 내당능 저하나 인슐린 저항성이 나타나기도 한다.

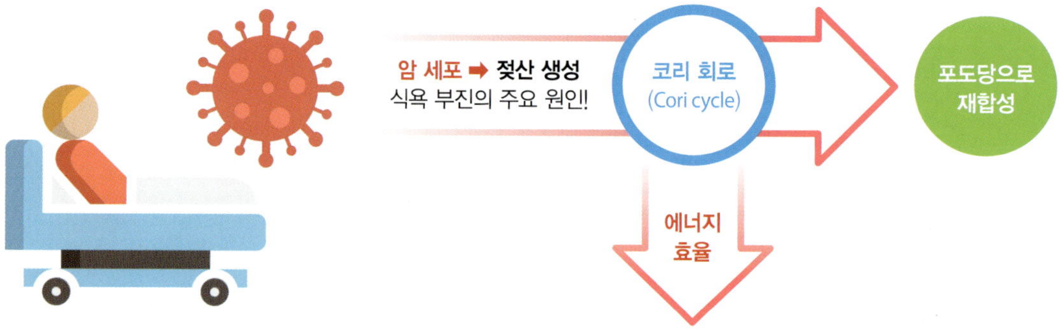

(3) 단백질 대사

❶ 단백질은 암이 성장하는 동안 심하게 고갈될 수 있으며, 단백질 분해 증가, 근육 단백질 합성 감소, 그리고 음의 질소평형 등 단백질 대사 이상이 나타나고 영양불량 상태인 암 환자의 근골격계 감소는 에너지와 단백질을 적절하게 섭취함에도 불구하고 흔히 나타나는 현상이다.

❷ 영양상태가 나빠지면 장점막이 변화하여 단백질 손실로 인한 장 질환을 초래할 수도 있다.

(4) 지방 대사

❶ 암 환자는 지방조직의 분해가 활발히 일어나게 되며, 특히 인슐린저항성이 생기면서 지방산 분해가 촉진되고 체내지방이 감소하게 된다.

❷ 식욕 부진 뿐만 아니라 지방분해와 지방합성 사이의 일차적인 불균형으로 인해 혈장 글리세롤과 유리 지방산의 농도가 증가하게 된다.

(5) 치료방법 및 이에 따른 부작용으로 인한 영양문제

❶ 수술

- 식도 또는 위 절제의 경우 위 운동, 위산 생성감소, 지방과 단백질 흡수불량, 덤핑증후군
- 소장절제의 경우 영양소 흡수불량, 담즙 손실 등
- 췌장절제는 췌장액의 분비를 감소시켜 당뇨병이나 흡수불량을 유발

❷ 항암화학요법

- 정상 세포 중 빠르게 성장하는 위장관의 점막, 머리카락, 골수, 생식계의 세포들에게도 영향
- 위장관의 부작용 : 오심, 구토, 구내염, 설사 등
- 골수에 나타나는 부작용 : 백혈구 수치 감소, 혈소판 감소
- 생식계의 부작용 : 무정자증, 월경불순
- 탈모
- 항암제에 따라 심장, 콩팥, 방광, 폐 그리고 신경계에도 손상을 줄 수 있다.

❸ 방사선요법 (X–선, γ–선, 전자선 등의 고 에너지 방사선)

가장 일반적인 부작용으로는 메스꺼움, 식욕 부진, 전신 피로감 등

3 암 환자의 영양 관리

(1) 영양상태 평가

❶ 병력

수술, 항암화학요법, 방사선치료 등과 같은 현재 또는 예정된 치료뿐만 아니라 암세포 위치 및 단계, 전이 정도(특히, 영양소 대사에 영향을 미치는 경우), 과거 소화기계 수술 여부, 그리고 다른 급성, 만성 질환 여부 등 영양과 관련된 문제들을 찾도록 한다.

❷ 영양력

식사력과 식습관, 에너지와 단백질 섭취량, 식욕 부진, 조기 포만감, 입맛 변화, 씹거나 삼키는 기능, 배변상태(설사, 변비, 지방변 등), 식품알러지/부적응증, 영양보충제나 보충식품 사용 여부, 식사 준비나 섭취를 위한 수행능력, 그리고 심리적 요인 등을 통해 평가한다.

❸ 신체 계측

- 체중 변화는 영양불량 정도 추정과 영양요구량을 결정하는데 이용
- 부종, 수분저류, 복수 등이 체중변화를 일으킬 수 있으므로 수분 변화도 함께 고려한다.
- 체지방과 근육의 양을 측정하는 것도 장기간 영양상태를 관리하거나 중재하는데 유용하게 이용된다.

❹ 혈액검사

CBC, electrolyte, albumin, LFT(liver function test), BUN, Creatinine, transferrin

(2) 영양 요구량

❶ 균형 잡힌 영양섭취가 중요하다.

암은 소모성 질환이고 항암치료 역시 에너지 및 단백질의 소모를 초래하며 단백질, 비타민, 무기질이 충분히 공급되는 균형잡힌 영양섭취는 체내에서 일어나는 대사를 정상화시키기 위하여 중요하다.

❷ 암 환자의 에너지 요구량

에너지 요구량은 기초 대사량과 활동량 등에 따라 다르지만, 정상적인 체중과 영양상태일 경우 25~30 kcal/kg 정도, 대사가 항진되거나 체중 감소 등 영양상태가 불량한 경우에는 30~35 kcal/kg 정도의 충분한 에너지를 공급하도록 한다.

❸ 암 환자의 단백질 요구량

정상적인 체중과 영양상태인 경우 0.8~1.0 g/kg 정도 필요하지만, 암 환자의 경우 단백질 이화작용이 증가되어 음의 질소평형 상태가 되는 경우가 많으므로 1.0~1.5 g/kg 정도의 충분한 단백질 공급이 필요하다(단백질 결핍은 무력감, 피로감, 치료로 인한 부작용, 감염 등의 합병증을 가속화시킬 수 있기 때문).

(3) 영양중재

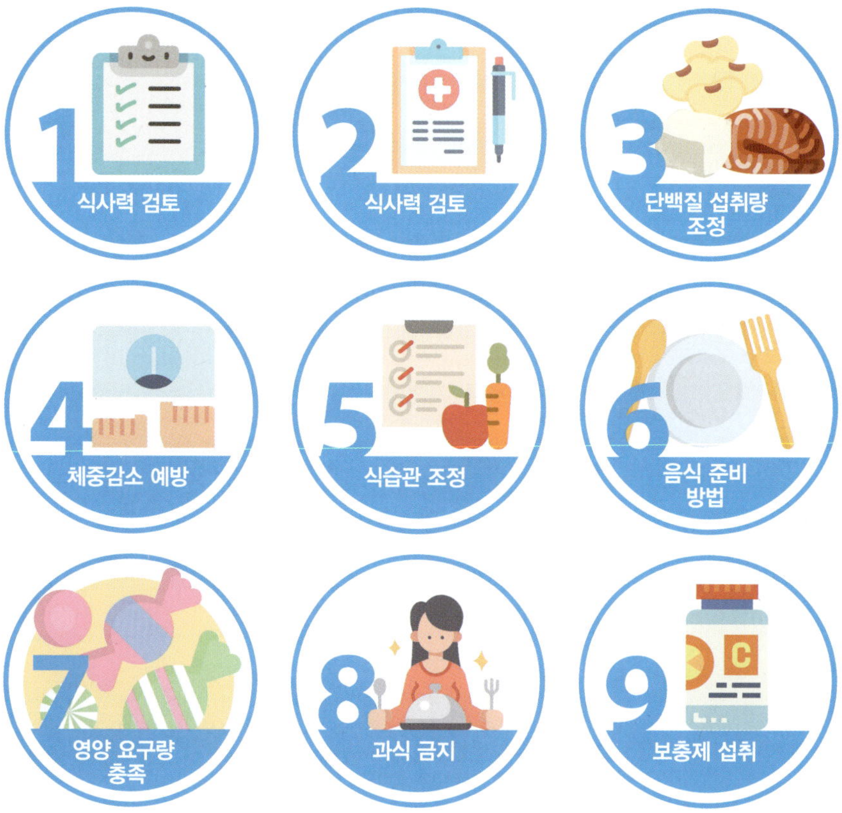
1
식사력 검토
2
식사력 검토
3
단백질 섭취량 조정
4
체중감소 예방
5
식습관 조정
6
음식 준비 방법
7
영양 요구량 충족
8
과식 금지
9
보충제 섭취

❶ 환자의 식사력을 자세히 조사하여 식습관, 칼로리와 단백질 섭취상태, 특정식품에 대한 불내성, 1일 식사횟수, 입맛 변화정도 등을 확인한다. 과거나 현재의 치료로 인한 영향이 있는지도 검토한다.

❷ 식사력에서 얻어진 정보를 토대로 식사계획을 한다.

❸ 1일 필요 에너지와 단백질 섭취량은 환자 개인에 따라 조정한다.

❹ 환자의 체중이 감소되어 있는 경우 영양관리의 우선적인 목표는 추가적인 체중 감소를 예방하는 것이다.

⑤ 식사와 간식 배분에 있어서 변화의 필요성을 환자에게 설명해 준다. 간식이나 후식을 섭취하지 않았던 환자라도 필요에 따라 식습관을 바꾸도록 한다.

⑥ 환자가 음식을 준비할 수 있는지를 고려하여 가능한 방법을 제시해 준다.
식사와 간식 섭취는 가능한 한 환자의 영양 요구량을 충족시켜야 한다. 경우에 따라서는 고칼로리 고단백 유동식의 보충이 필요하며, 흡수불량 상태에서는 가수분해 영양액 또는 성분 영양액 등을 고려한다.

⑦ 가족이나 친척 등은 환자의 식사나 간식 섭취에 대해 지나치게 강요하지 않도록 한다. 지나친 강요는 오히려 역효과를 초래할 수 있기 때문이다.

⑧ 균형잡힌 식사를 할 수 없는 환자나 특별한 영양소 결핍이 있는 환자에게는 보충제 섭취를 고려한다. 그리고 경구섭취가 힘들거나 불가능할 경우 경관급식이나 정맥영양을 통한 적극적인 영양공급도 고려한다.

(4) 부작용에 따른 대처요령

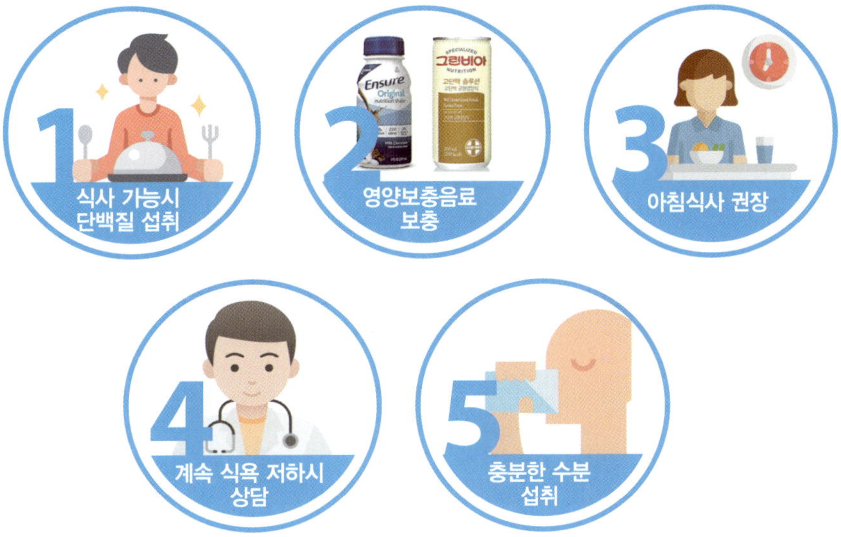
1
식사 가능시
단백질 섭취
2
영양보충음료
보충
3
아침식사 권장
4
계속 식욕 저하시
상담
5
충분한 수분
섭취

❶ 먹을 수 있을 때, 가능한 한 에너지와 단백질을 많이 함유한 식사와 간식을 섭취한다.
이는 몸을 좋은 상태로 유지시키고 조직이 파괴되는 것을 막아주며 항암치료로 손상을 입은 조직을 재생시킨다.

❷ 상태가 좋지 않아 1~2가지 정도의 음식만 먹을 수 있다면, 그것이라도 먹도록 한다.
대신 영양 보충 음료로 에너지와 단백질을 보충한다.

❸ 많은 사람들이 아침에 식욕이 좋으므로, 아침을 많이 먹도록 한다.

❹ 전혀 먹을 수 없더라도 걱정하지 말고 기분이 좋아지도록 노력한다. 그러나 2일 이상 전혀 먹을 수 없을 경우에는 의사와 상의한다.

❺ 물은 우리 몸이 적당한 기능을 하기 위해서 꼭 필요하므로, 충분히 마신다. 일반적으로 성인에 필요한 물은 하루에 6~8컵 정도이다.

(5) 영양 지원

환자의 삶이 어느 정도 남아있고 삶의 질이 유지될 수 있다면 말기 암 환자라 하더라도 경장영양이나 정맥영양을 통한 적극적인 영양공급을 고려해야 한다.

❶ 경장영양

㉮ 경장영양은 미음 형태의 음식을 경구나 위장관에 삽입한 관을 통해 제공하는 것으로, 경관급식, 경구영양, 경구보충 등이 포함된다.

㉯ 경장영양은 흡인성 폐렴, 설사, 경장영양액의 감염 등이 나타날 수 있다.

- 경관급식 : 경관급식은 위장관의 소화흡수 기능은 정상이지만 입으로 식사를 하는 것이 어려운 사람에게 몸 안으로 관을 삽입하여 미음 형태로 영양소를 공급하는 방법이다.
- 경구영양 : 경구영양은 저작 곤란, 식욕 부진 및 체력 저하 등으로 정상적인 식사가 불가능하여 미음의 형태로 장기간 경구급식을 하는 것을 말한다.
- 경구보충 : 경구보충은 경구섭취는 가능하나 섭취량이 현저히 부족할 때, 구강내 질환으로 음식섭취가 어려울 때, 식욕 부진 등으로 심한 영양불량상태에 있으나 위장 또는 장관의 기능은 정상인 경우 부족한 영양소를 보충할 수 있는 방법이다.

❷ 정맥영양

- 정맥영양은 장을 이용할 수 없거나 경장영양이 바람직하지 않을 때 정맥을 통해 영양소를 공급하는 방법으로, 항암치료에 좋은 반응을 보이는 환자라면 고려하도록 한다.
- 정맥영양은 심각한 대사성 합병증 및 카테터 관련 합병증 등을 일으킬 수 있다.

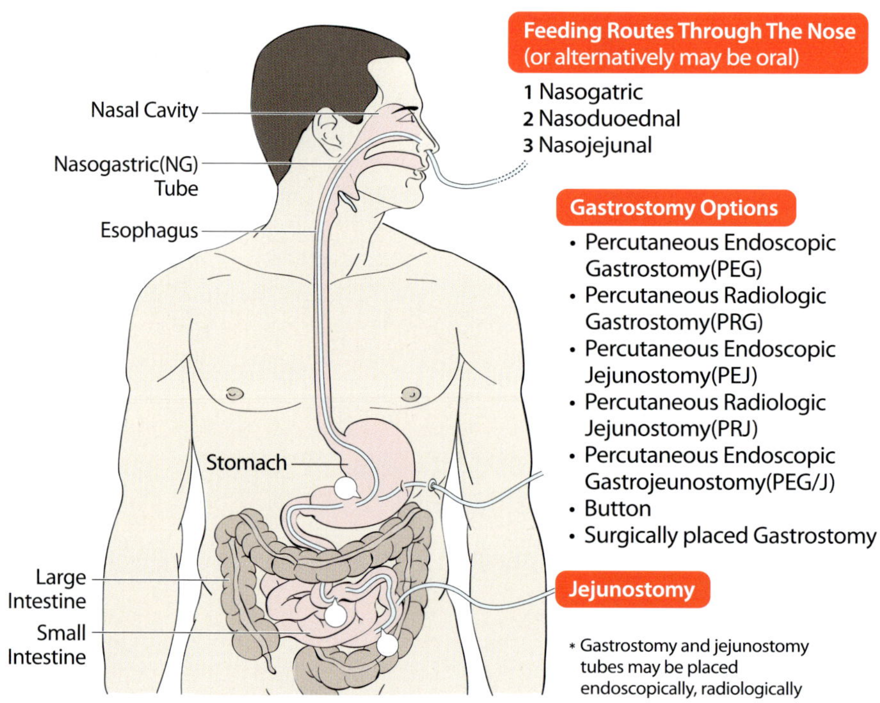

경장영양

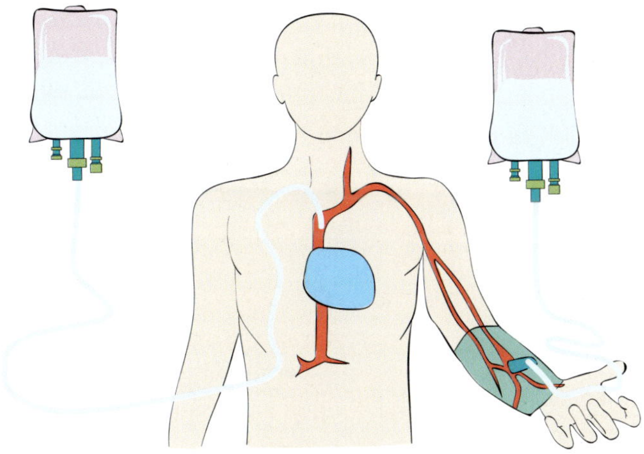

정맥영양의 경로

003 각 부위별 암 환자 식사

1 두경부암

(1) 수술 이후 적절한 방법으로 충분한 영양소 섭취하기

수술 이후에는 상처 회복을 도모하고, 감염 등과 같은 부작용을 최소화하기 위하여 평소보다 많은 영양소의 섭취가 필요하다. 또한 두경부 수술로 인하여 특정 신체부위가 절제되어 부위에 따라 다르나 삼키거나 씹는 기능, 침의 분비 등에 영향을 줄 수 있고, 때에 따라서는 입으로 음식을 섭취하기 어려워, 주사나 코를 통하여 위로 연결된 튜브 또는 복부에서 위/장로 연결된 튜브를 통하여 영양을 공급받을 수 있다.

(2) 항암 치료시 음식 충분히 섭취하기

두경부에 방사선 치료 또는 항암약물 치료를 하는 경우 다른 부위의 치료에 비해 충분한 영양 섭취가 어려운 경우가 많다. 방사선 치료 시 구강건조증, 삼킴 곤란/장애, 미각 변화, 식욕저하 등으로 음식 섭취의 어려움이 발생할 수 있으므로 적절한 식사방법을 통하여 충분하게 섭취하도록 한다.

2 갑상선암

갑상선 암은 영양소와 특별히 연관은 없고, 치료를 위해 갑상선 절제술을 시행하는 경우에도 제한하는 식품은 없다. 갑상선 절제술 후 방사선 요오드(I 131) 치료를 통해 보이지 않게 퍼져 있는 암세포를 제거하는 치료를 하는 경우에 치료전, 후 1주일 간은 요오드 섭취 제한이 필요하다.

(1) 요오드 제한식(저요오드식)

방사선 치료의 효과를 최대화하기 위한 요오드 제한식은 식사를 통해 하루 50 ㎍ 이하로 요오드를 제한하는 식사법으로 치료 전후 1주일 동안만 시행한다. 치료가 끝난 후에는 이전의 정상식사를 회복하여 식사한다.

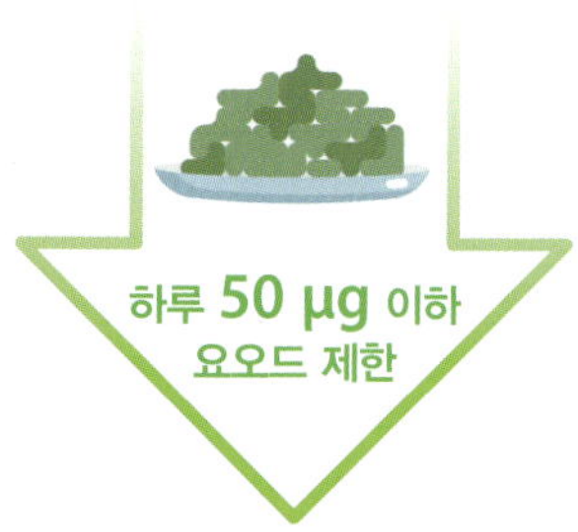

(2) **식단**

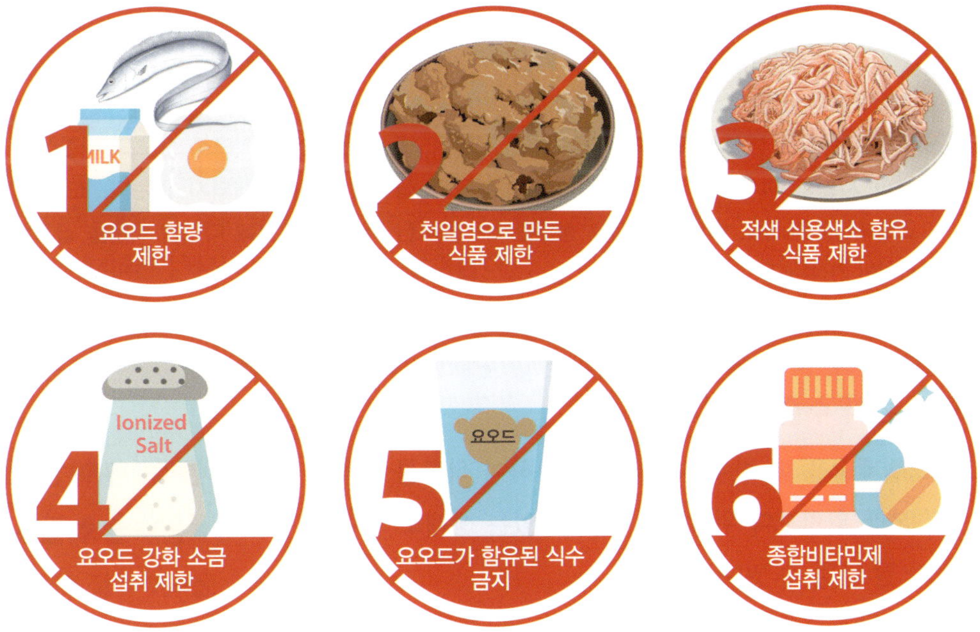
1
MILK
요오드 함량 제한
2
천일염으로 만든 식품 제한
3
적색 식용색소 함유 식품 제한
4
Ionized Salt
요오드 강화 소금 섭취 제한
5
요오드
요오드가 함유된 식수 금지
6
종합비타민제 섭취 제한

❶ 요오드 함량이 높은 식품 피하기

해조류(김, 미역, 파래, 다시마 등)와 바다 생선(갈치, 꽁치, 이면수 등 바다생선)에 요오드 함량이 가장 높고, 우유 및 유제품(요구르트, 아이스크림, 치즈 등), 달걀(노른자), 전란을 사용한 제빵제품 등은 비교적 높은 편이라서 이 시기에 섭취를 피해야 한다.

❷ 천일염으로 만든 식품 섭취 피하기

바닷물로 만든 천일염에는 요오드 함량이 높기 때문에 천일염으로 만든 김치, 젓갈, 장류의 섭취를 피한다. 단, 시중에서 판매되고 있는 시판용 장류(간장, 고추장, 된장 등)는 정제염을 사용하였기 때문에 제한하지 않는다.

cf 집에서 담근 장류는 천일염을 사용하여 메주를 띄우기 때문에 요오드 함량이 높다.

❸ 적색(3호) 식용 색소가 사용된 식품의 섭취를 제한한다.

빨간색 식용 색소에는 요오드 성분이 높은 것으로 붉은 색의 햄, 게맛살, 소세지 등의 식품 섭취는 제한한다.

❹ 요오드 강화된 소금의 섭취를 피한다.

외국에서는 Ionized salt(요오드 강화 소금)이 판매되고 있으므로 이러한 외국산 소금의 사용은 피하고, 요오드 강화 소금이 포함된 식품의 섭취 또한 피해야 하므로 수입제품의 경우 식품 성분표를 확인해야 한다.

❺ 요오드가 함유된 식수는 마시지 않는다.

대체적으로 지하수의 요오드 함량이 수도물보다 높은 경향이 있어 주의한다.

(2) 췌장수술 후 식사요법

❶ 물 → 음료수 → 미음 → 죽 → 밥 순서로 식사섭취 진행하기

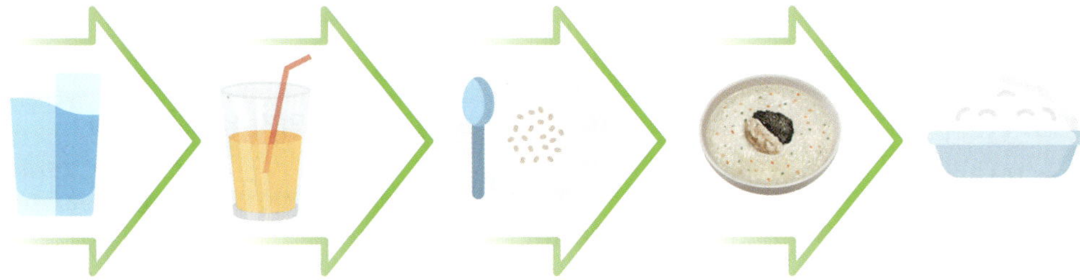

물을 마시는 것부터 시작해서 식사 섭취가 진행이 되는데 물이나 건더기가 없는 달지 않은 음료수부터 시작하여 잘 적응하면 미음, 죽, 밥 순으로 서서히 식사가 진행이 된다. 대개 죽은 2주 정도 섭취할 것을 권장하는데 이 기간동안 적응 정도에 따라 점차 증량시키고, 점차 일반 밥으로 이행하되 수술이후 2~3개월간은 가급적 쌀밥을 섭취할 것을 권장한다.

❷ 지방 섭취시 주의사항

지방(식물성 기름)은 열량을 많이 내지만 음식물의 위장 통과 속도를 늦추므로 식사에 적정량 사용하는 것이 좋다. 튀김 및 중국음식은 지방 함량이 매우 높아 소화가 잘 되지 않으므로 주의한다.

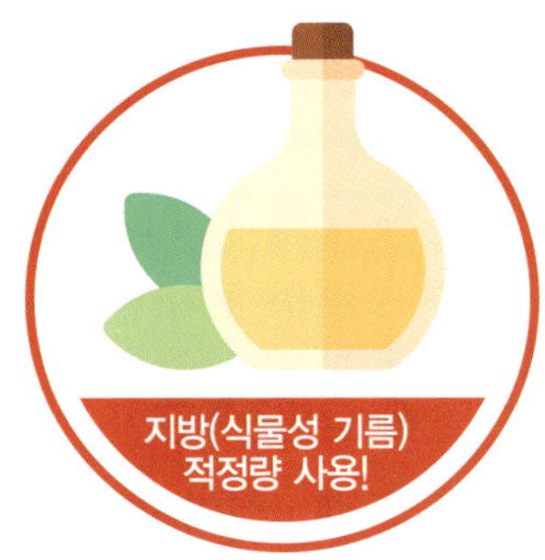

❸ 혈당이 상승할 우려가 있으므로 수술 초기 단당류의 과다섭취는 주의한다.

❹ 우유 및 유제품 경우 일부 환자에서 유당 불내성으로 설사가 생길 수 있으므로 초기에는 제한한다.

❺ 충분한 영양을 섭취할 수 있도록 골고루 섭취하기

- 육류, 생선, 계란, 두부 등은 단백질이 풍부하므로 수술 후 빠른 회복을 위해 충분히 섭취한다.
- 채소는 섬유소가 많으므로 수술 초기에는 짧게 자르고 푹 익혀서 먹는다.

❻ 음식은 부드럽게 조리해서 먹는다. 딱딱하거나 거친 음식은 주의하도록 한다.

5 혈액암 환자

(1) 백혈병 환자의 치료 시 식사

항암치료가 시작되면, 백혈병 세포들이 파괴됨과 동시에 골수기능이 더 감소하게 됨으로 혈액세포 수가 급격히 감소하게 되어서 이 기간 동안에는 백혈구 감소로 감염, 적혈구 감소로 인한 빈혈, 혈소판 감소로 인한 출혈 등의 부작용과 메스꺼움, 구토, 식욕 부진, 탈모, 구내염, 설사, 변비 등의 부작용이 나타나게 된다.

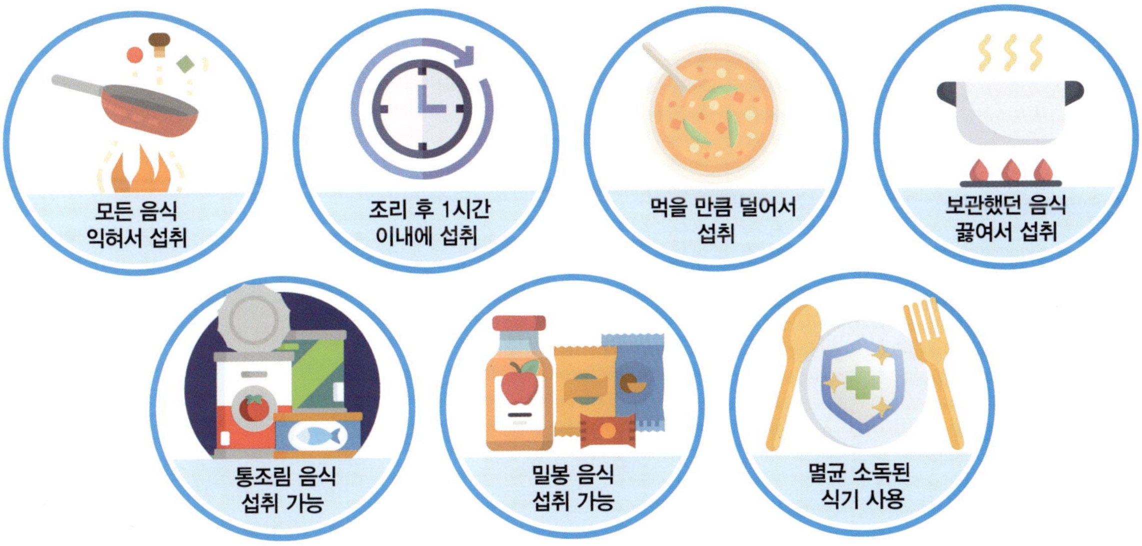

❶ 모든 음식은 익혀서 먹기

❷ 조리 후 1시간 이내에 먹기

❸ 먹던 음식을 다시 먹지 않는다.

먹던 음식을 다시 먹게되면 입에 있던 세균이 음식물에 옮겨가 번식하게 되므로 감염의 위험이 높다. 음식을 먹을 때에는 먹을 만큼 덜어서 먹는 것이 좋다.

❹ 보관했던 음식을 다시 먹을 경우에는 다시 끓여서 먹기

❺ 통조림 음식은 섭취 가능하다.

❻ 캔, 병에 들어있는 음료수, 밀봉된 빵과 과자 등은 섭취 가능하다.

❼ 식사 시에는 멸균 소독된 식기를 사용한다.

(2) 조혈모 세포이식 후 단계별 식사관리

조혈모 세포이식 이후 면역기능이 상승될 때까지는 식사관리를 함으로써 식사를 통해 발생 가능한 감염을 예방하고 적절한 영양섭취를 통해 좋은 영양상태를 유지하는 것이 중요하다.

퇴원 후 식사관리는 이식 후 기간에 따라 2단계로 분류한다.

- 1단계 : 면역기능이 아주 미숙한 시기
- 2단계 : 면역기능이 회복되는 시기, 면역기능이 지속적으로 성숙해지는 시기

❶ 1단계 식사관리 방법

1단계는 면역기능이 아직은 미숙한 시기이므로 미생물, 바이러스, 곰팡이 등에 오염될 수 있는 식품의 섭취를 제한하면서 빨리 면역기능이 성숙될 수 있도록 충분한 영양섭취를 통해 좋은 영양 상태를 유지하도록 한다.

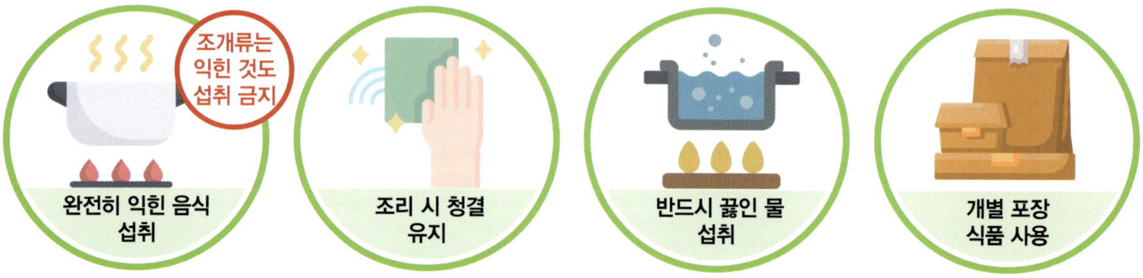

조개류는 익힌 것도 섭취 금지
완전히 익힌 음식 섭취
조리 시 청결 유지
반드시 끓인 물 섭취
개별 포장 식품 사용

㉮ 완전히 익힌 음식 섭취하기

생과일, 생야채, 충분히 익히지 않은 육류, 생선류, 조개류 등 익히지 않은 식품은 피하도록 하며 원칙적으로 완전히 익힌 음식을 섭취하도록 한다. (단, 굴이나 대합, 조개류는 익힌 것도 섭취하지 않는 것이 좋다.)

㉯ 조리 시 청결에 유의하기

음식을 조리하는 곳은 조리 전 깨끗이 닦도록 하며, 나무 도마는 오염되기 쉬우므로 가급적 플라스틱이나 스테인레스 도마, 유리 도마를 사용하는 것이 좋다.

㉰ 반드시 물은 끓여 먹는다.

㉱ 식품은 가급적 개별 포장된 것을 사용함으로써 음식을 여러 번 다루는 과정에서 생길 수 있는 오염의 기회를 줄인다.

❷ 2단계 식사관리 방법

2단계부터는 엄격한 식사관리는 필요하지 않는다. 면역기능이 충분히 향상되었다면 생과일 및 생채소 등을 먹을 수 있으며 환자의 기호에 따라 식사를 할 수도 있으나, 아직은 면역능력이 완전하지 못하므로 다음과 같은 사항은 지키도록 한다.

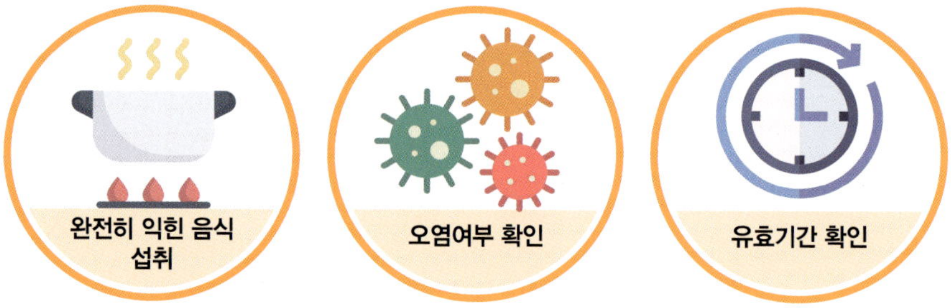

완전히 익힌 음식 섭취
오염여부 확인
유효기간 확인

㉮ 완전히 익힌 음식 섭취하기

익히지 않은 고기류, 생선류, 대합, 굴, 조개 등의 갑각류는 피하도록 한다. (이러한 음식의 바이러스 오염은 흔히 있을 수 있으므로 면역기능이 약한 상태에서 감염이 될 경우 매우 위험할 수 있다.)

㉯ 식품의 유효기간을 반드시 확인하고, 곰팡이나 이물질로 인한 오염여부를 확인한다.

10 암 환자 생활요법

004 온열치료

1 온열치료의 원리

(1) 온열치료란?

온열치료는 42℃ 이상의 온도에서 단백질 변성을 일으키는 직접적인 효과와 이보다 낮은 온도에서 종양 주변 미세환경(tumor microenvironment)의 pH, 산소농도, 대사율, 유전자/단백질 발현, 혈류 변화를 초래하는 간접 효과를 통해 세포사를 유도해 암을 치료한다.

(2) Oncothermia 고주파 온열암 치료기

Oncothermia 고주파 온열암 치료기는 두 전극 사이에 인체를 놓고 인체에 13.56 MHz 고주파 전류를 유도하여 전류가 흐르게 하는 방식이다.

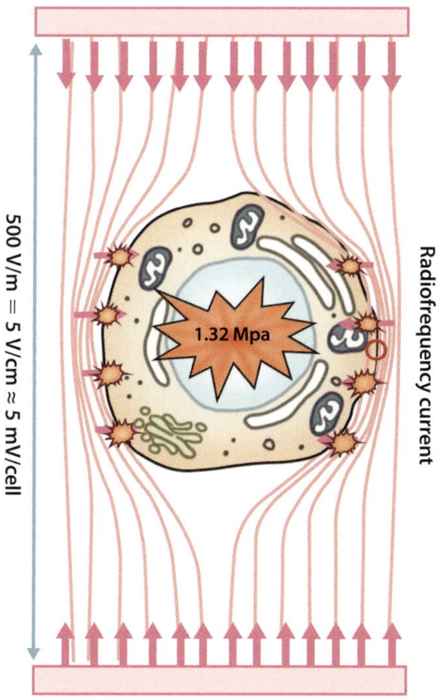

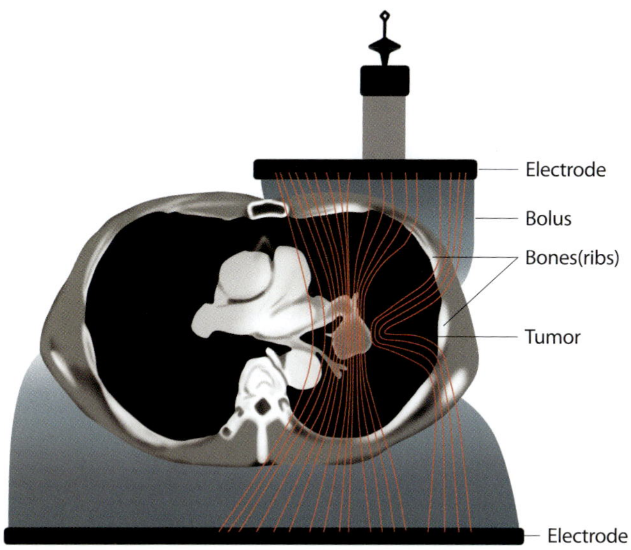

2 온열치료의 장점

(1) 고주파 온열암 치료는 혈액암을 제외한 고형암을 대상으로 한다.

(2) 온열암 치료는 단독 치료보다는 방사선치료나 항암 약물치료에 대한 보조요법으로 방사선치료와 항암 약물치료의 효과를 높이는데 주된 역할과 장점이 있을 수 있다.

종양의 특성	온열암 치료	방사선 치료
세포주기 특이성	S단계의 종양세포 공격	세포분열 주기에 따라 방사선 감수성이 변화하는 현상(M기 〉 G2기 〉 G1 후기 〉 G1 초기 〉 S초기 〉 S후기)
pH 의존성	산성 환경에서 종양을 공격	알카리성 환경에서 종양을 공격
산소화 특이성	저산소 상태에서 작용	종양치료에 산소가 필요

❶ 온열치료가 방사선 치료의 효과를 올릴 수 있다.

방사선 치료의 경우 세포 분열 주기 중 G2/M 주기의 종양세포가 상대적으로 더 잘 반응하고 S주기의 종양세포는 약간의 저항성을 가지는데, 온열치료의 경우 오히려 S주기의 종양세포가 더 민감한 성질을 보이므로 적절한 치료가 이루어진다면 온열치료가 방사선 치료의 효과를 더 올릴 수도 있다.

❷ 저산소 상태의 암세포는 방사선 저항성을 가지지만 온열치료의 경우 산소포화도에 영향을 받지 않으며 산성환경과 영양결핍 상태의 암세포가 열에 더 민감한 경향을 보인다.

❸ 방사선 치료와 온열치료의 병행 시 시너지 효과가 나타난다.

방사선 치료와 온열치료의 병행 시 나타나는 시너지 효과는 열에 의해 방사선으로 인한 DNA 손상의 회복이 방해를 받는다는 점과 온열치료를 통한 혈류 및 산소포화도의 증가로 방사선에 대한 종양세포의 민감도를 높일 수 있다는 점으로도 설명할 수 있다.

❹ 온열치료와 항암 약물치료를 병행하면 항암약물 효과가 증가한다.

온열치료를 항암 약물치료와 병행할 경우엔 세포주위의 온도 상승으로 항암약물의 암세포 내 침투가 원활하게 되며 항암약물 역시 암세포에 보다 장시간 저류하게 되어 항암약물효과가 증가한다.

3 치료

(1) 심장 박동기를 삽입한 환자, 인공관절과 같이 큰 금속물질을 체내에 삽입한 환자, 골수 이식 수술 후 회복 중인 환자, 임산부의 경우는 온열암 치료에 적합하지 않다.

(2) 고주파 온열암치료 시간은 1회당 평균 60분으로 주 2~3회 치료하게 되며 12회가 한 cycle로 2~3 cycle 시행

(3) 치료 전후의 영상검사를 통해 치료 반응을 확인하고 치료 경과에 따라 치료를 계속할지 결정

(4) 심각한 부작용(오심, 구토, 식욕 부진, 체중 감소, 소화장애)이나 합병증이 거의 없는 안전한 치료

10 암 환자 생활요법

005 암 환자가 쉽게 할 수 있는 운동법 치료

1 운동이 암 치료에 주는 효과

정신 이완
편안한 마음,
병을 이기고자 하는 의욕

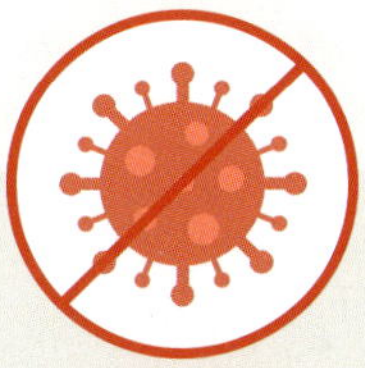

저혈당
암세포 활동 억제

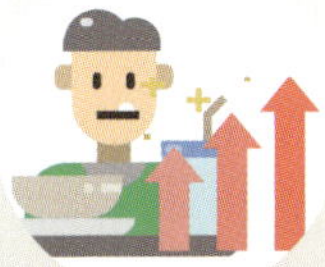

에너지 소모 후 식욕 증진

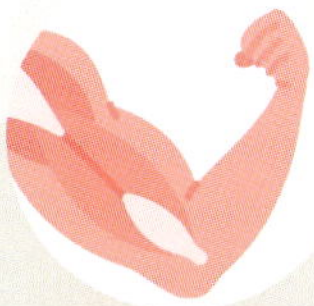

근육과 뼈 강화

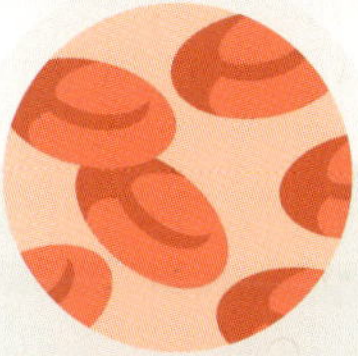

혈액순환 및 산소 공급의 증가

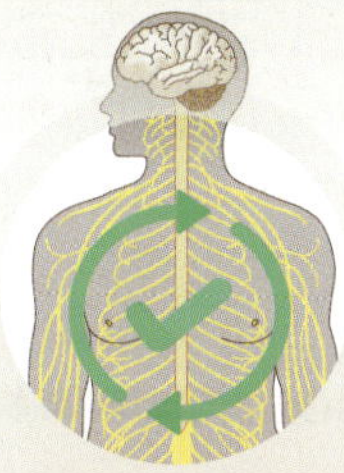

신경계의 정상적인 기능 유지와 균형

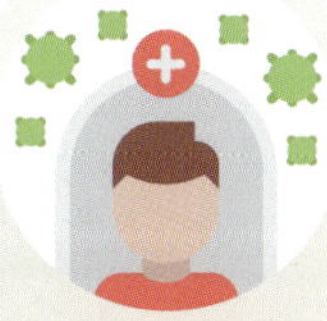

면역력 증가
NK 세포의 세포독성 능력 증가, 림프구의 증식, 과립성 백혈구 증가

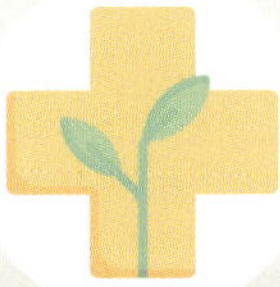

항염효과
항염 작용하는 cytokine 분비 증가, TNF-α(인슐린 저항성을 유발) 생성 억제

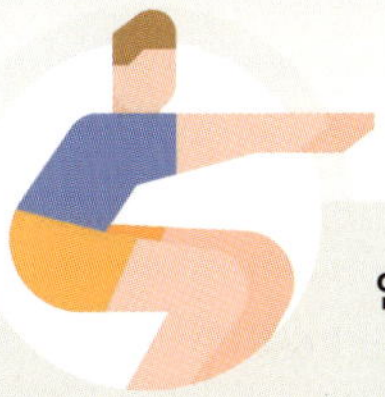

인체 전기 발생
- 면역체계 지지, 백혈구 활성화 : 바이러스, 세균, 곰팡이 기생충 감소
- 건강한 전위(voltage potential)를 세포 안에 채워준다.
- 체내 항산화제로 작용
- 자율신경 균형을 맞추어 준다.
- 독소 배출 과정에 관여, 혈액 순환
- 세포가 단백질을 잘 흡수하도록 돕고, 상처 치유가 잘되면 ATP 생산을 증대한다.

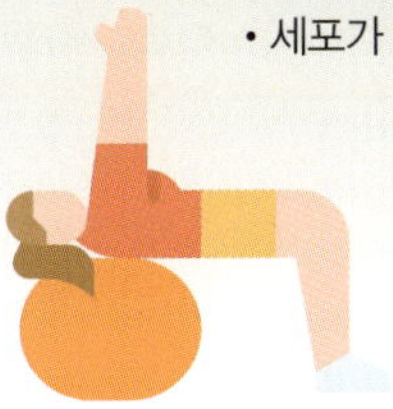

암 환자에게 적당한 운동은 신체적 피로 감소에 효과적이며
심리적으로도 긍정적인 영향을 준다.

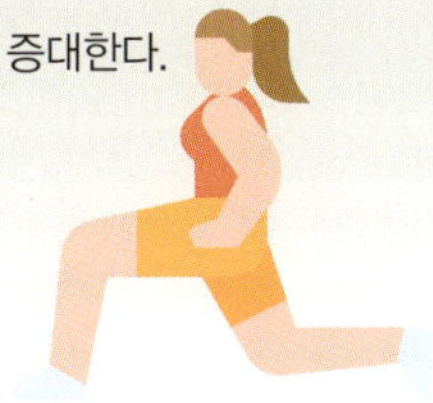

2 니시 건상법 6대 법치 (잠자리 : 평상, 경침, 운동법: 모관운동, 붕어운동, 합장합척운동, 등배운동)

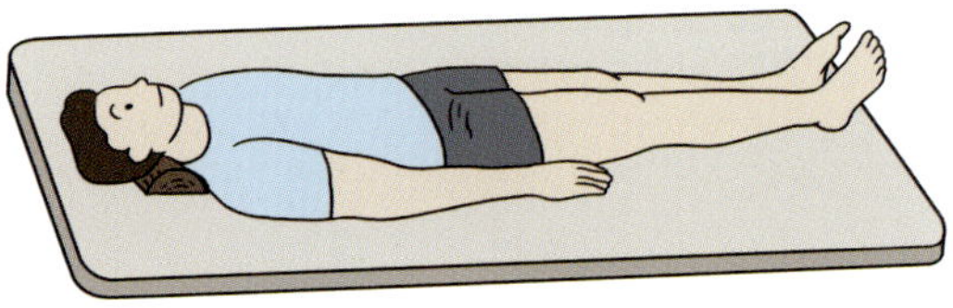

평상

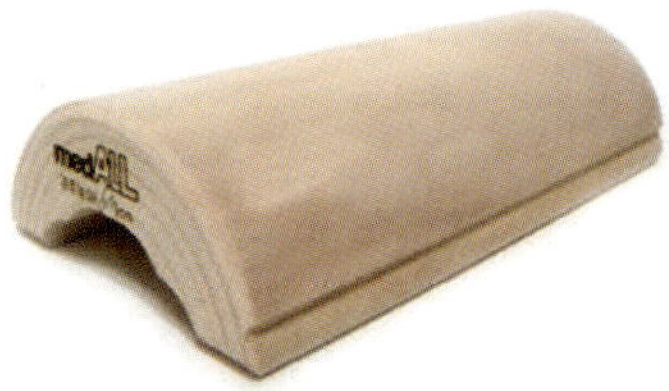

경침

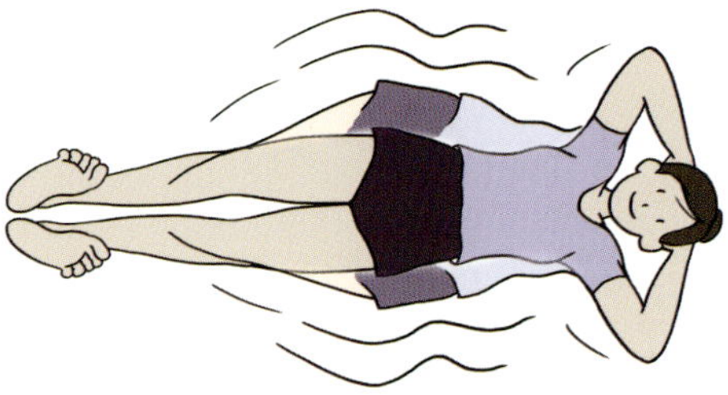

붕어 운동

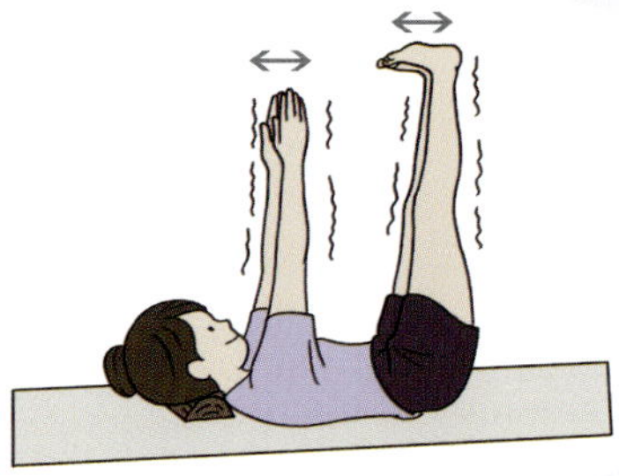

모관 운동

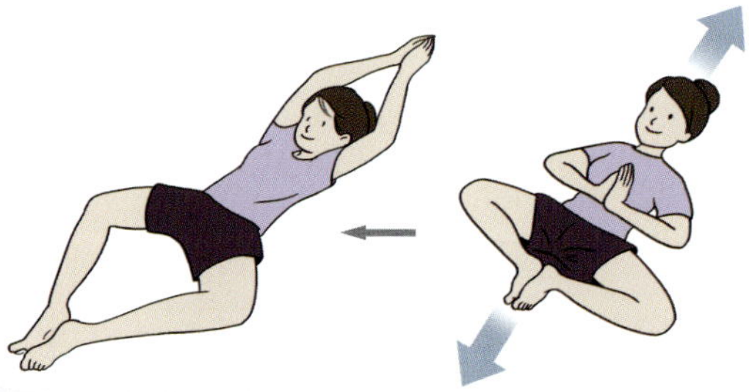

합장합척 운동

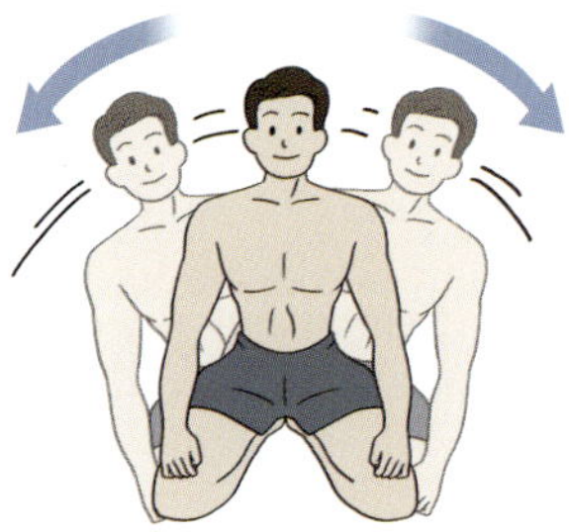

등배 운동

(1) 평상

❶ 합판이나 오동나무로 된 단단하고 평평한 나무 위에서 잠을 자고 이불은 얇고 가벼운 것을 평상 위에 깔아준다.

❷ 평상에서 잠을 자면 척추가 앞뒤로 어긋난 것을 교정해 주며, 폐와 신장 기능을 촉진하고 피부기능과 혈액순환을 돕는다.

❸ 수면시간이 단축되고 아침에 일어날 때 상쾌한 기분을 느낄 수 있다.

(2) 경침

❶ 경침은 반달형의 오동나무를 베개 대신 베는 것이다.

❷ 높이는 각자 오른손 넷째 손가락 높이 정도가 적당하고, 목 뒤 경추부 3~4번 위치가 닿도록 경침을 벤다.

❸ 경침을 베고 잠을 자면 어긋난 경추를 교정하여 각종 질환을 예방해 준다.

(3) 붕어 운동

❶ 붕어가 헤엄치듯이 움직인다고 하여 붕어 운동이라고 부른다.

❷ 평상 위에 반드시 누운 자세에서 양쪽 엄지발가락을 나란히 모아 붙이고 발가락을 얼굴 쪽으로 굽혀 바짝 당긴다. 붕어의 헤엄처럼 2~3분 동안 좌우로 잔잔하게 흔든다.

❸ 붕어 운동은 어긋난 척추를 교정하여 자율신경 기능 조정, 좌우신경이 조화를 이루도록 도와 주고, 장폐색과 장유착을 방지하고 각종 복통에 효과가 있다.

(4) 모관 운동

❶ 평상에 누워 경침을 베고 양손과 양발을 위로 뻗고, 다리를 쭉 편 상태에서 손바닥은 서로 마주 보게하여 가볍고 잔잔하게 2~3분 동안 미진동시킨다(분당 최고 160~200회).

❷ 혈액과 임파액 순환이 원활해진다.

(5) 합장합척 운동

평상 위에서 경침을 베고 반듯이 누운 상태에 손을 펴서 모으고 발바닥도 붙여서 개구리 모양의 자세에서 손과 발을 동시에 펴고 오므리는 운동으로 속도는 1분에 100회 정도 시행한다. 끝난 뒤에는 합장합척한 자세로 5~10분 정도 조용히 쉰다.

(6) 등배 운동

❶ 무릎을 60도 정도 벌린 상태에서 앉아 상체를 세우고 손바닥을 가볍게 무릎 위에 올린다. 그 상태에서 상체는 일직선을 유지하고 좌우로 분당 왕복을 1회로 하여 50~55회 정도 진자운동을 시행하는데 10분 정도 실시하여 자기 암시를 하면서 '좋아진다'라는 신념을 갖는다.

❷ 진자운동을 하면서 좌우로 내려갈 때는 배를 내밀고 중심으로 돌아올 때는 배를 당겨서 복식 호흡을 하도록 한다.

3 발목 펌프운동(= 발목 상하운동)

(1) **'이나가키 아미사쿠'** : 나뭇잎이 바람에 흔들리는 것을 보고 고안한 방법으로 발목 부위를 자극하여 다리 정맥의 펌프 작용을 촉진함으로써 혈액 순환을 돕는 운동이다.

(2) 바로 눕거나 앉아서 양다리를 펴고 아킬레스건으로부터 약간 종아리쪽 부위에 통나무나 대나무를 놓고 무릎에 힘을 빼고 편채로 한쪽 발을 20~30 cm정도 들어 그대로 떨어뜨려 통나무에 아킬레스건을 부딪히게 한다. 그러면 자연스레 발끝이 펴져서 아킬레스건이 수축되고 재차 발을 들면 발끝이 자연히 위로 향하여 아킬레스건이 펴진다.

(3) 이 방법을 반복하면 종아리의 근육이 펴졌다 줄어 들었다 하여 발의 펌프 작용이 효율적으로 촉진된다.

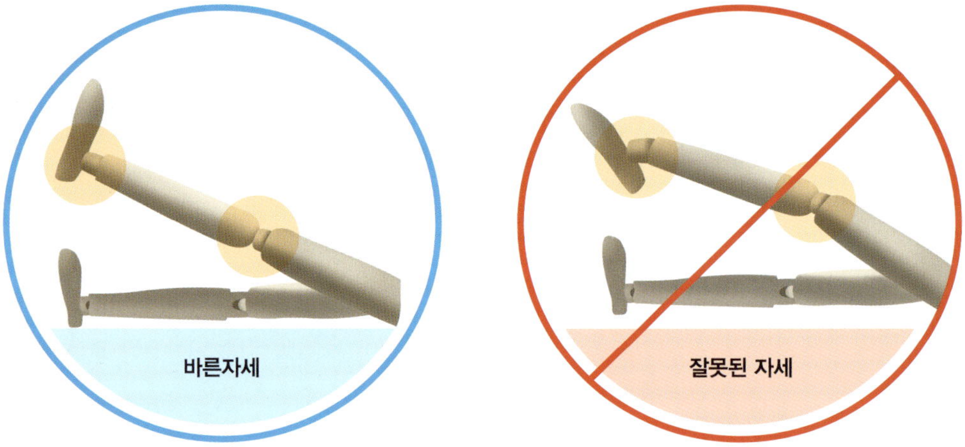

Ref.
- 일차진료의를 위한 마스터 기능의학(The master of functional medicine for primary medical care)
- 삼성서울병원 영양팀
- Nutrition Management for Cancer Patients, Hanyang Medical Reviews Vol. 31 No. 4, 2011

10 암 환자 생활요법
006 건강검진

1 일반 건강검진

(1) 목적

고혈압, 당뇨병 등 만성질환 및 심뇌혈관 질환의 위험 요인을 조기 발견하기 위해 실시

(2) 대상

❶ **지역 가입자** : 세대주와 만 20세 이상 세대원(2년마다 출생연도에 따라 짝–홀수 연도를 구분하여 실시)

❷ **피부양자** : 만 20세 이상 피부양자(2년마다 출생연도에 따라 짝–홀수 연도를 구분하여 실시)

❸ **직장 가입자** : 비사무직 전체, 격년제 실시에 따른 사무직 대상자

❹ **의료급여 수급권자** : 만 19~64세 세대주, 세대원(2년마다 출생연도에 따라 짝–홀수 연도를 구분하여 실시)

(3) 검사항목

❶ 기본 검사항목

(가) 진찰 및 상담

(나) 신체계측

(다) 시력, 청력검사

(라) 혈압측정

(마) 흉부방사선 검사

(바) 요검사

(사) 구강검진

(아) 혈액검사(혈색소, 공복 혈당, 간기능 검사, 신장기능 검사)

❷ 성, 연령별 검사 항목

(가) B형 간염검사 : 만 40세

cf 면역자, 보균자는 제외

(나) 골밀도 검사 : 만 66세 여성

(다) 정신건강(우울증) 검사 : 만 20–30–40–50–60–70세

(라) 노인 신체기능 검사 : 만 66–70–80세

(마) 인지 기능장애검사 : 만 66세 이상(2년 주기)

(바) 이상 지질혈증검사 : 남자(만 24세 이상, 4년 주기), 여자(만 40세 이상, 4년 주기)

(사) 생활습관 평가 : 만 40-50-60-70세

(아) 치면 세균막 검사 : 만 40세

❸ 검진비용 : 본인부담없음/국민건강보험공단, 국가 및 자치단체 전액 부담

2 5대 암 검진

(1) 위암/대장암/유방암/간암/자궁경부암 선정하여 국가건강검진으로 실시하고 있다.

❶ 위암

(가) 만 40세 이상을 대상으로 2년 주기로 실시

(나) 검진 항목 : 위장 조영검사, 위내시경 검사, 조직검사

❷ 대장암

(가) 만 50세 이상을 대상으로 1년 주기로 실시

(나) 검진 항목 : 1단계(분변 잠혈검사), 2단계(대장 이중조영검사, 대장내시경 검사, 조직검사)

❸ 간암

만 40세 이상 고위험군을 대상으로 1년에 2회(상-하반기 각 1회) 실시

(가) 고위험군 : 간경변증, B형간염 바이러스 항원 양성, C형간염 바이러스 항체 향성, B형 또는 C형 간염 바이러스에 의한 만성 간질환 환자

(나) 검진 항목 : 간 초음파검사, 혈청알파태아단백검사

❹ 유방암

(가) 만 40세 이상 여성을 대상으로 2년 주기로 실시

(나) 검진 항목 : 유방촬영(좌, 우)

❺ 자궁경부암

(가) 만 20세 이상 여성을 대상으로 2년 주기로 실시

(나) 검진 항목 : 자궁경부 세포검사

❻ 검진비용

(가) 국민건강보험공단이 90%, 수검자가 10% 부담

(나) 대장암, 자궁경부암은 공단에서 전액 부담(본인부담없음)

(다) 건강검진 대상자 중 소득 하위 50%와 의료급여 수급권자는 본인부담없음

11 골다공증 환자 생활요법

001 골다공증 개요

1 정의

골다공증은 뼈의 구성 성분인 칼슘이 서서히 소실되면서 뼈에 구멍이 생기고, 뼈 사이의 구조가 엉성해지면서 많이 약해진 상태로 작은 자극에도 쉽게 부러지고 요통, 관절통을 일으킨다.

2 원인

(1) **유전, 영양결핍, 폐경, 노화, 운동부족, 뼈에 해로운 약물사용 등 여러 가지 원인에 의해 발생**

여성들은 갱년기가 되면서 여성호르몬인 에스트로겐의 부족으로 점차 뼈에서 칼슘이 빠져나가 골다공증이 생기기 쉽고, 노인분들은 대부분 활동량이 감소하며 골다공증이 생기기 쉽다(뼈, 관절, 근육을 이용하는 운동은 골손실을 감소, 골질량을 증가시킴).

(2) **칼슘 섭취가 부족할 때 발생**

칼슘은 신체기능 유지 뿐만 아니라 뼈와 치아 건강에 매우 중요한 영양소이다. 칼슘 섭취가 부족하면 혈액내의 칼슘 수치가 저하되어 부갑상선 호르몬(뼈속의 칼슘을 혈중으로 이동하게 함)의 분비를 촉진시킨다. 이렇게 함으로써 상대적으로 뼈 속의 칼슘량이 줄어들게 되고, 뼈에 구멍이 생겨 골다공증을 일으키게 된다.

3 임상양상

증상은 골절이 생기기 전까지는 아무 증상이 없으며, 일단 골절이 생긴 후에는 통증 및 체형의 변화(등이 굽어지거나 키가 작아지는)가 생긴다. 골다공증에 의한 골절은 주로 척추, 고관절(골반과 넙적다리가 만나는 지점), 손목에 발생한다.

11 골다공증 환자 생활요법

005 골다공증 환자 운동(생활요법)

(1) 하루 30분 정도의 가벼운 걷기, 계단 오르기, 조깅

(2) 무리한 운동은 하지 않는다.

11 골다공증 환자 생활요법

006 병원에서 필요한 검사 및 치료

1 기본 혈액검사

일반 혈액검사(CBC : WBC, RBC, Hb, Hct, Platelet, MCV, MCH, MCHC), 전해질(Electrolyte), 간기능 검사, 신장기능 검사, 염증 검사, 종양표지자 검사, 호르몬 검사(갑상선, 부갑상선, 테스토스테론 등), 코티솔, 골표지자 검사

2 영상검사 : 골밀도 검사

	DXA	pDXA	QUS	QCT	pQCT
골다공증의 진단 (WHO 기준 적용)	가능	가능 (손목에서만)	불가	불가	불가
골절 위험의 예측	가능	가능	가능	가능	가능
약물치료 후 치료 반응의 확인	가능	불가	불가	가능	불가
방사선 노출	적음	거의 없음	없음	많음	적음
비용	보통	저렴	저렴	고가	보통

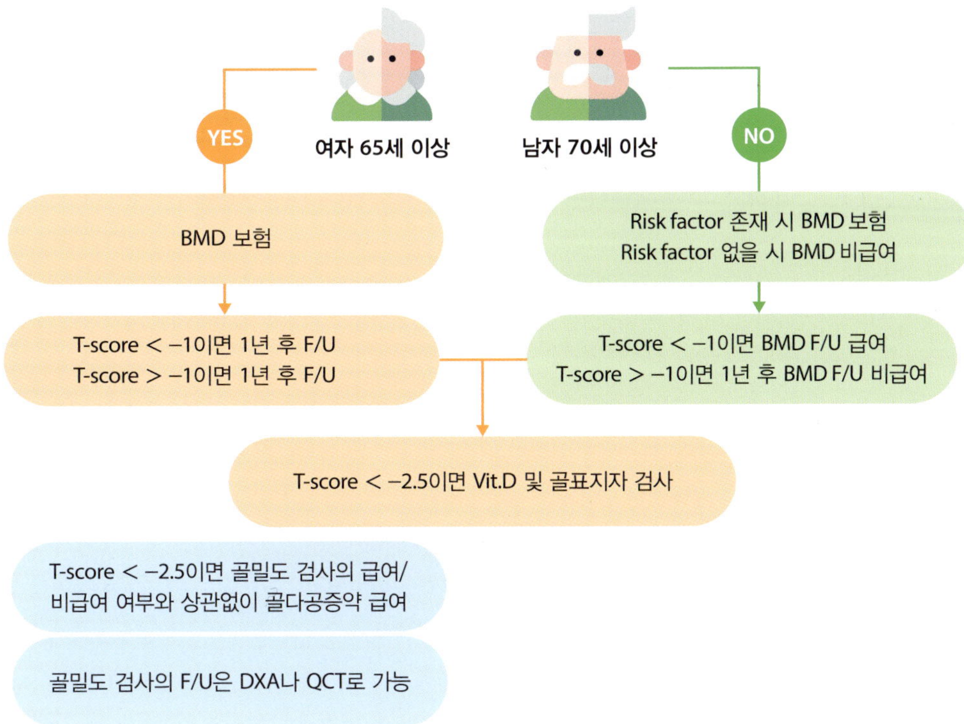

3 소변검사

필요 시 단백질 전기영동검사와 소변 Bence-Jones 단백질

4 골다공증 치료제 정리표

종류		용량	투여 방법
비스포스포네이트	Alendronate	10 mg	1일 1회 경구
		70 mg	1주 1회 경구 정제, 액상형
	Alendronate + Cholecalciferol	70 mg + 2,800 IU	1주 1회 경구
		70 mg + 5,600 IU	1주 1회 경구
	Alendronate + Calcitriol	5 mg + 0.5 ug	1일 1회 경구
	Risedronate	5 mg	1일 1회 경구
		35 mg	1주 1회 경구
		35 mg 장용정	1주 1회 경구, 식사와 무관
		75 mg	1개월 2회 경구
		150 mg	1개월 1회 경구
	Risedronate + Cholecalciferol	35 mg + 5,600 IU	주 1회 경구
		150 mg + 30,000 IU	1개월 1회 경구
	Pamidronate	100 mg	1일 1회 경구
		30 mg	3개월 1회 정주

종류		용량	투여 방법
비스포스포네이트	Ibandronate	150 mg	1개월 1회 경구
		3 mg	3개월 1회 정주
	Ibandronate + Cholecalciferol	150 mg + 24,000 IU	1개월 1회 경구
	Zoledronate(급여)	5 mg	1년 1회 정주
부갑상선 호르몬	Teriparatide(급여)	20 ug	1일 1회 피하주사
여성 호르몬	Estrogen + Progestogen	종류에 따라 용량 차이	1일 1회 경구
			1일 1회 에스트로겐 젤
조직 선택적 에스트로겐 복합체 (TSEC, Tissue selective estrogen complex)	Bazedoxifene + Conjugated estrogen(치료제가 아닌 예방으로 승인되었으며 비급여)	20 mg + 0.45 mg	1일 1회 경구, 식사와 무관
선택적 에스트로겐 수용체 조절제 (SERM, Selective estrogen receptor modulator)	Raloxifene	60 mg	1일 1회 경구
	Bazedoxifene	20 mg	1일 1회 경구
활성형 비타민 D	Calcitriol	0.25 ug	경구, 상태에 따라 복용 횟수 차이
	Alfacalcidiol	0.5 ug	
스트론튬*	Strontium ranelate	2 g	1일 1회 경구, 취침 전 복용
RANKL 억제제**	Denosumab	60 mg	6개월 1회 피하주사

* 심혈관 질환 위험 증가로 다른 약제를 사용할 수 없는 경우 사용, 사용 전에 심혈관질환 위험성을 평가하고 투여한다. 필요 시 한국희귀의약품센터에서 구입 가능하다.

** 외국에서는 골다공증 치료제로 승인되었으나 국내에서 2015년 12월 현재 미승인 상태

11 골다공증 환자 생활요법

007 추천 영양보충제

비타민 B군, 비타민 D, 비타민 K 라이신, 아르기닌, 페닐알라닌, 망간(Mn), 아연(Zn), 구리(Cu), 크롬(Cr), 칼슘(Ca), 인(P), 규소(Si), 이소플라본(isoflavone), Methylsulfonyl-methane(Msm), 글루코사민(glucosamine), 황산 콘드로이틴(chondroitin sulfate)

Ref.
- 일차진료의를 위한 마스터 기능의학(The master of functional medicine for primary medical care)
- Journal of and Mineral Research Volume 25, Issue4, Pages 928~930

12 빈혈 환자 생활요법

001 빈혈 정의

1 빈혈이란

피에서 산소를 나르는 역할을 하는 헤모글로빈(혈색소)의 양 또는 적혈구의 크기나 수가 부족한 상태를 말한다.

2 일반적인 발생 원인

가장 흔한 빈혈은 철분 결핍성 빈혈로 부적절한 철분 섭취, 채식위주의 식사, 단백질(어육류) 섭취 부족의 경우 많이 나타난다.

3 기타 발생 원인

대부분 빈혈은 적혈구의 합성에 필요한 영양소들(철분, 비타민 B12, 엽산)의 결핍에 의해 가장 많이 발생되나, 빈혈 관련 영양소를 충분히 섭취한다 할지라도 소화기질환, 약물에 의한 흡수장애 등으로 철분 흡수가 부적절한 경우도 발생될 수 있다.

4 빈혈의 종류

(1) 철분 결핍성 빈혈

철분의 흡수 불량, 체내 필요 증가, 출혈에 의한 철분의 손실로 인해 철분이 결핍되어 나타나는데, 전체 빈혈의 약 80% 이상이 철분 결핍성 빈혈이다.

(2) 거대적아구성 빈혈

비타민 B12와 엽산의 결핍으로 인해 골수에서 적혈구를 만드는 능력이 저하되어 나타나고 대부분의 경우 소화기에서의 흡수장애가 원인이 되는데, 위궤양이나 십이지장궤양으로 인한 수술, 비타민 B12의 흡수를 돕는 내재인자의 결핍으로 비타민의 흡수가 불완전하여 나타나게 된다.

12 빈혈 환자 생활요법

002 빈혈 환자 식이요법

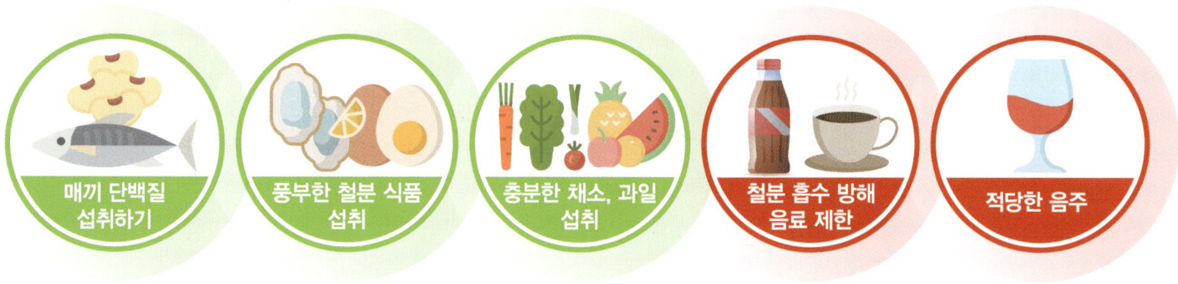

1 풍부한 단백질 매끼 섭취하기

고기, 생선, 두부, 콩 등에 풍부하게 들어있는 질 좋은 단백질은 혈액의 생성에 필수적인 영양소로, 매끼 1접시 이상 섭취하도록 한다.

2 철분이 풍부한 식품 섭취하기

철분이 풍부한 식품으로는 간, 콩팥, 살코기, 해산물, 계란노른자, 대두, 완두콩, 건포도, 굴, 멸치, 녹색 채소류 등이다. 채소류 보다는 어육류에 포함된 철분이 우리 몸에서 흡수가 더 잘 되므로 가급적 동물성 식품에 들어있는 철분을 섭취한다.

3 채소와 과일을 충분히 섭취하기

채소 및 과일에는 혈액을 만드는데 도움을 주는 비타민 B, 비타민 C, 엽산 등이 풍부하다. 채소는 매끼 2~3접시 먹고, 매일 간식으로 과일을 섭취한다.

4 식사 시 또는 식사 직후에 차, 커피, 청량음료의 섭취 피하기

차, 커피, 청량음료에 들어있는 탄닌이나 인성분은 철분과 결합하여 철분의 흡수를 방해하기 때문에 가급적 마시지 않는 것이 좋다.

5 적당한 음주

술은 혈액을 만드는데 필요한 엽산, 비타민 B12의 흡수를 방해한다. 따라서 과음하는 것은 좋지 않으며, 마시더라도 맥주 1잔 반~3잔 반, 와인 1잔~2잔, 위스키 1잔~3잔 정도는 넘지 않도록 한다.

12 빈혈 환자 생활요법

003 철분제 복용 시 주의사항

1 철분제

(1) 철은 2가철과 3가철, 헴철과 베헴철로 나눌 수 있으며 2가철은 무기염 제제와 유기염제로, 3가철은 유기염 착화합물제제와 페리친제제, 헴철과 같은 생체철로 구분된다.

(2) 일반적으로 3가철 보다 2가철이 흡수가 더 빠르고 잘되며, 위장장애가 적으나 금속성 맛과 높은 가격이 단점이다.

(3) 헴철은 비헴철에 비해 흡수율이 2~3배 정도 높고 이상반응 가능성이 낮지만 철분의 함량이 낮다.

2 경구용 철분제제

분류		성분	상품명	함량, 제형	특징
2가철 (제1철)	무기염제제	Ferrous sulfate	훼로바유 서방정	256 mg tab (Fe로서 80 mg)	소장에서 흡수가 빠르고 흡수량도 많지만 위장 자극과 변비 가능성이 높음
3가철 (제2철)	유기염 (착화합물제제)	Ferric hydroxide polymaltose complex	훼럼메이트액	375 mg/5 ml btl (Fe로서 100 mg)	• 2가철 착화합물 제제보다 점막 통과 속도가 느림 • 비이온성 3가철 복합체로 흡수되기 때문에 위장 자극이 거의 없음
			훼럼키드	17.85g/100 mg, 45 ml btl(Fe로서 50 mg/ml)	
3가철 (제2철)	단백질 결합철	Iron acetyl transferrin hydroglycerin	볼그레액	10 mg p kg (Fe로서 40 mg)	• 2가철 착화합물 제제보다 점막 통과 속도가 느림 • 산성인 위에서 철분이 유리되지 않으므로 위장 자극이 거의 없는데 비해 효과가 양호함
			알부맥스	200 mg cap (Fe3+로서 40 mg)	

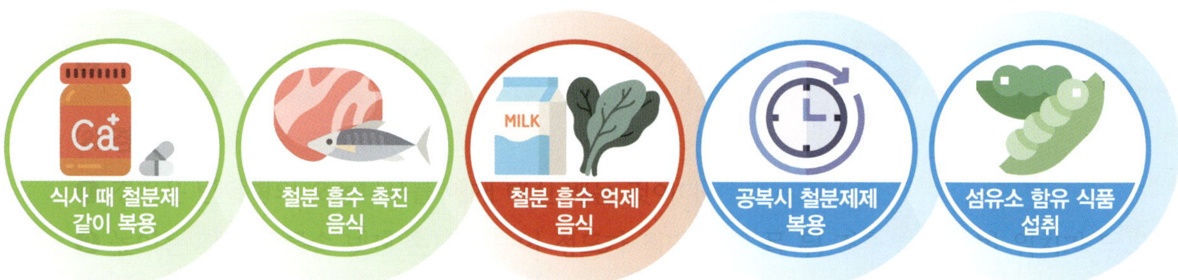

(1) 철결핍성 빈혈은 철분이 많이 함유된 음식의 섭취만으로 치료되지 않으므로 반드시 철분제를 같이 복용해야 한다.

(2) 철분의 흡수는 비타민 C, 육류, 어류 등에 의해 촉진되며 곡류, 차, 우유 등에 의해 억제된다. 제산제, H2 차단제와 같은 위산분비 억제제는 위의 산도를 떨어뜨려서 철의 흡수를 감소시키고, 테트라사이클린 킬레이트를 형성하여 철분 흡수를 방해한다.

(3) 칼슘, 아연 보조제, 녹색 채소에 함유된 옥살산염, 차, 커피 등에 함유된 탄닌 등도 철의 흡수를 감소시킨다.

(4) 경구용 철분제제 복용 시 철분은 위가 비어 있을 때 가장 흡수가 잘 되므로 식사 전후로 2시간 이상의 간격을 두고 복용한다.

(5) 경구용 철분제는 위장을 자극하여 메스꺼움, 상복부 불편감, 복부팽만감, 속쓰림, 설사 또는 변비를 일으킬 수 있으므로, 음식은 가능한 소화가 잘 되도록 부드럽게 조리하여 먹고, 변비가 생길 경우 섬유소가 많이 함유된 해조류나 야채류를 충분히 섭취하도록 한다.

3 비경구적 철분제제

비경구용 철분제제를 사용해야 하는 경우는 흔치 않으며 경구용 철분제제를 견딜 수 없는 환자, 출혈이 심하여 경구용 철분제제로 보상되지 않는 경우, 철분흡수 장애가 있는 경우, 빠른 철분의 공급이 필요한 경우로 국한해야 한다.

성분명	상품명	함량, 제형	비교
Ferric hydroxide sucrose complex	베노훼럼주	2700 mg(Fe로서 20 mg/ml), 5 ml amp	① 베노훼럼은 주사가 다 들어가는 동안 30분~1시간 정도 걸리지만 페린젝트는 10분 이내에 끝나서 anaphylaxis 확률이 현저히 떨어진다. ② 페린젝트는 특히 임산부에게 효과가 좋다.
	훼렉스주	5400 mg(Fe로서 2 mg/ml), 10 ml amp	
Ferric hydroxide carboxymaltose complex	페린젝트주	360 mg(Fe로서 50 mg/ml), 2 ml vial	
		1800 mg(Fe로서 50 mg/ml), 10 ml vial	

12 빈혈 환자 생활요법
004 병원에서 필요한 검사

1 기본 검사

(1) 혈액검사 1

일반 혈액검사(CBC : WBC, RBC, Hb, Hct, Platelet, MCV, MCH, MCHC), 그물적혈구(망상적혈구, reticulocyte), 말초혈액도말검사(PB smear)

(2) 혈액검사 2

혈청철, 총철결합능 – TIBC(total iron binding capacity), 트렌스페린 포화도(Percent Transferrin saturation), 페리틴(Ferritin)

(3) 대변 검사

대변 잠혈반응(stool occult blood)

12 빈혈 환자 생활요법
005 추천 영양보충제

비타민 A, 비타민 B군, 비타민 C, 비타민 E, 철(Fe), 구리(Cu), 아연(Zn), 밀크씨슬(Milk Thistle), 효모, 민들레

Ref.
- 일차진료의를 위한 마스터 기능의학(The master of functional medicine for primary medical care), 대한일차의학회
- 대한진단검사의학회, LAB TESTS ONLINE
- 삼성서울병원 영양팀

13 비뇨기계 질환 환자 생활요법

001 요로결석 환자

1 요로결석의 정의

요로결석은 요로에 생긴 돌을 말하며 이차적으로 소변 흐름의 장애와 통증, 요로 감염을 일으켜 간혹 신장 기능의 손상을 일으킨다.

2 일반적인 요로결석 식사요법

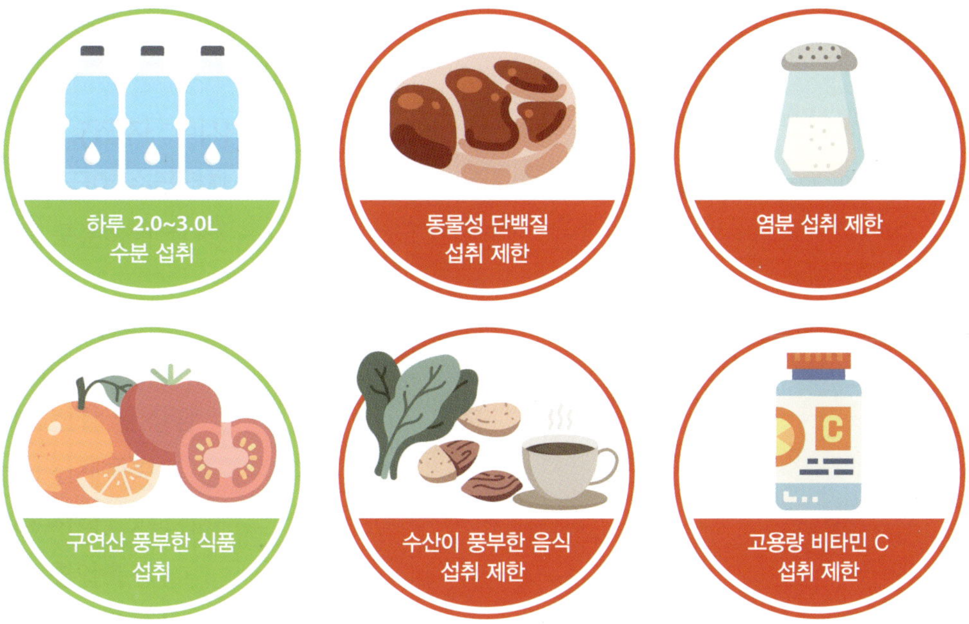
하루 2.0~3.0L
수분 섭취
동물성 단백질
섭취 제한
염분 섭취 제한
구연산 풍부한 식품
섭취
수산이 풍부한 음식
섭취 제한
고용량 비타민 C
섭취 제한

(1) 수분 충분히 섭취하기

수분을 많이 섭취하면 소변이 희석되어 결석 형성을 방지할 수 있고 소변량이 증가되어 결석을 자연배출 시킬 수도 있어서 하루에 2.0~3.0 ℓ(큰 콜라병 2병) 정도의 수분을 섭취해야 하며, 이 중 1/2은 물(냉수, 보리차)로 마시도록 한다. 구체적으로, 하루 3회 식사 중 2잔의 물을 마시고, 매 식간에 1~2잔의 물을 마시며, 취침 전에 물 1잔을 마시는 것이 좋다.

(2) 동물성 단백질 섭취 제한하기

동물성 단백질(육류, 생선, 계란, 해산물 등)의 과량 섭취는 결석의 성분이 되는 칼슘, 수산, 요산의 소변 내 수치를 높이고 소변 산도를 낮추어 결석이 잘 형성되는 환경을 만든다. 때문에 고단백 식사를 피하고, 특히 동물성 단백질 섭취를 제한해야 한다. 그러나 동물성 단백질은 우리 몸에 꼭 필요한 영양소이므로 적당량은 섭취하도록 한다.

(3) 염분 섭취 제한하기

짠맛을 내는 주요 성분인 염분(나트륨)은 소변으로 배설되는 칼슘 양을 증가시켜 결석의 형성을 도울 수 있으므로 가급적 싱겁게 먹어야 한다. 염분 섭취량을 줄이기 위해서는 염분함량이 높은 식품의 섭취를 제한하고 짠맛을 내는 조미료는 적게 사용하도록 헌다.

(4) 구연산 풍부한 식품 섭취하기

구연산은 요로결석이 생기지 않도록 하므로 구연산이 풍부하게 함유된 과일(귤, 레몬, 오렌지, 자몽, 매실, 토마토 등)과 채소를 충분히 섭취한다.

(5) 충분한 섬유소 섭취

소변내 칼슘을 줄일 수 있으므로 결석 재발율을 낮춘다는 예방적 효과에 대하여 연구가 진행되고 있으나, 수산 섭취의 증가 위험도 있으므로 결석의 다른 영양적 요인들과 함께 조절할 때 가장 효과적이다.

(6) 수산 과량 섭취하지 않기

수산이 풍부한 음식들(시금치, 초콜릿, 아몬드, 땅콩, 브로콜리, 딸기, 콜라, 코코아, 커피, 술 등)을 자주, 과량 섭취하는 것을 자제한다. (그러나 수산을 소량 섭취하는 것은 결석의 위험성을 크게 증가시키지 않는다.)

(7) 고용량 비타민 C 섭취 자제하기

하루 2 g 이상의 고용량 비타민 C 섭취는 고수산뇨증을 일으켜 결석 환자에게 좋지 않다는 보고가 있었다. 그러나 통상적인 용량(500~1,000 mg)의 비타민 섭취는 큰 문제가 되지 않는다.

3 결석 성분에 따른 식사요법

(1) 칼슘 제한이 필요한 경우

❶ 칼슘제한은 제 2형 흡수성 고칼슘뇨증 환자에게만 적용되며 이런 경우에 수산 제한을 병행해야 한다.

cf 일반적으로 칼슘 섭취를 제한할 필요는 없다. 하루 3잔 정도의 우유는 전혀 문제가 되지 않으며, 오히려 칼슘 섭취를 지나치게 제한하면 요석의 발생을 촉진할 수도 있다.

❷ 칼슘이 많이 함유된 식품으로는 뼈째 먹는 생선(멸치, 뱅어포), 치즈, 검정콩, 미역, 도라지, 무청, 아몬드 등이 있으며, 이런 식품들은 1~2회/주 로 섭취를 제한한다. (단 골다공증 예방을 위해서 우유 및 유제품을 남성은 이틀에 1잔, 여성은 하루 1잔 마시도록 한다.)

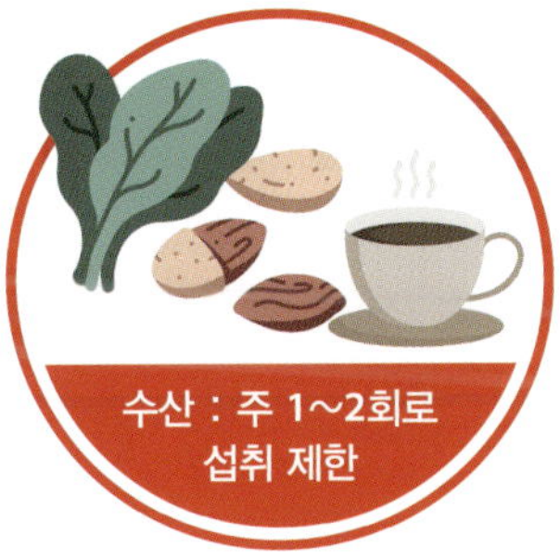
수산 : 주 1~2회로
섭취 제한

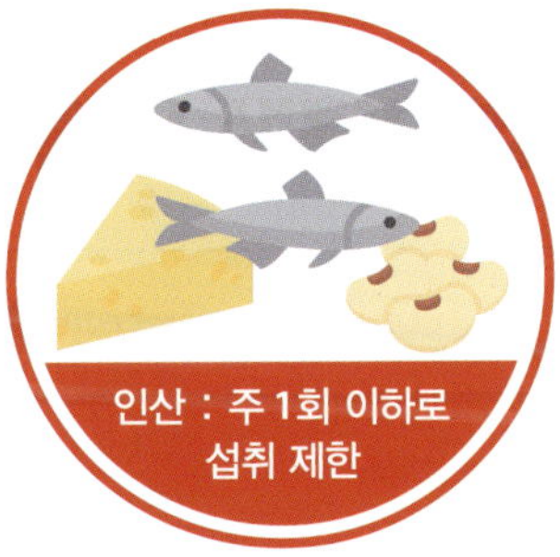
인산 : 주 1회 이하로
섭취 제한

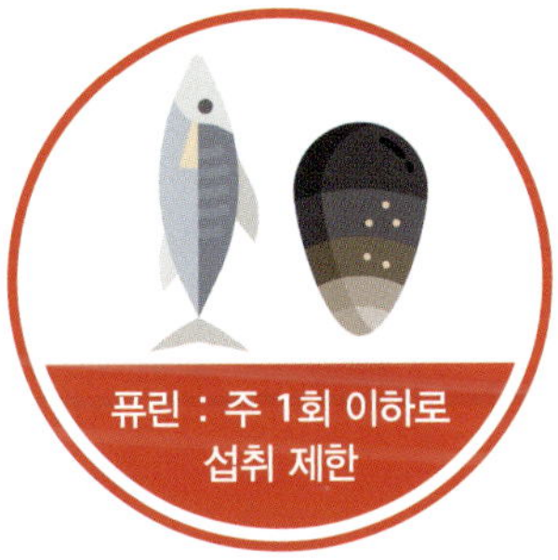
퓨린 : 주 1회 이하로
섭취 제한

(2) 수산 제한이 필요한 경우

수산 섭취량에 따라 소변내 수산 수치가 크게 달라질 수 있다. 따라서 결석 성분에 따라 수산 제한이 필요한 경우에 수산이 많이 함유된 식품인 옥수수, 고구마, 시금치, 호박, 가지, 부추, 실파, 딸기, 포도, 귤, 초콜릿, 차, 코코아, 땅콩 등은 1~2회/주로 섭취를 제한해야 한다.

(3) 인산 제한이 필요한 경우

결석의 성분에 따라서 인산 제한이 필요한 경우에는 인산 함량이 높은 식품인 메밀묵, 녹두묵, 간류, 멸치, 치즈, 콩류 등은 1회/주 이하로 섭취를 제한하도록 한다.

(4) 퓨린 제한이 필요한 경우

결석의 성분에 따라서 퓨린 제한이 필요한 경우에는 퓨린 함량이 높은 식품인 육류내장, 등푸른 생선(청어, 고등어, 정어리, 멸치, 생선알류), 가리비조개, 홍합 등은 1회/주 이하로 섭취를 제한하도록 한다.

13 비뇨기계 질환 환자 생활요법

002 전립선비대증 환자 생활요법

(1) 전립선비대증은 고혈압, 당뇨, 비만, 고지혈증 등 대사증후군과 밀접한 연관성이 있는데, 이 가운데 고혈압은 전립선비대증과 상관관계가 많아 혈압을 조절하면 증상이 감소되기도 하므로 적절한 혈압을 유지하는 것이 전립선비대증의 예방 측면에서 도움이 된다.

(2) 혈중 당이 증가하면 전립선의 성장이 빨라져 전립선비대증에 악영향을 미치는 요소로 작용한다.

(3) 비만은 전립선비대증을 증가시킨다.

(4) 콜레스테롤은 심혈관계 질환의 위험성을 증대시키고 전립선비대증의 위험도 증가시킨다.

(5) 흡연은 교감신경계를 높여줘 전립선비대증에 악영향을 미친다.

(6) 소변을 너무 오래 참으면 전립선비대증을 악화시킬 수 있다. 장시간 여행을 하다 소변을 제때 보지 못하면 방광이 늘어나고 힘이 없어지며 소변을 보지 못할 수도 있고, 과음한 뒤에도 비슷한 증상이 나타날 수 있다.

(7) 전립선비대증 환자는 감기약을 먹은 후 소변이 잘 나오지 않는 경우도 있다.

(8) **식이요법**

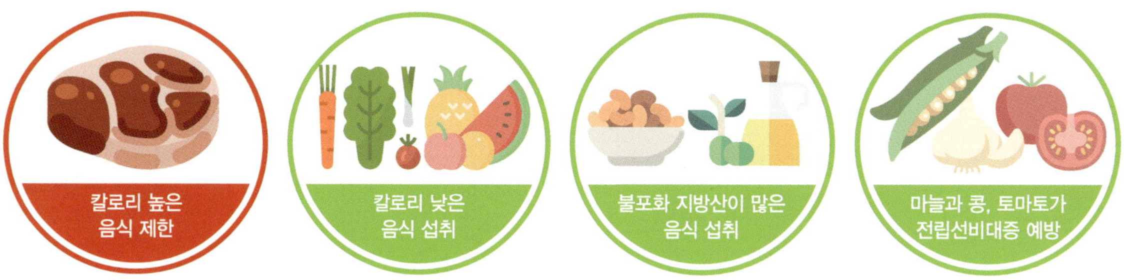
칼로리 높은 음식 제한
칼로리 낮은 음식 섭취
불포화 지방산이 많은 음식 섭취
마늘과 콩, 토마토가 전립선비대증 예방

❶ 칼로리가 높은 음식은 전립선비대증 위험이 증가하는 것으로 보고되고 있어, 육류 섭취를 줄이고 채소와 과일, 생선 등 섬유질이 풍부하고 칼로리가 낮은 음식을 먹는 것이 좋다.

❷ 몸에 이로운 콜레스테롤이 함유되고 불포화 지방산이 많은 음식으로 식습관을 바꿔야 한다.

❸ 마늘과 콩, 토마토가 전립선비대증을 예방하며 전립선암에도 효과가 있는 것으로 알려져 있다.

13 비뇨기계 질환 환자 생활요법
003 병원에서 필요한 검사

(1) **기본 혈액검사** : 일반 혈액검사(CBC: WBC, RBC, Hb, Hct, Platelet, MCV, MCH, MCHC), 전해질(Electrolyte), 간기능 검사, 신장기능 검사, 염증 검사, 종양표지자 검사(PSA) 등

(2) **영상검사** : 방사선 검사, 비뇨기계 초음파(결석 확인 및 방광 내 소변량을 측정), 복부전산화단층촬영(CT)

(3) **직장 수지검사** : 전립선의 크기, 모양, 경도를 확인

(4) **소변검사** : 감염 여부를 확인

13 비뇨기계 질환 환자 생활요법
004 추천 영양보충제

(1) **요로결석**

칼륨(K), 마그네슘(Mg), 칼슘(Ca), 피리독신(비타민 B6), 오메가-3

(2) **전립선비대증**

비타민 A, 비타민 B군, 비타민 C, 비타민 E, 알라닌, 글라이신, 글루타민, MSM(유기유황, 식이유황), 칼슘(Ca), 마그네슘(Mg), 아연(Zn), 구리(Cu), 셀레늄(Se), 레시틴(Lecithin), 유산균, 퀘르세틴(Quercetin)

Ref.
- 일차진료의를 위한 마스터 기능의학(The master of functional medicine for primary medical care)
- 삼성서울병원 영양팀

14 신경계 질환 환자 생활요법

001 뇌졸중 질환 환자 생활요법

1 뇌졸중 정의

뇌졸중은 뇌혈관이 막혀서 발생하는 뇌경색(허혈성 뇌졸중)과 뇌혈관의 파열로 인해 뇌 조직 내부로 혈액이 유출되어 발생하는 뇌출혈(출혈성 뇌졸중)을 통틀어 일컫는 말이다.

간단한 질문으로 뇌졸중 징조 알아내기

- 뇌졸중을 영어로 'STROKE' 라 한다. 다음과 같은 간단한 질문(처음 3글자 STR)을 함으로써 뇌졸중을 알아낼 수 있다고 한다.
- 아래의 세 가지 가운데 한 가지라도 하지 못하면 즉시 구급차를 부른다.

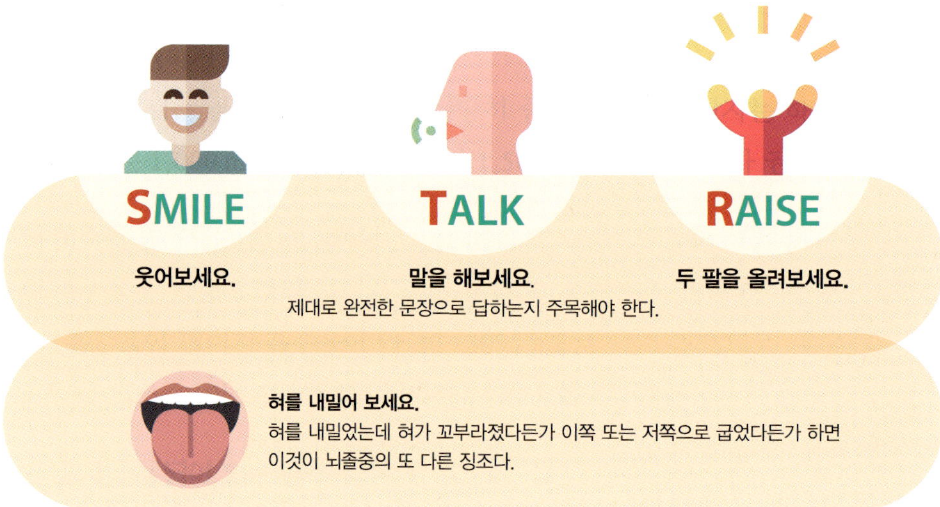
SMILE
웃어보세요.
TALK
말을 해보세요.
제대로 완전한 문장으로 답하는지 주목해야 한다.
RAISE
두 팔을 올려보세요.
혀를 내밀어 보세요.
혀를 내밀었는데 혀가 꼬부라졌다든가 이쪽 또는 저쪽으로 굽었다든가 하면
이것이 뇌졸중의 또 다른 징조다.

2 뇌졸중 예방 생활방법

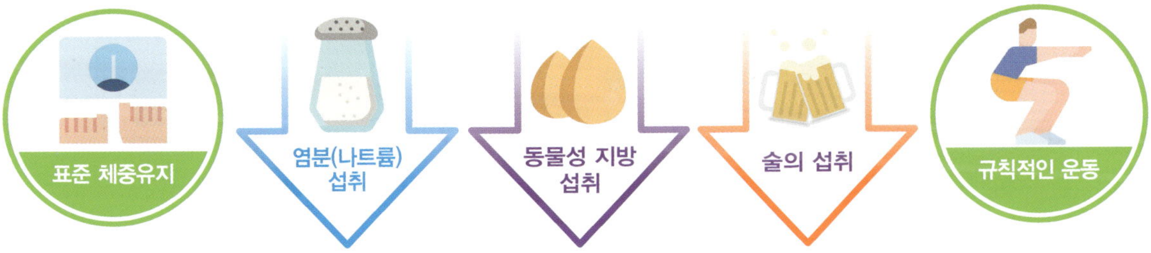

(1) 정상 체중을 유지

만일 체중이 과체중이나 비만이라면 단계적으로 줄이는 것이 좋다. 체중을 줄이면 비교적 빨리 혈압을 낮추고 혈압 약의 효과도 높아지며, 고지혈증도 개선될 수 있으며 당뇨병인 경우 혈당관리에도 이롭다.

(2) 가능한 염분을 줄여서 싱겁게 섭취

한국인의 염분 섭취는 15~20 g 정도로 짜게 먹는 편으로 하루 10 g 이하로 염분섭취를 줄인다.

❶ 젓갈, 김치, 자반과 같은 절인 음식과 국, 찌개의 국물 섭취를 줄인다.
❷ 소금, 간장, 고추장, 된장의 사용을 줄이고, 대신 새콤달콤한 맛, 고소한 맛을 이용해 맛을 낸다.
❸ 가공식품(라면, 통조림, 햄)의 섭취를 줄이고 화학조미료 사용을 제한한다.

(3) 적당한 지방섭취가 요구된다.

고혈압, 당뇨, 동맥경화증이 있거나 고지혈증이 있다면 총지방과 동물성 지방인 포화지방산, 콜레스테롤의 섭취를 줄이도록 하고, 불포화지방산 섭취로 대체하는 것이 좋다.

❶ 포화지방 : 기름기 많은 육류(갈비, 삼겹살 등), 유제품(우유, 버터, 치즈 등), 팜유(커피 프림, 라면, 과자 등)
❷ 불포화지방산 : 식물성 기름(참기름, 들기름, 올리브유 등), 견과류, 등푸른 생선 등
❸ 콜레스테롤 : 달걀 노른자, 육류 내장류, 오징어, 장어, 새우, 버터 등

(4) 과도한 음주를 피하고, 술의 섭취를 줄인다.

알코올 30 g 이상의 음주는 혈압, 혈중 중성지방 수치를 증가시키고 안주의 대부분이 염분과 지방을 과량으로 섭취하게 만들어 혈압 상승 및 체중 증가를 일으킬 수 있다.

(5) 식사요법과 함께 금연, 스트레스 관리, 유산소운동 중심의 규칙적인 운동을 병행한다.

3 뇌졸중 발병 후 급성기와 회복기의 영양관리

(1) 급성기에 환자가 의식저하나 연하곤란(삼킴장애)이 심할 때 입으로 음식 섭취를 하지 못하는 경우 관을 통해 영양공급을 하고, 차츰 삼키는 능력이 회복되면 단계별로 식사로 이행한다.

(2) **유동식/연하보조식 1단계 혹은 2단계 → 치아보조식 → 일반식으로 진행하기**

경구섭취가 가능하다 하더라도 음식을 씹거나 삼키는데 어려움이 있을 때 삼키는 기능에 따라 유동식 또는 연하 보조식 1단계 또는 2단계, 치아 보조식, 일반식으로 진행되며, 환자가 씹거나 삼키는 연습을 할 수 있도록 음식의 질감이나 농도를 조절하여 준다.

(3) **하루에 6~8컵 정도의 충분한 수분을 섭취한다.**

연하곤란이 있는 경우 묽은 물이나 음료는 흡인의 위험이 높으므로 빨대나 스푼을 이용하여 섭취한다. 연하곤란이 심한 경우 점증제를 첨가하여 농도를 높이는 것이 도움이 된다.

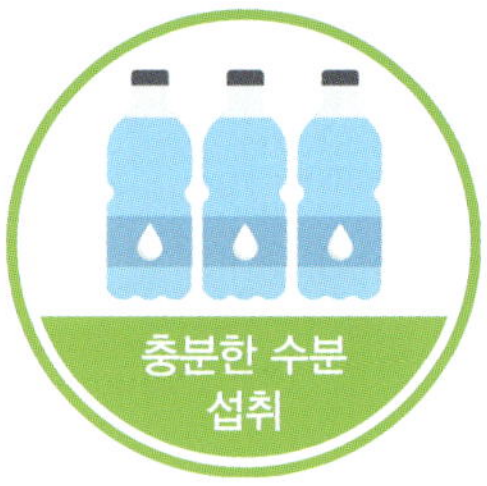
충분한 수분
섭취

(4) 재발을 방지하기 위해서는 고혈압, 당뇨, 고지혈증, 비만 등 위험 인자를 줄이고 뇌졸중 예방을 위한 식사요법을 잘 지킨다.

4 항응고 식사

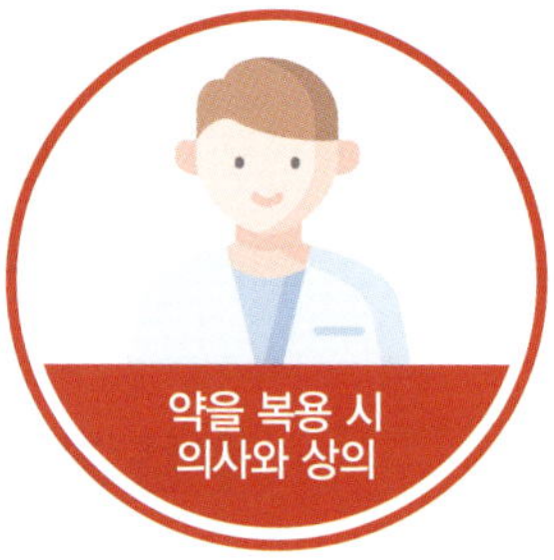
약을 복용 시
의사와 상의

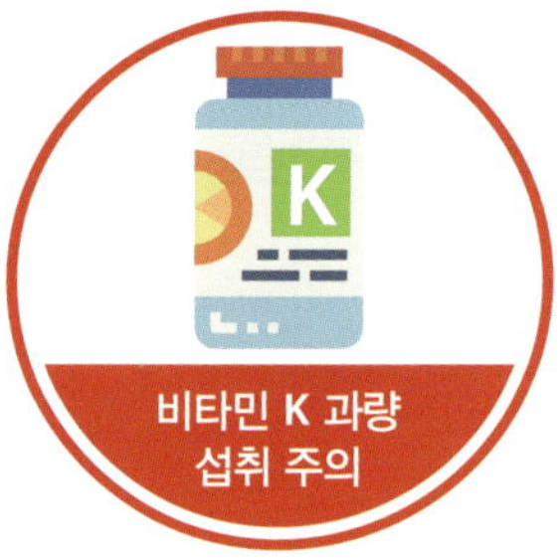
K
비타민 K 과량
섭취 주의

(1) 항응고제(쿠마딘 : 와파린)는 혈전이 생기는 것을 방지하는 약이다. 약의 효과를 최대한 나타내고 출혈 등의 부작용을 예방하기 위해 의료진의 지시에 따라 약을 복용하여야 한다.

(2) **과도한 비타민 K 섭취를 피하고, 일정한 양의 비타민 K 섭취하기**

비타민 K는 혈액응고에 관여하는 비타민으로 항응고제(쿠마딘 : 와파린)의 작용을 저해시킬 수 있다. 비타민 K 함유식품을 전혀 먹지 않을 필요는 없으나 과량 매일 섭취하지 않도록 주의한다.

(3) **비타민 K 고함유식품**

푸른잎 채소는 비타민 K 함량이 높으므로 근채류(무, 당근, 도라지, 우엉 등), 버섯류 등을 충분히 섭취하여 채소 섭취가 부족하지 않도록 한다.

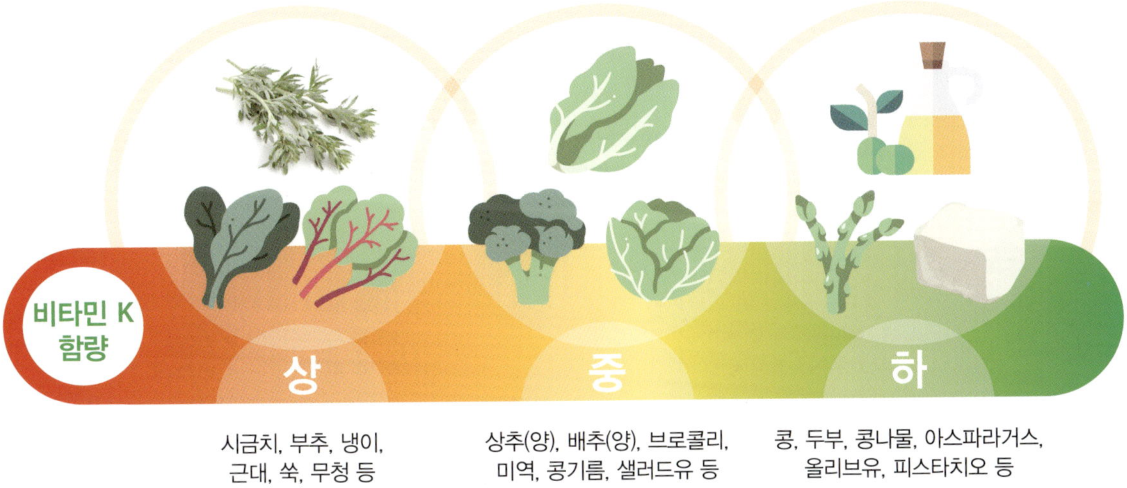
비타민 K 함량
상
중
하
시금치, 부추, 냉이,
근대, 쑥, 무청 등
상추(양), 배추(양), 브로콜리,
미역, 콩기름, 샐러드유 등
콩, 두부, 콩나물, 아스파라거스,
올리브유, 피스타치오 등

(4) 식사량을 급격히 줄이거나 한 가지 음식에 편중된 불균형적인 식사를 하지 않도록 한다.

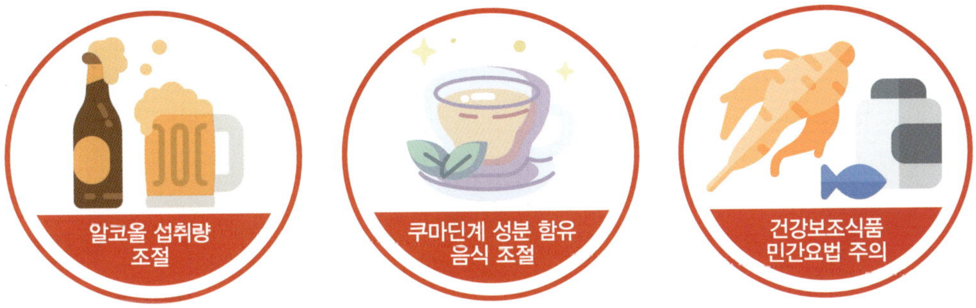
알코올 섭취량
조절
쿠마딘계 성분 함유
음식 조절
건강보조식품
민간요법 주의

(5) 과량의 알코올 섭취가 항응고제의 효과를 증가시켜 출혈의 위험이 있다. 가능한 알코올 섭취는 피하고 마실 경우 알코올 섭취량은 1일 30 g 이하(소주 1잔반~3잔, 맥주 1~2캔)이다.

(6) 쿠마딘계 성분이 함유된 잎으로 만든 가루나 잎차류의 과량 섭취를 주의한다.

(7) 과량의 생선기름 보충제(스쿠알렌, 오메가-3지방산), 비타민 E 등 항산화비타민제, 인삼, 홍삼, 한약이나 양파즙, 오가피, 알로에 등 건강보조식품이나 민간요법은 항응고제 작용에 영향을 줄 수 있으므로 주의한다.

14 신경계 질환 환자 생활요법
002 뇌종양 환자 생활요법

1 개요

뇌종양은 신경의 중추인 뇌에 종양이 생긴 질병으로 증상은 종양의 부위에 따라 다양하며, 두통, 어지럼증, 의식저하, 성격변화, 연하곤란, 구토/메스꺼움, 후각손실, 내분비장애 등이 있다. 이러한 증상들은 수술, 방사선요법, 화학요법 등의 치료로 호전될 수 있으나, 수술 후 뇌부종, 의식저하, 신체마비, 체내 전해질의 불균형, 연하곤란 등의 합병증이 동반되면 환자 스스로 음식을 섭취하는 능력이 떨어져서 충분한 영양섭취가 어렵게 되거나, 방사선요법이나 화학요법을 받으면서 부작용으로 인해 음식 섭취량이 급격히 감소하여 영양 불량상태가 되기 쉽게 되므로 치료와 병행해서 적절한 영양관리가 요구된다.

2 영양관리

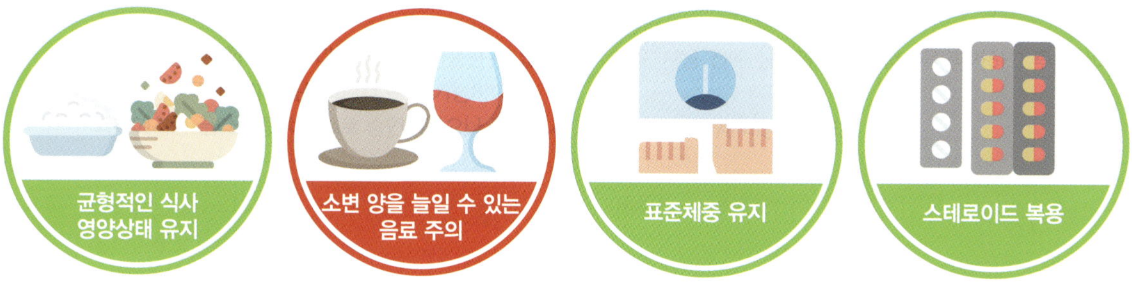

균형적인 식사
영양상태 유지
소변 양을 늘일 수 있는
음료 주의
표준체중 유지
스테로이드 복용

(1) 수술 후 영양관리

수술 후 빠른 회복에 중점을 두며, 열량 및 단백질, 무기질 및 비타민 등 충분한 영양섭취를 하도록 하고, 규칙적이고 균형적인 식사를 통해서 좋은 영양상태를 유지한다.

(2) 내분비이상(요붕증)

다뇨증 혹은 심한 갈증을 주증상으로 하는 요붕증이 있는 경우, 수분 섭취를 충분히 하여 탈수를 예방하도록 하고, 열량이 적은 음료를 섭취함으로써 체중이 증가되지 않도록 주의한다. 특히, 커피, 알콜, 차 등과 같이 이뇨작용이 있어 소변 양을 늘일 수 있는 음료는 피한다.

(3) 내분비장애로 고혈압, 당뇨, 비만 등이 있다면 표준 체중 유지를 위한 체중 감량과 식사요법이 필요하다.

⑷ 스테로이드 복용

수술 후나 방사선 및 화학요법과 병행해서 많이 사용하는 약물 중 하나인 스테로이드는 부족한 호르몬이나 뇌부종을 조절하는 기능을 하는데, 체내 수분 보유(부종)나 식욕 증가를 가져옴으로써 체중을 증가시킬 위험이 있다. 만약 스테로이드의 복용으로 식욕이 증가하면, 열량이 높거나 너무 단 음식의 섭취량을 줄이는 것이 좋다. 또한, 싱겁게 먹는 식습관을 통해 체내 수분보유를 피하는 것이 바람직하다.

⑸ 화학요법과 방사선 치료

화학요법의 부작용으로 메스꺼움, 구토, 설사, 변비, 백혈구 수치 감소 등이 있고 방사선요법은 뇌 부위만 조사받을 경우 부작용이 심하지는 않으나 구토, 메스꺼움, 식욕 부진, 전신 피로감 등이 있을 수 있다. 환자는 다양한 음식을 선택하여 균형 잡힌 식사를 하도록 하여 영양결핍과 체중 감소를 막고 병의 증상과 치료로 인한 부작용을 완화시켜 좋은 영양상태를 유지하는 것이 중요하다.

⑹ 연하곤란

연하기능을 관장하는 뇌 부위에 종양이 있는 환자, 화학요법을 받는 환자, 의식이 저하된 환자 등은 음식을 씹고 삼키는데 어려움이 있는 연하곤란을 겪을 수 있다. 현재 연하기능에 알맞은 식사와 식사방법을 통해 안전하면서도 충분한 영양섭취를 하도록 한다.

003 기타 신경계 질환 환자 생활요법

1 질환별 개요

(1) 파킨슨병

뇌교의 흑색질에 있는 신경세포의 점진적인 퇴화로 신경전달물질인 도파민이 감소되어 신경근육에 이상이 나타나는 진행성 퇴행성 질환이다. 증상으로는 떨림, 근육의 강직, 몸의 움직임 느려짐, 걸음걸이 느려짐이 특징적이며, 이외에도 위 배출 시간지연, 변비, 식욕부진, 연하곤란, 음식흘림, 흡인 등의 증상도 자주 나타난다.

(2) 치매

대뇌피질의 위축, 뉴런의 손실 등 뇌의 형태학상의 변화가 만성적으로 진행하여 나타나는 질환으로, 점차적으로 인지능력 감소, 기억력 감소, 성격 변화, 독립적인 생활이 불가능해지는 장애가 발생한다. 치매환자는 음식을 거부하거나 과식으로 인해 소화불량 또는 변비에 걸리기 쉬우며, 또한 음식물 이외의 이물질을 먹을 수 있으므로 항상 주의가 필요하다.

(3) 다발성 경화증

다발성 경화증은 뇌신경 조직(myelin sheath)이 퇴화되는 중추신경조직의 염증성 질환으로 원인은 분명치 않으나 자가면역에 의한 질환으로 추정하고 있다. 증상으로 쇠약감, 신체말단이나 한쪽 안면의 감각이상, 시력장애, 보행장애, 배뇨조절 곤란, 현기증, 감정적 불안정 등이다.

(4) 근위측삭 경화증

루게릭, 스티븐 호킹과 같은 유명 인사가 걸렸던 병으로 메스컴을 통해서도 잘 알려져 있는 병으로 근육쇠약과 위축이 빠르게 진행되는 신경계 질환이다. 초기 증상은 근육쇠약, 근육소모, 강직(경련), 긴장항진 상태 등이며, 사지마비, 구음장애, 연하곤란 등으로 진행된다. 병이 진행하면서 심한 체중 감소와 영양 섭취부족이 흔하기 때문에 적절한 영양관리가 중요하다.

(5) 길랑-바레 증후군

신경섬유 주위를 둘러싸고 있는 수초에 장애가 있는 가역성 신경계 질환으로, 원인은 확실하지 않으나 뇌나 척수에서 바이러스 감염과 관계가 있는 것으로 추정된다. 말초신경계에 침범되기 쉬우며 하지에서 시작하여 상부로 쇠약 증상이 나타난다. 침범된 뇌신경과 관련된 운동장애, 감각장애, 호흡부전 등이 발생할 수 있다.

(6) 중증 근무력증

전기적 충동이 신경에서 근육으로 전도되지 않아 근육의 쇠약이 초래되는 질환으로 흔히 눈, 얼굴, 목 등의 안근과 호흡근에 나타나며 음식을 씹고 삼키는 근육, 말하는 근육, 팔다리 근육에도 나타난다. 증상은 주로 오후에 심한 피로감, 쇠약감, 마비 등이 있으며, 근육을 많이 사용하면 할수록 더 증상이 악화될 수 있다.

2 신경계질환 환자 식사

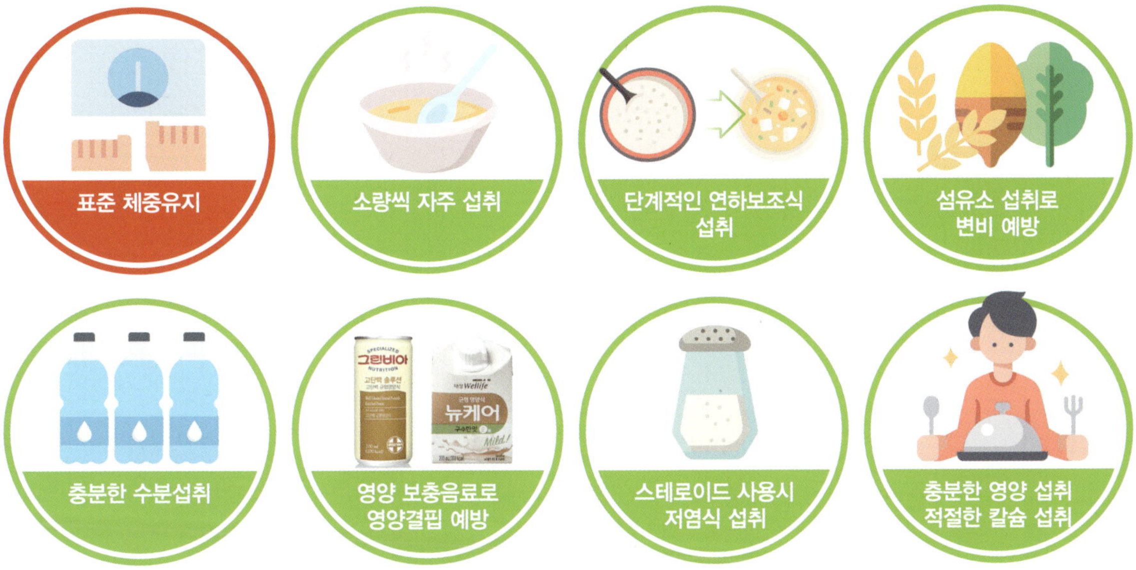
표준 체중유지
소량씩 자주 섭취
단계적인 연하보조식 섭취
섬유소 섭취로 변비 예방
충분한 수분섭취
그린비아
뉴케어
영양 보충음료로 영양결핍 예방
스테로이드 사용시 저염식 섭취
충분한 영양 섭취 적절한 칼슘 섭취

(1) 심한 체중 감소나 과도한 체중 증가 피하기

(2) 씹거나 삼키기 쉬운 음식으로 1일 4~6회 식사와 간식으로 소량씩 자주 섭취하기

(3) 흡인 여부와 연하곤란을 관찰하여 연하기능에 따라 단계적인 연하보조식 섭취하기

(4) 전곡류, 채소, 과일 등을 통해 적절한 섬유소를 섭취를 통해 변비를 예방한다.

(5) 충분한 수분섭취를 위해 1일 6~8잔의 물을 섭취한다. 흡인의 위험이 있을 경우 점증제를 사용하여 농도를 조정하여 섭취한다.

(6) 필요하다면 영양보충 음료의 섭취, 경장영양을 통해 영양결핍을 예방한다.

(7) 스테로이드를 사용할 경우, 저염식으로 섭취하여 체내 수분 저류를 막는다.

(8) 고열량, 고단백의 충분한 영양섭취가 필요하며, 적절한 칼슘섭취가 권장된다.

004 연하곤란(삼킴장애)

1 개요

(1) 연하곤란(삼킴장애)은 음식을 씹고 삼키는 것이 어려운 것으로 뇌졸중이나 기타 신경계질환 환자에게 흔히 발생한다.

(2) 연하곤란(삼킴장애)은 음식물이 기도로 들어가 폐렴을 유발할 수 있고 불충분한 식사섭취로 인하여 탈수, 영양불량 등의 영양적인 문제가 있을 수 있다. 따라서 환자의 적응 정도에 맞게 음식의 농도와 질감에 변화를 주어 연하보조 연식 1단계, 2단계, 치아보조 연식을 거쳐 일반식으로 서서히 진행하도록 한다.

2 연하곤란 증상

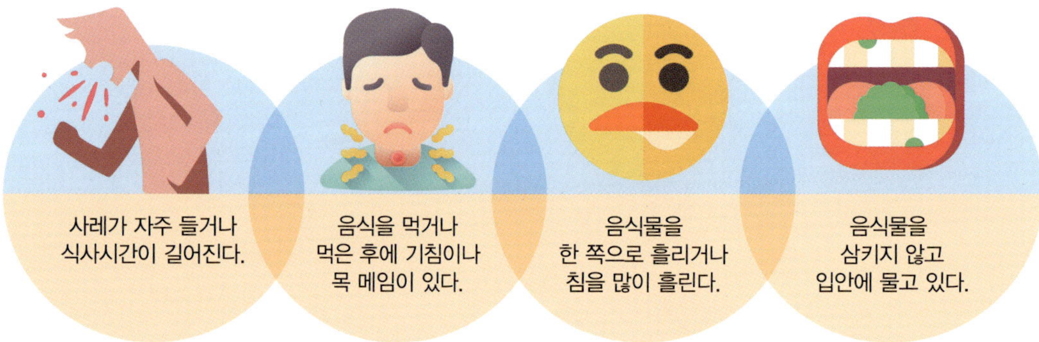
사레가 자주 들거나
식사시간이 길어진다.
음식을 먹거나
먹은 후에 기침이나
목 메임이 있다.
음식물을
한 쪽으로 흘리거나
침을 많이 흘린다.
음식물을
삼키지 않고
입안에 물고 있다.

3 단계별 연하보조식

연하보조식사는 음식이 기도로 들어가는 흡인을 예방하며, 음식을 씹고 삼키기 쉽도록 제공하는 것이 목적이다. 연하보조식사는 음식의 농도와 질감에 변화를 주어서 환자의 적응 정도에 맞게 연하보조 연식(음식을 갈은 식사) 1단계, 2단계, 치아보조 연식(음식을 다진 식사)을 거쳐 일반식으로 서서히 진행된다.

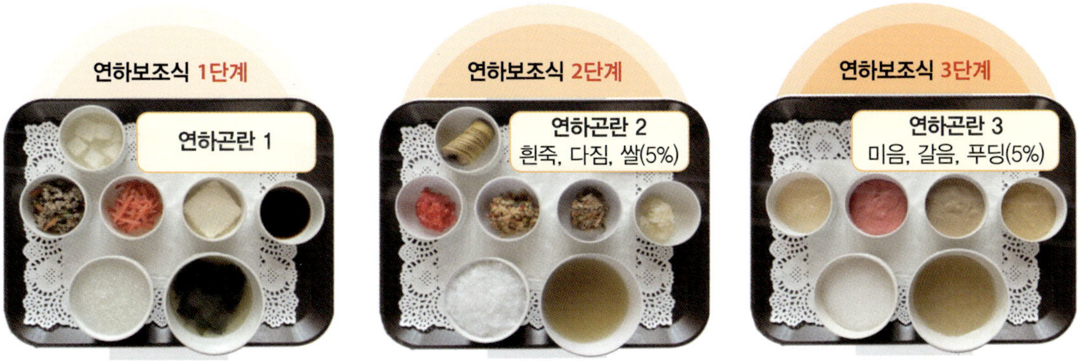

⑴ **연하보조식 1단계**

모든 음식을 갈아서 걸쭉하고 부드러운 형태로 섭취한다. 흰죽과 부드러운 살코기나 생선살, 질기지 않은 나물찬 등의 반찬을 조리한 후, 반찬들을 각각 흰죽을 넣고 갈아서 걸쭉하고 부드러운 형태로 만들어 먹는다.

⑵ **연하보조식 2단계**

주식인 죽은 갈지 않고 그 외 반찬은 연하보조식 1단계와 같이 만들어 섭취한다.

⑶ **치아보조식**

살코기, 부드러운 나물찬 등 반찬을 조리하여 다진 후 촉촉하고 부드럽게 만들어 먹는다(소스나 마요네즈 이용). 연두부찜, 계란찜, 뼈를 바른 생선요리, 바나나 등 부드러운 형태의 음식은 그대로 섭취하고 주식은 죽에서 진밥, 일반 밥으로 서서히 진행한다.

⑷ **물의 섭취**

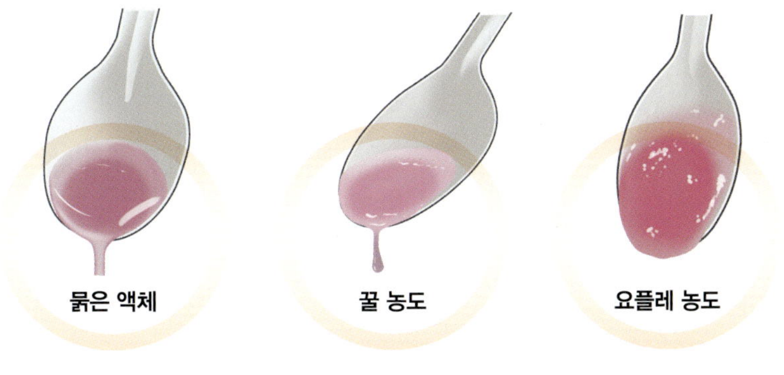

묽은 액체인 경우 쉽게 흡인되므로 섭취를 제대로 하지 못해 탈수상태가 올 수 있으므로 자연식품 또는 상업용 점증제를 사용하여 요플레 농도로 만들어 먹도록 권장하고 있다. 상업용 점증제는 농도를 높이는 것으로 제품마다 사용량이 다르므로 제품을 첨가하여 천천히 저으면서 액체의 농도를 맞추도록 한다.

(5) 식사방법 및 자세

❶ 조용하고 편안한 마음으로 충분한 시간을 갖고 천천히 식사한다.

❷ 식사 후 똑바로 앉은 자세에서 턱을 약간 숙이고 20~30분정도를 유지한다.

❸ 한 번에 조금씩 먹도록 하며 여러 번 삼키는 연습을 한다.

❹ 음식의 농도는 한 가지 농도로만 제한하도록 한다(죽이나 밥을 국에 말아먹으면 흡인의 위험이 높음).

❺ 요리할 때 식용유, 참기름, 마가린, 버터, 치즈 등 지방을 충분히 활용하거나 꿀, 설탕, 시럽 등을 첨가하여 열량을 높이는 것이 좋다.

❻ 영양섭취가 충분하지 않은 경우, 6대 영양소가 골고루 들어 있는 영양보충음료(뉴케어, 그린비아, 엔슈어 등)를 권장한다. 영양이 풍부한 영양보충음료를 1일 1~2캔을 섭취하도록 하며, 음료를 섭취할 때 사레가 드는 경우 점증제를 첨가하여 음료의 농도를 조절하여 섭취한다.

14 신경계 질환 환자 생활요법

005 병원에서 필요한 검사

1 기본 혈액검사

일반 혈액검사(CBC : WBC, RBC, Hb, Hct, Platelet, MCV, MCH, MCHC), 전해질(Electrolyte), 간기능 검사, 신장기능 검사, 췌장효소 검사, 염증 검사, 종양표지자 검사 등

2 영상검사

흉부 및 복부방사선검사, 뇌전산화단층촬영(CT), 뇌자기공명영상(MRI), 뇌단일광자단층촬영(SPECT), 양전자단층촬영(PET-CT)

14 신경계 질환 환자 생활요법
006 추천 영양보충제

1 항노화

비타민 A, 비타민 B군, 비타민 C, 알파리포산(Alpha-lipoic acid), 아르기닌, 카르니틴, 리신, 메치오닌, 오르니틴, 티로신, NAC(N-아세틸-L-시스테인), 타우린, 5-히드록시트립토판(5-HTP), 칼륨(K), 아연(Zn), 크롬(Cr), 글루타치온(Glutathione), DHEA, 콜린(choline), 이노시톨, 녹차추출물(카테킨), SOD(superoxide dismutase), 마늘, 글루코사민(glucosamine), 은행잎 제제(Ginkgo Biloba)

2 치매

비타민 A, 비타민 B군, 비타민 C, Acetyl-L-Carnitine, 망간(Mn), 아연(Zn), 칼슘(Ca), 철(Fe), 셀레늄(Se), 감마리놀렌산 달맞이꽃(EPO), SOD(superoxide dismutase), DMAE(Dimethylaminoethanol), 레시틴(Lecithin), 은행잎 제제(Ginkgo Biloba), DHEA, 펙틴(사과), 시베리안진생(가시오가피즙)

3 파킨슨병이나 이상운동증, 본태성 떨림에 좋은 글루타치온 치료와 항산화 치료

(1) Substantia Nigra(흑질)

도파민 생성과 동시에 활성산소가 발생하며, 활성산소를 제거하는 것이 흑질 속 글루타치온이다. 파킨슨병 환자의 경우 글루타치온 양이 현저히 감소되어 있다.

(2) 글루타치온의 역할

BBB(blood brain barrier)를 통과하여 Dopamine, Serotonin 수용체의 감수성을 향상시키고 우울증 증상을 개선한다.

(3) 주사 용법(하루 3,000 mg까지 사용 가능)

N/S 110 ml + Glutathione 600 mg : 15~20분, 주 2~3회 → Next week : 1,200 mg → Next week : 1,500 mg 유지, 증상이 호전되면 5일에 한번, 7일에 한 번, 10일에 한 번으로 간격을 늘려간다.

Ref.
- 일차진료의를 위한 마스터 기능의학(The master of functional medicine for primary medical care), 대한일차의학회
- 삼성서울병원 영양팀

15 류마티스 질환 환자 생활요법

001 류마티스 질환 환자

1 일반적인 약물치료

(1) 비스테로이드성 항염제

❶ 비스테로이드성 항염제는 보통 소염진통제라고 부르며, 염증을 가라앉혀 주고 아픈 것을 좋게 해주지만 질병 경과를 바꾸거나 관절 손상을 막아주지는 못한다.

❷ 효과는 대부분 비슷하지만 환자에 따라서는 더 잘 듣는 약이 있기도 하기 때문에 약을 10~14일 정도 사용하여 보고 효과가 없으면 바꿔보기도 한다.

❸ 부작용으로는 위장 장애나 궤양, 출혈이 있을 수 있기 때문에 특히 노인들은 조심해야 하며 신장이 나쁘거나 고혈압, 심장병이 있는 경우에도 조심해서 사용해야 한다.

(2) 항류마티스 약물

항류마티스 약물은 질병 경과를 변화시켜준다고 하여 DMARD(Disease-modifying anti-rheumatic drugs)라 부르며 관절이 망가지는 것을 예방하거나 줄여서 관절기능을 유지시키기 위해 사용한다. 항류마티스 약물은 효과가 비교적 서서히 나타나 대개 1~6개월 지나야 하고 약 2/3의 환자에서 효과가 있다.

❶ 항말라리아제

히드록시클로로퀸은 류마티스 관절염이나 전신 홍반루푸스에서 많이 사용된다. 효과는 약하고 또 늦게 나타나지만 비교적 부작용이 적기 때문에 심하지 않은 류마티스 관절염에서 많이 사용되며, 드물게 이 약을 복용하면 피부가 검어지거나 눈에 영향을 줄 수도 있어 장기간 사용할 때는 안과 검사가 필요할 수도 있다.

❷ 술파살라진

말라리아 약 보다는 효과가 빨리 나타나고, 심하지 않은 류마티스 관절염에서 사용된다. 부작용은 소변이 노랗게 나오며 흔하지는 않지만 간기능 이상이나 골수 억제 등이 있어 정기적으로 혈액검사를 하게 된다.

❸ 메토트렉세이트(MTX)

㉮ 일주일에 한 번 복용하고, 말라리아 약이나 설파살라진에 비하여 효과도 빨리나오고 더 강력한 치료 효과를 보이지만, 부작용으로 머리카락이 빠지거나 입 안이 헐 수가 있어 이런 부작용을 없애기 위해 엽산이라는 비타민을 같이 복용해야 한다.

㉯ 사용 전에 간염 검사, 가슴 X-ray 등을 확인하여 이상이 없는 경우에 주로 사용하고, 폐 이상이 있는 경우에는 매우 조심해서 사용하기는 하지만 전혀 사용이 불가능한 것은 아니다. 신장이 나쁜 경우에는 양을 줄이던지 사용하지 않고, 그 외에 간 기능 이상이나 혈액 이상도 나타날 수가 있어 정기적인 혈액검사가 필요한 약이다.

㉰ 기형을 유발하거나 유산을 시킬 수 있으므로 남녀 모두 임신 3개월 전에는 중단하는 것이 좋다.

❹ 레플루노마이드

㉮ MTX와 유사한 작용기전과 효과를 가지고 있어서 간이나 폐 부작용 등은 MTX와 유사하다.

㉯ 장점으로는 MTX에 비해 위장 장애가 적고 신장이 나쁜 경우에도 사용이 가능하다. 간혹 체중이 빠질 수도 있다.

㉰ 만약 임신을 계획 중인 여성은 주의해야 하는데, 임신을 하려면 약을 중단하고 2년을 기다리던지 콜레스티라민이라는 약을 복용하여 체내 약물을 씻겨 내려가게 해야 한다.

(3) 스테로이드

❶ 스테로이드를 복용하는 경우

스테로이드는 항류마티스 약물 효과가 나올 때까지 류마티스 관절염 증상을 조절하거나 일시적으로 관절염이 악화된 경우, 또는 아무리 치료해도 염증 조절이 안되는 경우에, 가능하면 적은 양을 복용하게 된다.

❷ 스테로이드의 부작용

부작용으로는 달덩이 얼굴, 체중 증가 외에도 당뇨, 골다공증, 고혈압, 백내장, 감염, 피부에 멍이 드는 것 등 다양하게 나타난다.

2 류마티스 질환에서 치료를 위해 사용되는 약제들과 심뇌혈관 질환의 발생

(1) 스테로이드

❶ 스테로이드를 사용할 경우 심근경색, 뇌졸중, 심부전 등 심뇌혈관 질환의 발생률을 높일 수 있다고 알려져 있는데, 특히 스테로이드의 누적 용량이 많을수록 영향이 크다고 알려져 있다.

❷ 스테로이드는 개개인의 질병활성도에 맞추어 몸에서 필요로 하는 최소한의 용량을 복용하는 것이 좋다.

(2) 메토트렉세이트

류마티스 질환 치료를 위해 사용되는 메토트렉세이트는 염증을 줄임과 동시에 고지혈증을 개선시키고 혈관내막이 두꺼워지는 것을 막아줌으로써 심뇌혈관 질환 발생 위험을 낮출 수 있다는 알려져 있다.

(3) 생물학제제

❶ 최근 난치성 류마티스관절염 치료제로 많이 사용되고 있는 생물학제제는 염증을 잘 조절해 줌으로써 류마티스 질환 환자들에게서 심근경색의 발생률을 현저히 낮추었다는 연구결과가 많이 보고되었다. 또한, 생물학제제를 사용한 환자에서 뇌혈관 질환 발생을 줄인다는 보고도 꽤 있다.

❷ 일부 연구에서는 심부전을 악화시킬 수도 있다는 보고도 있으므로 주의해서 사용되어야 한다.

3 권장 식품

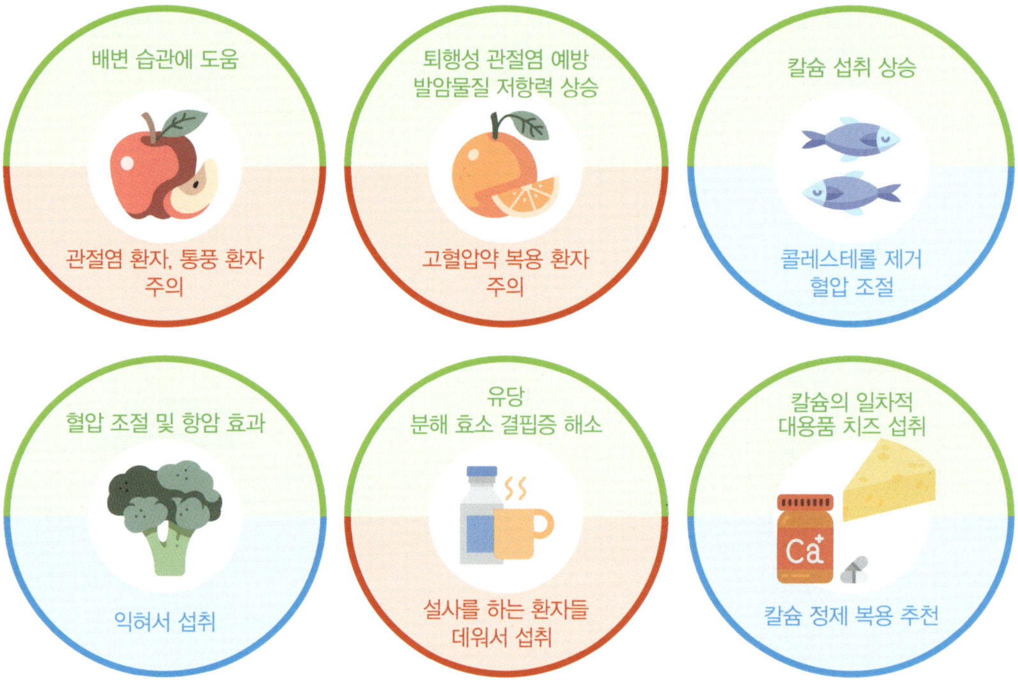

(1) 사과

❶ 사과에는 알레르기, 암, 염증, 바이러스를 물리치는 항산화제가 여러 종류 함유되어 있는데, 중간 크기의 사과 한 개에는 일일 섭취 권장 섬유소의 25% 분량의 섬유소가 함유되어 있어 배변 습관에도 많은 도움이 된다.

❷ 다만 주스 한 컵은 사과 3개 정도의 열량이 나오기 때문에 체중에 신경을 써야 하는 관절염 환자에게는 불리하고, 통풍 환자들이 과일 주스를 먹는 경우 통풍 발작의 위험이 높아진다는 보고도 있어 주의를 요한다.

(2) 오렌지 종류의 과일(밀감, 자몽 등)

❶ 오렌지 종류의 과일들에 함유되어 있는 항산화제 성분은 무릎의 퇴행성 관절염을 예방하는데 효과가 있고, 비타민 C가 풍부하기 때문에 발암물질에 대한 저항력도 길러준다.

❷ 시클로스포린이나 고혈압약 등을 복용하는 환자는 자몽을 조심해야 되는데, 자몽과 약제의 상호작용으로 약효가 떨어질 수 있기 때문이다.

(3) 생선(오메가-3)

❶ 오메가-3 지방산이 가장 많이 들어있는 생선은 고등어, 청어, 연어 등이고, 특히 청어는 잔뼈를 함께 씹어먹으면 칼슘 섭취에도 도움이 된다.

❷ 지방산은 류마티스 관절염의 염증과 통증을 완화해 주는 효과뿐 아니라 성인병의 주범인 콜레스테롤을 제거하고 혈압도 낮춰 주는 다양한 효과가 있다.

(4) 브로콜리

❶ 브로콜리는 항산화제와 섬유소, 비타민이 풍부하고, 칼륨이 많이 들어있어 혈압을 낮추는 역할 및 항암 효과까지 가지고 있다.

❷ 가장 좋은 섭취방법은 살짝 찌는 것으로, 숨이 살짝 죽을 정도로 10분 이하로 데워서 섭취한다.

(5) 칼슘(우유, 유제품, 기타 등)

❶ 동양인에게 고유한 유당 분해 효소 결핍증 때문에 우유만 먹으면 설사를 하는 환자들은 우유를 데워서 먹거나, 또 이른 아침 섭취를 피하고 점심 때나 오후에 먹는 것도 설사를 덜 하는 방법이다.

❷ 유제품인 치즈와 떠먹는 요구르트가 일차적인 대용품이 될 수 있고, 이도 여의치 않은 경우 칼슘 강화 씨리얼과 칼슘 강화주스, 청어나 멸치와 같은 뼈째 먹는 생선 등을 섭취할 수 있다.

❸ 칼슘 정제 복용도 추천한다.

(6) 고기

❶ 기름이 없는 부분으로 골라 먹는 것이 중요하고, 구이보다는 수육이나 장조림처럼 기름기 없이 담백한 것이 좋다.

❷ 일주일에 고기를 먹는 횟수는 3회를 넘지 않도록 한다.

(7) 비타민 C, 비타민 D

비타민 D는 골관절염 환자에서 골절 위험도를 낮춰주고 고용량의 비타민 C는 골관절염의 발생 빈도를 낮춰준다는 보고도 있는데, 중년 이상의 한국인에게 혈중 비타민이 부족한 것으로 알려져 있어 비타민 C, D의 복용이 도움이 될 수도 있지만 정확한 용량이 처방되지 않을 수 있고, 심지어는 광고 효과로 인해서 다량을 복용할 수도 있으므로 주의해서 복용해야 한다(성인에서 하루 2,000 IU의 비타민 D 공급은 안전한 것으로 권고하고 있고 최근에는 하루 4,000 IU도 비교적 안전한 것으로 보고하고 있다.)

4 류마티스 환자 생활요법

(1) 파라핀 요법 및 찜질온열 요법

만성 골관절염 환자에게 통증 감소를 유도할 수 있어 골관절염 환자가 약물 치료와 함께 병행할 경우 치료 효과를 높일 수 있다. (다만 염증성 관절염에서는 오히려 관절염을 악화시키므로 피해야 한다.)

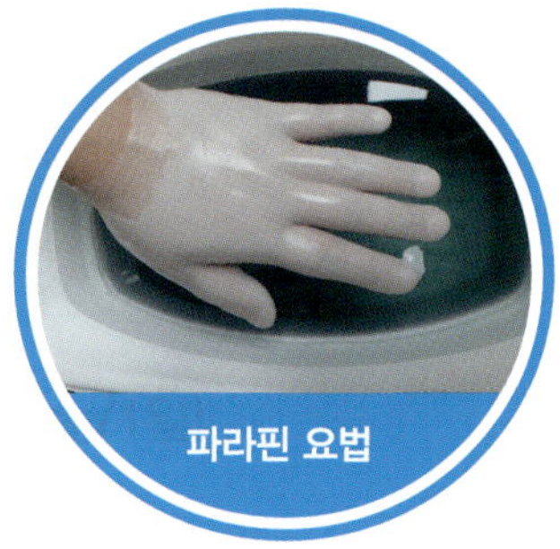

(2) 골관절염

❶ 골관절염을 촉진 · 악화시키는 운동

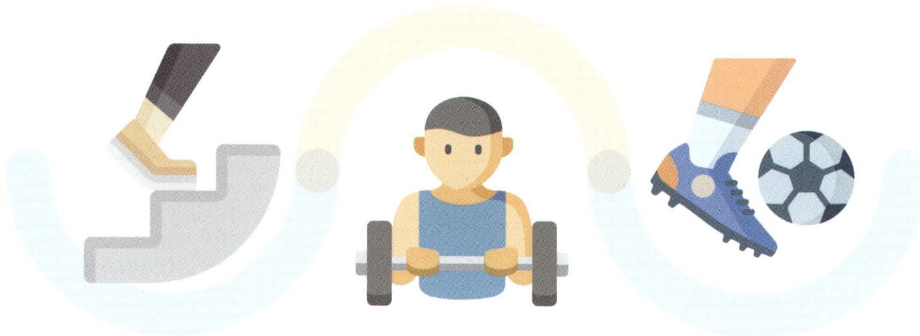

골관절염의 발생은 정상 관절이라도 과도한 압력과 충격을 주는 반복적인 동작에 의해 발생이 촉진되고 악화되는데, 예를 들면 전력으로 뛴다던가, 언덕이나 계단을 오르내리는 동작, 무거운 기구를 이용하는 운동, 관절의 충격과 회전이 많은 테니스나 축구 같은 구기 등이 관절염에 해롭다.

❷ 골관절염 악화 방지에 도움이 되는 운동

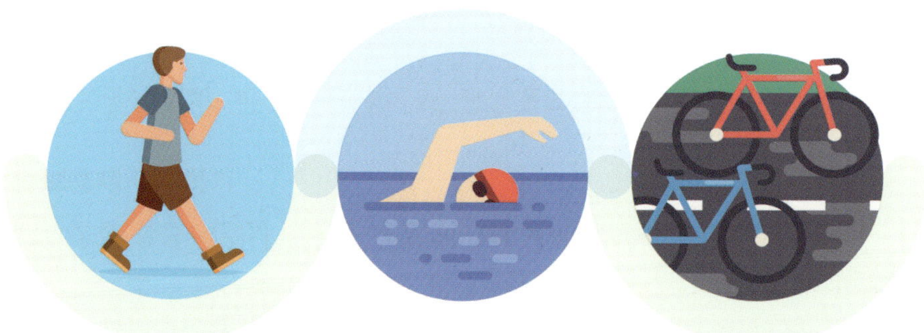

관절에 적절한 자극을 주는 운동은 연골의 보호와 골관절염 악화 방지에 도움이 된다. 관절에 무리를 주지 않으면서 오랫동안 할 수 있는 유산소 운동과 근육강화 운동은 골관절염에 도움이 되는 운동이다.

예시 평지에서 천천히 걷기, 손을 오무렸다 펴기, 수영, 자전거 타기, 아쿠아로빅 등

⑶ 류마티스 환자 운동법

❶ 하루 중 자신의 상태가 가장 좋은 시간을 선택한다. 아침 경직이 생기거나 관절통이 심한 경우 새벽에 운동하는 것은 오히려 통증을 악화시킬 수 있다. 증상이 심한 급성기의 경우, 새벽운동은 가급적이면 피하는 것이 좋다.

❷ 운동 전, 관절과 근육을 부드럽게 하기 위해 온찜질과 목욕을 하는 것이 좋다.

❸ 더 오래되고 아픈 관절부터 할 수 있는 범위에서 운동을 시작하고 조금씩 운동량과 운동 범위를 늘려가야 한다.

❹ 매일 규칙적으로, 지속적으로 조금씩 자주하는 것이 좋다.

운동할 때 통증이 있으면, 더운 찜질을 20분 정도 한 후에 관절운동을 해야 한다. 더운찜질은 붓기가 빨리 가라앉게 해 주고, 통증을 줄여 준다. 어깨, 팔꿈치, 손목, 손가락, 고관절, 무릎, 발목, 발가락 등 온몸의 관절들을 빠뜨리지 말고 운동시켜야 하며, 환자가 아프다고 하는데 무리해서 운동시키면 관절주머니가 찢어질 수 있기 때문에 조심해야 한다.

❺ 살이 마르는 것을 막기 위해서 근육 운동을 해야 한다.

관절을 구부리려고 힘을 주면서 다른 쪽 팔다리로 관절이 구부러지지 않게 저항을 준다. 근육운동 후에는 꼭 얼음찜질을 20분 동안 해야 운동으로 인한 염증을 막을 수 있다.

❻ 기본 수칙

- 천천히 부드럽게 몸의 각 부분을 움직인다.
- 긴장감이 느껴질 때까지 8~10초간 멈춘다.
- 모든 운동은 3~5회 반복하되, 항상 좌/우 같은 횟수로 한다.
- 자연스럽게 호흡하며 숨을 참지 않는다.
- 소리내어 하나, 둘 구령을 센다.

류마티스 환자에게 추천하는 운동 11가지

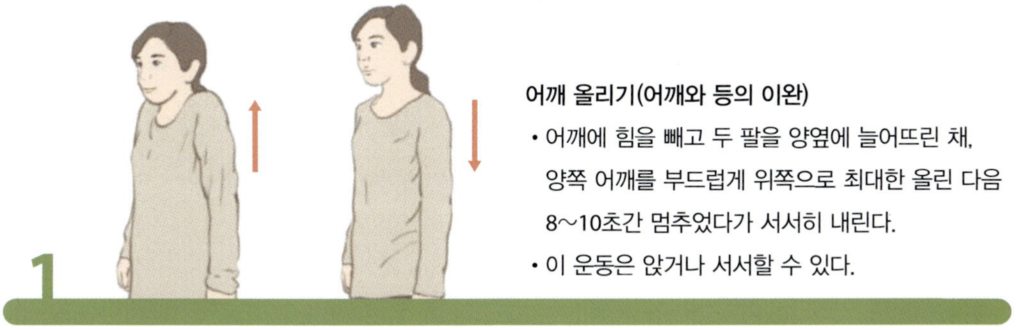

어깨 올리기(어깨와 등의 이완)

- 어깨에 힘을 빼고 두 팔을 양옆에 늘어뜨린 채, 양쪽 어깨를 부드럽게 위쪽으로 최대한 올린 다음 8~10초간 멈추었다가 서서히 내린다.
- 이 운동은 앉거나 서서할 수 있다.

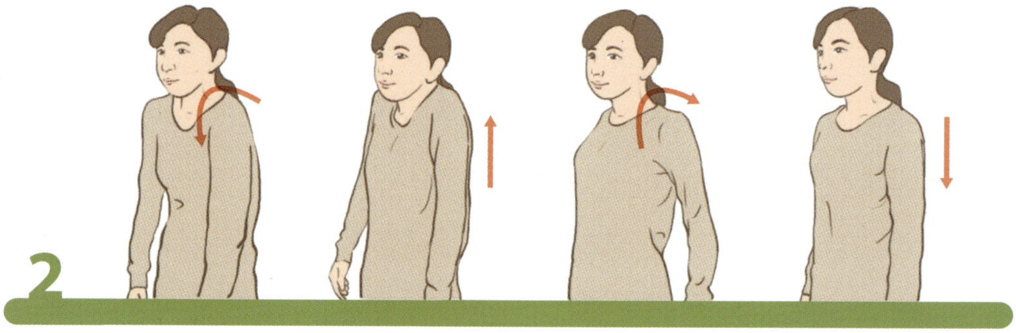

어깨 돌리기(어깨관절 운동범위 증진)

• 어깨에 힘을 빼고 팔을 양옆에 늘어뜨린 후, 어깨를 부드럽게 앞, 위, 뒤, 아래 방향으로 돌린다.

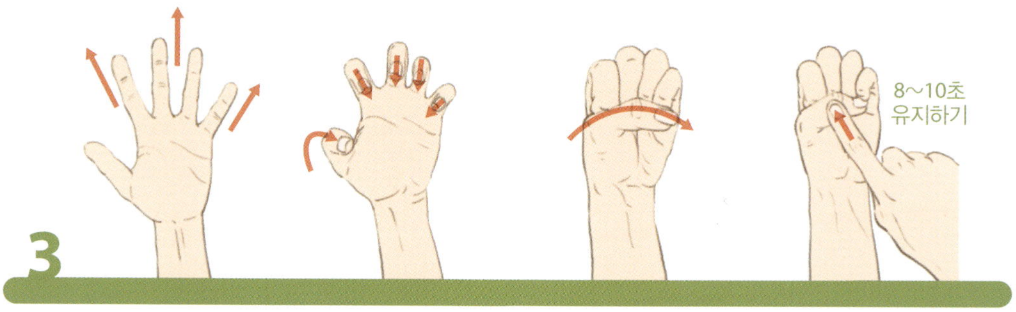

주먹 쥐기(손가락 기능 유지)

• 손가락을 완전히 쫙 편다.
• 손가락을 끝마디부터 천천히 구부려서 손가락 끝이 손바닥에 닿게 한다.
• 엄지손가락으로 모든 손가락을 덮는다(8~10초 유지).
• 다시 반대로 손가락을 쫙 편다. (한 손으로 잘 안 될 경우 다른 손으로 도움을 준다.)

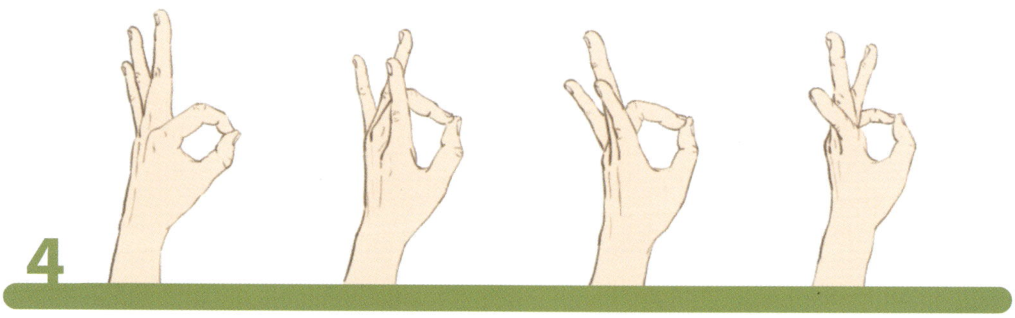

동그라미 만들기(집기 능력 유지)

• 손목을 똑바로 펴고 엄지와 각각의 손가락을 맞대어서 'O'자를 만든다. (한 손으로 잘 안될 경우 다른 손으로 도움을 준다.)

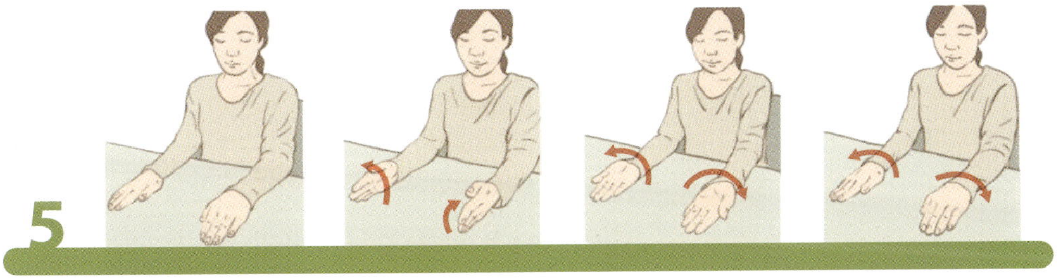

문열기(팔목 근육과 인대 강화)

- 팔을 책상 위에 올려놓고, 손바닥이 책상 면에 닿게 한다.
- 새끼손가락이 책상 면에 닿는 상태에서 손바닥을 뒤집는다.
- 손바닥이 위로 향하게 한 다음, 다시 반대로 손바닥이 책상 면에 닿도록 뒤집는다.

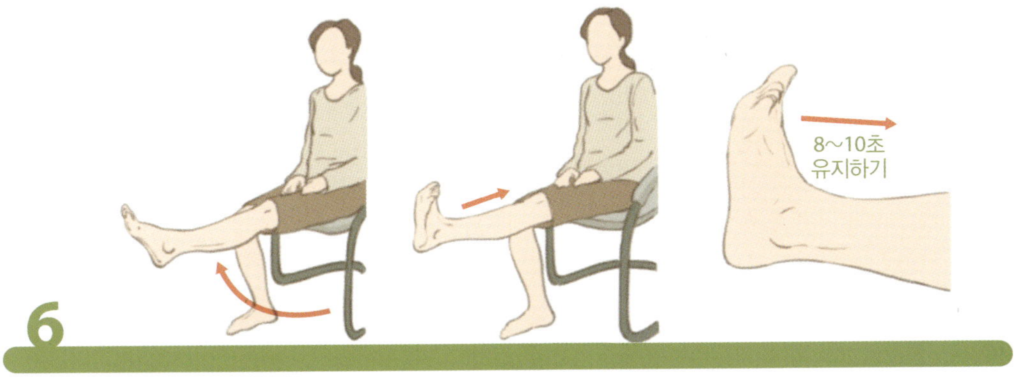

의자에 앉아서 발끝 코 쪽으로 당기기(대퇴 상부근육 및 무릎 강화)

- 의자에 앉아서 한 쪽 다리를 똑바로 들어 올린다.
- 무릎을 편 채 발가락을 코 쪽으로 잡아당긴다(8~10초 유지).
- 제자리로 돌아온다.

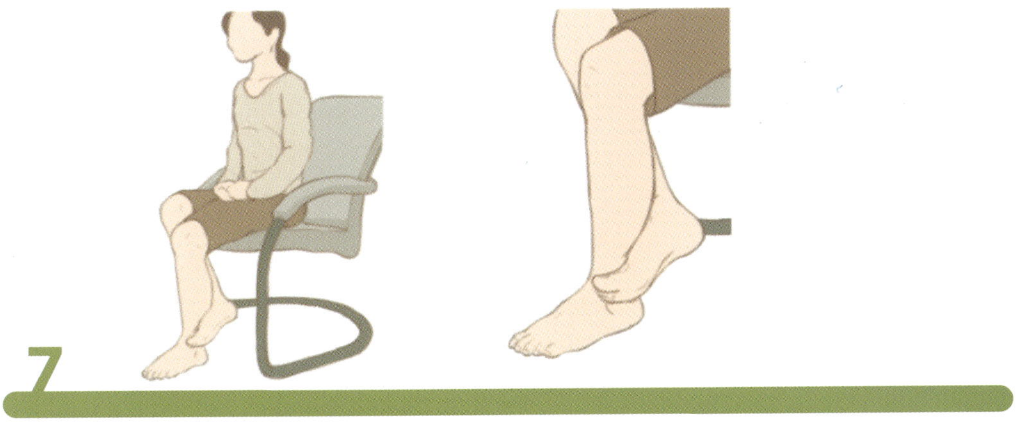

무릎 힘주기(무릎 근육강화)

- 등이 곧은 의자에 앉아서 한 쪽 다리를 다른 쪽 다리 발목 뒤 쪽에 걸어준 다음 서로 어긋나게 힘을 준다.(8~10초 유지)
- 다리의 위치를 바꿔 똑같이 한다.

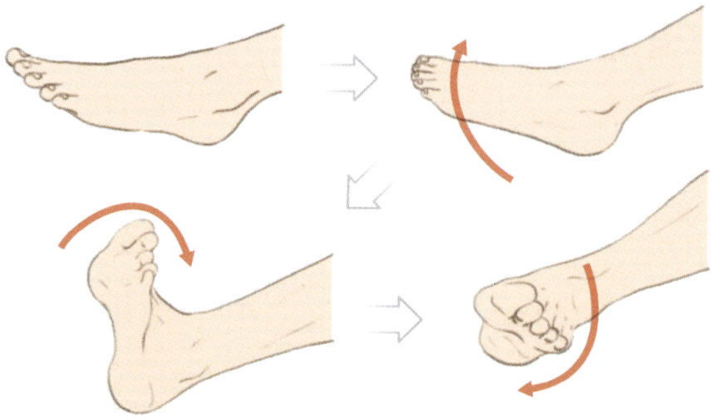

8

발목 돌리기 운동(발목 강화)

- 발을 살짝 들고 엄지발가락으로 크게 원을 그린다.

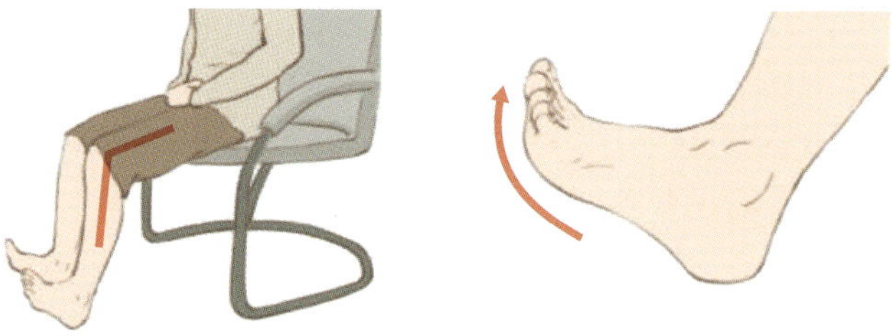

9

발의 앞부분 들기(발목 유연성 증진)

- 맨 발로 의자에 앉아서 무릎을 90도 각도로 구부린다.
- 발 뒤꿈치는 바닥에 닿게 한 채 발의 앞쪽과 발가락을 올려준다(8~10초 유지).

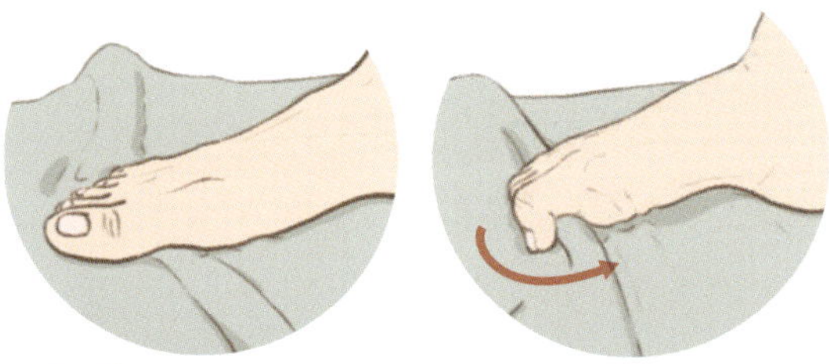

10

발가락으로 수건 말아 감기
(발가락 기능 증진, 발바닥 인대 강화)

- 의자 앞쪽에 수건을 펼쳐놓고 수건 모서리에 발뒤꿈치가 오도록 발을 놓는다.
- 발가락으로 수건을 할 수 있는 만큼 충분히 끌어당긴다(8~10초 유지).
- 다시 수건을 바깥쪽으로 밀어낸다.

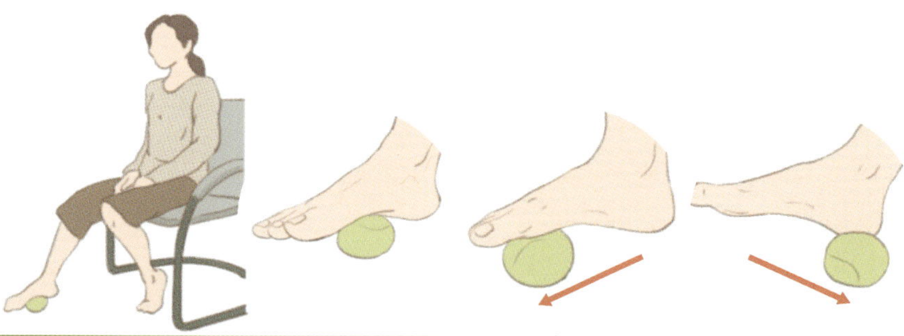

11

발바닥으로 공 굴리기(발바닥 인대 신전)

- 발바닥 밑에 공을 놓고 앞뒤로 굴린다.

15 류마티스 질환 환자 생활요법
002 통풍 환자

1 통풍의 정의

퓨린이라는 단백질의 대사과정이 제대로 이루어지지 못해 퓨린의 대사산물인 요산이 혈액 중에 쌓이게 되어 나타나는 질환이다.

cf 가성통풍
가성통풍이란 통풍성 관절염과 증상과 발병 기전이 비슷한 관절염으로, 이 질환의 정확한 병명은 칼슘인산염 결정 축적질환(Calcium pyrophosphate crystal deposition disease, CPPD)으로 관절의 연골이나 관절 주위 조직에 칼슘결정이 쌓이면서 관절이나 관절주위에 염증이 생기는 경우를 말한다.

2 식사요법

(1) 통풍의 일차 치료 목표가 혈액의 요산 농도를 6 mg/dl 이하로 유지하는 것이므로 약물 치료로 잘 조절되고 있는 경우 음식물 섭취를 여유롭게 할 수 있다.

(2) **정상 체중을 유지한다. 비만은 통풍의 원인이 될 수 있으므로 정상 체중을 유지하여야 한다.**

❶ 퓨린 함량이 높은 식품의 섭취를 제한한다.
통풍의 원인이 되는 요산은 체내에서 합성되거나 음식물로부터 섭취되므로, 혈중 요산 수치를 감소시키기 위해 퓨린 함량이 높은 식품(육류의 내장 부위와 육즙, 등푸른 생선 등)의 섭취를 제한해야 한다.

❷ 과량의 단백질 섭취를 피한다.
과량의 단백질(육류, 생선, 가금류, 조개, 새우, 정어리, 콩 등)을 섭취하는 것은 체내에서 퓨린이 분해되어 요산 생성을 증가시키므로 주의한다.

❸ 수분 섭취를 충분히 한다.
소변으로 요산을 배설시키고, 요산 결석을 예방하기 위해 수분을 충분히 섭취한다.

cf 음료수나 음식의 단맛을 내기 위해 대개 '액상과당'이라는 것이 사용되는데, 과당(fructose)은 분해되어 요산을 높게 만들기 때문에 과당이 포함된 음료수나 음식은 금지해야 한다. 과일 중에서도 특히 사과와 오렌지는 과당이 많으므로 줄이는 것이 좋다.

❹ 알코올 섭취를 제한 한다.

알코올의 섭취는 혈액내 요산 생성을 증가시키며, 체내에 젖산을 축적시켜 요산 배설을 어렵게 하므로 공복 시 음주 및 과음은 삼간다.

특히 맥주를 줄여야 하지만 양주와 와인과 같은 다른 알코올 음료 섭취도 줄여야 한다.

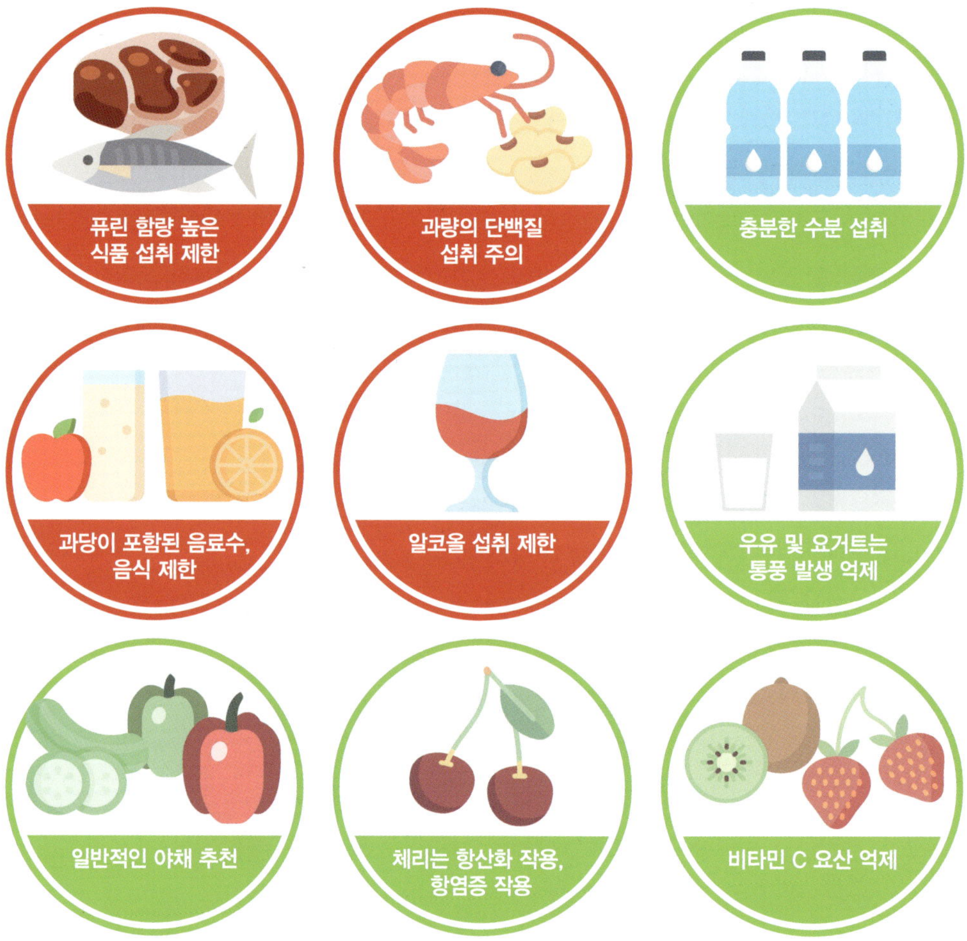

퓨린 함량 높은
식품 섭취 제한
과량의 단백질
섭취 주의
충분한 수분 섭취
과당이 포함된 음료수,
음식 제한
알코올 섭취 제한
우유 및 요거트는
통풍 발생 억제
일반적인 야채 추천
체리는 항산화 작용,
항염증 작용
비타민 C 요산 억제

❺ 기름기 섭취를 제한한다.

과량의 지방 섭취는 요산의 배설을 감소시키므로 주의하고 과식이나 절식을 피하고, 신선한 채소와 과일을 적절히 섭취한다.

❻ 우유 및 요거트는 통풍의 발생을 줄인다.

❼ 일반적인 야채(오이, 상추, 파프리카, 브로컬리 등)도 추천된다.

❽ 체리는 항산화 작용, 항염증 작용과 함께 요산을 낮추는 효과도 있어서 약물치료와 함께 체리를 복용하는 것은 좋다.

❾ 비타민 C(하루 500 mg)도 요산을 낮추는 효과가 있다.

15 류마티스 질환 환자 생활요법

003 루푸스 환자

1 루푸스 정의

(1) 전신 홍반루푸스(루푸스)란?

전신 홍반루푸스(루푸스)는 만성 염증성 자가면역질환으로, '자가면역질환'은 기본적인 '정상 면역'이 외부에서 들어온 세균이나 바이러스로부터 자기 몸을 지키는 것과 달리, 외부 공격인자와 자기 몸의 기관, 장기를 구분하지 못해 자기 몸의 여러 장기의 기능 손상을 나타내는 상태를 말한다.

(2) 루푸스의 증상과 치료

발열, 통증, 피로감 등의 일반적 증상과 함께 탈모, 피부발진, 호흡곤란 등의 증상이 나타나므로 담당 전문의를 통해 치료를 받는 것이 중요하고, 진단 후 다양한 종류의 면역 조절제로 치료를 받게 되며 만성 질환의 일종으로 평소 자기 관리가 매우 중요하다.

2 식사요법

기름기 많은 음식, 설탕과 같은 당분이 많은 음식에는 포화지방산이 많이 있고, 포화지방산은 체내에서 종양괴사인자와 같은 물질의 작용을 항진시키고 염증을 증가시켜 류마티스관절염에 해로울 수 있으므로 적게 먹는 것이 좋다.

3 생활 요법

(1) 적절한 휴식과 수면, 심폐기능을 저하시키는 흡연은 금하도록 한다.

(2) 자신의 신체 능력에 맞는 규칙적 유산소 운동

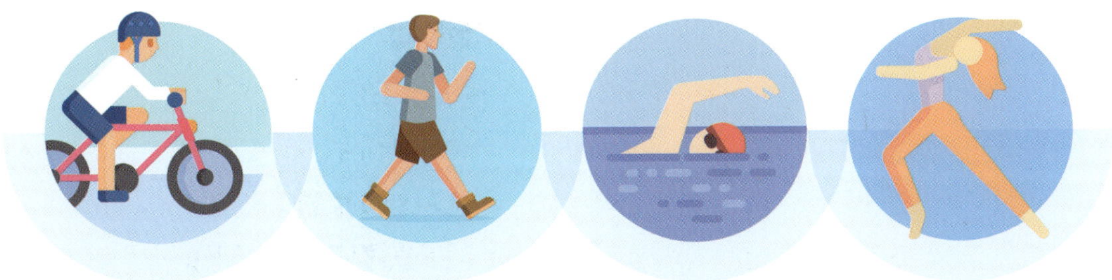

루푸스를 관리하는데 있어 운동도 도움이 되고 특히 유산소 운동이 도움이 되며, 자신의 신체능력에 맞는 적절한 강도의 운동을 규칙적으로 하는 것이 좋다. 운동을 하면 피로 개

선, 심혈관계 질환 예방, 비만 개선, 골다공증 예방, 수면장애 개선, 삶의 질이 향상되는 효과가 있다. 수영, 걷기, 가벼운 정도의 에어로빅, 자전거 타기 등이 도움이 되는 운동이다. (관절이나 근육에 통증이 발생하면 운동량을 줄이거나 일시적으로 중단하는 것이 필요하다.)

(3) 루푸스를 악화시키는 요인들과 예방접종

자외선 노출, 수술이나 외상, 임신과 출산과 같은 육체적 스트레스와 함께 이혼, 사별, 가정사와 같은 정신적 스트레스, 감염 등이 루푸스를 악화시킬수 있다. 루푸스가 악화되었다면 면역조절제 치료가 필요하며 감염에 의해 열이 났다면 사용 중인 면역조절제를 줄이고 항생제나 항바이러스제를 빠른 시간 안에 투여해야 한다. 또한 시기별로 적극적인 예방 접종을 하는 것이 필요하지만 루푸스의 질병 활성도가 높거나 루푸스 신염이 심하면 예방 접종을 연기해야 하고 생백신을 이용한 예방접종은 피해야 하므로, 예방접종은 반드시 담당의사와 상의 후 실시하는 것이 바람직하다.

(4) 루푸스 환자의 임신

❶ 루푸스 환자라고 해도 대부분 문제없이 임신 · 출산이 가능하다.

루푸스 환자가 임신을 하면 약 50~60%는 정상 분만을, 20~25%는 조산이지만 정상 아기를 분만한다. 나머지 20~25% 정도가 유산이나 사산을 하는데 정상 임신에서도 유산율이 10~15% 정도 되기 때문에 루푸스 환자라고 해도 많은 경우에는 특별한 문제없이 임신하고 출산할 수 있다.

❷ 루푸스와 단백뇨가 원활히 조절가능 할 경우 임신을 계획하는 것이 바람직하다.

임신이 루푸스를 악화시킬 수도 있으므로, 루푸스가 6개월 이상 잘 조절되는 경우에 계획에 의해서 임신을 해야 루푸스의 악화를 막을 수 있다. 특히 단백뇨가 있는 상황에서 임신은 더욱 위험하므로, 단백뇨가 충분히 조절되고 있는 상황에서 임신을 시도해야 한다.

(5) 피부 발진과 입 궤양

피부 발진의 경우 자외선 차단제(자외선 차단지수가 30이상)의 사용이나 항말라리아 제제, 스테로이드 연고 등을 사용할 수 있으며, 필요하다면 저용량의 스테로이드(프레드니솔론 하루에 10 mg 이하)를 사용해 볼 수 있다. 입 궤양에는 스테로이드 가글이나 콜히친, 저용량의 스테로이드를 사용해 볼 수 있다.

(6) 건강보조식품은 담당 의료진과 상담 후 섭취

병원 이외의 의료 기관에서 건강보조식품이나 의약품을 구입하여 복용하게 되면 정확한 약품 정보와 효능, 부작용에 대해 정확히 알 수 없는 경우가 있어 주의를 요한다. 건강에 도움이 된다고 알려진 식품 또는 약물이 면역체계를 활성화하여 루푸스를 악화시킬 수 있으므로 담당 의료진과 상담 후 섭취 또는 복용하는 것을 권고한다.

루푸스의 악화를 시사하는 소견

피로감, 관절통증 및 부종, 탈모, 구강내 통증, 호흡곤란 및 흉통, 온도변화시 손끝/발끝의 색조 변화, 피부발진, 발열 등이 있다.

(7) 루푸스의 치료

루푸스 신염, 심한 정신 신경루푸스(경련, 정신병, 의식소실, 횡단척수염 등), 루푸스 폐렴, 폐출혈, 심한 혈구감소증 등이 있는 경우에는 강력한 면역억제 치료가 필요하다. 고용량의 스테로이드(프레드니솔론 1~2 mg/kg/일)가 가장 흔히 사용되며 증상을 빨리 호전시킬 수 있으나, 장기간 사용하였을 때 여러 가지 부작용이 문제가 되므로 증상이 호전되면 빨리 줄여나가는 것이 중요하다. 보다 빠른 효과를 보기 위해서 스테로이드 충격요법(메틸프레드니솔론 1 g/일 정맥주사, 3일에서 5일간)을 사용할 수도 있다.

스테로이드 제제의 경우 장기간 복용하다가 갑자기 중단하는 경우

스테로이드 제제의 경우 장기간 복용하다가 갑자기 중단하는 경우에 혈압저하나 전신쇠약으로 입원하는 경우도 있으므로, 약의 중단은 전문의와 충분한 상의 후에 결정하는 것이 좋다.

(8) 루푸스 환자의 예방접종

루푸스 환자는 면역억제제를 사용하는 경우 감염의 가능성이 높아 지고 감염에 의해 루푸스가 심해지는 경우가 있어서 적극적인 예방 접종을 하는 것이 필요하다. (루푸스의 질병 활성도가 높거나 신염이 심하면 예방 접종을 연기해야 하고 생백신을 이용한 예방접종은 피해야 한다.)

15 류마티스 질환 환자 생활요법

004 강직성척추염

1 강직성척추염 정의

(1) 염증성 요통(inflammatory back pain), 말초관절염, 골부착부염(enthesitis) 등의 전형적인 임상소견 외에도 급성 포도막염, 수족지 염증, 조갑박리증, 점막 피부병변 또는 심장, 신장 이상 등 다양한 임상증상을 보이는 질환군이다.

(2) 강직성척추염(ankylosing spondylitis)은 척추관절염(spondyloarthritis) 질환군 중에서 가장 주된 질환으로 축성(axial) 관절의 운동 장애 및 경직을 특징으로 한다.

2 합병증

(1) 강직성척추염을 적절하게 치료받지 못하고 제대로 관리를 하지 않을 경우 처음 강직성척추염이 발병한 척추, 엉덩이뼈 외에도 어깨, 무릎, 발뒤꿈치 등에 통증이 생길 수 있다. 그리고 관절이 아닌, 눈, 폐, 심장, 신장에도 염증 증세가 발생할 수 있다는 것을 주의해야 한다.

(2) 특히 강직성척추염 환자들에게 자주 발생하는 포도막염은 제때 치료받지 못하면 반복적으로 유발될 수 있고, 심할 경우 실명까지 이어질 수 있다.

3 생활요법

(1) 운동

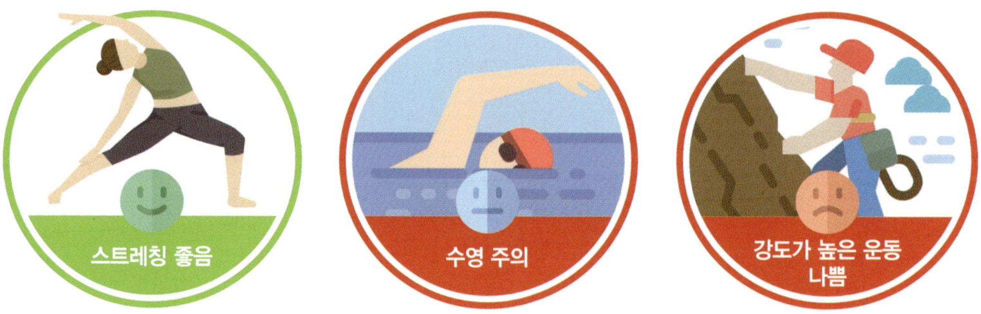

❶ 운동은 약물치료 못지 않은 중요한 치료 방법이다. 관절의 강직을 예방하며 척추의 유연성을 유지하고 변형을 방지하기 위해서는 적절한 운동이 필수이다.

❷ 운동은 매일 규칙적으로 하는 것이 중요한데 몸통, 목, 어깨, 허리, 엉덩이 관절(고관절)을 충분히 스트레칭해 주는 운동이 가장 좋다. 수영이 가장 이상적인 운동이지만, 목의 변형

이 있는 경우 주의가 필요하다.

❸ 운동의 강도가 심하거나 충격이 몸에 전해지는 운동은 증상을 악화시킬 수 있으니 피해야 한다. 대표적으로는 무리한 등산, 격투, 격한 구기 종목 등이다.

(2) 수면

❶ 침대나 침상은 단단한 것이 좋고 푹신푹신하고 휘는 침대나 매트리스는 좋지 않으니 피해야 한다.

❷ 반듯한 자세로 눕거나 엎드려서 자고 모로 누워서 자는 새우잠은 피해야 하며, 베개는 가급적 낮은 것을 사용하는 것이 좋다.

(3) 음주와 흡연

인체 내에 염증 반응을 촉진하고, 흡연은 폐활량을 더욱 줄게 만들 수 있으므로, 금주와 금연은 강직성척추염 환자들에게 지켜야할 필수 사항이다.

(4) 인스턴트 음식

영양적으로 균형이 맞지도 않고 엄청난 열량으로 몸에서 열을 촉진시키는 역할을 해서, 그 결과 내 몸의 균형이 어긋나 염증이 더욱 활발히 발생할 수밖에 없다.

(5) 강직성척추염 환자는 만성 염증성 질환이라 헌혈 금지

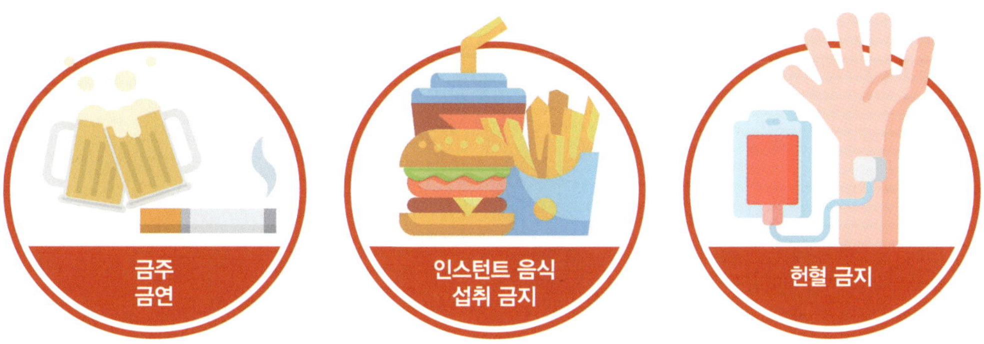

(6) 강직성척추염과 임신

❶ 강직성척추염을 앓고 있는 여성이라도 일반적으로는 임신율 및 유산율에서 큰 차이가 없는 것으로 알려져 있고, 임신을 준비할 때는 질병의 활성도를 잘 조절하는 것이 중요하다.

❷ 강직성척추염은 'HLA-B27'이라는 유전자와 연관성이 매우 높아 약 90~95% 이상의 환자들이 이 유전자를 가지고 있다. 본인 'HLA-B27'이라는 유전자를 갖고 있다면 자녀가 이 유전자를 갖고 있을 확률은 50%이다. 그러나 이 유전자를 갖고 있는 사람 중에서도 약 1~2% 미만에서만 강직성척추염이 발생하므로, 강직성척추염을 앓고 있다고 해서 아이 갖기를 포기하거나, 자녀들에 대한 막연한 걱정은 하지 않아도 된다.

005 병원에서 필요한 검사

1 기본 혈액검사

일반 혈액검사(CBC : WBC, RBC, Hb, Hct, Platelet, MCV, MCH, MCHC), 전해질(Electrolyte), 류마티스 인자, 요산, C-반응성단백, 총단백, ASO검사

2 영상검사

(1) X-ray 사진

뼈의 모양과 관절의 상태를 관찰할 수 있는 가장 간편한 영상검사로, 류마티스 질환 환자들에게 골미란이나 관절 간격 감소를 관찰할 수 있다.

(2) 초음파 영상

X-ray 사진으로 정확히 관찰할 수 없는 관절막, 연골, 힘줄, 근육, 관절의 부종을 직접 관찰할 수 있어 관절염을 초기에 진단할 수 있고 치료 효과 판정에도 많이 이용된다.

(3) 골주사 영상(Bone scan)

방사선 동위원소를 정맥에 주사해서 염증이 있는 뼈나 근육에 방사선 동위원소가 축적되면 영상으로 촬영하여 질병을 진단하는데, 전신의 모든 관절을 한 눈에 볼 수 있어서 여러 개의 관절에 염증이 발생하는 류마티스관절염 진단에 도움이 된다.

(4) 자기공명영상(MRI)

❶ 자기공명영상은 체내의 물분자의 양성자가 자기장에 따라 공명하는 원리를 이용하여 영상을 얻기 때문에 방사선 피복이 없는 장점이 있다.

❷ 자기공명영상은 뼈, 연골, 인대, 힘줄, 활막, 관절액 및 점액낭 등 관절을 구성하는 모든 요소와 주변 조직을 동시에 관찰할 수 있어 류마티스관절염, 강직척추염, 골관절염 등 다양한 질병에서 관절의 상태를 가장 정확하게 나타낸다.

❸ 골부종을 관찰할 수 있는 유일한 영상검사 방법으로 강직척추염을 초기에 진단하는데 유용하게 사용된다.

❹ 연골이나 힘줄이 선명하게 보여서 무릎의 반달연골이나 십자인대의 손상도 정확하게 관찰할 수 있다.

(5) 전산화단층촬영(CT)

전산화단층촬영은 X-ray 사진과 같이 방사선을 이용하여 영상을 얻는데, 영상을 컴퓨터로 처리하여 관절을 3차원으로 관찰할 수 있다는 장점이 있고 폐, 위장관, 간, 비장 등 내부 장기에 발생한 염증을 관찰하는데 유리하다.

(6) 골밀도 측정기(DEXA)

골다공증을 치료하고 치료 효과를 판정하는데 이용된다.

(7) 침샘주사 영상(Salivary gland scan)

침샘주사 영상은 방사선 동위원소를 정맥에 주사하여 침이 만들어지고 분비되는 과정을 관찰할 수 있는 영상검사로, 침샘의 기능을 평가할 수 있어서 구강 건조를 호소하는환자에서 쇼그렌 증후군을 진단하는데 이용된다.

15 류마티스 질환 환자 생활요법

006 추천 영양보충제

비타민 B군, 비타민 C, 비타민 D, 비타민 E, 비타민 K, SAMe, 칼슘(Ca), 마그네슘(Mg), 구리(Cu), 아연(Zn), 규소(Si), 붕소(Boron), SOD(superoxide dismutase), Methylsulfonylmethane(Msm), 글루코사민(glucosamine), 브로멜라인(Bromelain), 황산콘드로이틴(chondroitin sulfate), 베타인(Betaine), PABA(파라아미노벤조산), 알파파, 해삼, 포도씨추출물(GSE)

007 산정특례, 희귀난치성 질환

1 건강보험에서 희귀/난치 질환의 경우 산정특례를 준다.

건강보험에서는 '암', '희귀 질환', '극희귀 질환', '난치 질환' 등을 앓고 있는 환우들을 위해 병원비 중에서 자신이 내야 하는 본인부담금을 계산할 때에(산정), 혜택을 주어(특례) '산정특례 5%', '산정특례 10%', '산정특례 20%' 등으로 혜택을 주고 있다. 류마티스 질환은 드물기 때문에 '희귀', 치료하기 어렵기 때문에 '난치'질환으로 분류된다.

2 희귀·극희귀 질환 환자의 본인부담금

현재까지는 국내 질병을 가진 사람이 2만 명 이하인 경우를 희귀질환, 200명 이하인 경우를 극희귀 질환으로 분류한다. 또한 희귀, 극희귀, 암 종류에 따라 본인부담금 산정 특례의 비율이 5~10%로 달라진다. 산정특례 제도는, 일반 외래진료에서 본인부담금이 병원 규모에 따라 30%~60%로 계산되고, 입원할 때 20%로 계산되는 것에 비해 희귀난치성 질환을 가진 환자들은 10% 만 부담을 하게 되므로 병원비가 상대적으로 덜 들게된다.

3 산정특례제도 신청방법

산정특례제도는 희귀질환, 산정특례에 해당하는 경우 해당 병 · 의원의 담당 의사가 환자에게 지원대상자임을 알리고, 산정특례 등록신청서를 작성하여 서명을 받은 후 국민건강보험에 등록한다. 이는 5년간 유효하며 5년이 만료되기 3개월 전부터 갱신할 수 있다.

4 류마티스 내과에서 다루는 대표적 희귀질환들

류마티스 내과에서 다루는 많은 질병 중에 대표적인 희귀질환은 류마티스관절염, 전신 홍반루푸스, 강직성척추염, 건선관절염, 소아기 특발성관절염(연소성관절염), 혈관염, 피부근염, 다발근염, 전신경화증, 베체트병, 쇼그렌증후군, 항인지질증후군 등이다.

❶ 혈청검사 양성인 류마티스관절염(M05)
❷ 건선성 및 장병증성 관절병증(M07.1~M07.3)
❸ 연소성 관절염(M08.0~M08.3)
❹ 전신 결합조직 장애
❺ 결절성 다발동맥염 및 관련 병태(M30.0~M30.2)
❻ 기타 괴사성혈관병증(M31.0~M31.4)

❼ 현미경적 다발동맥염(M31.7)
❽ 전신성 홍반루프스(M32)
❾ 피부다발근육염 (M33)
❿ 전신경화증 (M34)
⓫ 결합조직의 기타 전신침습 (M35.0~M35.7)
⓬ 강직성 척추염 (M45)

5 건강보험공단, 지역 보건소에 문의하기

희귀질환으로 확진 받은 경우, 소득 수준에 따라서 관할 보건소에 서류 등록과 재산 확인 절차를 마치면 의료비지원 혜택, 간병비, 보장구, 특수식이 등의 지원 혜택을 받을 수도 있으므로 산정특례제도 전반에 대해서는 건강보험공단(국번없이 1577-1000)에 문의 가능하며, 의료비 지원혜택에 대해서는 지역 보건소에 문의해 볼 수 있다.

Ref.
• 대한류마티스학회(Korean College of Rheumatology)
• 일차진료의를 위한 마스터 기능의학(The master of functional medicine for primary medical care), 대한일차의학회

16 알레르기 질환 환자 생활요법

001 알레르기/아토피 환자의 생활습관 개선

1 원인

❶ 너무나 많은 물질이 원인이 될 수 있으므로 자극물질을 알 수 있으면 좋으나 대부분 정확히 알기 힘들다.

❷ 소양증은 심리적, 정신적인 것과도 관련이 크므로 stressful하거나 예민한 사람의 경우 더 심하고 더 지속될 수 있고 irritable한 mood와 scratching에 의해 이차적으로 더 심해질 수 있다.

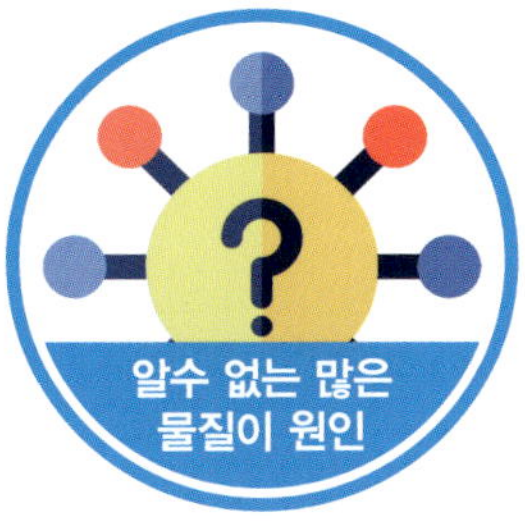
알수 없는 많은
물질이 원인

2 갑자기 알레르기 증상이 생겼을 때

전에는 알레르기 증상이 없었고 어떤 물질에 대해 이전까진 아무런 과민반응이 없었다 하더라도 어떤 몸의 상태, 계기로 인해 특정물질을 나쁜 물질로 몸이 기억하게 되고 한번 그 물질에 대해 과민반응을 나타나게 되면 이후로는 그 물질에 대해 같은 알레르기 반응을 계속 반복하게 되면 그때부터 피해야 한다.

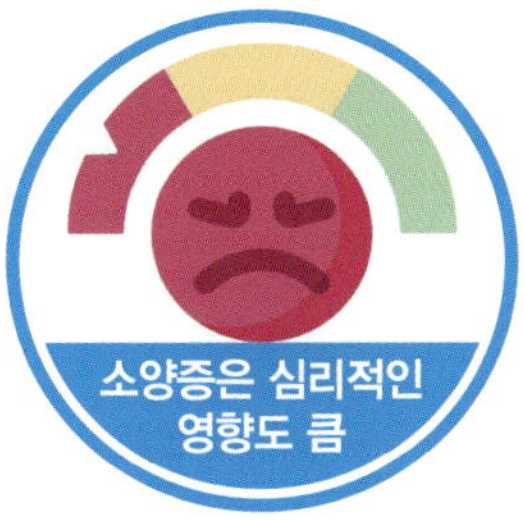
소양증은 심리적인
영향도 큼

3 모든 피부자극 주의

❶ 확실한 원인 물질은 알 수 없다 하더라도 알레르기 체질인 경우는 한마디로 민감하므로 모든 피부자극에 주의해야 한다.

❷ 만성 환자들은 옷 세탁도 자주하고 한번 더 헹궈 주는 게 좋다.

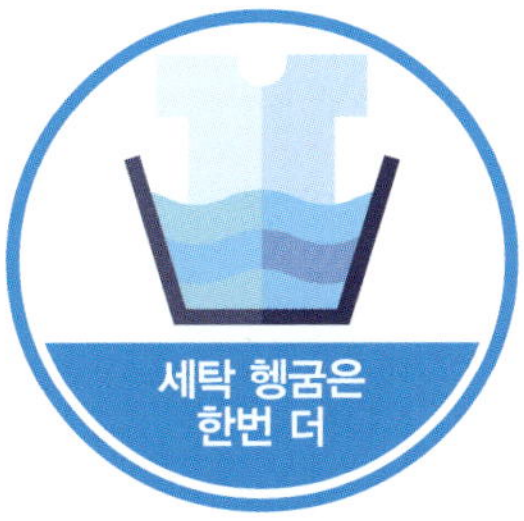
세탁 헹굼은
한번 더

4 화장품 사용 관련

❶ 민감성 화장품 사용하기

화장품은 가능한 향이 적고 알콜이 적은 민감성으로 쓰고, 화장품을 바꿀 경우 샘플을 구해 팔이나 안면부의 한쪽에 조금만 바른 후 반응을 보고 쓰도록 한다.

❷ 저자극성/알레르기 체질용(hypoallergenic) 보습제 사용하기

피부가 건조한 경우 피부에 방어 기전이 떨어지면서 더 쉽게 자극받을 수 있으므로 건조하다면 보습제를 사용하여 피부에 수분을 유지한다. 화장품 가게나 일반 시중에서 구하는 보습제들 중엔 향은 좋으나 보습 효과가 떨어지거나 오히려 보습제 자체가 자극이 될 수 있

으므로 병원 - 약국에서 구비해 놓았거나 추천하는 저자극성/알레르기 체질용(hypoallergenic) 보습제를 쓰는게 좋다.

❸ 오일(oil)종류 보다는 로션(lotion) 타입의 보습제가 좋다.

❹ 건조하지 않은 상태를 유지하는 것이 중요하다.

보습제는 목욕, 샤워 후 가볍게 수건으로 물기를 털어낸 후 3분 이내에 바르는 게 좋고 평상시에도 건조하다면 수시로 발라 수분을 유지한다. 보습제는 스테로이드 성분이 아니므로 반복, 지속 사용하여도 무리가 없고 말 그대로 보습을 하는 것이 목적이므로 언제, 몇 번 바르느냐가 중요한 것이 아니라 건조하지 않은 상태를 유지하는 것이 중요하다.

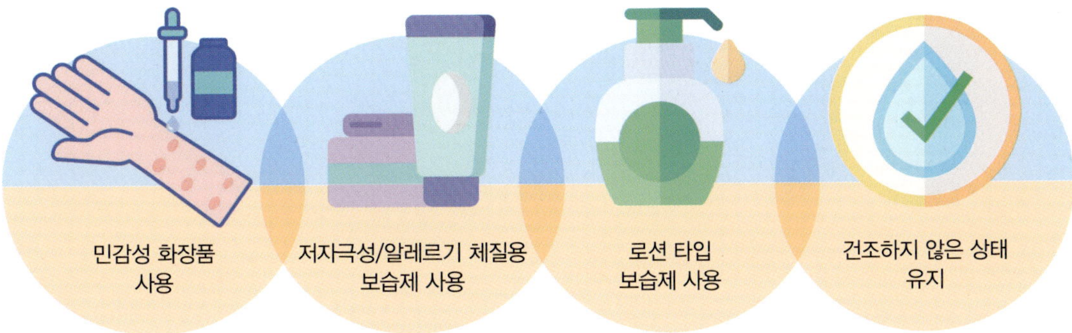

5 목욕 관련

❶ 목욕 시 때타올 보다 부드러운 수건에 거품을 내서 사용하거나 그냥 비누로만 샤워한다.

❷ 뜨거운 물에 목욕이나 찜질방처럼 더운 곳은 피하고, 미지근하거나 시원한 물로 가볍게 씻는다.

❸ 목욕, 샤워의 횟수는 너무 자주하는 것도 안 좋고 또 너무 안 씻을 경우에도 피부가 자극되므로 하루 1번 정도가 적절하다.

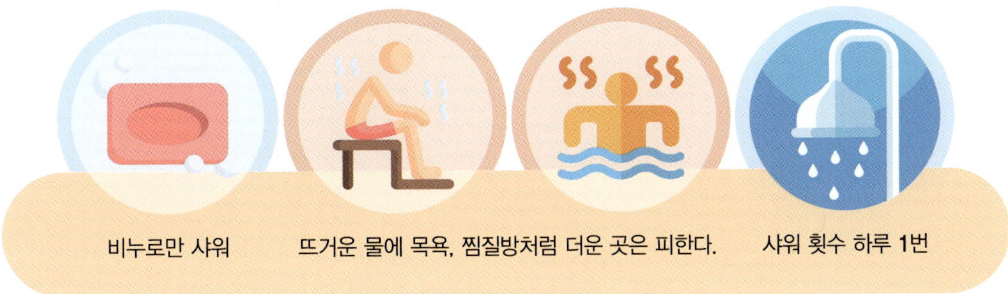

6 운동

운동 자체는 상관없으나 심한 운동 시 땀, 열에 의한 자극으로 소양증 등의 증상이 심해질 수 있으므로 증상이 심할 경우에는 며칠 운동을 쉬는 것도 바람직하다.

7 음식

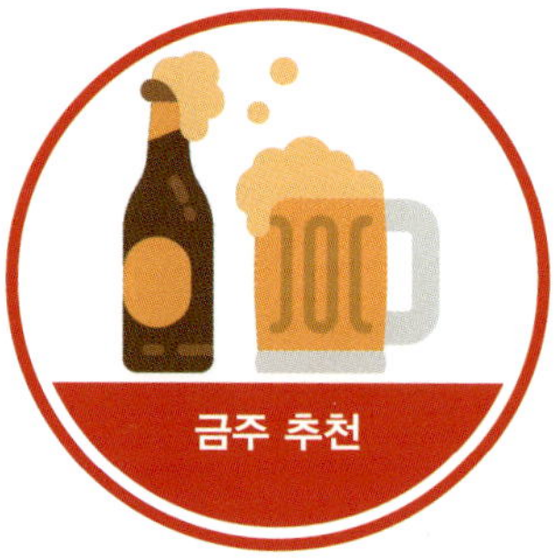

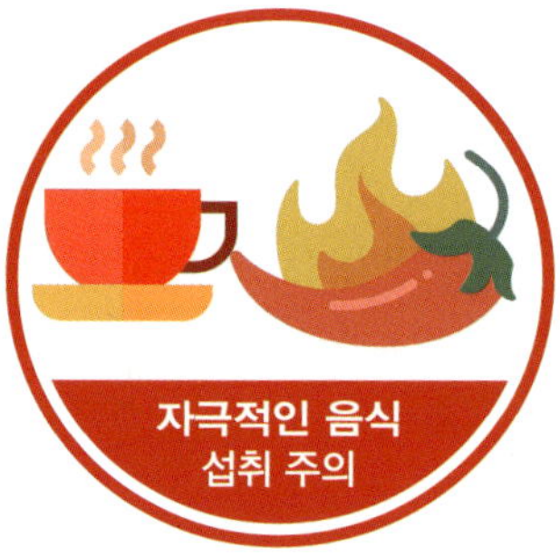

❶ 술은 확실한 악화 요인이므로 금주가 바람직하다.

❷ 한 지루피부염, 연고 중독 등으로 안면 혈관 확장된 상태에선 너무 매운 것 , 뜨거운 것, 커피 등의 자극적인 음식은 피하는 게 좋다.

8 아기 태열 및 아토피 관리

❶ 태열

아토피, 선천성 알레르기 질환이라고 생각하면 되고 특히 아기 때 생길수록 빨리 좋아지는 경우가 많다. 한 번에 나을 수는 없고 최대한 재발하지 않도록 잘 관리해 주다가 증상이 생기면 심해지기 전에 바로 내원하여 증상을 가라 앉혀주고 이렇게 몇 번 반복하다보면 시간이 지나 괜찮아진다.

❷ 우선 집안에 자극이 될 만한 것들

진드기가 살기 쉬운 카페트, 섬유커튼, 소파 등은 없애거나 진드기 방지 처리가 된 것으로 바꾸는게 좋다.

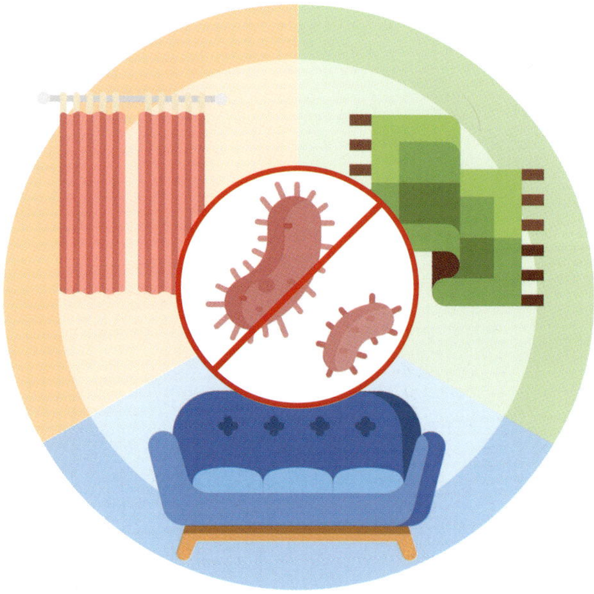

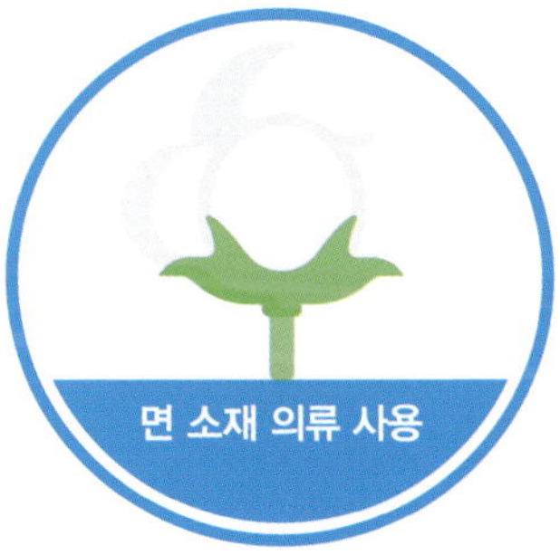

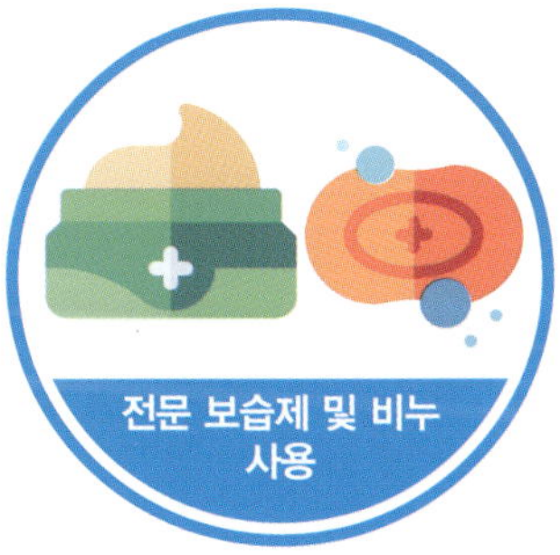

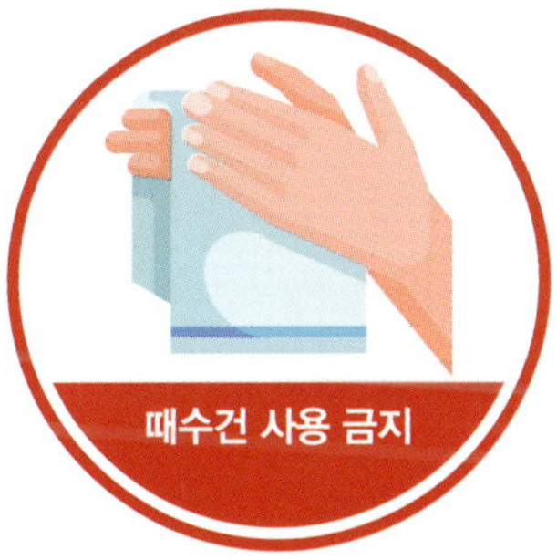

③ 아기 및 엄마 옷은 부드러운 면 옷으로 바꾼다.

④ 아토피용 보습제 및 비누를 사용한다.

⑤ 목욕 시에도 때수건 등은 사용하지 말고 부드럽게 미지근한 물로 한다.

⑥ 아토피에 안 좋다는 음식이란 확률적인 의미일 뿐이다.

먹는 것은 어릴수록 영향받고 나이가 많을수록 먹는 것에 영향을 받지 않는다. 주위에서 무엇은 좋고 무엇은 먹이면 안 된다는 말에 일일이 귀 기울일 필요는 없다. 안 좋다는 것을 다 안 먹이다 보면 먹일게 하나도 없고, 아토피에 안 좋다는 음식이란 확률적인 의미일 뿐이다. 아토피도 알레르기이기 때문에 아이들마다 반응하는 음식이 모두 다르다. 일단은 다 먹여 보고 문제되는 음식을 찾아 가리는 게 방법이다.

⑦ 아토피와 이유식(생후 반년~1년)

이때는 음식물의 영향을 많이 받으므로 이유식을 서두르지 말고 아토피가 심한 경우 조금 늦추는 것도 좋다. 시작할 때도 다른 아이들보다 특히 조심스럽게 하는 것을 권장한다. (곡물류부터 시작해 한 가지 음식을 충분히 지켜보며 하나씩 천천히 추가한다.)

⑧ 생치 시기의 주의사항

생치(유아기 초기에 유치가 나기 시작하면서 발생하는 불편감) 시는 침이 많이 나오고 턱으로 흘러 자극이 심해지는 경우가 많은데, 이때도 자주 부드럽게 콕콕 찍어 닦아준다.

⑨ 땀 흘린 후 바로 샤워하는 습관 들이기

아이들의 경우 너무 뛰어 놀고 땀이 많이 나도 아토피 심해질 수 있으니 땀 흘린 뒤엔 바로 샤워하는 습관을 들이도록 한다.

⑩ 민간요법에 너무 현혹되지 않기

최근 아토피가 많아지면서 상업적으로 많이 이용하고 민간요법들도 많이 퍼지는데 이런데 현혹되지 않는 게 좋다. 좋아지는 경우도 있지만 더 심해지는 경우도 많기 때문이다.

002 병원에서 필요한 검사

1 원인물질 검사

병원에서 하는 원인물질 검사로는 알러지 피부반응 검사, 항원유발 검사 등이 있지만, 이 또한 반드시 원인 물질을 찾을 수 있는 것은 아니다. 찾을 확률은 50%도 되지 않는다(가능한 원인에 비해 검사할 수 있는 물질은 한정). 물론, 호전되어 지지 않고 지속되는 심한 알레르기에서는 한번 해 보는 것도 의미가 있고 원인 물질을 찾는다면 다행이지만 알레르기로(mild한 증상, 급성기 증상) 원인 검사하는 것은 큰 의미가 없다. 원인을 찾기도 힘들지만 찾는다 해도 원인을 피하는 것 이 외에 현재 이미 일어난 증상을 치료하는 것은 별반 다르지 않기 때문이다.

2 기본 혈액검사

일반 혈액검사(CBC : WBC, RBC, Hb, Hct, Platelet, MCV, MCH, MCHC), 전해질(Electrolyte), 간기능 검사, 신장기능 검사, 염증 검사 등

3 치료

(1) 만성인 경우 연고제 보다는 먹는약을 기준으로 해야 한다. 먹는 약에 부담을 느끼는 환자들이 많지만 소위 독한 약들은 초기에만 쓰지 오랫동안 먹게는 하지 않는다. 오히려 나중엔 바르는 연고가 더 부담이 될 수 있으므로 연고는 정말 가려울 때만 조금씩 사용한다.

(2) 약을 먹고 괜찮아졌다고 약 복용을 임의로 중단해서는 안된다. 금방 다시 가려워지기 때문이다. 급하게 약을 줄이려 하지 말고 한번 약을 줄이면 어느정도 기간을 유지한 후 괜찮으면 한 단계씩 감량해야 한다.

16 알레르기 질환 환자 생활요법

003 추천 영양보충제

1 알레르기

비타민 A, 비타민 B군, 비타민 C, 유산균, 칼슘(Ca), 마그네슘(Mg), 퀘르세틴(Quercetin), Methylsulfonylmethane(Msm), 쐐기풀(네틀), 황기, 버섯, 마늘, 에키네시아(Echinacea)

2 습진, 피부염

비타민 A, 비타민 B군, 비타민 C, 아연(Zn), 구리(Cu), 베타인(Betaine), Methylsulfonyl-methane(Msm), 다시마(sea tangle, kelp), 포도씨 추출물(GSE), 카모마일, 감초, 마늘

3 건선

비타민 A, 비타민 B군, 비타민 E, 셀레늄(Se), 아연(Zn), 망간(Mn), 구리(Cu), DMAE (Dimethylaminoethanol), 레시틴(Lecithin), 감마리놀렌산 달맞이꽃(EPO), Methylsulfon-ylmethane(Msm)

Ref.
- 병의원급 피부질환진료 및 실전 미용클리닉
- 일차진료의를 위한 마스터 기능의학(The master of functional medicine for primary medical care)

17 불면증 환자 생활요법

001 불면증 개요

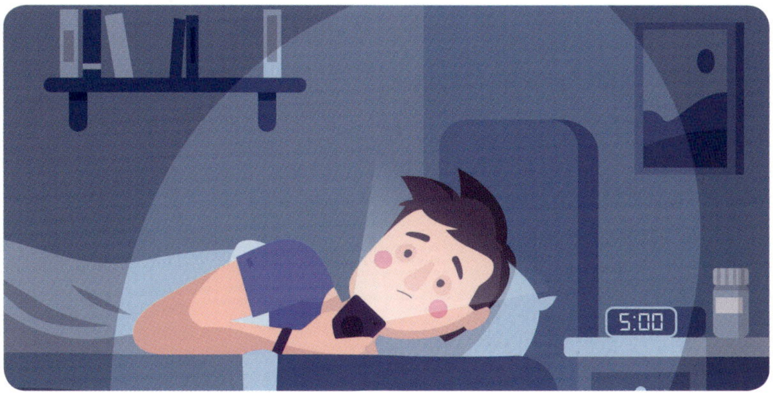

1 불면증이란?

불면증이란 환자 자신이 느끼기에 잠이 불충분하거나 비정상적인 상태로 잠이 들기 힘들거나, 자다가 자주 깨거나, 한번 깨면 다시 잠들기 힘들거나, 수면시간이 짧다고 느끼거나, 잠을 자도 개운하지 않다고 느끼는 등 여러 가지 형태가 복합적으로 혹은 단독으로 나타나는 증상을 말한다.

2 일시적 불면증과 만성적 불면증

불면증의 기간이 한 달미만이면 일시적 불면증이라 하고 1개월 이상이면 만성적 불면증이라고 하는데 일시적 불면증은 전 인구의 1/3에서, 만성적 불면증은 전 인구의 10% 내외에서 경험하는 것으로 알려져 있다.

3 불면증을 2차적으로 초래하는 대표적 질환들

불면증을 2차적으로 초래하는 대표적인 질환은 수면무호흡증, 우울증, 주기적 사지운동증(periodic limb movement disorder, PLMD), 하지불안증후군(restless legs syndrome, RLS), 약물남용이나 금단, 통증 등이 있다. 특히 우울증은 불면증과 밀접하게 연관되어 우울증환자의 60~90%가 수면장애를 호소하며 만성불면증 환자의 25%이상에서 우울증이 나타난다. 이유없이 혹은 심리적 요인으로 불면증을 호소할 때 이를 일차적 불면증(primary insomnia) 또는 정신생리적 불면증(Psychophysiologic insomnia)이라고 한다. 전체 불면증환자의 10% 내외로 보고되고 있다.

17 불면증 환자 생활요법

002 치료

1 비약물요법

(1) **자극 통제** : 수면과 연관된 자극은 강화하고 방해하는 자극은 약화시킨다.

예 잠이 올 때만 침대에 눕는다. 잠이 안 오면 침대에서 나온다.

(2) **수면 제한** : 실제로 자는 시간만큼만 침대에서 보내도록 하여 수면 효율을 높인다.

예 8시에 누워 10시에 잠이 들고 4시에 깨는 환자에게 10시에 잠을 청하도록 한다.

(3) **이완 훈련** : 신체적 긴장을 해소하기 위해 점진적 근육이완을 하거나 명상을 한다.

(4) **수면 위생** : 수면을 촉진하거나 방해하는 환경요인이나 건강 습관에 대한 지침

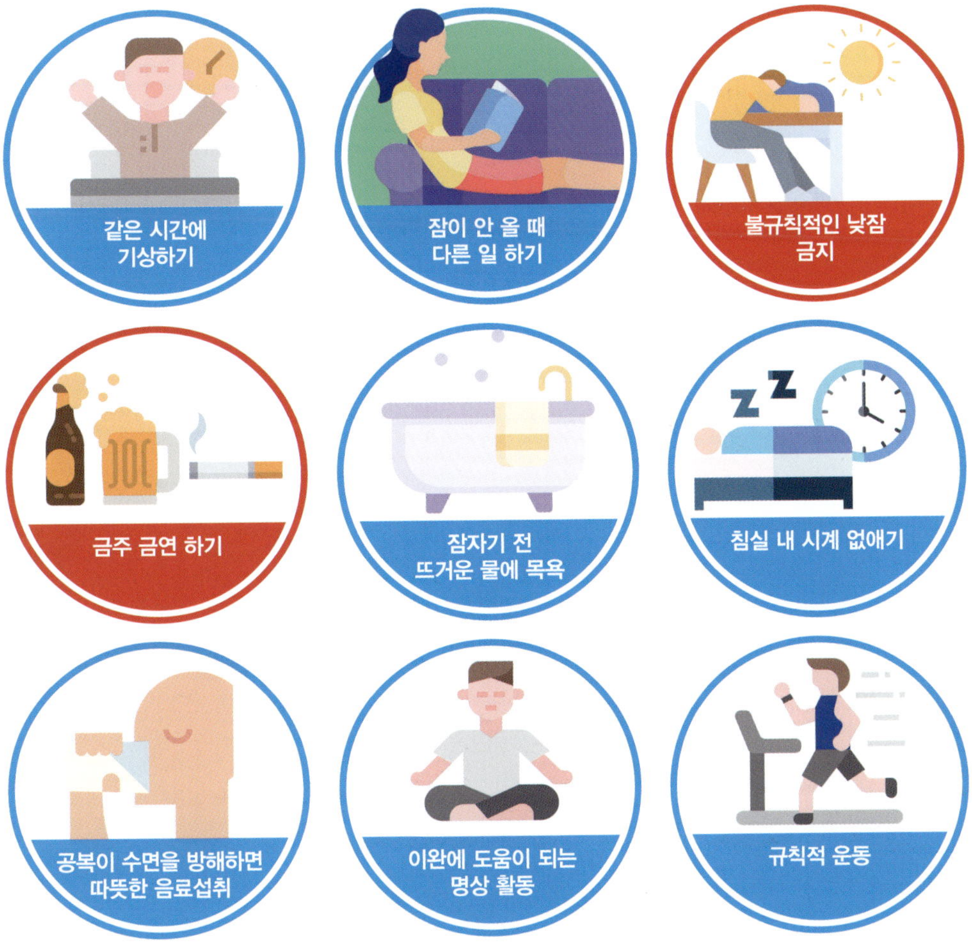
같은 시간에
기상하기
잠이 안 올 때
다른 일 하기
불규칙적인 낮잠
금지
금주 금연 하기
잠자기 전
뜨거운 물에 목욕
침실 내 시계 없애기
공복이 수면을 방해하면
따뜻한 음료섭취
이완에 도움이 되는
명상 활동
규칙적 운동

❶ 잠드는 시간에 관계없이 같은 시간에 기상하기
❷ 커피, 술, 담배 피하기
❸ 잠이 안 와서 화가날 때는 침실 밖으로 나와 다른 무언가(잡지 보기 등)를 해본다.
❹ 잠자기 전 20분 정도 체온을 올리는 뜨거운 물에 목욕을 한다.
❺ 불규칙적인 낮잠을 피한다.
❻ 침실 내 시계 없애기
❼ 배고픔이 수면을 방해하면 가볍게 먹는 것이(따뜻한 우유) 도움이 된다.
❽ 저녁마다 이완에 도움이 되는(명상)활동을 한다.
❾ 매일 적당량 규칙적으로 운동하기
❿ 잠이 안 오면 억지로 자려고 애쓰지 말기
⓫ 저녁시간에 자극적인 일은 피한다.
⓬ 안락하고 소음이 차단된 수면환경 조성하기
⓭ 단순하고 편한 마음으로 잠자리에 드는 습관을 가진다.

(5) **인지치료** : 수면에 대한 부정적인 사고 및 태도를 찾아내어 수정해 간다.
예 '오늘 3시간 밖에 못자서 내일 일정을 망칠거야.'

(6) **역설적 의도** : 잠드는 것을 기대하기 보다 오히려 깨어 있으려고 노력하는 것을 목표로 한다.

2 약물요법

(1) 불면증의 원인과 수면제의 약리학적 특성을 고려하여 선택한다.
(2) 일반적으로 잠자리에 들기 전에 2~3주 수면제를 사용하면 잠자리에 관련된 각성 조건화를 소멸시킬 수 있다.
(3) 의존성의 문제로 가능한 한 수 주 이내로 사용한다.

종류	성분명/상품명	용량	FDA 승인	특성	주의사항
벤조디아제핀 (BDZ)	Flurazepam/달마돔	15~30 mg	○	T1/2 40~114 Hr 장기 작용(수면 유지)	금단, 내성, 의존, 피로감, 주간 졸음, 호흡 억제 (호흡기질환자), 기억저하, 말더듬, 낙상, 사고
	Triazolam/할시온, 졸민	0.125~0.5 mg	○	T1/2 2~6 Hr 단기 작용(입면)	
	Flunitrazepam/루나팜	1~2 mg	×	T1/2 18~26 Hr	
	Lorazepam/아티반	0.5~4 mg	×	T1/2 12 Hr	
	Alprazolam/자낙스	0.25~4 mg	×	T1/2 6~27 Hr	

종류	성분명/상품명	용량	FDA 승인	특성	주의사항
Z drug	Zolpidem/스틸녹스	5~10 mg	○	• T1/2 1.5~2.4Hr • 주간 졸음이 덜함 • BDZ계 약물보다 반동불면이나 습관성이 적음 • PRN 복용이 가능	의존, 내성, 금단, Sleep eating 등 이상 행동, 기억상실, 환각
멜라토닌 관련약물	Melatonin/서카딘서방정	2 mg	○	• CNS 억제하지 않고 수면주기를 변화시킴. • 장기처방 가능 • 의존, 남용의 위험이 없음 • 입면까지의 시간을 약간 앞당기는 효능	BDZ 및 Z-Drug 수면제에 비해 효과가 적음, 지속 사용시 효과가 나타남
	Ramelteon	4 mg	○		• 국내 미출시 • 만성 불면증 환자에서 치료 효과 입증되지 않음
항우울제	Trazodone/트리티코	25~100 mg	×	• 의존, 남용의 위험이 낮음 • 우울증, 알코올이나 약물 의존이 동반된 환자에 유용	기립성 저혈압, 두통, 주간 졸음, 부정맥 환자에 유의, 발기지속증(1/6,000), 지속 사용시 빠른 내성
	Amitriptyline/에나폰	10~30 mg	×		TCA 부작용
	Mirtazapine/레메론	7.5~30 mg	×		진정, 주간 졸음, 피로감, 체중 증가
항정신병제	Quetiapine/쎄로켈	12.5~300 mg	×	• 소량으로 강력한 진정 작용 • 항우울제 보조요법 승인 • 섬망에서 사용	주간 졸음, 체중 증가, 대사증후군, 추체외로계 부작용, 기립성 저혈압
항히스타민제	Diphenhydramine/슬립펠	25~50 mg	×	• 비교적 안전하여 처방없이 살 수 있음 • 작용 발현시간 : 2~3시간 작용 • 지속시간 : 12~24시간	주간 졸음, 항콜린 부작용, 지속 사용시 빠른 내성, 여러 약제에 유사 성분이 포함
	Doxylamine/아론정	25 mg	×		
생약	Valerian/레돌민		×	• 쥐오줌풀 뿌리 • CNS 억제하지 않고 수면 주기를 변화시킴 • 의존, 남용의 위험 없음 • 장기사용 가능	• 수면 효과가 낮음 • 고비용/장기복용 요함 • 특이한 냄새
신약	Suvorexant	5~20 mg	○	• Orexin Rc antagonist • 2014년 미국 FDA 승인 • 의존, 남용의 위험이 낮음	• 효과 면에서 논란이 있음 • 국내 미출시

17 불면증 환자 생활요법
003 병원에서 필요한 검사

1 기본 혈액검사

일반 혈액검사(CBC : WBC, RBC, Hb, Hct, Platelet, MCV, MCH, MCHC), 전해질(Electrolyte), 간기능 검사, 신장기능 검사, 췌장효소 검사, 염증 검사, 종양표지자 검사 등

2 영상검사

흉부 및 복부방사선 검사, 뇌전산화단층촬영(CT), 뇌자기공명영상(MRI), 뇌단일광자단층촬영(SPECT), 양전자단층촬영(PET-CT)

17 불면증 환자 생활요법
004 추천 영양보충제

비타민 B군, 비타민 C, 5-히드록시트립토판(5-HTP), 칼슘(Ca), 마그네슘(Mg), 아연(Zn), 멜라토닌(melatonin), 포스파티딜세린(Phosphatidylserine), 카모마일, 카바, 발레리안(Valerian)

Ref.
- 분당서울대학교병원 수면센터
- 일차진료의를 위한 마스터 기능의학(The master of functional medicine for primary medical care),대한일차의학회

18 만성 근골격계 통증 환자 생활요법

001 척추질환(거북목, 디스크, 척추관협착증)

척추질환 환자의 운동 기본수칙

❶ 반드시 의사의 운동 처방이 있어야 한다.
❷ 호흡은 참지말고 자연스럽게 천천히 길게 뱉고 마시면서 해야 한다.
❸ 각 동작은 10~20초 정도로 움직임 없이 자세를 유지해야 한다.
❹ 각 동작 수행시 반동을 주거나 무리하여 많이 하면 안된다.
❺ 운동 중 통증 및 어지러움 등 몸에 이상 징후가 있으면 운동을 중단해야 한다.

1 목의 긴장 완화 운동

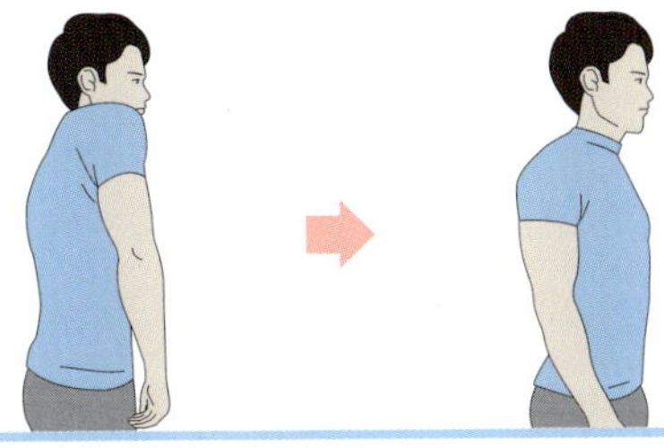

01 양쪽 어깨의 수평을 유지하며 위로 올린 후 뒤로 천천히 올려내립니다.

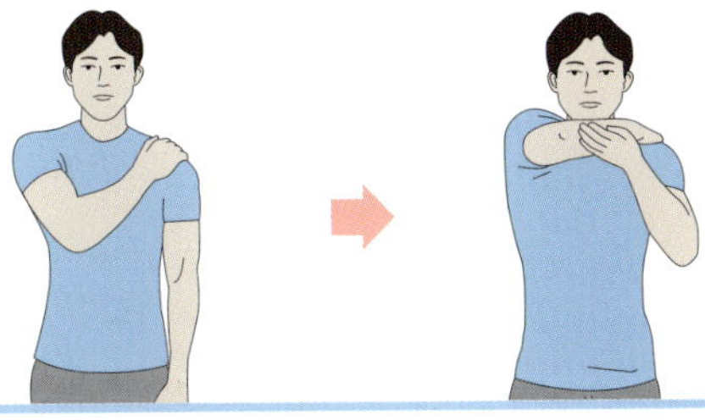

02 한 손을 반대쪽 어깨에 올리고 다른 손으로 팔꿈치를 잡고

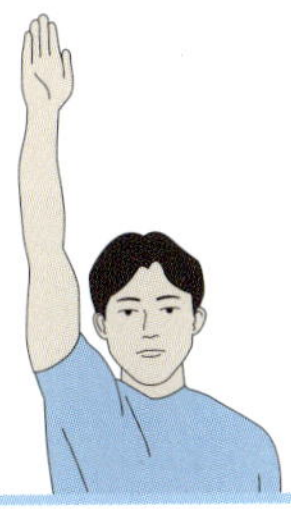

03 한 팔을 위로 올려 귀 옆에 붙이고 하늘을 향해 올려줍니다.

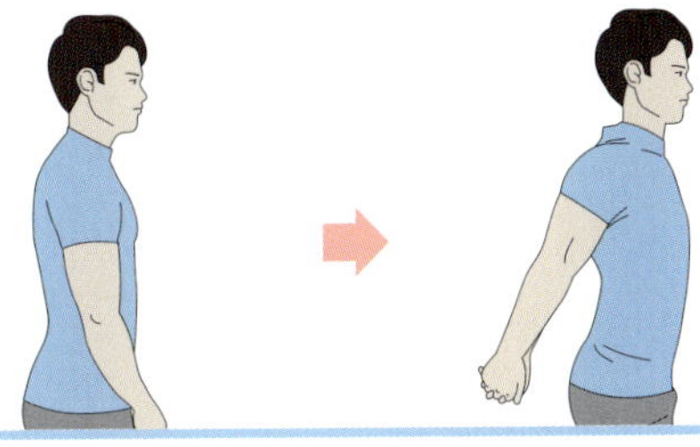

04 양손을 뒤에서 깍지 낀 후 뒤로 밀어줍니다.

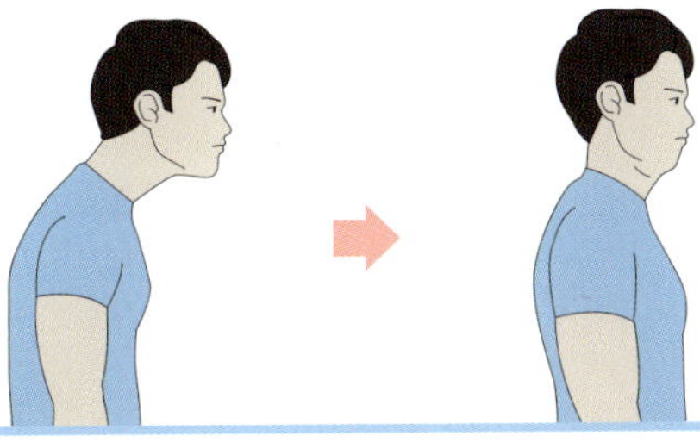

05 턱을 앞으로 밀고 안으로 당기는 동작을 반복적으로 합니다.

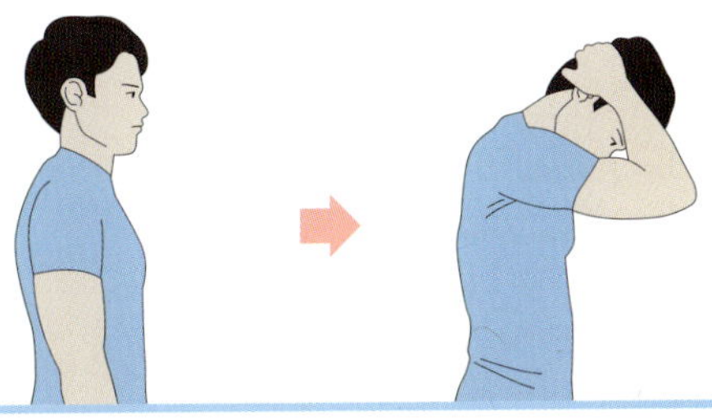

06 양손은 뒤통수에 깍지를 끼고 천천히 머리를 숙이면서 아래로 눌러줍니다.

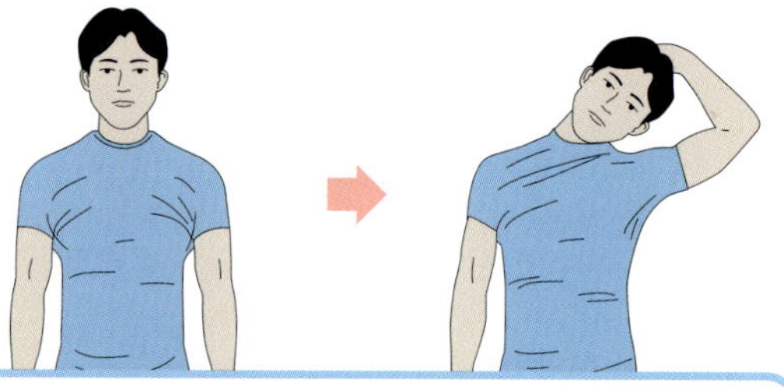

07 한 손으로 반대쪽 머리를 잡고 천천히 머리를 옆으로 눌러줍니다(반대쪽도 실시).

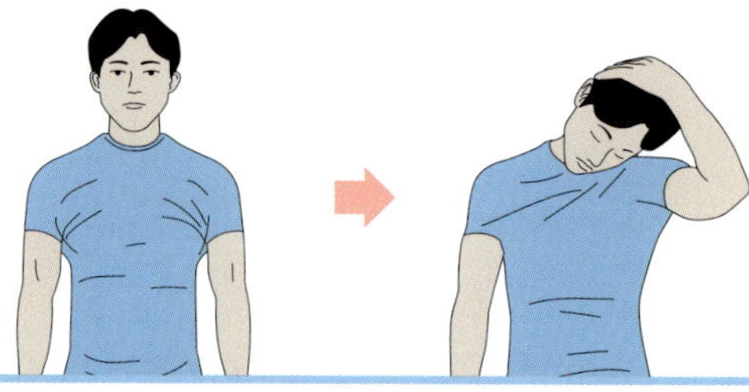

08 한 손으로 반대쪽 머리를 잡고 천천히 머리를 앞쪽 대각선으로 눌러줍니다(반대쪽도 실시).

2 척추관 협착증 환자를 위한 운동

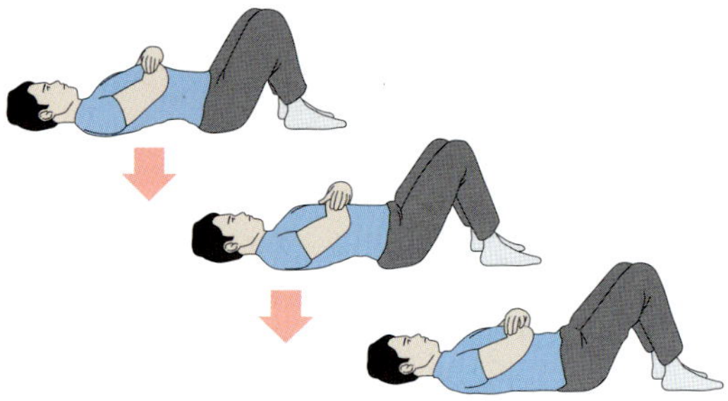

01 무릎을 굽히고 바로 누운 상태에서 허리가 뜨지 않도록 배에 힘을 주어 바닥쪽으로 붙여줍니다.

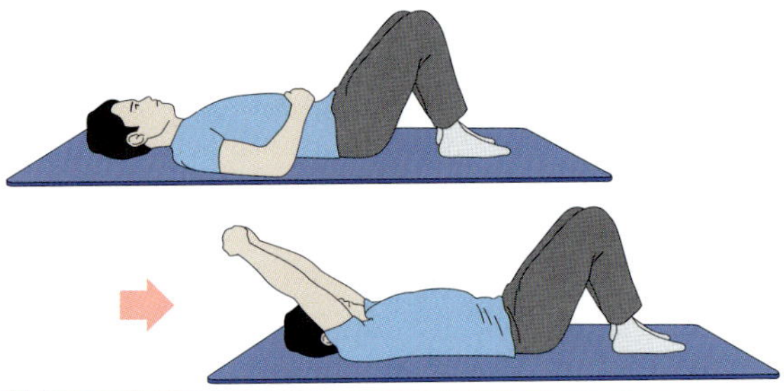

02 바로 누운 상태에서 양 무릎을 구부리고 배와 항문에 힘을 줍니다.

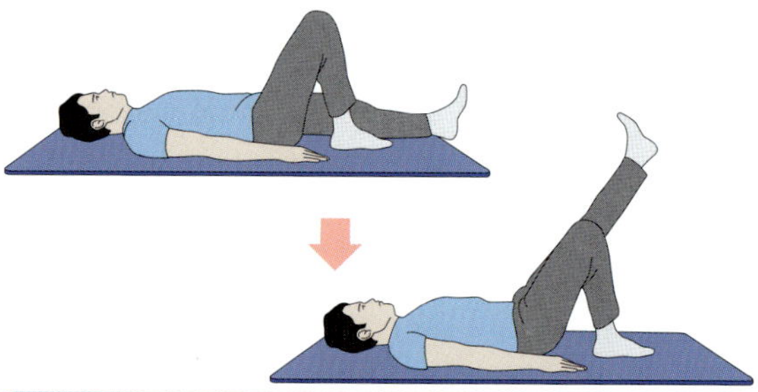

03 바로 누운 상태에서 한쪽 무릎을 구부리고, 반대편 다리는 들고 배와 항문에 힘을 줍니다(반대쪽도 실시).

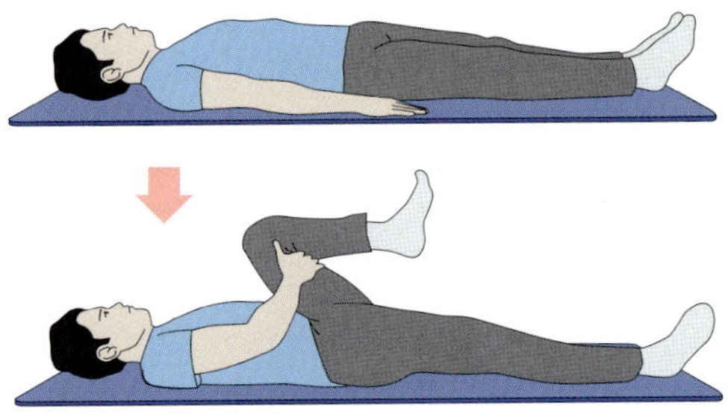

04 바로 누운 상태에서 한쪽 무릎을 굽혀서 양손으로 구부린 다리를 잡고 가슴까지 서서히 당깁니다(반대쪽도 실시).

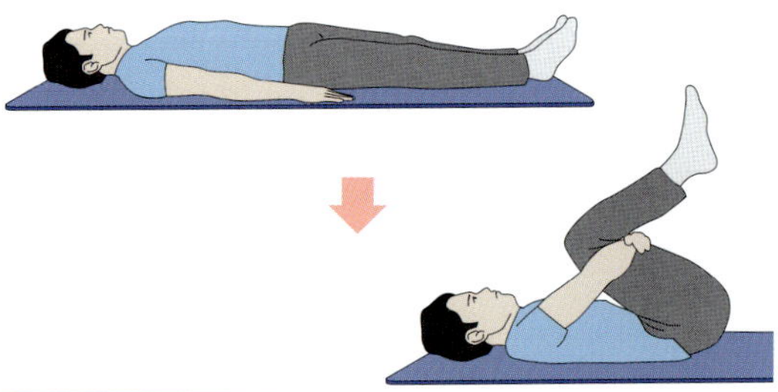

05 바로 누운 상태에서 양 무릎을 굽혀서 양손으로 다리를 잡고 가슴까지 서서히 당깁니다.

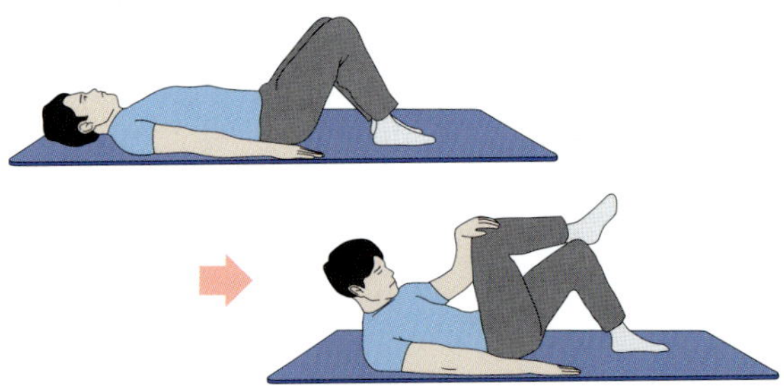

06 바로 누운 상태에서 양 무릎을 구부리고 한쪽 다리를 반대쪽 무릎 위에 올린 후 반대쪽 손으로 무릎을 잡고 상체를 일으킵니다(반대쪽도 실시).

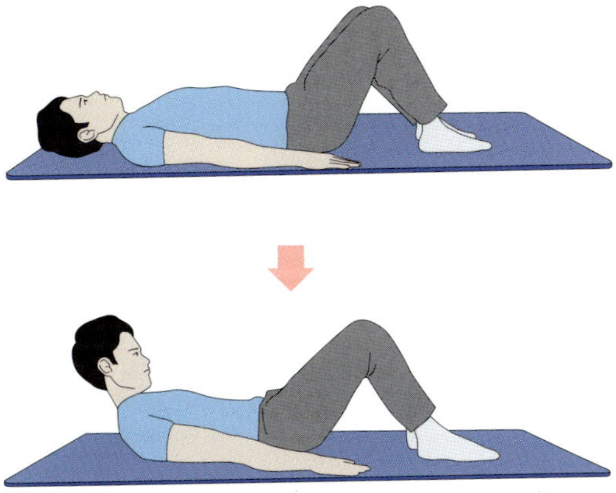

07 무릎을 굽히고 바로 누운 상태에서 상체를 들어올려 자세를 유지합니다.

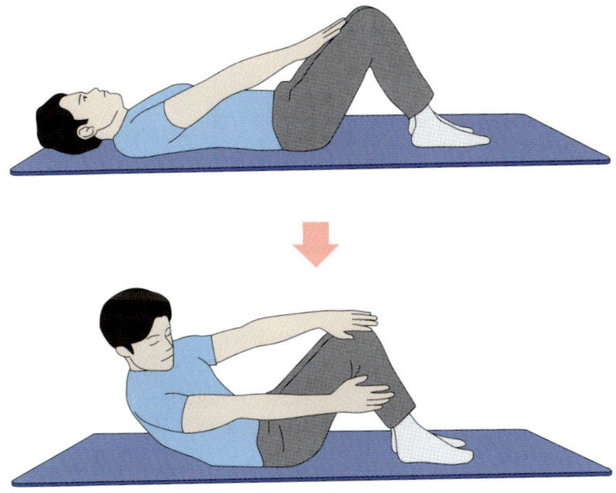

08 무릎을 굽히고 바로 누운 상태에서 상체를 한쪽 다리 바깥쪽으로 들어올려 자세를 유지합니다(반대쪽도 실시).

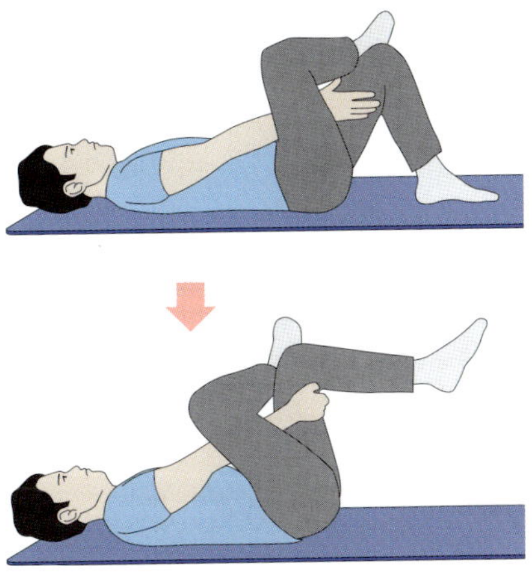

09 오른발을 왼 무릎 위에 올리고, 양손으로 무릎의 오금을 잡고 당깁니다(반대쪽도 실시).

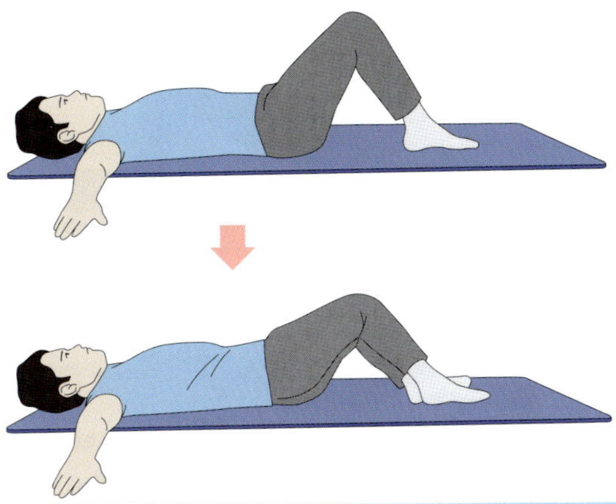

10 바로 누운 상태에서 양 무릎을 굽혀 양팔을 벌리고, 양 무릎을 옆으로 넘겨 허리가 비틀리게 돌려줍니다.

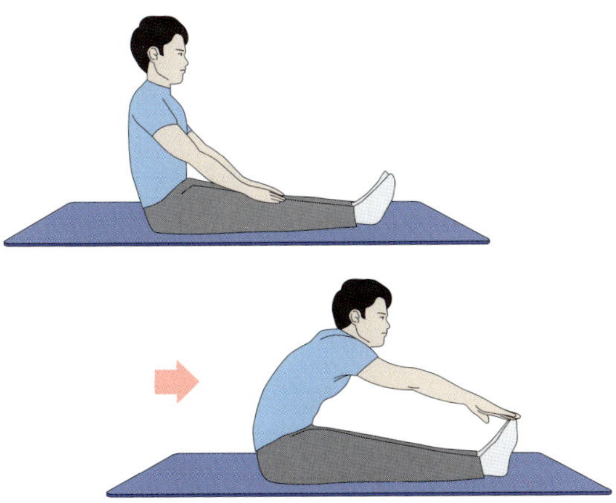

11 양 다리를 편 상태에서 바닥에 앉아 시선은 정면을 보면서 천천히 상체를 앞으로 숙입니다.

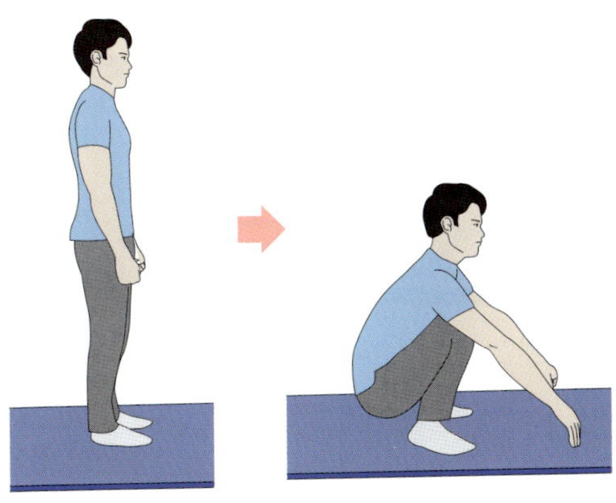

12 다리를 어깨 넓이로 한 상태에서 똑바로 선 후 천천히 쪼그려 앉은 상태를 유지합니다.

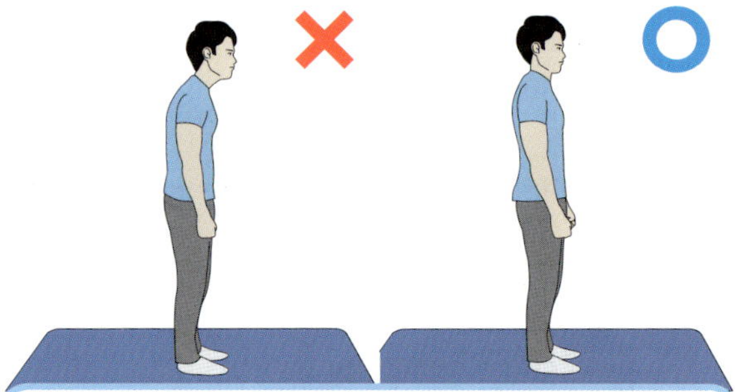

01 서 있는 자세는 구부정한 자세를 하지 마시고, 머리와 어깨, 골반이 일직선이 되도록 해야 합니다.

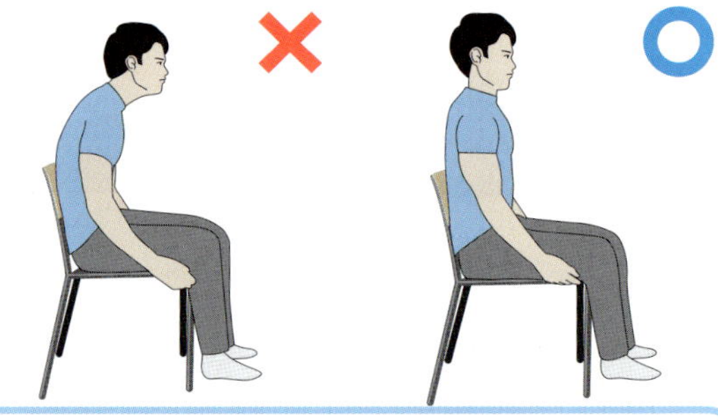

02 의자에 앉을 때는 구부정한 자세를 하지 마시고, 허리를 반듯하게 세운 상태로 앉아야 합니다.

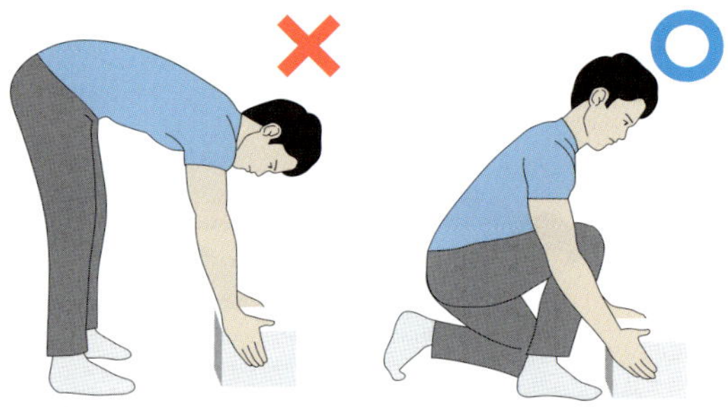

03 바닥에 있는 물건을 들어올릴 경우 앉아서 무게중심을 낮춘 다음 들어 올려야 합니다.

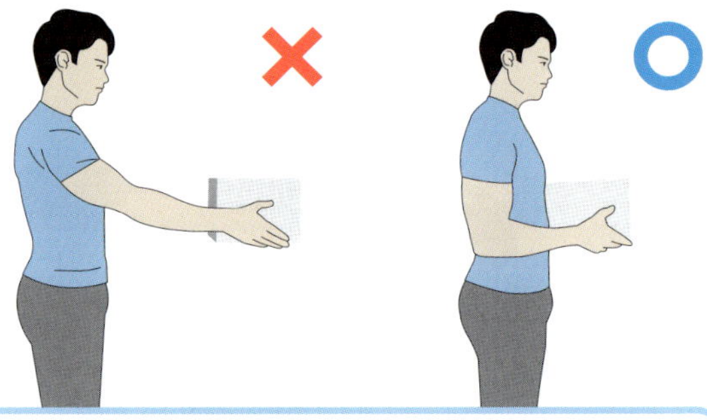

04 물건을 안아서 운반할 때는 몸에 최대한 붙여서 들고 이동해야 합니다.

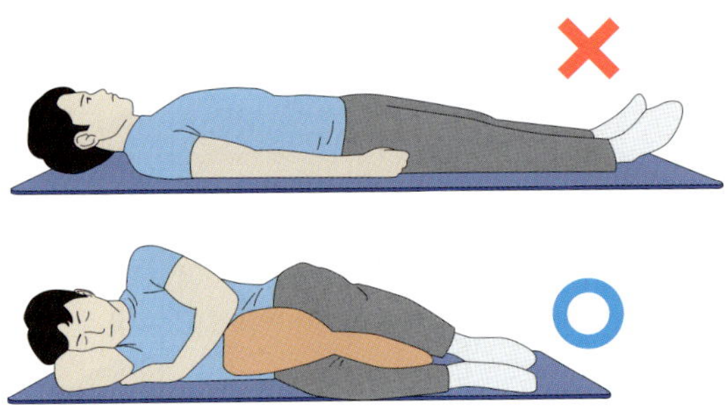

05 누워 있을 때는 반듯하게 눕는 것보다 다리 사이에 끼고 옆으로 누워 있어야 합니다.

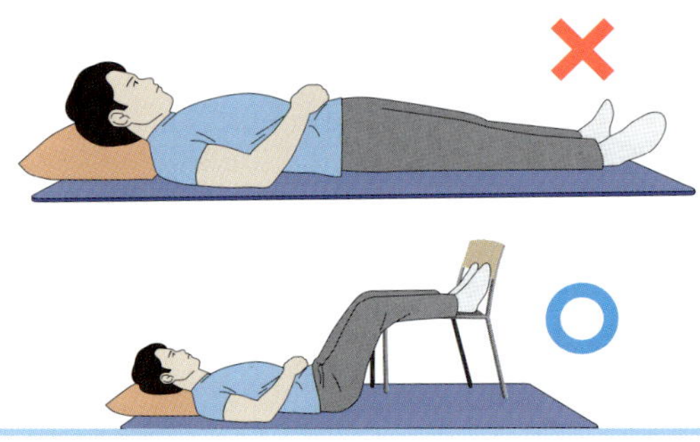

06 누워 있을 때는 반듯하게 눕는 것보다 다리를 높게 하여 누워 있어야 하며, 베개의 높이는 너무 높지 않도록 해야 합니다.

18 만성근골격계 통증 환자 생활요법

002 어깨 질환(충돌증후근, 동결견, 회전근개 손상)

1 충돌증후군

(1) 운동 시 주의점

❶ 운동을 시행 후에는 약 20분간 얼음팩을 어깨에 대서 염증을 예방하도록 한다.

❷ 이 운동법을 시행하고 근육통이나 근육이 스트레칭되는 느낌은 있을 수 있지만 어깨의 통증을 증가시키지는 않는다. 만약 이 운동을 시행하고 나서 통증이 증가한다면 담당의사와 상의한다. 또한 이 운동 시행 3~4주가 지나도 팔을 위로 올리는 동작에서 통증이 호전되지 않는다면 다른 치료법을 상의한다.

(2) 운동 타입

운동 타입	운동하는 근육	반복 횟수/세트	주당 시행횟수	시행 기간
슬리퍼 스트레칭	Post. rotatorcuff Postinf capsule GH ilgament	4회 반복/3~4세트	매일	3~4주
외회전	극하근 소원근	8회 반복/2세트 15회 반복/3세트	3~4회	6~8주
내회전	견갑하근 대원근	8회 반복/2세트 15회 반복/3세트	3~4회	6~8주

(3) 슬리퍼 스트레칭

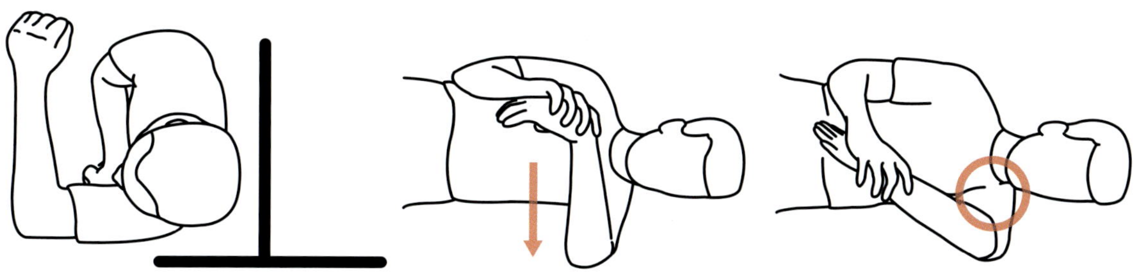

01 등이 바닥에 대해 수직이 되도록 옆으로 눕는다.

02 반대쪽 손으로 아픈쪽 손목을 아래로 지긋이 누룬다.

03 스트레칭 되는 느낌이 있을 때 30초간 유지한다.

❶ 비교적 딱딱하고 평평한 표면에서 아픈 어깨를 아래로 하고 옆으로 눕는다. 옆으로 누웠을 때 등은 표면과 수직을 이루도록 한다.

❷ 아프지 않은쪽 팔을 이용하여 아픈쪽 손목을 아래로 지긋이 누른다(바닥을 향하여). 등과 어깨에 스트레칭이 되는 느낌이 있을 때까지 누른다.
❸ 이러한 자세로 30초간 유지하고, 30초간 휴식을 취한다.
❹ 이러한 운동을 3~4세트를 4회간 반복하여 3~4주간 시행한다.

(4) **외회전**

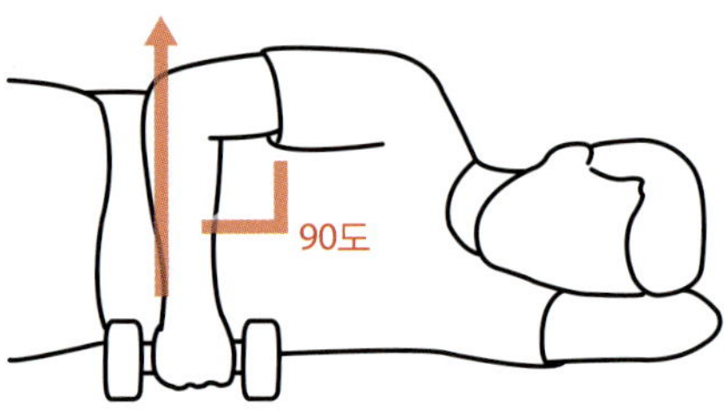

01 팔꿈치를 90도로 굽히고 위팔은 몸에 밀착한다.

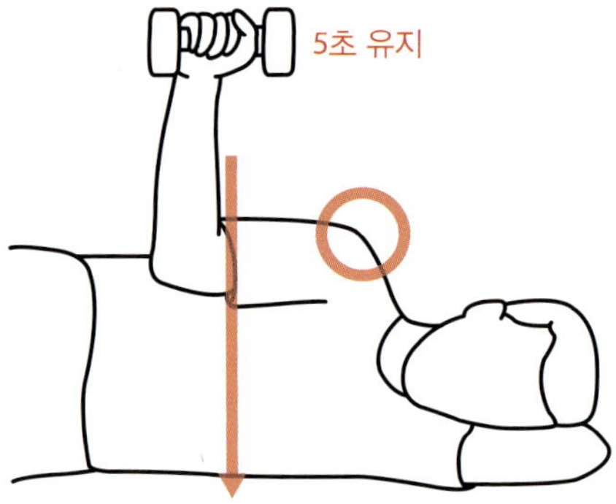

02 위팔을 몸통에 붙인채로 팔을 회전시켜서 아령을 들어준다. 5초간 유지 후 서서히 내린다.

❶ 비교적 딱딱하고 평평한 표면에서 아프지 않은 어깨를 아래로 하고 옆으로 눕는다. 머리는 팔로 받친다.
❷ 아픈쪽 팔을 그림과 같이 몸통에 받치고 팔꿈치는 바닥을 향해 90도로 굽힌다.
❸ 아픈쪽 팔을 이용하여 500 g 또는 1 kg짜리 아령을 팔꿈치를 90도 굽힌 자세를 유지하면서 들어준다. 5초간 카운트 하고나서 서서히 아령을 다시 원래 자리로 내려놓는다(이때 항상 팔꿈치는 90도를 유지하고 위팔을 몸에 밀착한 상태로 팔의 회전을 이용하여 아령을 들어 주어야 한다).
❹ 500 g~1 kg으로 2세트를 8회 반복하여 3세트 15회 반복까지 늘려나간다.
❺ 무게는 500 g씩 늘려간다(최대 1.5~3 kg).
❻ 1주일에 3~4회 시행하며 6~7주간 시행한다.

Triangular forearm support

이 자세를 해 주면, humerus head가 lowering되고 shoulder를 caudad andretraction해서 subscapularis등이 supraspinatus 역할을 담당하게 해주고 full thickness tear 등에서도 임상양상 해소율이 굉장히 높게 나온다는 논문들이 발표되고 있다.

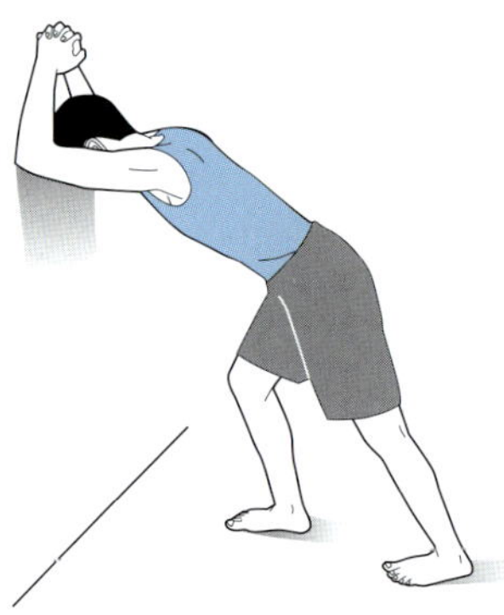

(5) **내회전**

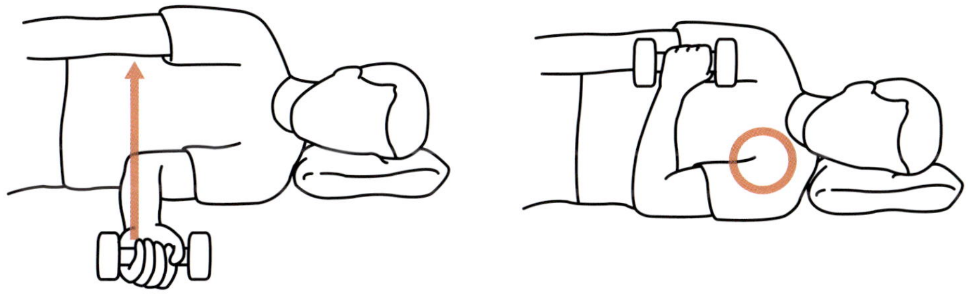

01 아픈쪽 팔을 아래로 한 채 팔꿈치를 90도로 굽힌다.

02 팔을 회전시켜 아령을 수직으로 들어올렸다 내린다.

❶ 비교적 딱딱하고 평평한 표면에서 베개를 베고 아픈 어깨를 아래로 해서 눕는다.

❷ 아픈 쪽 팔의 팔꿈치를 90도로 굽힌채로 유지한다.

❸ 팔꿈치를 90도로 유지한 채 팔을 회전시켜 아령을 수직으로 들어올리고 천천히 내려놓는다.

❹ 500 g~1 kg으로 2세트를 8회 반복하여 3세트 15회 반복까지 늘려나간다.

❺ 무게는 500 g씩 늘려간다(최대 1.5~3 kg).

❻ 1주일에 3~4회 시행하며 6~7주간 시행한다.

2 회전근개 손상

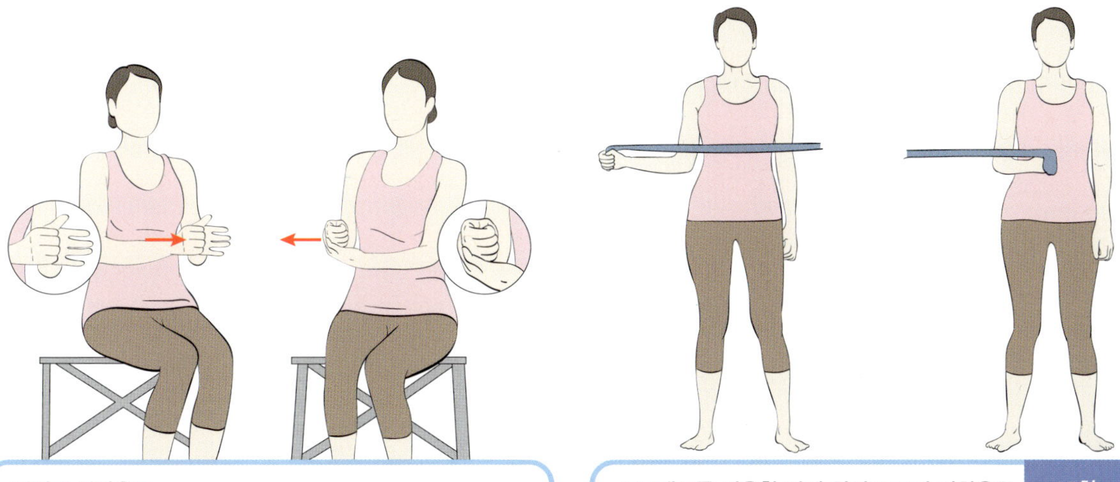

회전근 강화운동
어깨와 팔꿈치는 몸에 붙이고 주먹을 쥔 후 주먹쥔 손의 안쪽과 바깥쪽을 반대편 손으로 힘을 가해준다.
(이때 주먹쥔 손은 저항하면서 좌우로 천천히 움직인다.)

고무밴드를 이용한 어깨 회전근 근력 강화운동 15회 3세트
복부를 긴장시키고 팔을 외회전 또는 내회전 방향으로 당긴 뒤 천천히 시작 위치로 돌아간다.

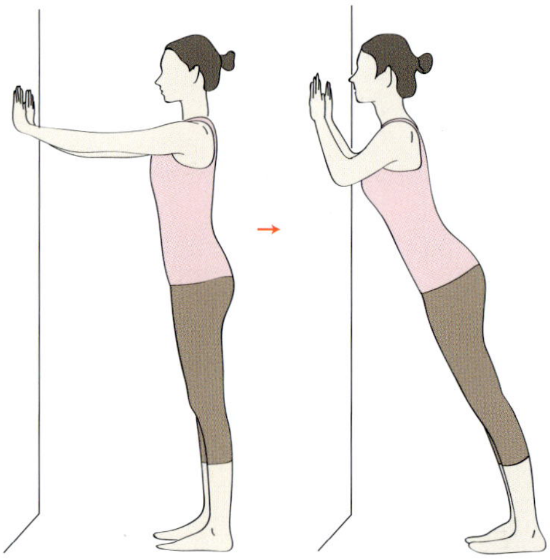

벽에서 푸시업 운동

15~20회 3세트

벽 앞에 서서 팔을 펴고 준비한다.
복부와 허리를 긴장하여 등을 수평하게 유지한 상태로 내려간 뒤 시작 위치로 돌아간다.

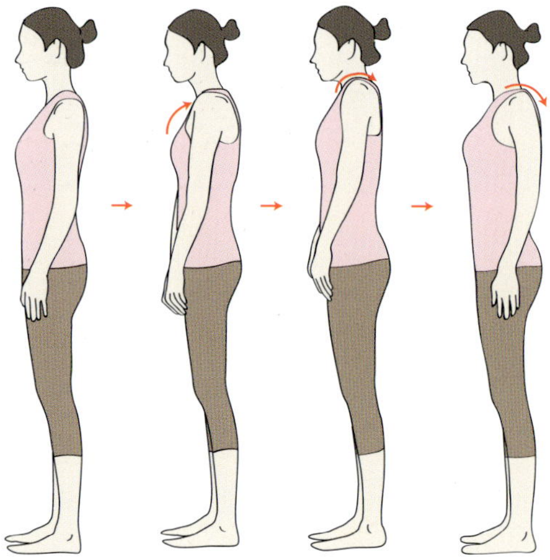

어깨 회전운동

어깨에 긴장을 푼 뒤 앞에서 뒤로 회전하면서 움직여 준다.

18 만성근골격계 통증 환자 생활요법

003 팔꿈치 질환

팔꿈치 질환(외측상과염, 내측상과염) 자가 운동요법

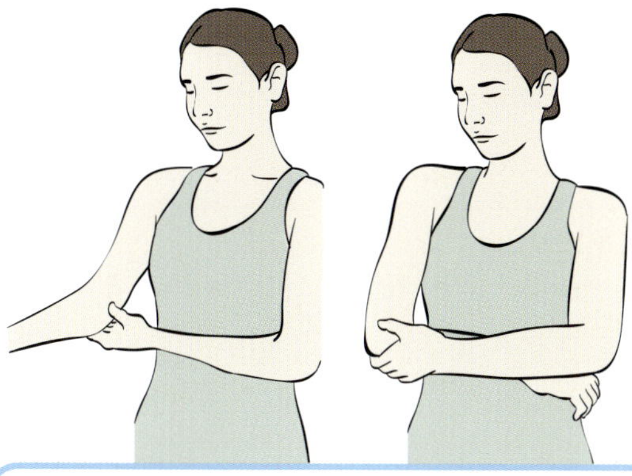

근육 및 힘줄 마사지
통증 부위를 엄지로 잡은 뒤 좌우로 번갈아가며 마사지 한다.

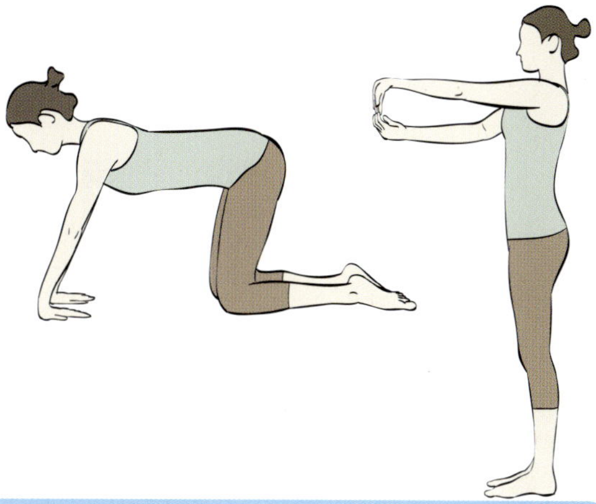

팔꿈치 스트레칭
손가락을 모두 편 뒤 30초씩 3회가량 부드럽게 스트레칭을 해준다.

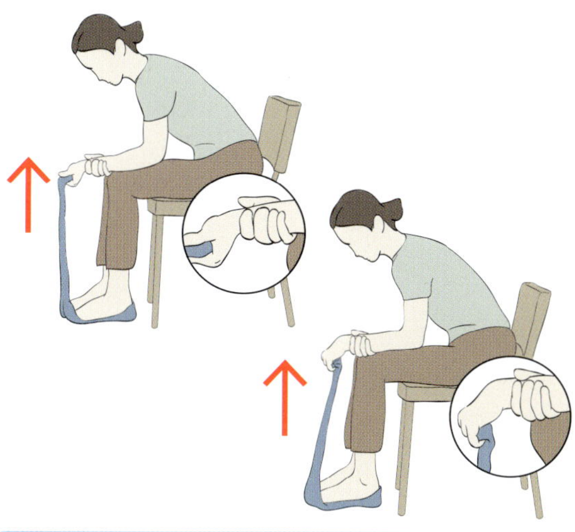

밴드를 이용한 근력 강화운동

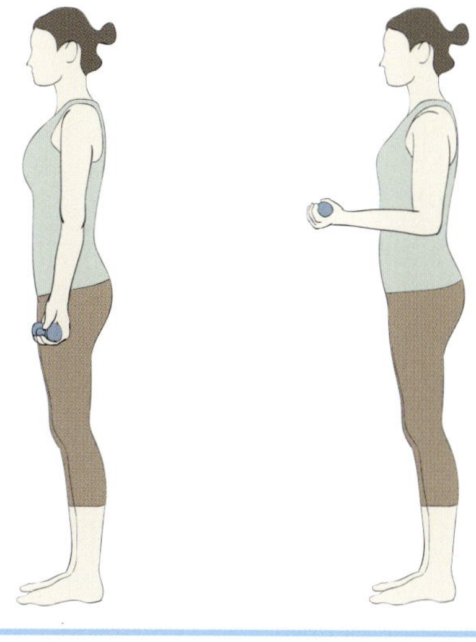

아령을 이용한 근력 강화운동
자신의 근력에 적합한 아령을 선택한 뒤 팔꿈치를 구부렸다 펴기를 반복한다.

손목, 손관련 질환(손목 염좌, 손목터널증후군, 드퀘르벵 건초염, 방아쇠수지) 자가운동요법

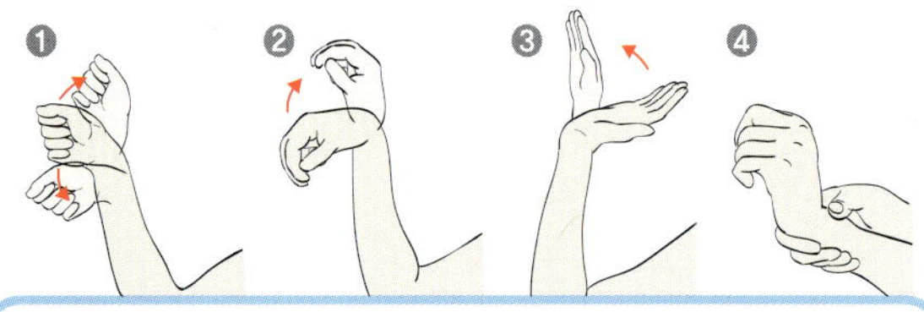

손목 마사지

손바닥의 힘줄들이 유연하게 움직일 수 있도록 손목을 위아래로 구부렸다 폈다를 반복하며 가볍게 스트레칭을 해준다. 손바닥 마사지를 통해 손가락으로 가는 힘줄들을 부드럽게 해준다.

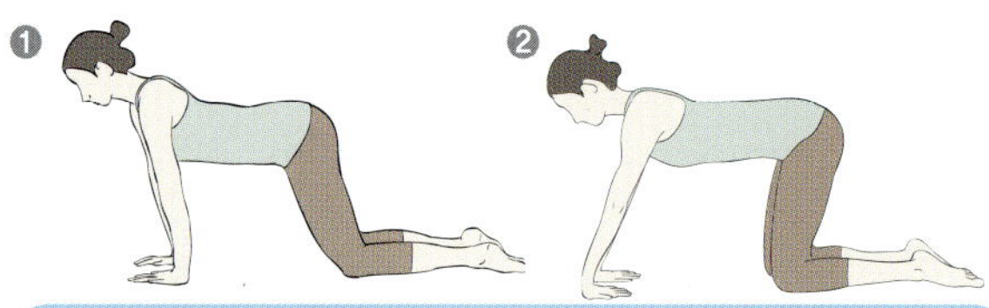

손목 힘줄 강화운동

❶ 레슬링의 파테르 자세를 취한 뒤 손끝을 앞으로 향하고 팔을 편 상태로 몸을 앞으로 움직인다.
❷ 이어 손끝을 뒤로 향하게 한 뒤 팔을 편 상태에서 몸을 뒤로 움직인다.

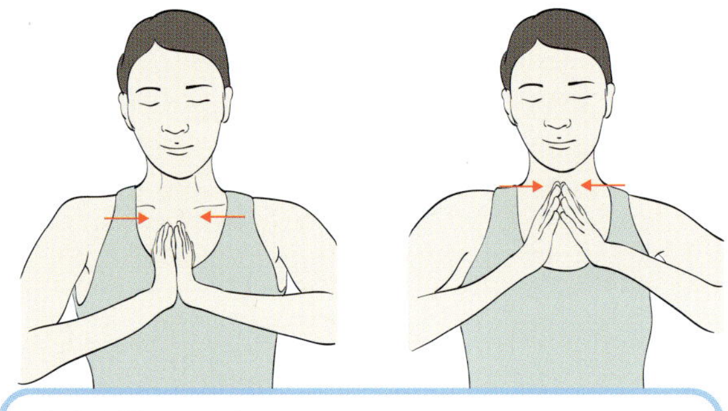

손가락 힘줄 강화운동 I

손을 합장한 상태로 서로 밀어준다.

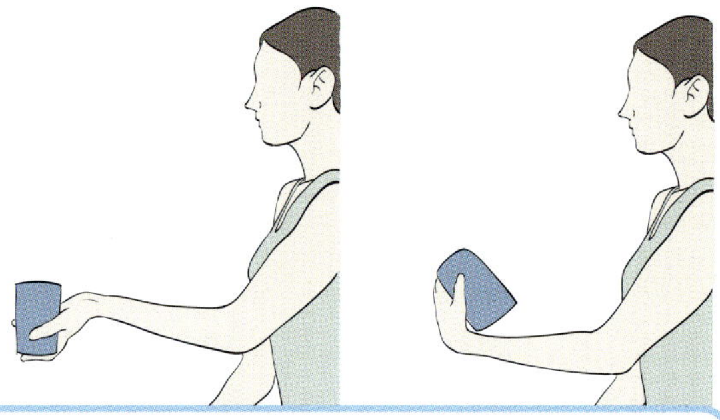

손가락 힘줄 강화운동 II

1 무릎 재활 프로그램

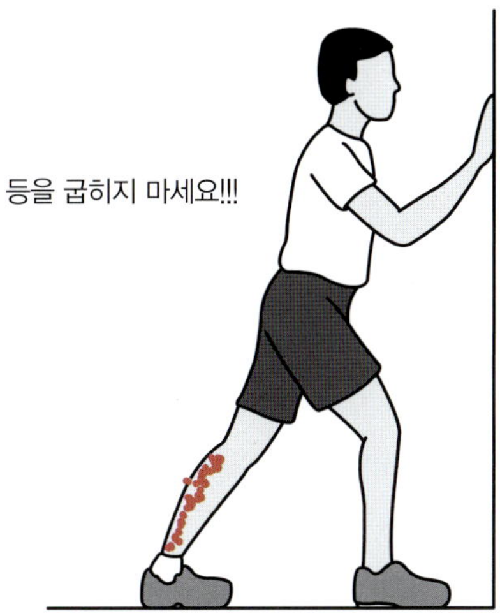

Heel cord stretch(아킬레스건 스트레칭)

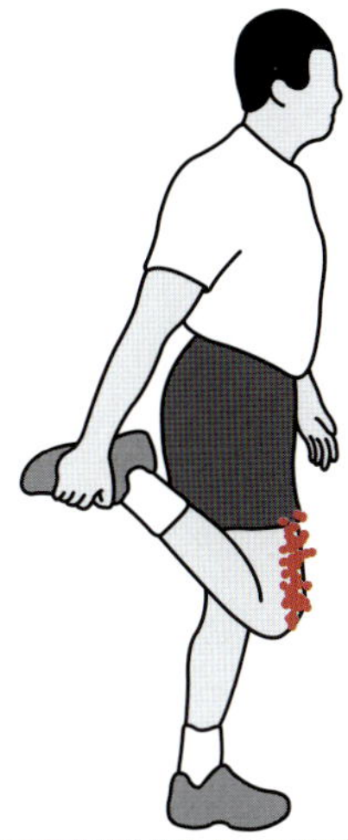

Standing Q-ceps stretch(기립 대퇴사두근 스트레칭)

(1) Heel cord stretch(아킬레스건 스트레칭)

❶ 주요 목표근육

㉮ 비복근 – 가자미근 복합체(종아리근육)

㉯ 뒤꿈치와 종아리가 펴지는 느낌을 받아야 한다.

❷ 시행 방법

㉮ 운동할 다리를 뒤쪽으로, 건강한 다리를 앞으로 두고 벽을 마주보고 선다.

㉯ 뒤쪽 다리를 쭉 편다. 이때 뒤꿈치는 바닥에 붙어있어야 하며 발가락을 안쪽으로 살짝 돌리는 것이 좋다.

㉰ 양쪽 발바닥을 꼭 바닥에 붙이고 엉덩이를 앞으로 밀 듯 힘을 주고 양팔은 벽에 대고 지지를 해준다.

㉱ 30초간 스트레칭을 시행하고 30초를 쉰다. 4회 반복을 1세트로 하여 총 2세트를 매일 실시한다.

(2) Standing Q-ceps stretch(기립 대퇴사두근 스트레칭)

❶ 주요 목표근육

대퇴사두근이 펴지는 느낌을 받아야 한다.

❷ 시행 방법

㉮ 의자나 벽을 붙잡고 서서 균형을 잡는다.

㉯ 무릎을 굽혀서 뒤꿈치를 엉덩이까지 붙인다.

㉰ 손으로 발목을 잡고 뒤꿈치를 몸쪽으로 부드럽게 끌어당긴다.

㉱ 30~60초간 유지하고 반대쪽 다리도 시행한다.

㉲ 2~3회 반복하며 주 4~5회 시행한다.

㉳ 이때도 등을 앞으로 굽히지 않도록 한다.

2 자가운동요법

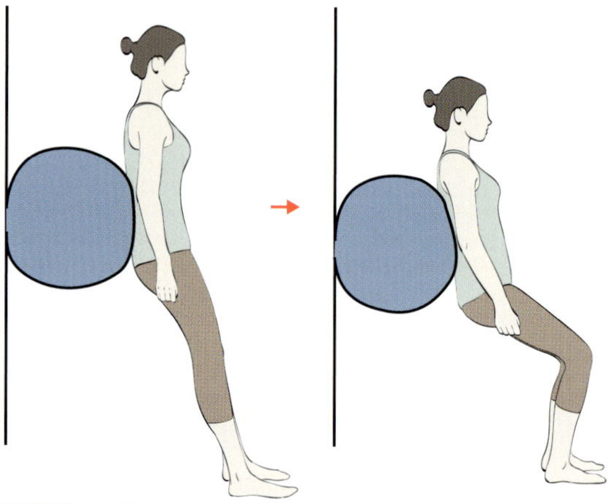

볼을 이용한 미니 스쿼트 운동
허리에 공을 얹고 기대어 무릎을 30도 가량 굴곡한 뒤 시작 위치로 돌아간다.

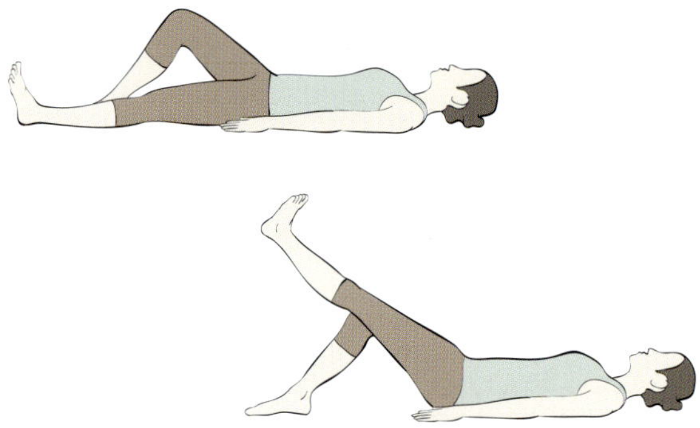

하지거상운동(SLR)
배에 힘을 주고 누운 자세에서 무릎을 곧게 펴준 상태로 10초 동안 다리를 들어올렸다 내리기를 10회 정도 실시한다.

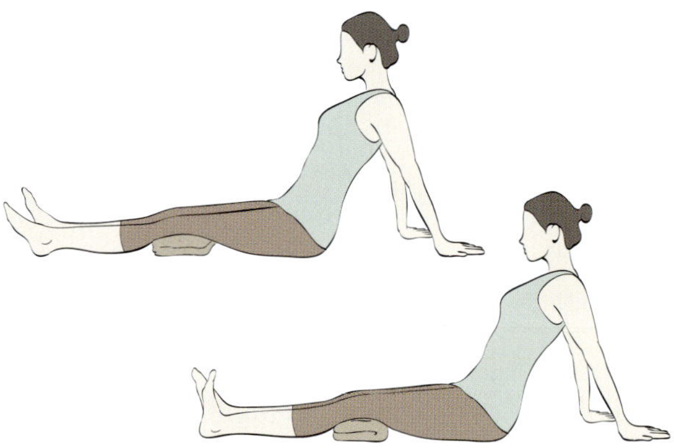

앉아서 쿼드셋
무릎 아래에 수건이나 베개를 깔아준 뒤 무릎으로 강하게 베개나 수건을 5초 가량 눌러준다. 10번씩 3회 정도 실시한다.

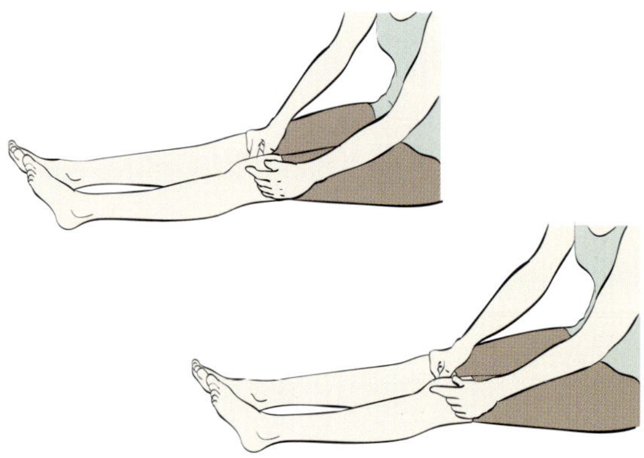

슬개골 가동운동
엄지와 검지로 슬개골을 잡은 뒤 5분 동안 위아래, 좌우로 이동시켜 준다.

006 발목 질환(발목 염좌, 아킬레스 건염)

1 발목 염좌 자가운동요법

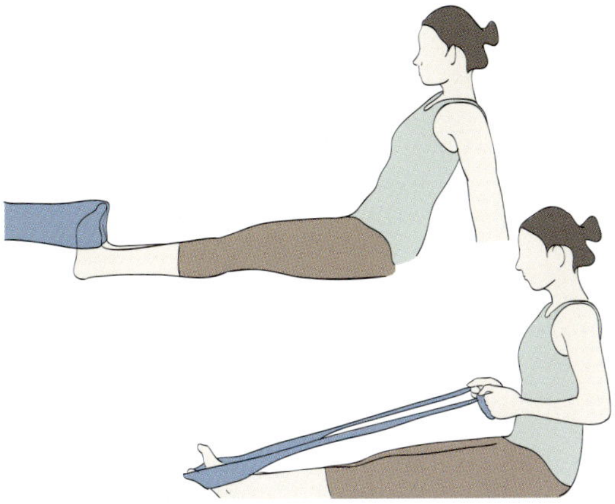

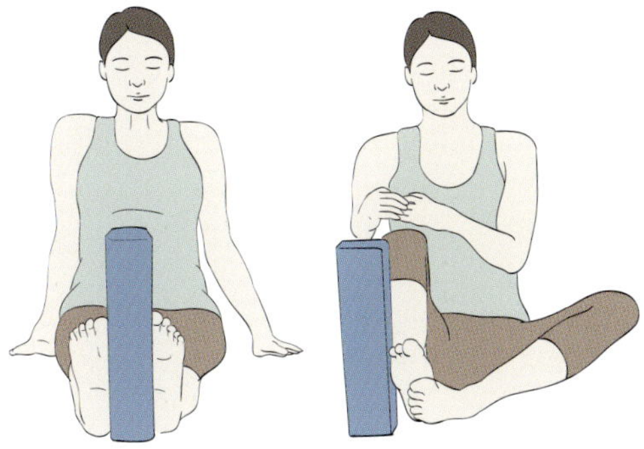

5초 동안 발의 바깥 면과 안쪽 면으로 베개를 밀면서 힘을 준다.

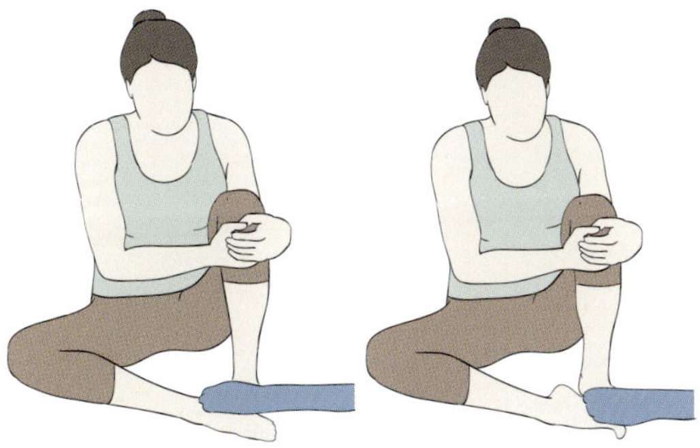

근육 및 발목 근력보강운동

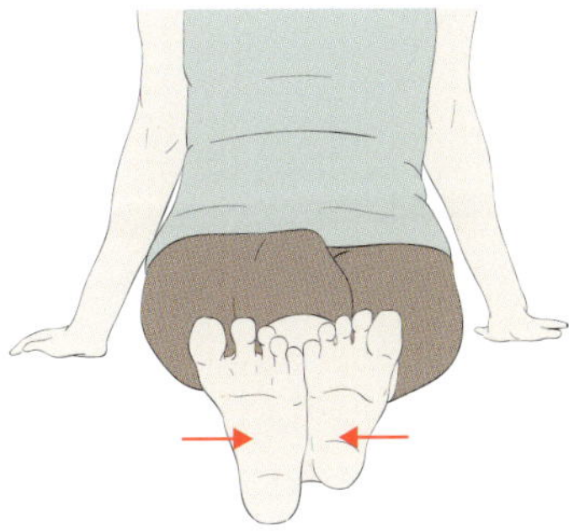

발목 밀기운동
발목을 겹쳐 6초 동안 서로 밀었다 빼기를 반복한다.

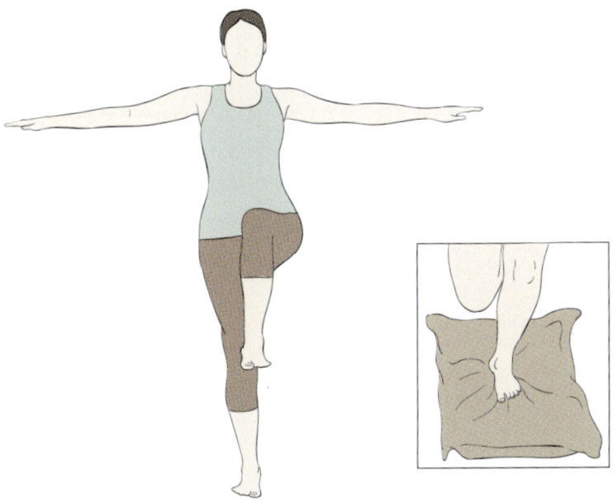

고유수용성 감각신경 회복운동
양팔을 벌린 뒤 한발로 30초간 균형을 잡고 서 있는다.
바닥에서 적응되면 베개 위에서 실시한다.

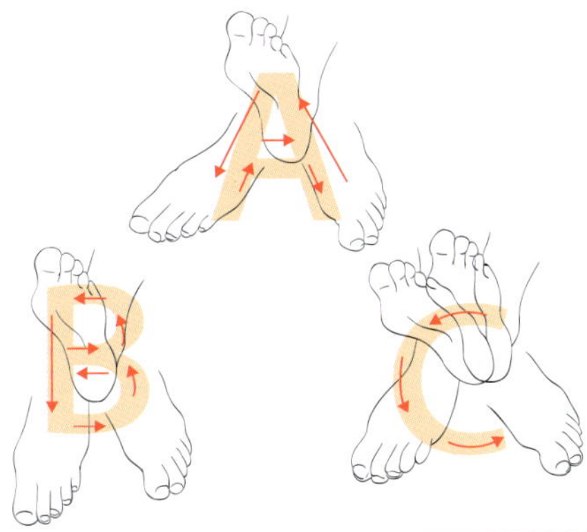

발끝으로 알파벳 쓰기

2 아킬레스 건염 자가운동요법

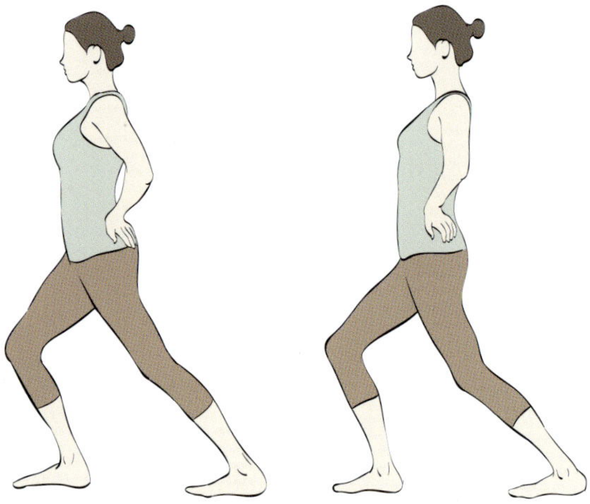

발을 앞뒤로 벌린 후 뒷발의 발꿈치는 바닥에 붙이고
앞쪽 다리의 무릎을 구부리며 스트레칭하기

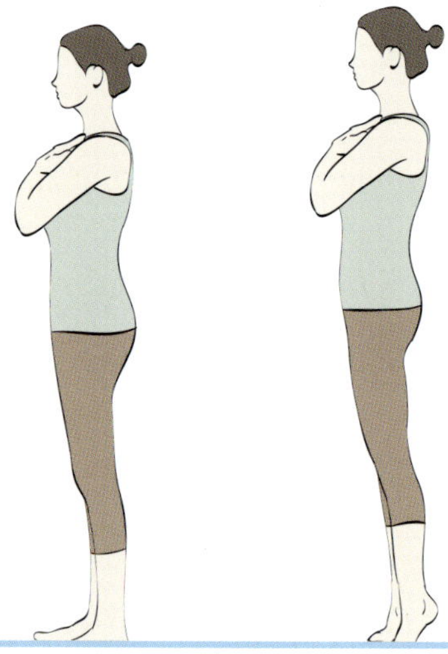

발뒤꿈치를 들고 30초 이상 버티기

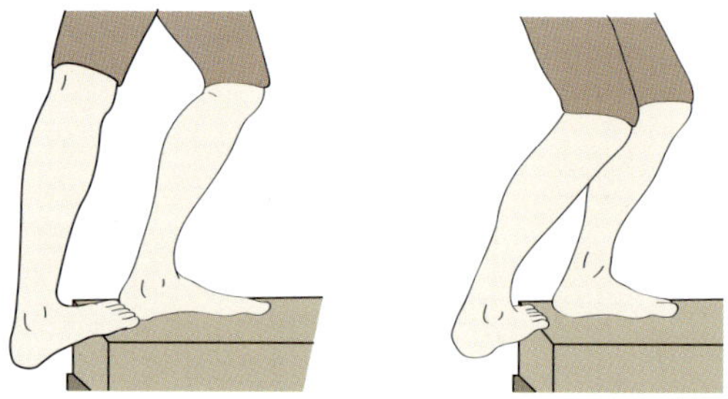

계단에 발끝을 대고 선 뒤 발꿈치 내리기

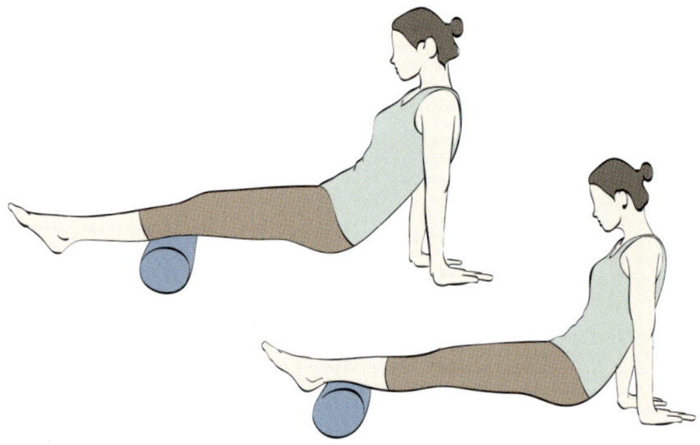

폼롤러를 이용한 자가 마사지

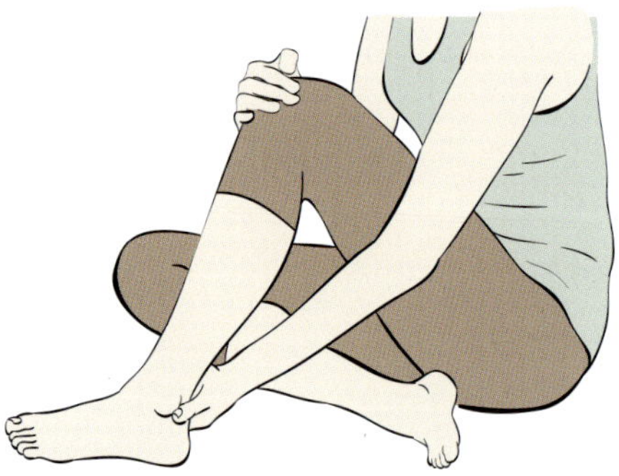

아킬레스건 주물러 주기

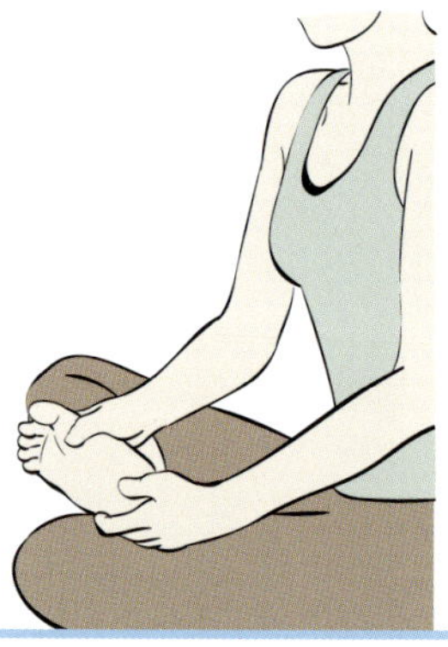

발바닥 문질러 주기

18 만성근골격계 통증 환자 생활요법
007 발 질환(족저근막염)

1 족저근막염 자가운동요법

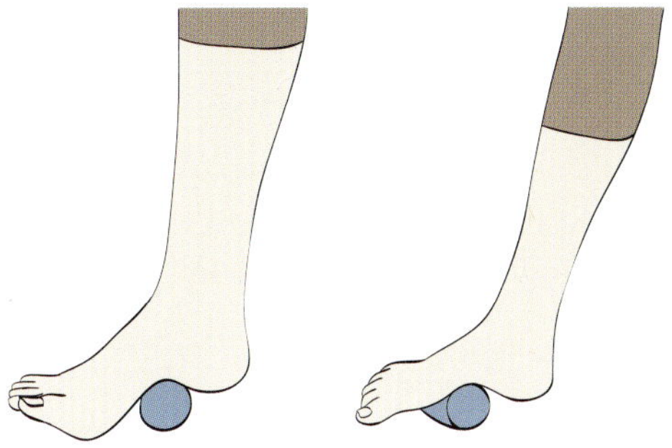

골프공, 병, 봉 등을 이용한 발바닥 근막 마사지 좌우 각각 5분씩 실시한다.

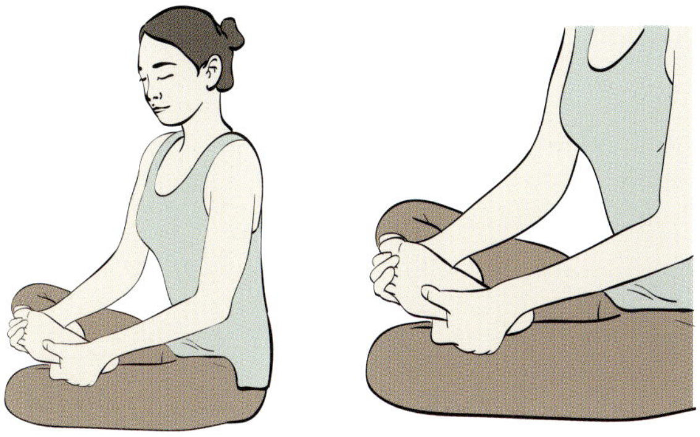

발바닥 눌러주기
발가락을 젖힌 채 엄지 손가락으로 발바닥의 통증 부위를 찾아 마사지 한다.

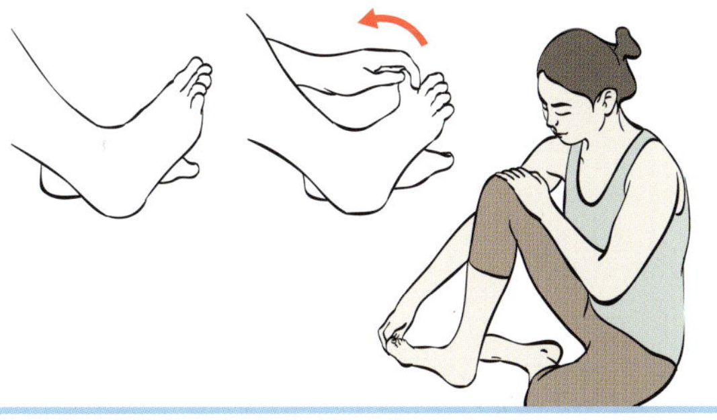

발 스트레칭 Ⅰ
발목과 발가락을 위아래로 꺾으며 30초간 스트레칭을 한다.

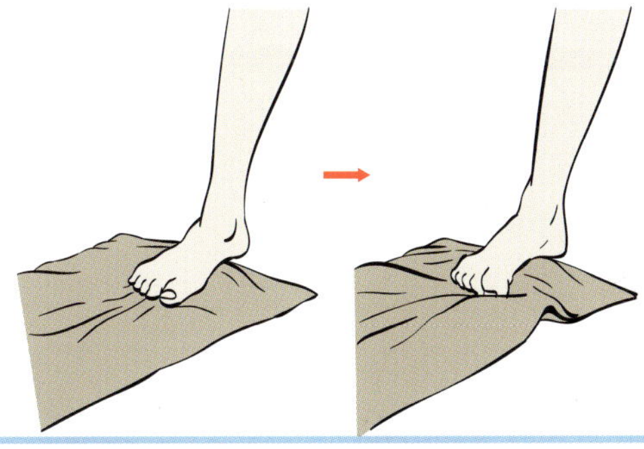

발 스트레칭 Ⅱ
발가락을 구부려 아치를 만들어 주거나 수건을 바닥에 깔고 움켜쥐듯 당겨준다.

008 병원에서 필요한 검사 및 치료

1 기본 혈액검사

혈색소, 류마티스 인자, 요산, C-반응성단백, 총단백, ASO검사

2 영상검사

(1) X-ray 사진

뼈의 모양과 관절의 상태를 관찰할 수 있는 가장 간편한 영상검사로, 류마티스질환 환자들에게 골미란이나 관절 간격 감소를 관찰할 수 있다.

(2) 초음파 영상

X-ray 사진으로 정확히 관찰할 수 없는 관절막, 연골, 힘줄, 근육, 관절의 부종을 직접 관찰할 수 있어 관절염을 초기에 진단할 수 있고 치료 효과 판정에도 많이 이용된다.

(3) 골주사 영상(Bone scan)

방사선 동위원소를 정맥에 주사해서 염증이 있는 뼈나 근육에 방사선 동위원소가 축적되면 영상으로 촬영하여 질병을 진단하는데, 전신의 모든 관절을 한 눈에 볼 수 있다.

(4) 자기공명영상(MRI)

❶ 자기공명영상은 체내의 물분자의 양성자가 자기장에 따라 공명하는 원리를 이용하여 영상을 얻기 때문에 방사선 피복이 없는 장점이 있다.

❷ 자기공명영상은 뼈, 연골, 인대, 힘줄, 활막, 관절액 및 점액낭 등 관절을 구성하는 모든 요소와 주변 조직을 동시에 관찰할 수 있어 만성통증 관련 다양한 질병에서 관절의 상태를 가장 정확하게 나타낸다.

❸ 골부종을 관찰할 수 있는 유일한 영상검사 방법이다.

❹ 연골이나 힘줄이 선명하게 보여서 무릎의 반달연골이나 십자인대의 손상도 정확하게 관찰할 수 있다.

(5) 전산화단층촬영(CT)

전산화단층촬영은 X-ray 사진과 같이 방사선을 이용하여 영상을 얻는데 영상을 컴퓨터로 처리하여 관절을 3차원으로 관찰할 수 있다는 장점이 있고 폐, 위장관, 간, 비장 등 내부 장기에 발생한 염증을 관찰하는데 유리하다.

(6) 골밀도 측정기(DEXA)

골다공증을 치료하고 치료 효과를 판정하는데 이용된다.

3 약물치료, 주사치료, 물리치료, 도수치료, 시술, 수술, 보조기 등

18 만성근골격계 통증 환자 생활요법

009 추천 영양보충제

비타민 A, 비타민 B군, 비타민 C, 비타민 D, 비타민 E, 비타민 K, SAMe, 칼슘(Ca), 마그네슘(Mg), 셀레늄(Se), 아연(Zn), 망간(Mn), 규소(Si), Methylsulfonylmethane(Msm), 글루코사민(glucosamine), 브로멜라인(Bromelain), 황산 콘드로이틴(chondroitin sulfate), 버드나무표피, 보스웰리아, 페퍼민트오일, 로즈마리오일, 스위트 마조람 오일(Sweet marjoram oil), 생강, 멜라토닌, 빨간고추크림(Cayenne cream), 세인트 존스 워트

Ref.
- 근골격계 통증 및 질환에 대한 임상 시술제요- 일차진료를 위한 통증가이드-
- 일차진료의를 위한 마스터 기능의학(The master of functional medicine for primary medical care)

19 비만환자 생활요법

001 비만클리닉 세팅

1 비만의 정의

(1) 체내 지방조직에 지방이 지나치게 쌓인 상태를 말하며, 일반적으로 체중(kg)을 키(m)의 제곱으로 나눈 체질량지수(Body Mass Index : BMI)로 표시한다.

(2) WHO 기준에 따르면 BMI가 30 kg/m^2 이상인 사람을 비만, BMI가 25~29.9 kg/m^{2}이면 과체중이라고 하고 있다.

(3) 대한비만학회에서는 BMI가 25 kg/m^2 이상인 사람을 비만이라고 하고 있다.

2 환자에게 비만의 위험성을 설명하기 – 비만이라는 질환은 왜 위험한가?

(1) 비만과 관련있는 질환

(CDC : Adapted from Yale university Rudd center for food policy and obesity)

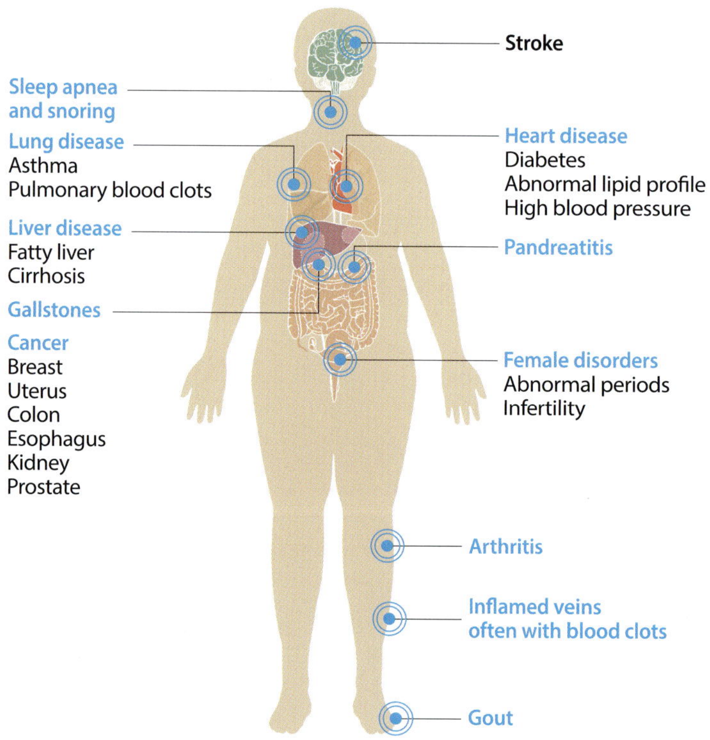

❶ 대사성 질환

고지혈증, 인슐린 저항성, 내당능 장애, 인슐린 비의존형 당뇨병

비만환자는 고혈압의 동반율

비만환자는 고혈압의 동반율은 약 6배, 고콜레스테롤 혈증은 약 2배, 당뇨병은 약 4배 이상 더 높을 뿐아니라 이에 기인되는 관상동맥질환, 뇌졸중 및 동맥경화증의 발생률이 증가한다.

허리-둔부 둘레비(the ratio of waist to hip, W/H)

허리-둔부 둘레비(the ratio of waist to hip, W/H)가 임상적으로 중요하며 같은 정도의 비만증인 경우에도 W/H가 증가된(남자 > 1.0, 여자 > 0.85) 중심성 비만증의 경우 비만증의 위험성이 더 증가하며, 복강내에 축적된 지방의 지방분해에 의하여 유리지방산과 유리지방산의 산화 증가에 의하여 인슐린 저항성이 초래되는 것으로 생각된다.

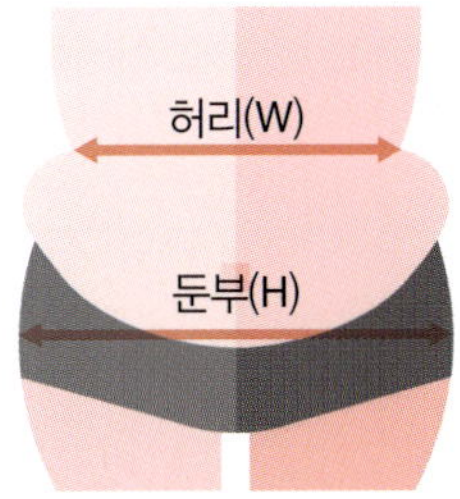

❷ 호흡기장애

패쇄성 수면무호흡, 비만증 저환기증후군

❸ 류마티스질환

골성관절염

❹ 내분비장애

월경이상, 조모증, 성장호르몬 분비감소, 성호르몬 결합글로불린 감소, 고안드로겐혈증, 다낭성 난소질환, 코티솔 합성증가

❺ 악성질환

- 남자 : 대장, 직장, 전립선암
- 여자 : 유방, 난소, 자궁내막암, 자궁경부암, 담낭암

(2) 비만 개선시의 이득

건강 문제	기대 이득
체중	현재 체중의 5~15% 감량
복부 비만	허리둘레 감소
당불내인성	혈당 개선, 당화혈색소 개선, 혈당가하제 및 인슐린 사용 감소
이상지질혈증	LDL-콜레스테롤 및 중성지방 감소, HDL-콜레스테롤 증가
코골이 및 수면중 무호흡	코콜이 및 무호흡 개선, 폐기능 개선
관절통	통증 감소, 운동 능력 향상, 관절치료제 사용 감소
월경 이상	규칙적인 월경 유도
심리적 장애	불안 및 우울 감소, 삶의 질 향상
피로, 발한 등의 증상	관련 증상 감소
운동 능력 장애	운동 능력 향상

비만 여성이 체중 감량 시 얻을 수 있는 이득

❶ 비만은 무월경, 과다월경 혹은 희발월경, 무배란, 불임증, 다모증 및 조기 폐경 등이 흔히 발생되고 또 다낭성난소질환 혹은 고안드로겐혈증 등도 동반될 수 있다.

❷ 과다 지방조직에서의 부신 androstenedione이 estrone 전환율이 높아짐에 따라 혈중 estone 농도가 상승되고 이로인해 시상하부 뇌하수체에서 LH에 대한 촉진성 되먹이기 기전이 작동되어 LH 농도가 증가되고 FSH에 대해서는 억제성 되먹이기 기전이 작동되어 FSH 농도는 감소된 결과로 난소 난포막세포(theca cell)에서의 안드로겐 분비가 증가하게 되나, 감소된 FSH로 인해 과립막세포(granulosa cell)에서 안드로겐이 에스트로겐으로 전환되지 못하게 되어 결과적으로 고안드로게혈증이 초래되어 상기한 월경장애 등의 현상이 발생될 수 있는 것으로 생각되고 있다.

❸ 이러한 모든 내분비장애 현상은 체중 감량에 따라 대부분 해결될 수 있는 것으로 확인된 바 있으며, 체중 감량 후 LH 농도의 감소, FSH 농도의 증가, 안드로겐농도의 감소가 관찰되었다.

3 이차성 비만의 원인

(1) 유전 및 선천성 장애

❶ 사람에게서 비만을 유발하는 유전자 : ob, db, POMC, MC4R 등

❷ 비만과 관련된 선천성 장애

㉮ 프라더-윌리증후군(Prader-Willi syndrome)

㉯ 로렌스-문-비들증후군(Laurence-Moon-Biedl syndrome)

㉰ 알스트롬증후군(Ahlstrom syndrome)

㉱ 코헨증후군(Cohen syndrome)

㉲ 카펜터증후군(Carpenter syndrome)

(2) 약물

❶ 항정신병약물 : Thioridazine, Olanzepine, Clozapine, Quetiapine, Risperidone

❷ 삼환계 항우울제 : Amitriptyline, Nortriptyline

❸ 알파-2 길항제 : Imipramine, Mitrazapine

❹ 선택적 세로토닌 재흡수 억제제(SSRI) : Paroxetine

❺ 항전간제 : Valproate, Carbamazepine, Gabapentin

❻ 당뇨 약제 : 인슐린, 설폰요소제, 글리나이드, 티아졸리디네디온

❼ 세로토닌 길항제 : Pizotifen

❽ 항히스타민제 : Cyproheptadine

❾ 베타차단제 : Propranolol

❿ 알파차단제 : Terazocin

⓫ 스테로이드 : 경구피임제, 당질 코르티코이드

(3) 신경 및 내분비계 질환

❶ 시상하부성 비만 : 외상, 종양, 감염성 질환, 수술, 뇌압상승

❷ 쿠싱증후군

❸ 갑상선 기능저하증

❹ 인슐린종

❺ 다낭난소증후군(Polycystic ovary syndrome)

❻ 성인 성장호르몬 결핍증

(4) 정신질환

❶ 과식 장애(Binge-eating disorder)

❷ 계절성 정서 장애(Seasonal affective disorder)

4 비만 기준(허리둘레, Central obesisty)

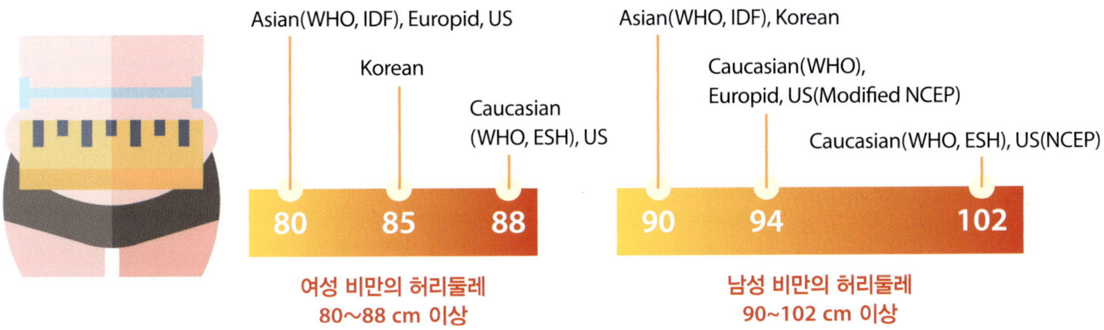

국가 or 인종	단체 or 학회	남성	여성
Caucasian	WHO1999	≥ 94 cm(위험 상승)	≥ 80 cm(위험 상승)
		≥ 102 cm(고위험)	≥ 88 cm(고위험)
Asian	WHO1999	≥ 90 cm	≥ 80 cm(고위험)
US	NCEP ATP III (2001)	≥ 102 cm	≥ 88 cm
Europid/subSaharan African	IDF, 2005	≥ 94 cm	≥ 80 cm
Asian	IDF, 2005	≥ 90 cm	≥ 80 cm
US	Modified NCEP ATP III (2001)	≥ 94 cm(위험 상승)	≥ 80 cm(위험 상승)
		≥ 102 cm(고위험)	≥ 88 cm(고위험)
Caucasian	ESH, 2007	≥ 102 cm	≥ 88 cm
Korean	KOSSO, 2006	≥ 90 cm	≥ 85 cm

5 대사증후군(Metabolic syndrome) 진단 기준

항목	NCEP ATP III (2005)	IDF (2005)
진단 기준	5개중 3개 이상 진단	허리둘레 + 4개 중 2개 이상
허리둘레	남성 ≥ 90cm, 여성 ≥ 80 cm(85 cm)	남성 ≥ 90 cm, 여성 ≥ 80 cm(85 cm)
중성지방	≥ 150 mg/dL or 약물치료 중	≥ 150 mg/dL or 약물치료 중
HDL	남성 < 40 mg/dL , 여성 < 50 or 약물치료 중	남성 < 40 mg/dL , 여성 < 50 or 약물치료 중
혈압	≥ 130/85 mmHg or 치료 중	≥ 130/85 mmHg or 치료 중
공복혈당	≥ 100 mg/dLor 치료 중	≥ 100 mg/dL or 당뇨 진단력

6 비만환자 검사

(1) 신체 측정

❶ Inbody

❷ Vital sign : BP(blood pressure), HR(heart rate)

❸ Height

❹ Weight

❺ Waist circumference

(2) 혈액검사

❶ CBC

❷ LFT(liver function test)

❸ TFT(thyroid function test)

비만증과 갑상선기능

비만증과 갑상선기능 대부분의 경우 비만증에서 갑상선기능은 정상이나 경미한 기능변화 갑상선기능 저하증에서도 비만증이 동반될 수 있음을 고려하여 갑상선 기능검사 결과의 해석에 주의를 요한다.

❹ FBS(fasting blood sugar)

❺ BUN/Cr

❻ Lipd panel

❼ 25-OH-vitD

❽ Uric acid

❾ Insulin

❿ HbA1C

⓫ ApoB

⓬ Cortisol

비만증

비만증에서 코티솔 분비는 증가되나 반면에 코티솔대사도 촉진되어 실제 혈중 코티솔 농도는 대부분 정상으로 관찰된다. 쿠싱증후군에서 동반되는 비만증과의 감별이 필요하며, 이러한 경우 비만증에서는 혈중 코티솔 농도, 일간 변동 및 dexamethasone 억제검사에 대한 반응이 모두 정상임을 고려하여야 한다.

(3) 비만 복부지방 CT

[지방의 면적비(VFA-visceral fat are/SFA-subcutaneous fat area ratio, VSR)]

❶ VSR이 0.4 이상이면 내장비만 진단

❷ 내장지방이 100 cm^2 이상일 때 심혈관질환의 위험이 증가

7 비만인을 위한 1회 운동 프로그램 구성 예시 (1RM : 1 repetition maximum, 최대 반복횟수)

구분	형태	강도	시간/세트	빈도
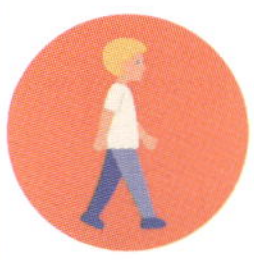 준비 운동	걷기, 스트레칭	운동 자각도 11~13	5~10분	운동전후
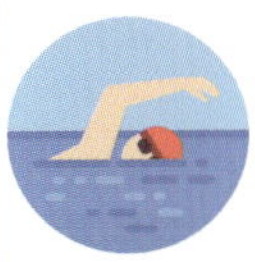 유산소 운동	대근육군을 사용하는 신체활동 : 속보, 조깅, 고정식 자전거타기, 수영, 아쿠아로빅, 등산	운동 자각도 12~16 or 중강도(40~59% HRR) ~고강도(50~70% HRR)	30~60분/일, 중강도(300분/주)+고강도(150분/주)로 교대로 실시, 10분씩 간헐적이거나 지속적으로 실시 가능	5일/주
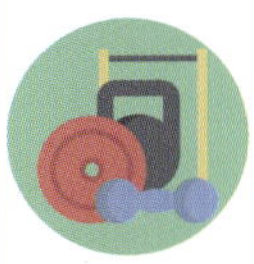 저항 운동	모든 근육군에 영향을 미치는 다관절 운동, 상 · 하지 각 4~5가지 운동	운동 자각도 11~15 or 65~80% 1RM	8~12회/세트, 세트 간 2~3분 정도 휴식을 주면서 2~4세트 실시	2~3회/주, 최소 48시간 휴식
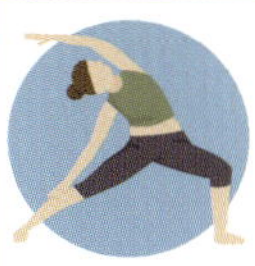 정리 운동	걷기, 스트레칭	운동 자각도 11~13	5~10분	운동전후

8 식이 조절을 통한 비만치료

(1) 각 종류별 음식에 대한 분류와 정보가 있어야 환자들에게 정확한 식이처방을 할 수 있다.

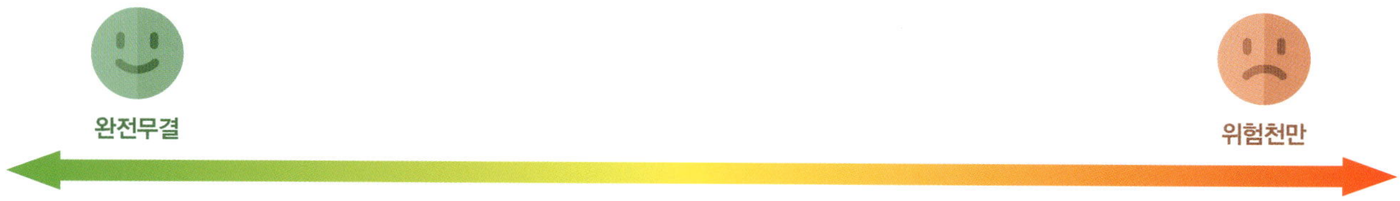

구분							
녹말	호박, 고구마, 참마, 당근	백미, 카사바, 타로 토란		흑미, 와일드 라이스, 현미, 바나나, 옥수숫대가 붙은 신선하거나 냉동한 유기농 옥수수	감자, 자색고구마	메밀, 귀리, 퀴노아	밀, 옥수수, 수수, 기장, 기타 곡류, 옥수수 녹말
	녹말 식품은 소량만 섭취하고 먹는 시간대는 저녁식사 때가 가장 바람직하다. 3~7일 간격으로 더 많이 섭취하는 날을 정해 두자.						
견과류 콩류	코코넛				아몬드, 캐슈너트, 밤, 헤이즐넛, 마카다미아, 피칸, 호두	피스타치오, 잣, 발아콩, 브라질너트, 병아리콩, 콩류 대부분(말린 콩이나 렌틸콩), 땅콩, 치아씨	콩(대두), 튀긴 옥수수
	굽지 않은 유기농 견과류가 좋다. 구우면 오메가 6 지방산이 파괴된다. 견과류는 곰팡이가 쉽게 피므로 흠집이 있거나 미리 저미거나 으깬 상태로 파는 상품은 피하자.						
유제품	유기농 목초를 먹인 소의 우유로 만든 버터와 기 버터	비유기농 목초를 먹인 소의 우유로 만든 버터와 기 버터		곡물을 먹인 소의 우유로 만든 기 버터	곡물을 먹인 소의 우유로 만든 기 버터	탈지분유, 저지방 우유, 마가린, 살균한 비유기농 우유와 요구르트	모든 치즈, 전지분유, 공장식 농자에서 생산된 유제품, 유제품 대체품, 가당 연유, 무가당 연유, 일반 아이스크림
	우유 단백질은 알레르기와 염증을 일으키는 주된 원인이므로 몸의 반응을 살피며 섭취한다. 기 버터는 거의 모든 사람에게 안전하며 버터도 단백질 함량이 적으므로 대부분 문제가 없다.						
단백질	목초를 먹인 소고기와 양고기, 방목한 닭이 낳은 달걀[1], 농축 유청단백질	멸치, 물가자미, 정어리, 홍연어, 넙치, 송어등 수은 함량이 낮은 자연산 물고기	방목한 돼지고기, 양질의 분리 유청 단백질[2], 방목한 오리와 거위	공장식 농장에서 생산된 달걀[3], 방목한 닭고기와 칠면조 고기	공장식 농장에서 생산된 고기	수은 함량이 높거나 양식한 해산물, 쌀 및 완두콩 단백질	대두 단백질, 밀 단백질, 콩류, 치즈 등 살균 또는 가열 처리한 유제품(버터 제외)
	[1,3] 달걀 알레르기가 있는지 확인할 것 [2] 유청단백질은 CFM 방식(저온에서 미세하게 여과하는 과정을 거쳐 유당 및 불순물을 제거하는 천연적인 공정)으로 제조한 제품을 선택한다. 유제품에 민감하다면 농축 유청단백질 보다는 분리 유청단백질을 사용한다.						
채소	아사파라거스, 아보카도, 청경채[a], 브로콜리[a], 방울양배추[a], 콜리플라워[a], 샐러리 오이, 펜넬, 올리브	양배추[a], 케일[a], 양상추, 래디시, 시금치[a], 주키니	당근, 그린빈, 파, 파슬리	가지, 양파, 완두류, 피망, 파프리카, 고추, 샬롯, 토마토	비트, 버섯류, 호박, 생근대, 생케일, 생시금치	옥수수대가 붙은 신선한 옥수수	신선한 옥수수를 제외한 모든 형태의 옥수수, 통조림, 채소, 콩류
	[a]가열 조리해서 섭취해야 하는 식품						

	완전무결						위험천만
지방/기름	MCT 오일, 고품질 카카오 버터, 방목해 키운 닭의 달걀노른자[a], 크릴 오일, 목초를 먹인 소와 돼지의 지방과 골수, 아보카도 오일, 코코넛 오일	생선 오일, 목초를 먹인 소의 우유로 만든 버터와 기 버터	팜유, 팜핵유, 방목해 키운 돼지로 만든 베이컨 지방, 생마카다미아, 엑스트라 버진 올리브유	생아몬드, 헤이즐넛, 호두	오리와 거위의 지방, 곡물을 먹인 소의 우유로 만든 버터와 기 버터	공장식 농장에서 키운 닭의 지방, 홍화유, 해바라기유, 케놀라유, 땅콩기름, 콩기름, 면실유, 옥수수유, 식물성 기름, 가열한 견과류와 그기름, 아마씨유	마가린을 비롯한 인공 트랜스지방, 유전자 조작 곡물로 만든 기름, 시판되는 라드
	[a] 달걀 알레르기가 있는지 확인할 것						
조리법	생식 또는 비조리, 가벼운 가열 조리	알덴테(씹는 맛이 남을 정도)로 찌기, 160℃ 이하에서 굽기	약한 불로 졸이기, 삶기, 데치기, 타지 않도록 가볍게 굽기	수비드, 슬로우 쿠커 조리	그릴에 굽기, 숯불에 굽기, 전자 레인지 조리	강한불로 볶기	탈 정도로 굽기, 기름에 튀기기
조미료 향신료	애플사이다 식초, 고수 커피[a], 생강[a], 파슬리, 바다 소금	라벤더, 오레기노, 로즈메리, 타임, 강황	올스파이스, 시나몬, 정향[a], 첨가물이 들어가지 않은 유기농 조세 머스터드	머스터드 씨, 양파 분말, 정제 소금	검은 후추[a], 시판 초콜릿, 마늘[a], 육두구[a], 파프리카[a]	된장, 타마리 간장, 두부	시판 드레싱, 혼합 향신료, 화학 조미료, 고형 부용
	[a] 이 붙은 품목은 독성이 강한 곰팡이종이 잠재해 있는 경우가 많으므로 신선하고 질 좋은 제품을 사용하는 게 가장 좋다.						
감미료	자일리톨, 에리스리톨, 스테비아	소르비톨, 말티톨, 기타 당알코올	포도당, 비유전자 조작 덱스트 로오스, 생꿀	메이플 시럽, 코코넛 슈거	백설탕, 흑설탕, 아가베시럽, 열처리한 꿀	과당, 농축 과즙, 액상과당	아스파탐, 수크랄로스, 아세설팜칼륨
음료	고품질 커피, 고품질 녹차, 희석한 코코넛 밀크, 미네랄 워터	라임즙이나 레몬즙을 넣은 정수기 물, 녹차	라임즙이나 레몬즙을 넣은 수돗물, 과일을 섞은 물, 갓 끓인 무가당 아이스티, 신선한 견과 우유	홍차 버섯차, 생우유, 시판 무가당 아이스티, 코코넛워터, 병에 든 견과 우유	갓 짠 과일주스	살균처리 우유	두유, 대량 생산된 주스, 다이어트 음료, 탄산음료, 가당 음료, 아스파탐이 든 음료, 스포츠음료
과일	아보카도, 블랙베리, 코코넛, 크랜베리, 레몬, 라임, 라즈베리	블루베리, 파인애플, 딸기, 귤	그레이프 프루트, 석류	사과, 살구, 체리, 무화과, 허니듀 멜론, 키위, 리치, 천도복숭아, 오렌지, 복숭아, 배, 자두	바나나, 포도, 구아바, 망고, 멜론, 파파야, 패션프루트, 감, 수박	건포도, 건과일, 잼, 젤리, 과일 통조림	

(2) GI 지수표

* GI 지수란 음식을 먹은 다음 식품 100 g 혈당 상승률을 산출한 지수이다.
- 기준 : 포도당 100, 성공적인 비만 치료를 위해서는 GI 지수 60이하인 식품을 섭취한다.

두류/해조류		설탕/과자/음료		곡류/빵/면		과일	
채에 거른 팥소	80	백설탕	109	바게트빵	93	딸기잼	82
으깬 팥소	78	맥아당	105	식빵	91	파인애플	65
두부 부침	46	얼음과자	100	떡	85	황도 통조림	63
팥	45	초콜릿	90	우동	85	건포도	57
완두콩	45	찹쌀떡	88	정백미	84	귤 통조림	57
유부	43	벌꿀	88	롤빵	83	바나나	55
두부	42	도넛	86	팥밥	77	포도	50
연두부	42	캐러멜	86	베이글	75	망고	49
비지	35	감자튀김	85	콘푸레이크	75	멜론	41
청국장	33	쇼트케이크	82	라면	73	복숭아	41
된장	33	핫케이크	80	마카로니	71	감	37
콩	30	미다라시 당고	79	배아미	70	버찌	37
풋콩	30	쿠키	77	크로와상	70	사과	36
캐슈너트	29	메이플시럽	73	현미 + 정백미	65	서양 배	36
아몬드	25	크래커	70	현미 푸레이크	65	키위	35
두유	23	카스테라	69	파스타	65	블루베리	34
파스타치오	23	포테이토칩	60	흰죽	57	서양 자두	34
땅콩	20	푸딩	52	현미	56	레몬	34
녹미채(톳)	19	코코아	47	밀가루	55	귤	33
다시마	17	젤리	46	호밀빵	55	배	32
녹조류	16	천연 과즙주스	42	오트밀	55	오렌지	31
미역	16	카페오레	39	메밀국수	54	포도 통조림	31
김	15	과당	30	중화면	50	자몽	31
힌천	12	커피 프림	24	보리	50	파파야	30
큰실말	12	녹차	10	통밀빵	50	살구	29
		홍차	10	현미죽	47	딸기	29

우유/유제품/알		조미료		육류/어패류			
연유(가당)	82	후추	73	구운어묵	55	전복	44
아이스크림	65	카레	49	찐어묵	51	장어구이	43
생크림	39	고추냉이	44	참치통조림	50	대합	43
크림치즈	33	청국장	33	베이컨	49	가리비	42
드링크 요쿠르트	33	된장	33	살라미 소시지	48	모시조개	40
마가린	31	마요네즈	15	생선경단	47	참치/전갱이	40
가공치즈	31	간장	11	햄	46	붕장어/새우	40
탈지유	30	양겨자	10	돼지고기	46	오징어/낙지	40
버터	30	소금	10	소시지	46	명란	40
달걀	30	식초(곡물초)	3	닭/오리고기	45	바다빙어	40
저지방유	26			양고기	45	말린멸치	40
플레인요구르트	25			굴	45	연어알	40
우유	25			설게	44	고등어	40
				바지락	44		

야채/근채류							
감자	90	양파	30	죽순	26	샐러리	24
당근	80	토마토	30	풋고추	26	무순	24
산마(불장서)	75	송이버섯	29	부추	26	실곤약	23
옥수수	75	팽이버섯	29	팽나무버섯	26	양상추	23
참마	65	오크라	28	목이버섯	26	양하	23
호박	65	대파	28	아스파라거스	25	물냉이	23
토란	64	새송이버섯	28	브로콜리	25	소송채	23
밤	60	표고버섯	28	쑥갓	25	청경채	23
은행	58	생강	27	가지	25	오이	23
고구마	55	양배추	27	양송이	24	샐러드채	22
마늘	49	피망	26	모로헤이야	24	숙주	22
우엉	45	꼬투리강낭콩	26	곤약	24	콩나물	22
연근	38	무	26	여주	24	시금치	15

9 체중 감량 후 효과적인 관리방법

(1) 지속적으로 생활습관을 유지해 재증가를 억제해야 한다.

체중이 줄면 에너지 사용과 축적의 균형을 조정하기 위한 식욕조절 호르몬, 에너지 항상성, 영양소 대사, 식욕 변화와 같은 우리 몸의 변화가 체중 재증가를 불러오므로 지속적인 생활 습관의 유지를 통해 재증가를 억제해야 성공적인 비만치료를 유지할 수 있다.

❶ 항상성을 유지하기 위해 신체에서는 체중 감소에 따른 신경-호르몬, 에너지 및 대사적 변화가 일어난다.

㉮ 호르몬의 변화(그렐린과 위억제 폴리펩티드의 증가와 렙틴, 펩티드 YY, 콜레시스토키닌, 아밀린, 인슐린, 글루카곤유사펩티드-1의 감소)에 의해 공복감이 증가하고 에너지 저장을 촉진하여 체중 증가가 유도된다.

㉯ 위장우회술 후 호르몬 변화(그렐린 감소, 글루카곤유사펩티드-1 증가 등)는 위장우회술을 통해 물리적으로 공간이 줄어든 것 뿐만 아니라 이러한 호르몬의 변화가 체중 감소를 야기한 것일수도 있다는 점을 알려줘야 한다.

❷ 에너지 균형의 변화

㉮ 체중 감소, 즉 체지방량 감소와 함께 안정 시 에너지 소비량이 더 낮아져서, 체중 감량 후에도 에너지 섭취량 감소와 신체활동 증가에 의한 에너지 소비량 증가가 필요하다.

㉯ 체지방량은 몸에서 지방을 제외한 체중, 즉 뼈 근육 등을 의미하며 체지방량의 감소와 함께 기초대사량이 감소하게 된다.

㉰ 체중 감소 후 식이 지방의 산화는 줄고 당질 이용률이 증가해서 저당질 식사가 체중 재증가 예방에 도움을 줄 수 있다.

㉱ 충분한 단백질 섭취(체중 1 kg당 1.2 g 또는 에너지 섭취량의 30%)는 안정시 에너지 소비량 감소를 예방하는 효과

❸ 주관적 식욕의 변화

식사절제를 통한 체중 감소 연구에서 1년이 경과하였음에도 대상자의 식욕이 여전히 증가된 결과를 보이기도 하였으며, 이는 체중 감소에 따른 음식섭취의 정서적, 인지적 조절에 관련된 뇌 영역에서 신경활동 변화가 발생했다는 것을 뜻한다.

(2) 감량된 체중의 성공적인 유지

초기 체중의 10% 이상을 의도적으로 감량한 후 1년 이상 이 체중을 유지하는 것

(3) 감량된 체중의 성공적인 유지를 위해서는 체중조절에 관여하는 3가지 요인 조절이 중요

❶ 항상성 조절

항상성 과정은 식욕조절과 항상성 조절을 관여하는 호르몬과 말초기관과 뇌의 상호과정에서 나온 정보를 포함한다.

쾌락적 보상을 추구하며 과잉 에너지를 섭취하게 되는 이유는?

시상하부에서는 음식에 대한 기호와 관련된 피질 변연계의 쾌락적 보상에 관련된 경로가 통합되는데 이 도파민, 아편유사체, 대마초제재가 관여하는 쾌락적 보상 경로가 포만상태이고 에너지가 부족하지도 않은 상황에서도 쾌락을 추구하여 항상성 조절 체계보다 우선시되어 과잉의 에너지를 섭취하게 하는 결과를 불러온다.

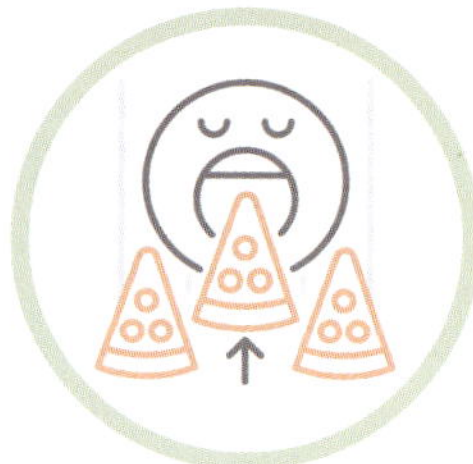

❷ 비만을 유도하는 환경(obesogenic environment)

비만을 유도하는 환경은 쾌락적 경로의 활성화가 되는 환경이라 볼 수 있으며, 좁게는 패스트푸드의 마케팅 증가, 1인분 음식량의 증가, 신체활동의 감소 이외에도 산모의 나이 증가, 현대인의 수면부족, 비만한 사람들의 높은 생식력 등을 포함하는 포괄적인 개념이다.

❸ 행동적 요인

행동적 요인은 쉽게 조절할 수 있어 비만치료의 핵심적 요소로 치료 후 10년간의 체중 증가와 높은 관련을 가진다.

㉮ 여가시간의 신체활동의 감소, 자가 체중측정 빈도의 감소, 식사제한의 감소와 지방섭취 증가 및 탈억제(disinhibition)의 증가를 포함

㉯ 심리적인 요인 또한 중요하여 높은 수준의 자율적 동기형성, 자기효능감(자신이 어떤 일을 성공적으로 수행할 수 있는 능력이 있다고 믿는 기대와 신념)/장애요소, 자기관찰 같은 조절기술, 융통성 있는 식사제한, 긍정적 자아이미지 또한 일관성 있게 중장기간 체중조절을 유지하는데 중요한 요인

비만환자의 다이어트 후 체중유지를 위한 처방예시

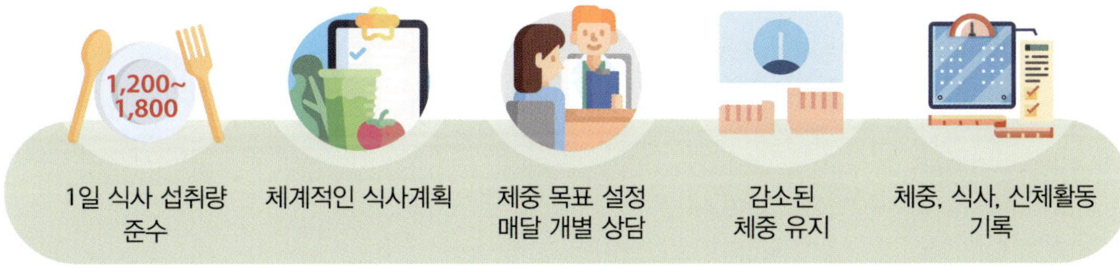
1,200~
1,800
1일 식사 섭취량
준수
체계적인 식사계획
체중 목표 설정
매달 개별 상담
감소된
체중 유지
체중, 식사, 신체활동
기록

❶ 1일 1,200~1,800 kcal의 식사섭취 교육(지방 섭취 총 섭취열량의 30% 이하, 단백질 섭취 총 섭취열량의 15% 이상)

❷ 첫 4개월 동안 체계적인 식사계획과 식사 대용품의 무료 제공, 6개월까지 주 175분 이상의 중등도 강도의 신체활동 달성

❸ 이후 2~8년간 체중유지 기간에는 개별적인 체중 목표를 설정하고 매달 개별상담 실시

❹ 1끼니 또는 간식 대신 식사대용품을 섭취하도록 제공하면서 주 200분 이상 신체 활동을 유지하고, 매주 1회 이상 체중을 측정하게 하여 감소된 체중을 유지하고 1년간 달성한 신체활동을 지속하도록 돕는다.

❺ 매달 그룹미팅, 체중, 식사, 신체활동 기록을 돌아보면서 생활습관 개선을 위한 프로그램에 참여시켜 성공할 수 있다는 자기 효능감을 높인다.

(4) 체중 감소 후 체중 변화를 예측하는 요인

❶ 체중 감소를 유지시킬 수 있는 좋은 행동적 요인

㉮ 운동의 지속시간 또는 주당 에너지 소비량의 증가 체중 감소 후 유지와 관련이 있다.

㉯ 식사의 에너지 밀도를 낮추는 것 또한 체중 감소 후 포만감에 관련된 그렐린의 증가 및 펩티드 YY의 감소를 완화하는 효과가 있다.

㉰ 하루에 섭취하는 에너지의 분배를 저녁식사보다 아침식사에 더 많이 하는 것 또한 체중 감소 및 감량된 체중의 유지에 더 효과적이다.

㉱ 단백질 섭취량을 늘리고 당 지수를 낮추는 식사는 감소된 체중의 유지뿐 아니라 체중이 감소하는 기간의 연장에 도움이 되었고 이는 안정시 에너지 소비율의 보전과 타대 영양소에 비해 단백질의 높은 포만감 효과와 관련이 있다.

㉲ 체중 감량에 적용된 초저열량 식사와 저열량식사를 직접 비교한 임상시험 연구에서 장기적으로 두 식사에 의한 감량 효과는 비슷하였다.

❷ 객관적으로 체중 재증가를 예측할 수 있는 인자

㉮ 렙틴, 그렐린, 인슐린은 6년 후 체중 감소나 체중 재증가를 예측하지 못한다는 결과와 그렇지 않은 결과가 혼재하여 안정적인 지표가 될 수 없다.

㉯ 현재 연구되고 있는 지표들

- 앤지오텐신전환 효소(angiotensin I converting enzyme, ACE) : 뇌의 식욕조절 작용 및 지방조직의 성장조절

- 레티놀결합 단백질 4(retinol−binding protein 4, RBP4) : 지방대사와 지방조직 형성에 관여하는 유전자의 전사를 조절하는 peroxisome proliferator-activated receptor와 협업
- 총 테스토스테론, 성호르몬 결합 글로블린(sex hormone-binding globulin, SHBG) : 테스토스테론과 성호르몬 결합 글로블린은 간에서 지방합성 감소와 지방조직에서 지방의 활발한 이동을 반영
- Matrix metallopeptidase 9(MMP 9) : 지방조직의 확장이나 재구성에 관여
- 식욕관련 유전자의 메틸화 수준 : 비만한 남자의 백혈구에서 pro-opiomelano-cortin (POMC) promotor의 높은 메틸화와 neuropeptide Y(NPY)의 낮은 메틸화는 체중 재증가를 예측하여 백혈구의 식욕조절 유전자의 후성적 표지자(epigenetic marker)가 체중 증가의 지표가 될 가능성을 보임.
- 인슐린양 성장인자 결합단백질 1(insulin-like growth factor binding protein1, IGFBP1), 프로게스테론

1 비만약물 정리표

(1) 작용기전

약물	Releasing 증가			Reuptake 차단		
	5HT	NE	DA	5HT	NE	DA
Locarserin(5HT2C Rc)	○					
Fluoxetine(SSRI)				○		
Phendimetrazine		○				
Phentermine		○	○			
Liraglutide(Saxenda)	Long acting GLP1 agonist					
Bupropion					○	○
Naltrexone				Endogenous opioid의 negativefeedback 억제		

5HT : 5hydroxytryptamine, NE : Norepinephrine, DA : Dopamine

(2) 비만약물의 처방 용량 및 주의사항

약물	용량			기타		
	1회	기본	최대	혈중 최대농도 도달시간(Hr)	반감기(Hr)	주의점
Locarserin 10.5 g	1 T	2 T	2 T	1.5~2	11	Serotonin
Fluoxetine 10~20 mg	1 T	1 T	4 T	6~8	1~16(days)	Serotonin
Phendimetrazine 35 mg	1 T	3 T	6 T	1~2	2~10	폐동맥 고혈압
Topiramate 25 mg	1 T	2 T	8 T	2~4	22	녹내장
Phentermine 37.5 mg	0.5~1 T	0.5~1 T	1 T	4~8	19~24	
Liraglutide(Saxenda)		0.6 mg	3 mg	11	13	Thyroid, Pancreas
Contrave(Naltrexone 8 mg, Bupropion 90 mg)	1 T	1 T	4 T	N2/B4	N5/B21	경련

2 약물요법의 적응증

(1) 복부비만에 대한 허리둘레 기준점은 현재 남자 90 cm, 여자 85 cm이다.

(2) 식사, 운동, 행동요법으로 3~6개월간 시도해 보았으나 충분한 체중 감량(원래 체중의 10% 이하 또는 1주에 0.5 kg의 체중 감량)이 없을 경우 약물요법을 고려

(3) 체질량 지수가 25 kg/m² 이상인 경우, 혹은 23 kg/m² 이상이면서 심혈관계 합병증(고혈압, 당뇨병, 이상지질혈증)이나 수면 무호흡증이 동반된 경우에 시도

(4) 아직 병합요법에 대한 충분한 근거가 없다는 것이 현재의 한계이다.

3 체중이 증가할 수 있는 약물

(1) 당뇨병 치료제

❶ 체중 증가 : 악토스(화학명 : 피오글리타존), 아마릴(글리메프리드), 인슐린

❷ 체중 감소 또는 무영향 : 바이에타(엑세나티드), 자누비아(시타글립틴), 심린(프람린티드), 메트포르민, 프레코세(아카르보세)

(2) 혈압강하제

체중 증가 : 로프레소(메토프롤롤), 테노르민(아테놀롤), 인데랄(프로프라노롤), 노바스크(암로디핀), 클로니딘

(3) 항우울제

❶ 체중 증가 : 팍실(파록세틴), 졸로프트(세르트랄린), 아미트리필린, 레메론(미르타자핀)

❷ 체중 감소 또는 무영향 : 웰부트린(부프로피온), 프로작(플루옥세틴)

(4) 항정신병약물

체중 증가 : 클로자릴(클로자핀), 자이프렉사(올란자핀), 리스퍼달(리스페리돈), 세로켈(케티아핀), 리튬, 발프론산, 카바마제핀

비만약물 정리표

약		효과	부작용
휴터민정, 펜키니정	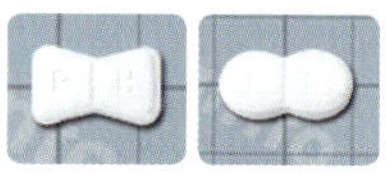	펜터민 성분의 가장 강력한 식욕억제제, 24시간 효과	불면증, 두통, 두근거림, 식은땀
토파메드정	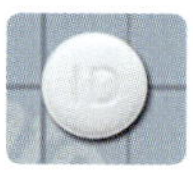	간질약 성분의 식욕억제제(보조요법), 펜터민 + 토파메드가 미국 다이어트약 판매 1위	위장장애, 어지럼증
아페린씨정	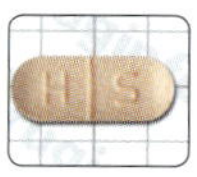	감기약 성분의 열량소모제, 열량 소모를 1.5배 이상 늘여줌	두근거림, 과한 땀분비
다이센캡슐	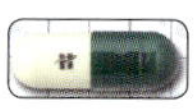	녹차 및 허브 성분의 다이어트 보조제	없음

약		효과	부작용
알룬정	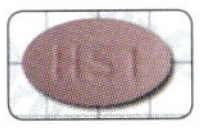	위에서 수십배 부풀러 포만감을 느끼게 해주는 다이어트 보조제	복부 팽만감, 구역, 변비
엘칸정	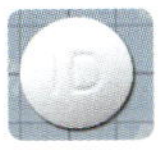	엘카르니틴(L–Carnitine) 성분의 체지방 감소에 도움이 되는 다이어트 보조제	구역, 구토, 복통, 설사, 체취
푸세틴캡슐	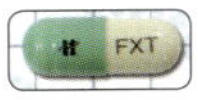	항우울제이며, 식욕감소 효과가 있고 특히 폭식을 억제함	두통, 구역, 불면증, 설사
살사라진정	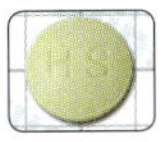	한약성분의 다이어트 보조제. 복부지방 감소에 도움이 됨.	구역, 구토, 복통, 설사, 불면증, 두근거림
리피다운캡슐, 제니칼캅셀	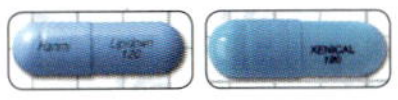	지방흡수 억제제. 섭취한 지방의 40% 정도를 흡수없이 변으로 배출	지방변, 실변, 복부팽만
디유비정, 액티큐정	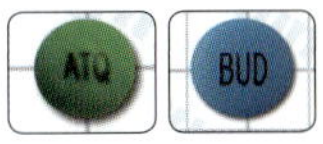	변비약	
콘트라브서방정, 벨빅정	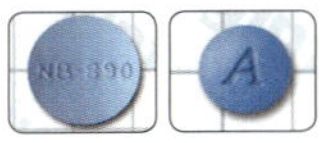	최근 출시된 식욕억제제	거의 없음, 두통
포시가	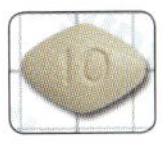	당뇨약이며, 포도당을 소변으로 배출시켜 체중저하에 도움이 됨	탈수, 요로감염
제로메이트		탄수화물 흡수 억제제	

다이어트약 프로토콜

단계간 올라갈수록 강해지며 대부분 2단계로 시작한다.

단계	내용
1단계	벨빅 1 T bid, 콘트라브 1 T qd(1주 간격으로 증량, 1 T bid, 아침 2 T 저녁 1 T, 최대 2 T bid)
2단계	휴터민 1 T qd, 토파메드 1 T bid, 아페린씨 0.5 T bid, 알룬 1 T bid, 엘칸정 330 mg 1 T bid
3단계	2단계 + 다이센 1 T bid + 살사라진 1 T bid
4단계	2단계 or 3단계 + 휴터민 0.5 T qd(저녁에 추가), 엘칸정을 330 mg에서 1,000 mg으로 증량
5단계	bid 약제를 tid로 변경
6단계	• 지방식이가 많으면 제니칼 1 T qd~tid(PRN 가능) 추가 • 변비가 심하면 디유비, 액티큐 1 T bid~tid or 2 T bid • 부종이 심하면 다이크로진 0.5 T PRN 추가 • 폭식이 심하면 푸세틴 1 T qd 추가 • 너무 마른 분은 임펙타민 1 T qd 추가 • 위장 장애 호소시 큐란 1 T bid 추가

4 삭센다® 펜주

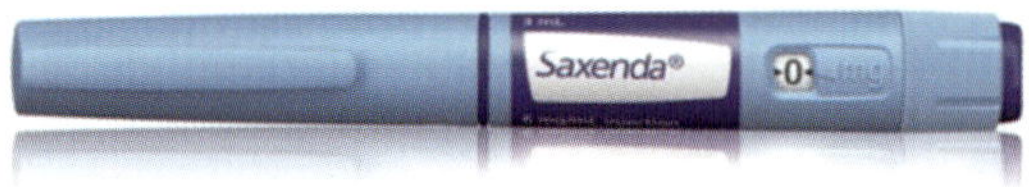

(1) 성상

무색 또는 거의 무색의 투명한 액이 든 용량조절이 가능한 펜 모양의 프리필드 주사제(최소 용량조절 단위 : 0.6 mg)

(2) 성분 및 함량

리라글루티드 6 mg/ml

(3) 효능 및 효과

이 약은 아래와 같은 성인 환자의 체중 관리를 위해 칼로리 저감 식이요법 및 신체 활동 증대의 보조제로서 투여한다. 초기 체질량지수(BMI)가 30 kg/m^2 이상인 비만환자, 또는 한 가지 이상의 체중 관련 동반질환[예, 이상혈당증(당뇨병 전단계(pre-diabetes) 또는 제2형 당뇨병), 고혈압 또는 이상지질혈증]이 있으면서 초기 체질량지수(BMI)가 27 kg/m^2 이상 30 kg/m^2 미만인 과체중 환자

(4) 포장 단위 : 3 ml × 5펜/팩

(5) 저장 방법

밀봉용기, 동결을 피하여 2~8℃ 냉장보관, 개봉(처음 사용) 후에는 30℃ 미만 보관 또는 2~8℃ 냉장보관, 차광을 위해 뚜껑을 닫아 보관

출처 : 노보 노디스크제약(주)

(6) 기전

❶ GLP-1

- ㉮ 식욕을 생리적으로 조절하는 인자(포만감을 높이고 배고픔과 음식 섭취를 감소)
- ㉯ 인간 고유의 GLP-1은 DPP-4에 의해 2분내로 분해
- ㉰ 삭센다는 인간 고유의 GLP-1과 97% 유사체
- ㉱ 두개의 구조적 변형을 통해 반감기와 순환시간 연장

❷ Liraglutide는 arcuate nucleus의 GLP-1 recpetors에 바인딩하여 직접적으로 POMC/CART neuron을 활성화

- ㉮ Satiety를 촉진시키며, hunger를 촉진하는 NPY/AgRP neurons을 억제
- ㉯ 결과적으로 식욕억제를 통해 energy intake를 감소시켜 체중 감소시킴.

(7) 용법(단계적 증량, 4주의 용량 증량 스케줄을 따라야 한다.)

❶ 첫 1주(매일) : 0.6 mg

❷ 2주 : 1.2 mg

❸ 3주 : 1.8 mg(논란은 있지만 가장 좋은 유지용량이라 생각한다.)

❹ 4주 : 2.4 mg

❺ 5주 : 유지용량 3.0 mg

❻ 단계적 용량 증가는 처음 삭센다를 시작할 때 발생할 수 있는 메스꺼운 느낌을 최소화 할 수 있고, 용량이 높아짐에 따라 몸이 약물에 적응하게 되어 메스꺼움이 감소할 것이다.

❼ 삭센다는 사용하기 전에는 냉장보관을 하다가, 사용하게 되면 실온보관도 가능하다. 개봉한 삭센다펜은 30일 후에는 약물이 남아있더라도 폐기해야 한다.

(8) 대조 임상시험들에서의 이상반응

MedDRA 기관계 분류	매우 흔하게	흔하게	때때로	드물게
면역계 이상				아나필락시스반응
대사 및 영양 장애		저혈당	탈수	
정신의학적 장애		불면증		
신경계 이상		현기증, 미각이상		
심장장애			빈맥	
위장관 장애	오심, 구토, 설사, 변비	구갈, 소화불량, 위염, 위식도역류 질환, 상복부통, 위창자내 가스참, 트림, 복부팽만	췌장암	
간담도계 이상		담석증	담낭암	
피부 및 피하조직 이상			두드러기	
신장 및 비뇨기계 이상				급성신부전
전신이상 및 투여 부위 반응		주사부위 반응, 무력증, 피로	권태	신장장애
검사(Investigations)		리파아제 증가, 아밀라아제 증가		

(9) Liraglutide 사용의 주의점

❶ 노인환자 : 75세 이상 권장하지 않음.

❷ 소아/청소년 : 데이터 없음.

❸ 임신 준비중인 여성 : 권장하지 않음(category X)

❹ 신기능 장애환자 : CCr < 30 mL/min 권장하지 않음.

❺ 간기능 장애환자 : 중증의 경우 권장하지 않음.

❻ 갑상선질환 : 주의하여 사용(goiter의 위험을 높일 수 있음)

❼ 위 절제술 전, 후 환자 : Gastric bypass surgery를 할 경우, 장에서의 GLP1 분비가 더 활발해지기 때문에 효과적인 체중 감량을 경험한 환자의 경우, GLP-1 유사체 투여 병행요법은 논문 연구상으로 추천되지 않는다.

⑧ 제 1형 당뇨병 환자 : ADJUNCT ONE & TWO의 임상 결과에 따르면 리라글루티드를 제 1형 당뇨병 환자에서 add-on하였을 때, 혈당은 유의적으로 인슐린 투약군 대비 더 감소하였으나, 키톤증 및 저혈당이 용량 의존적으로 증가(금기는 아니지만 신중 투약이 필요)

⑽ 금기

❶ 주성분 또는 첨가제에 과민증이 있는 환자 알레르기 반응 : 시판된 리라글루티드 제제 사용에서 저혈압, 심계항진, 호흡곤란, 부종과 같은 증상을 동반한 아나필락시스 반응 소수 사례가 보고되었다. 잠재적으로 생명을 위협할 수 있으므로, 이 반응이 의심되는 경우 투여를 중단해야 하고 다시 시작하지 말아야 한다.

❷ 갑상선 수질암(MTC)의 개인 또는 가족력이 있거나 다발성 내분비 선종증(MEN2) 환자 : 비치명적 갑상선 C－세포 종양이 랫드와 마우스서의 2년 발암성 시험에서 나타났으나, 20개월간 약물을 투여 받은 원숭이에서는 나타나지 않는다. 사람에 대한 관련성은 낮을 것으로 보이지만 완전히 배제할 수는 없다. 다른 약물 관련 종양은 나타나지 않는다.

포장 단위
- 1펜 : 총 18 mg/3 ml
- 1팩 : 5개의 펜

주사 시간
- 식사와 관계없이 하루 한 번 주사
- 매일 같은 시간에 투여

주사 부위
- 피부 바로 아래의 지방층에 주사
- 복부, 허벅지 상완 부위

보관 방법

개봉 전	• 동결을 피해 2~8℃ 냉장 보관 • 표시된 유효기간까지 사용
개봉 후	• 30℃ 미만 보관 또는 2~8℃ 냉장 보관 • 1개월 동안 사용 가능

- 매 주사시 항상 새 주사침을 사용한다. 이는 주사침 막힘, 오염, 감염 그리고 부정확한 용량투여의 위험을 감소시킨다.
- 삭센다® 펜이 주사침은 포함되어 있지 않다.

5 식품의약품안전처 식욕억제제 사용 범위

⑴ 식약처는 식욕억제제 중 펜터민, 펜디메트라진, 디에틸프로피온, 로카세린 성분 제제는 식사, 운동 및 행동수정 등 체중 감량 요법에 반응하지 않는 ‘체질량 지수(BMI)가 30 kg/m^3 이상’ 또는 ‘고혈압, 고지혈증, 당뇨병 등 다른 위험인자가 있는 BMI 27 kg/m^3 이상’인 비만 환에서 칼로리 제한을 기본으로 하는 체중 감량의 보조요법으로 사용하도록 허가하였다.

⑵ 마진돌 성분제제는 고혈압, 고지혈증, 당뇨병 등 다른 위험인자가 있는 ‘체질량지수(BMI)가 30 kg/m^2 이상’의 외인성 비만환자에서 운동, 행동 수정 및 칼로리 제한을 기본으로 하는 체중 감량의 단기간 보조요법으로 사용한다.

(3) 투여기간

❶ 펜터민, 펜디메트라진, 디에틸프로피온, 마진돌 성분 제제

㉮ 식욕억제제는 4주 이내로 투여해야 한다.

㉯ 다만, 만족할만한 체중 감량이 있을 경우(1.8 kg이상 또는 의사 · 환자 모두 만족하다고 판단) 4주 이상의 복용이 가능하지만 3개월을 넘으면 안된다.

㉰ 식욕억제제는 장기간 복용할 경우 폐동맥 고혈압, 심각한 심장질환 등 부작용 발생 위험이 증가한다.

❷ 로카세린 제제

12주간 투여 후 치료 반응을 평가하여 투여시점 대비 5% 미만의 체중 감량이 관찰된 경우, 계속 이 약을 복용하여도 임상적으로 의미있는 체중 감량을 달성하거나 유지될 가능성이 낮기 때문에 이 약의 복용을 중단해야 한다.

(4) 어린이나 청소년에 대한 투여

❶ 어린이나 청소년은 식사요법, 운동요법 그리고 행동요법이 원칙이다.

❷ 식욕억제제는 성인을 대상으로만 허가되어 있으며, 16세 이하에는 사용하지 않도록 하고 있다.

(5) 약물 혹은 음식과의 상호작용

❶ 식욕억제제는 다른 식욕억제제와 병용투여하면 안된다.

❷ 우울증 치료제인 플루옥세틴, 설트랄린, 플루복사민, 파록세틴 등의 의약품과 병용 투여하지 않아야 한다.

❸ 식욕억제제 복용 중 술을 마시면 유해한 반응이 나타날 수 있다.

㉰ 정확도가 낮고 대치할 수 있는 정확한 방법이 있기 때문에 최근에는 많이 사용되지 않는 추세이다.

❷ 허리둘레

특히 복부의 내장 주위에 있는 지방은 당 · 지질대사의 이상과 관계가 깊은데, 허리둘레의 증가는 내장지방 증가와 관련이 있으므로, 간편한 방법으로 배꼽 위치에서 줄자를 이용하여 허리둘레를 측정하여 내장지방 증가를 평가할 수 있다.

cf CT 촬영이나 초음파 등으로 복강 내부의 지방을 확인할 수 있지만 모든 소아에게서 측정할 필요는 없다.

(5) 소아, 청소년 비만 검사의 정상치 : Children's Hospital of Wisconsin

검사		정상치
Glucose		< 110 mg/dl
Insulin		< 15 mU/L
HbA1c		< 5.7%
AST	2~8 yr	< 58 U/L
	9~15 yr	< 46 U/L
	15~18 yr	< 35 U/L
ALT		< 35 U/L
Total cholesterol		< 170 mg/dl
LDL : low density lipoprotein		< 110 mg/dl
HDL : high density lipoprotein		> 45 mg/dl
Triglycerides	0~9 yr	< 75 mg/dl
	10~19 yr	< 90 mg/dl

3 소아비만의 치료

(1) 체질량지수에 따른 소아비만의 치료지침

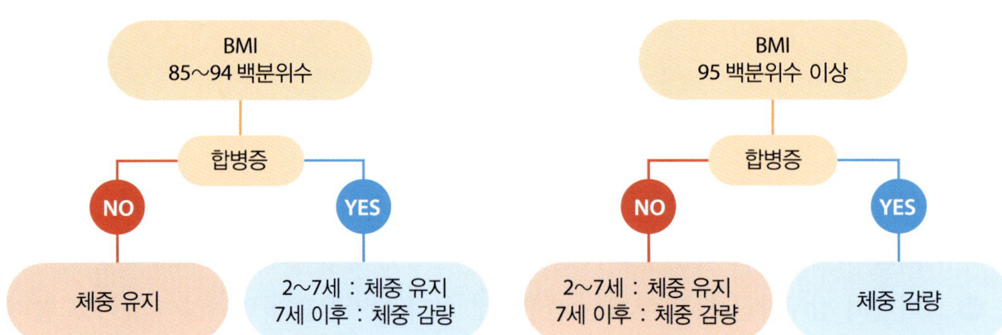

합병증 = 고혈압, 고지혈증, 간기능 이상, 인슐린 저항성

(2) 식사요법

❶ 일반적으로 균형잡힌 저열량식을 처방하는데, 전체 열량 중에 단백질이 20%, 지방이 25%, 탄수화물이 55% 정도를 차지한다.

❷ 소아의 현재 식습관 및 생활환경, 신체조건을 충분히 검토한 후에 식사 처방을 하게 되는데, 고도 비만아의 경우에는 열량제한이 필요한 경우도 있다.

예시 1

10세 소아 비만아는 일일 1,700~1,900 kcal를 섭취해야 하므로, 3,500 kcal를 섭취하는 경우에 280 kcal 감소부터 시작하며, 음료수를 먼저 끊고, 여기에서 성공하면 간식을 끊어서 300 kcal를 더 감소한다.

예시 2

초고도 비만아에서 단백을 보존하는 금식(protein-sparing modified fast): 1.5 L의 수분과 600~900 kcal/day로 섭취하여 1.5~2.5 g의 양질의 단백질과 비타민, 무기질을 보충하며, 4~12주 이상 지속하지 않는다.

(3) 운동요법

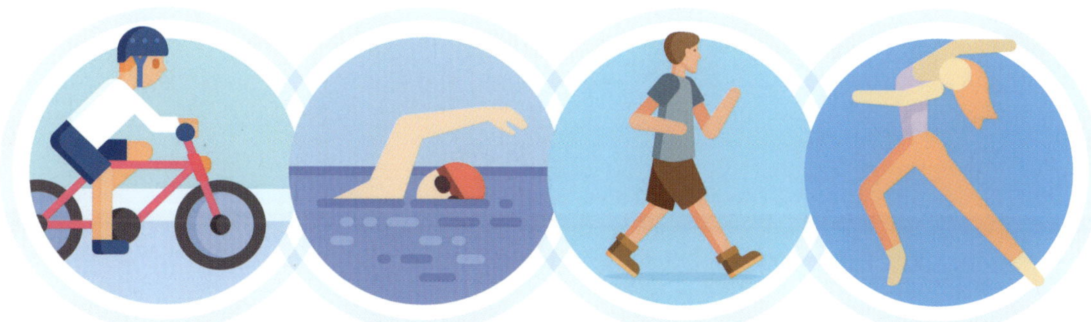

❶ 비만치료를 위한 운동처방은 유산소 운동이 가장 적합하며, 유산소 운동은 순환 및 호흡기의 능력을 향상시키고 근육 활동 중 지방대사산물의 사용을 증가시키며 성장기에 꾸준한 운동으로 단련된 경우에는 골격근내 지방산 산화를 촉진시키는 효소를 활성화시키게 되므로 지방산 활용능력이 증가 효과를 기대할 수 있다.

❷ 주 3~5회 이상 규칙적으로 시행하되, 30분~1시간 정도 자신의 체력에 맞는 운동을 지속하도록 한다.

(4) 행동 수정요법

❶ 자기 관찰 : 식사습관과 행동양식을 평가 분석함.

❷ 자극 통제 : 과식과 운동부족을 방지하기 위해 환경을 조절함.

❸ 강화 : 어린이 스스로 식사와 운동 목표를 평가하게 하고 목표를 달성하면 보상함.

❹ 인지 재구조화 : 비만에 관한 행동 전반에 대해서 의식을 개혁함.

(5) 약물요법

❶ 소아에서 약물의 비만치료 효과에 대한 연구는 많지 않으며 제한적으로 사용된다.

❷ 국내에서는 orlistat이 16세 이상 소아청소년 비만 치료제로 승인받았으며 복용 후 급변, 기름변, 설사 등의 위장관계 증상을 호소할 수 있으며 지용성 비타민이 들어 있는 종합비타민 복용을 권장한다.

❸ 청소년에서 sibutramine을 행동치료와 함께 사용했던 연구 결과, 행동치료의 효과 sibutramine보다 더 컸으며 6개월 후 동반된 합병증에는 차이가 없었다.

(6) 수술요법

성인비만에서는 위장절제술 또는 위띠감기(gastric banding), 위장관 우회술 등의 수술적인 치료법이 사용되기도 하지만, 아직까지는 소아 및 청소년 비만에서 수술적인 방법은 사용하지 않으며 향후 초고도(BMI > 40 kg/m^2)의 청소년 비만에서 수술적인 방법을 선택할 것인가에 대해서는 많은 논란이 있다.

Ref.
- Guideline od diagnosis and treatment in childhood obesity, 소아과: 제42권 제10호 1999
- 소아 비만의 진단과 평가, 치료 접근, 2006년 대한임상건강증진학회 춘계학술대회

20 대상포진환자 생활요법

1 정의

수두(대상포진)바이러스(VZV)가 수두를 일으킨뒤 척수 후분절(DRG)에 잠복되어 있다가 면역력이 떨어졌을때 다시 활성화되어 발생하는 질환

2 개요

(1) **수두 – 대상포진 바이러스**

❶ 인간을 감염시키는 8개의 헤르페스 바이러스 중 하나

❷ 이중 나선 구조의 enveloped virus

❸ 두 가지 질병을 일으킬 수 있음(수두, 대상포진)

(2) CDC(미국질병통제예방센터)에 따르면 약 3명중 1명은 일생동안 대상포진에 걸리게 되고, 연령이 높아질수록 대상포진 발생율과 질환 중증도가 증가(85세에는 생애 발생 위험도가 50%)

(3) **발병 위험인자** : 당뇨(2.44배), 천식(1.70배), 중년여성(45~64세 1.83배), 대상포진 가족력(*괄호 안의 배수는 일반인과 비교하여 대상포진이 발생할 확률)

(4) **감염 기전** : 수두 – 대상포진 바이러스(VZV)는 초회 감염에서 수두로 발병 후, 바이러스 후근절이나 뇌신경절에 잠복하다가 면역력이 약화되었을 때 재발하여 대상포진이 발병하게 된다.

(5) 최초 대상포진은 50~59세에, 재발성 대상포진은 60~79세에 가장 많이 발생하고, 80대의 경우 1/3이 대상포진 재발을 경험한다. 안부 대상포진 환자 중 50~72%는 만성, 재발성 안부질환을 유발하고 드물게 실명도 한다.

(6) 대상포진 환자는 대상포진이 없는 환자에 비해 뇌졸중 위험이 1.9배 증가하고, 안부 대상포진 환자는 뇌졸중 위험이 4.28배 증가한다.

cf 안부 대상포진 환자에서 치매 발생률이 2.97배 증가한다.

3 대상포진의 진행단계

(1) **발진 후 1~5일** : 전구 증상 – 가려움, 따끔거림, 발질이 생길 부위에 통증

소아는 드물게, 60세 이상에선 대상포진 환자의 90%에서 통증이 발생

(2) **발진 후 7~10일** : 물집(수포), 발열, 두통, 오한, 위장장애

(3) **발진 후 2~4주** : 가피 형성

(4) **발진 후 30일~수 년** : 잠재적 합병증 – 대상포진후 신경통(PHN)

대상포진은 영유아에게 수두로 전파될 위험이 있어, 대상포진 환자는 가피가 형성될 때까지 수두로 전파 가능한 사람과의 접촉을 피해야 한다.

4 대상포진 예방접종(조스타박스)

(1) 대상포진을 앓은 경우 자연면역을 얻는 효과가 있으나 예방접종을 원하는 경우 접종가능하며, 최소 6~12개월이 경과한 후 접종하는 것을 권장한다.

(2) 대상포진 후 6~12개월과 1~5년에 백신을 접종했을 때, 접종 후 면역 원성이 유사했다.

5 대상포진 예방접종 "조스타박스 주" Q&A

(1) 수두를 앓게되면 마치 예방접종을 한 것처럼, 면역력이 생기고 오랜시간이 흐르면서 그 면역력이 저하되면 다시 바이러스가 병을 일으키게 되는 것이 바로 대상포진이다. 따라서 예방접종은 수두를 일으키는 바이러스에 대한 면역력을 증강시키는 것으로 원칙적으로 아이들이 맞는 수두 예방접종과 동일하지만, 아이들이 아니라 어른이 맞는다는 점과 적절한 면역력을 생기게 하는 데 필요한 주사량이 다를 수 있어, 수두 예방접종에 비해 역가(예방접종의 강도)가 훨씬 높다는 것이 대상포진 백신의 차이점이라 할 수 있다.

(2) **조스타박스(대상포진 생마이러스 백신) 50세 이상의 성인에서의 대상포진의 예방**

❶ 1회 0.65 ml 피하주사(○) , 혈관내 또는 근육주사(×)

❷ 50대에서의 백신 효능은 70% 효과, 60대 이상에서의 백신효능은 51% 효과가 나타났다.

(3) **Q&A**

Q 대상포진에 걸리는 이유?

A 과거에 수두에 걸렸거나 수두 예방접종을 한 사람의 지각신경절에 잠복해 있던 Varicella-zoster 바이러스가 세포면역체계의 변화로 인하여 재활성화되어 신경을 따라 내려가 피부에 감염을 일으키며, 바이러스의 재활성화 유발인자로는 고령, 외상, 악성종양, 백혈병 등이 있으며, 세포면역의 장애가 있는 경우 잘 발생한다.

Q 대상포진은 왜 위험한가요?

A 50대 이상인 경우 및 고혈압, 당뇨, 암, 만성폐쇄성폐질환, 류마티스 관절염, 디스크와 같은 기저질환을 가진 경우 대상포진 위험도가 증가할 수 있으며, 통증과 삶의 질 저하를 일으킬 수 있는 대상포진 수두에 감염될 위험이 높은 어린 영 · 유아에게 수두를 일으킬 수 있다.

Q 대상포진도 전염되나요?

A 수두 감염의 병력이 있다면 대상포진은 전염되지 않으나 과거 수두를 앓은 적이 없거나 임산부, 수두 감수성이 있는 산모에서 태어난 미숙아, 또는 면역력이 억제된 사람에게는 수두를 유발할 수 있다.

Q 대상포진에 걸리면 나타나는 증상은?

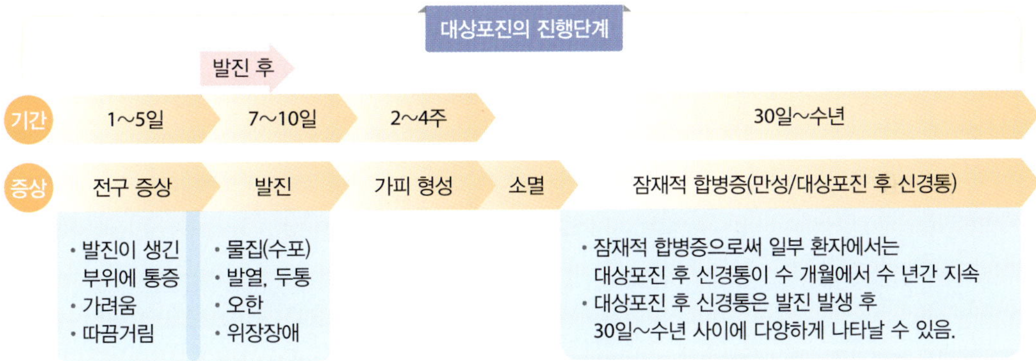

Q 대상포진이 통증을 유발하는데 왜 그런 것인지?

A 대상포진은 바이러스가 신경을 침범하여 통증을 유발하게 되는데 통증외에도 이상 감각 등이 나타나며, 대상포진의 피부 병변이 치유되고 난 후에도 바이러스에 의해 신경세포가 파괴되어 신경에 상처를 남겨 포진 후 신경통이 남게된다. 외부적으로 피부에 병변이 나타나지만 내부적으로 신경을 자극하여 닿기만 해도 칼로 찌르는 것 같이 통증이 심하게 나타나기도 하며, 통증은 보통 나이에 비례하여 심해진다.

Q 대상포진과 다른병을 착각할 수 있다고 하는데 쉽게 구분할 수 있는 방법은?

A 전구 증상이 발생하는 경우 발생 부위에 따라 다른 질병으로 오해하기 쉽고, 얼굴에 발생하는 대상포진의 경우 두통으로 생각하기 쉽고, 옆구리에 발생하는 경우 요로결석이나 담석으로, 사지를 침범하는 경우에는 몸살, 근육통이나 디스크로 오해하기 쉽다. 이러한 경우 대상포진으로 진단하기는 쉽지 않으며, 몸의 일측의 특정 신경절에 국한적으로 증상이 발생하거나, 살이 스치기만 해도 아픈 이상감각이 동반되거나, 최근 피로하거나 무리한 후 발생하였다면 대상포진을 의심하여 주의깊게 관찰하여야 하고, 만일 피부 병변이 나타났다면 그 임상 양상만 가지고도 충분히 진단이 가능하다.

Q 조스타박스 접종 전에 수두 감염 여부를 확인하여야 하나요?

A 수두 감염여부를 확인하지 않아도 되며, ACIP guideline에 따르면, 조스타박스 투여 전에 수두 병력에 대해 묻거나, 수두 면역에 대한 혈청검사를 수행할 필요가 없다.

Q 혈청학적으로 수두에 감수성을 갖고 있을 때, 대상포진 백신을 맞아도 되나요?

A 수두에 대한 감염력에 관계없이 대상포진의 예방 목적으로 조스타박스 접종이 가능하다. 드물게 혈청학적으로 수두에 대한 감수성이 확인된(수두에 감염된 적이 없는) 경우에는 수두 백신의 2회 접종이 권장된다. (조스타박스는 수두의 예방목적으로 사용할 수 없다.)

Q 대상포진 병력이 있는 환자도 조스타박스를 접종 받을 수 있나요?

A 미국 CDC 전문가들이 답변을 제공하는 IAC : 특정 접종시기에 대해서는 언급되지 않았으나 일반적으로 백신의 접종 시기는 질환의 급성기 이후 증상 완화된 시점임을 제시, 대상포진 증상 완화 후 6~12개월 후 접종을 신중히 권고하고, 캐나다 CCDR/호주 ATAGI : 접종가능, 적절한 시기는 확립되지 않았으나 적어도 대상포진 발생과 1년의 간격을 둘 것을 제안한다.

Q 50세 이하의 성인도 조스타박스를 접종 받을 수 있나요?

A 조스타박스의 유효성은 50세 이상에서만 평가되었다.

연령		백신의 유효성(%)	95% CI(%)
ZEST	50~59	69.8	54.1, 80.6
SPS	60~69	64	56, 71
	70~79	41	28, 52
	≥ 80	18	−29, 48

Q 접종 후 언제 효능이 생기나요?

A 조스타박스는 수두–대상포진 바이러스에 대한 면역을 증강시켜 작용을 나타내는데, 대상포진예방시험(SPS)에서는 조스타박스 투여 6주 후 수두–대상포진바이러스에 대한 면역원성을 확인하였고, 수두–대상포진 바이러스에 대한 세포매개 면역반응은 수두–대상포진바이러스 감염이 있었던 사람에게 나타날 수 있는 기왕성 반응으로 예상되며 백신 접종 후 1~3주에 최대로 나타난다.

Q 조스타박스를 추가 접종해야 하나요?

A 조스타박스는 1회 피하접종하고, 추가접종에 대한 유효성은 확립되지 않으며 필요성은 명확하지 않다.

Q 조스타박스 접종 후에도 바이러스가 전파될 가능성이 있나요?

A 조스타박스의 임상시험에서 백신의 바이러스 전파는 보고되지 않으나 백신 접종자와 감수성이 있는 자 사이에 백신 바이러스의 전파가능성을 배제할 수 없다. 대한감염학회의 의견에 따르면, 대상포진백신 접종 후 수두양 발진이 발생한 경우가 아니라면 대상포진백신 접종 후 바이러스 전파를 주의할 필요는 없고, 대상포진백신 접종 후 드물게 수두양 발진이 발생한 경우라고 하더라도 백신주가 전파되어 질병을 일으킬 가능성은 매우 낮으며 질병을 일으키는 경우라도 경한 질병을 유발하게 된다. 만약 대상포진 백신을 접종받은 사람에게 수두양 발진이 나타났고 VZV에 면역력이 없는 면역저하자와 접촉하였다고 하더라도 접촉자에게 면역글로불린을 투여할 필요는 없으며 접촉자에서 수두 발생 여부를 확인하고 발생하는 경우 acyclovir나 famciclovir 또는 valacyclovir와 같은 항바이러스제를 투여하면 된다.

Q 당뇨/고혈압 환자에게 접종 가능한가요?

A 만성질환(예 만성신부전, 당뇨, 류마티스성 관절염, 만성 폐질환)이 있는 환자도 금기에 해당하지 않는 경우 조스타박스 접종이 가능하다.

Q 면역억제요법을 앞둔 환자에게 조스타박스를 접종해도 되나요?

A 면역억제요법을 개시하기에 앞서 최소 14일 이상의 간격을 두고 접종하도록 한다.(1달의 간격을 두도록 하는 의견도 있다.) 조스타박스는 고용량의 코르티코스테로이드를 포함하여 면역억제요법을 받고 있는 환자에는 투여할 수 없다.

Q 항바이러스제를 투여받고 있는 환자에게 조스타박스를 접종해도 되나요?

A 만성적으로 바이러스제를(아시클로버, famiciclovir, valacyclovir)복용하는 사람의 경우 적어도 조스타박스 접종 24시간 전에 항 바이러스제 투약을 중지, 백신접종 후 최소 14일 동안은 약제를 투여하지 않는다.

Q 조스타박스는 모든 헤르페스 바이러스에 대해 예방이 가능한가요?

A 조스타박스는 50세 이상의 성인에서의 대상포진 예방에 대해서 적응증을 받았다.

Q 타 백신과 동시에 접종할 수 있나요?

A 조스타박스와 다른 모든 백신과의 동시 접종에 관한 데이터는 없으나 ACIP 권고사항에 따르면 생백신과 사백신은 동시 접종할 수 있다. 조스타박스와 폐렴구균폴리사카라이드백신의 병용 투여는 조스타박스의 면역원성을 감소시키므로, 조스타박스와 폐렴구균폴리사카라이드백신은 병용투여하지 않는다.

ACIP 권고사항

백신 조합	최소 접종간격 권고 사항
두가지 이상의 사백신	병용투여 가능
생백신과 사백신	병용투여 가능
두가지 이상의 생백신	병용투여하지 않는다면, 최소 28일의 간격을 두고 접종

사백신 예시 : A형간염, B형간염 백신, 디프테리아/파상풍/백일해 백신, 인플루엔자 사백신 등

Q 피하주사인데 근육주사로 접종시 재접종해야 하나요?

A 이 백신은 피하주사해야 하며, 혈관내 또는 근육주사해서는 안되지만, 미국 ACIP 가이드라인에 의하면 재접종할 필요는 없다고 권고하고 있다.

Q 백신 접종 후 이상반응은 어떻게 되나요?

A 조스타박스의 임상시험에서 백신 투여군과 위약 투여군에서의 1%이상으로 보고된 백신 관련 주사부위 및 전신 유해사례는 다음과 같다.

- 주사부위 : 홍반, 통증/압통, 종창, 혈종, 가려움증, 온감, 경결
- 전신 : 두통, 사지통증

질병관리본부 가이드에 따르면 조스타박스 이외에도 가장 흔히 발생하는 백신접종 후 이상반응은 주사 부위의 통증, 종창 및 발적 등의 국소반응이다.

Q 접종 후 이상반응을 예방하기 위한 조치는 무엇인가요?

A 백신 접종 시 나타날 수 있는 이상반응은 실신을 예방하기 위하여 접종 후 15분 정도 병원에서 관찰하다 귀가시키고, 앉거나 누워서 접종을 하는 것도 실신을 예방할 수 있는 방안이다.

Q 백신접종 후 이상반응은 조스타박스 외의 백신에서도 나타나나요?

A 접종 후 나타나는 흔한 이상반응인 접종 부위의 통증, 부종, 발적은 조스타박스외에도 다른 백신에서도 나타나며, 백신의 종류와 상관없이 접종 후 국소반응은 공통적으로 나타날 수 있는 이상반응이며 전신반응인 어지럼증 및 아나필락시스도 드물게 나타날 수 있다.

조스타박스 접종 시 일반적 주의사항

❶ 접종 후 20~30분간 접종기관에 머물러 상태를 확인한다.
❷ 귀가 후 적어도 3시간 이상 주의 깊게 관찰한다.
❸ 접종 당일과 다음날은 과격한 운동을 삼가한다.
❹ 접종 당일은 목욕을 하지 않는 것이 좋다.
❺ 접종 부위를 청결하게 한다.
❻ 접종 후 최소 3일간은 특별한 관심을 가지고 관찰하며 고열, 경련이 있을 때는 곧 의사진찰을 받도록 한다.
❼ 본 백신은 대상포진 또는 대상포진 후 신경통의 치료 목적으로 사용해서는 안된다.
❽ 다른 백신과 마찬가지로 이 백신이 모든 접종자에게 예방 효과가 있는 것은 아니다.

특정환자 주의 사항

미국 ACIP 가이드라인에 따르면, 면역억제요법 예정환자 : 면역억제요법 개시에 앞서 최소 14일 이상의 간격을 두고 접종한다고 기술되어 있고, 만성적으로 항바이러스제(아시클로버, famiciclovir, valacyclovir)를 복용하는 환자 적어도 접종 24시간 전에 위의 항바이러스제를 투약을 중지, 백신 접종 후 최소 14일 동안은 약제를 투약하지 않는다.

조스타박스 주요 안전성 정보

❶ 효능 · 효과 : 이 백신은 50세 이상의 성인에서의 대상포진 예방을 위한 약독화 생바이러스 백신이다.

❷ 금기 : 젤라틴 등 이 백신의 구성 성분에 과민반응이 있는 자, 네오마이신에 대해 아나필락시스/아나필라시스 유사 반응의 병력이 있는 자, 원발성 및 천성면역결핍 상태의 환자, 고용량의 코르티코스테로이드를 포함한 면역억제요법을 받고 있는 환자, 치료받고 있지 않는 활동성 결핵 환자, 임부 또는 임신 가능성이 있는 여성에게 사용해서는 안된다.

❸ 상호작용 : 이 백신은 불활화 인플루엔자 백신과 병용투여 가능하며, 이 백신과 수두–대상포진 바이러스에 유효한 것으로 알려진 항바이러스 약물을 동시 투여하였을 때 유효성은 평가되지 않다. 이 백신과 폐렴구균폴리사카라이드 백신의 병용투여는 이 백신의 면역원성을 감소시키므로, 이 백신과 폐렴구균폴리사카라이드 백신은 병용투여하지 않는다.

❹ 약물 유해반응 : 이 백신과 관련된 임상시험에서 보고된 중대한 유해 사례는 아나필락시스, 천식 악화, 류마티스성 다발성 근육통이었으며, 1% 이상으로 보고된 흔한 주사 부위 및 전신 유해 사례는 다음과 같다: 홍반, 통증/압통, 혈종, 가려움증, 온감, 혈종, 경결, 두통, 사지통증, 시판 후 조사에서 보고된 유해 사례는 발진, 관절통, 근육통, 주사부위 발진/두드러기, 발열, 일시적인 주사부위 림프절병증, 아나필락시스 반응 등의 과민반응 등이었다.

❺ 일반적 주의

- 50세 이상의 성인에서 대상포진 예방을 위해 투여해야 하며, 수두의 예방목적으로 이 백신을 사용하여서는 안된다.
- 이 백신은 정상적인 면역반응이 유도될 수 있는 사람에게 접종함을 원칙으로 하며, 대상포진 또는 대상포진 후 신경통(Postherpetic Neuralgia)의 치료목적으로 사용해서는 안된다.
- 다른 백신과 마찬가지로, 접종 후 아나필락시스/아나필락시스 유사반응이 나타날 수 있으므로 즉시 사용할 수 있도록 에피네프린 주사(1 : 1,000)를 포함하여 적절한 응급 조치를 구비한다.
- 38.5℃를 초과하는 발열 등의 급성 병증이 있는 경우, 백신 접종 연기를 고려해야 한다.
- 다른 백신과 마찬가지로 이 백신이 모든 접종자에게 예방 효과가 있는 것은 아니며, 임상시험을 통해 4년간 백신의 예방 효능이 입증되었다. 그 이후 추가접종의 필요성 여부는 명확하지 않다.
- 이 백신을 여러 번 접종한 경우에 대한 유효성은 확립되지 않았다. (2차 접종에 대한 필요성은 확실하지 않다.)
- 이 백신의 임상시험에서 백신의 바이러스 전파는 보고되지 않았으나 수두 백신의 시판 후 보고사례에서 수두–유사 발진을 보이는 백신 접종자와 감수성이 있는 접촉자 사이에 드물게 백신의 바이러스 전파가 발생할 수 있다고 제시되었다. 수두 유사 발진을 나타내지 않은 수두 백신 접종자로 부터의 백신 바이러스 전파가 보고된 바 있다.
- 이 백신이 기계 또는 운전 조작 등에 미치는 영향은 평가되지 않았다.

6 대상포진 환자에서 주의를 요하는 경우

(1) 안부에 대상포진이 있는 경우

❶ 눈 합병증을 줄이기 위해 발진 후 72시간이 경과하였어도 7일 이내라면 경구 항바이러스제 투여가 권장된다.

❷ 전신적 스테로이드는 중등도 이상의 통증이나 발진이 있을 때 적응증이 되는데 특히 부종이 심해 안와신경 입구에 압력을 주어 안와첨증후근을 일으킬 때 사용할 수 있으며 항바이러스제와 함께 일반적으로 20 mg의 프레드니솔론을 4일간 하루 3회 경구 투여하거나, 6일간 하루 2회 경구 투여하고 그 후 4일간 매일 아침 1회 투여한다.

❸ 안과 전문의 소견이 반드시 필요하다.

(2) 대상포진이 안면신경 마비와 함께 온 경우

❶ 람세이헌트 증후군(Ramsay Hunt syndrome) : 대상포진이 7번째 뇌신경(안면신경)을 따라 발생한 경우이며, Bell's palsy(idiopathic facial palsy)에 이어 2번째로 많은 비외상성 말초 안면신경의 원인이며 편측 안면근육 마비와 외이도, 귀바퀴, 고막과 간혹 경구개와 혀에도 발진을 동반한다.

❷ Zoster sine herpete : 특징적인 발진이 없고 통증만 있는 대상포진을 지칭하는 용어이다. 안면신경의 경우 람세이헌트 증후군과 같은 뇌신경 대상포진의 변형으로 발생할 수 있으며, Bell's palsy로 오진되는 경우도 많다.

❸ 치료 : 예후를 증진시키기 위해 발진 후 72시간이 경과하였어도 7일 이내라면 항바이러스제와 프레드니솔론의 병용 치료가 권장된다.

(3) 산모와 수유부에게 대상포진이 온 경우

❶ 산모의 대부분이 젊으므로 대상포진후 신경통(Postherpetic neuralgia)으로의 이행 위험성이 상대적으러 적을 것이라 예상되지만, 심한 발진이나 통증, 안면에 대상포진이 있는 경우에는 특히 태아에게 미치는 위험성이 낮을 것으로 생각되는 임신 후반기에 항비러스제 치료를 할 수 있다.

❷ 모체의 대상포진과 연관된 선천성 수두는 보고된 적이 없으며, 임신 중 항바이러스제 사용이 태아에 미치는 영향에 대한 적절한 연구도 없으므로, 임신 중 항바이러스제 사용이 주는 이득이 태아에게 미치는 미치는 잠재적인 위험성보다 중대하다고 여겨지는 경우에만 약물 치료를 해야 한다.

❸ 항바이러스제는 모유를 통해 분기되기 때문에 수유 중인 환자에서의 항바이러스제 투여는 신중해야 하고, 효과가 확실한 경우(예 발진 후 72시간 이내)에만 시행되어야 한다.

21 약물 복용 시 주의해야 하는 음식

1 캡사이신(Capsicum)

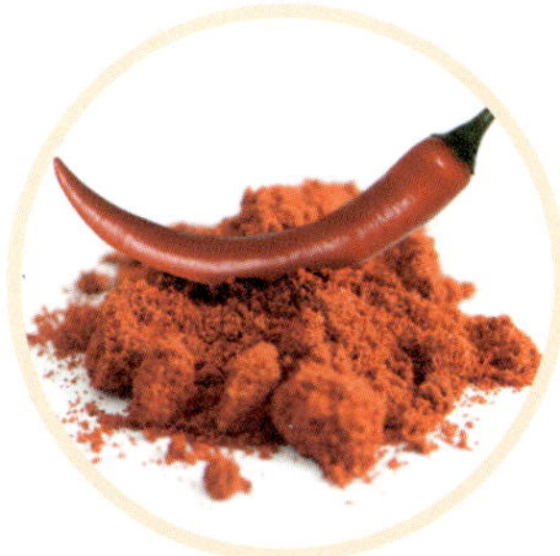

안지오텐신 전환효소 저해제(ace inhibitor : 당뇨, 고혈압), 테오필린(theophylline : 천식치료제), 신경안정제, 항우울제

(1) 캡사이신 성분이 이들 약물의 흡수와 농도를 증가시켜 부작용이 나타날 가능성이 높아진다.

2 코엔자임 q-10(Coenzyme q-10)

와파린(쿠마딘, Coumadin : 혈액응고 억제약, 심장질환, 뇌질환), 항암화학요법

(1) 와파린과 함께 사용시 출혈경향이 증가한다.
(2) 항암치료 중 코엔자인 q-10을 섭취할 경우 항암 효과가 감소하는 경우가 있다.
(3) 일부 고지혈증 약(로바스타틴, 프라바스타틴, 심바스타틴), 당뇨약(글리뷰라이드, 토라자미드 계열)이나 혈압약(인데랄 등의 베타차단제)은 코엔자임 q-10의 효능을 바꿀 수도 있다.
(4) 당뇨 환자의 경우에는 인슐린 요구량이 감소할 수 있으므로 혈당 관리를 더욱 세심하게 해야 한다.

3 당귀(Dong guai)

와파린(쿠마딘, coumadin : 혈액응고억제약, 심장질환, 뇌질환), 성요한초(st. john's wort : 우울증 치료에 쓰이는 약초), 항생제(설폰마이드 계열, 퀴놀론 계열)

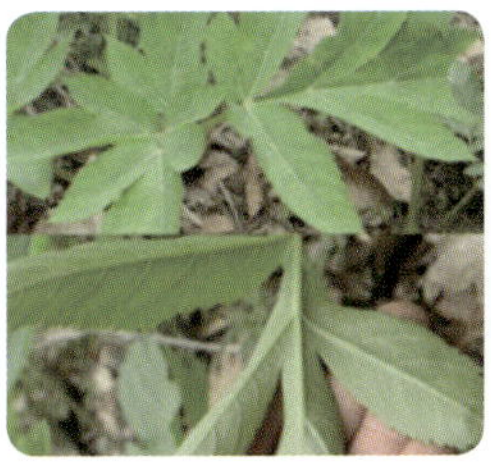
참당귀(토당귀)

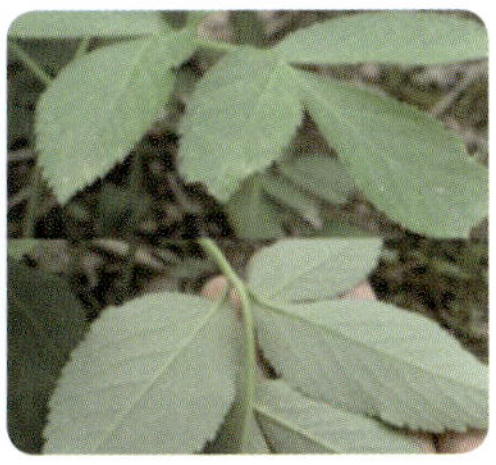
개당귀(지리강활)

(1) 와파린과 함께 사용시 출혈경향이 증가한다.
(2) 성요한초나 일부 항생제와 함께 사용시 태양에 대한 피부 민감도가 증가하여 과민반응이 나타나기도 한다.

4 생강(Ginger)

아스피린과 대부분의 혈액응고 억제제, 티클로피딘(티클리드), 클로피도그렐(플라빅스), 디피리다몰(페르산틴), 와파린(쿠마딘), H2수용체 길항제, 수소이온 펌프 저해제(궤양치료제)

(1) 생강은 약물의 혈액응고 억제 작용을 강화하여 출혈 경향을 높일 수 있다.

(2) 생강이 위산분비를 증가시켜 제산제의 효과를 방해할 수 있다.

(3) 생강은 혈압이나 혈당치를 낮추기도 하므로 혈압약이나 인슐린, 경구혈당저하제 등을 사용하는 경우 주의깊게 혈압이나 혈당의 변화를 관찰하고 의사에게 알려야 한다.

5 마늘(Garlic)

아스피린과 대부분의 혈액응고 억제제, 티클로피딘(티클리드), 클로피도그렐(플라빅스), 디피리다몰(페르산틴), 와파린(쿠마딘), 항우울제, 항정신병약, 인슐린

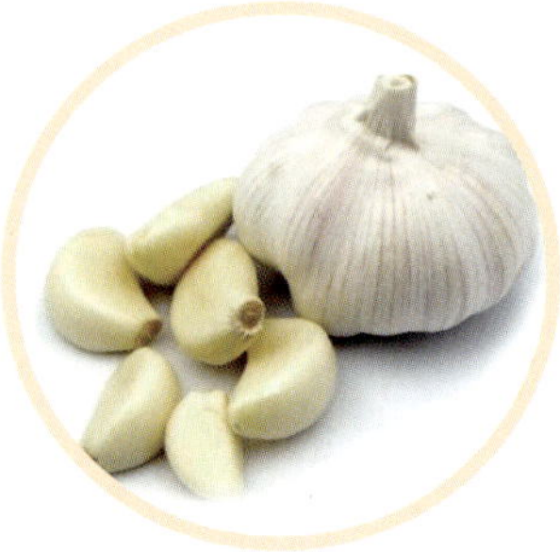

(1) 은행나무 추출 성분을 이런 약과 함께 사용하게 되면 혈액응고 억제 효과가 증강되어 심한 출혈이 있을 수 있다.

(2) 항우울제의 농도를 높이므로 부작용이 생기기 쉽다.

(3) 항정신병약과 함께 사용하면 간질 발작을 일으키는 경우가 있다.

(4) 인슐린 수치에 영향을 주므로 주의 깊게 혈당치를 관찰해야 한다.

6 인삼(Ginseng)

와파린(쿠마딘 : 혈액응고 억제제), 페넬진(나르딜 : 항우울제), 디곡신(digoxin : 강심제, 심부전 치료에 사용), 인슐린과 기타 경구혈당저해제

(1) 와파린과 함께 사용시 출혈 위험이 증가할 수 있다.

(2) 페넬진과 함께 섭취하면 두통, 진전(떨림), 조증 행동을 보일 수 있다.

(3) 인삼은 강심제의 약물작용이나 약물활동에 대한 관할을 방해할 수 있으므로 함께 사용해서는 안된다.

(4) 인삼은 제2형 당뇨병(인슐린 비의존형 당뇨병) 환자의 혈당치를 낮출 수 있으므로 혈당치를 주의깊게 관찰하지 않으면 심각한 저혈당에 빠질 수 있으므로 주의해야 한다.

22 약제별 복용방법

001 약제별 대략적인 복약시간 정리

아침 식사 전	아침 식사 후	오전	점심	오후	저녁 식사 후	초저녁	취침 전
고혈압약	류마티스 관절염약 (비스테로이드 소염진통제)	부신피질 호르몬제	제산제	경구용 스테로이드	위산분비 차단제	고지혈증 치료제, 칼시토닌, 기관지 확장제	전립선대비증 치료제, 협심증치료제, 근이완제, 진정제, 최면제, 항히스타민제
아침에 급상승한 혈압 완화	아침에 심한 통증과 경직 완화	부신이 쉬는 오전에 복용	낮 동안 과분비된 위액 중화	오전 3~5시 약효를 위해 전날 오후 3시에 복용	약물 서서히 흡수, 지속	LDL이 합성되는 오후 8~9시, 파골되는 새벽 3시, 천식이 일어나는 오전 3~5시에 약효를 절정에 이르게 함	기립성 저혈압 위험 및 졸림 방지

1 식후에 복용하는 약

가장 일반적인 복용 방법으로 약물로 인한 위장 장해를 방지하고 약물 복용시간을 식사시간과 맞춰 잊지 않게 하기 위함이다. 약효가 식사(음식물)에 크게 좌우되지 않는 약들은 대부분 식후 30분에 복용하게 되어 있다. 별도의 지시가 없다면 모든 약들은 식후 30분에 복용하게 되어 있다. 대체로 속쓰림, 위장장해가 많은 해열진통제 · 소염제가 여기에 해당하지만 속쓰림이 너무 심하면 의사의 지도 아래 식사 중이나 식사 직후에 복용하기도 한다.

(1) 소염진통제

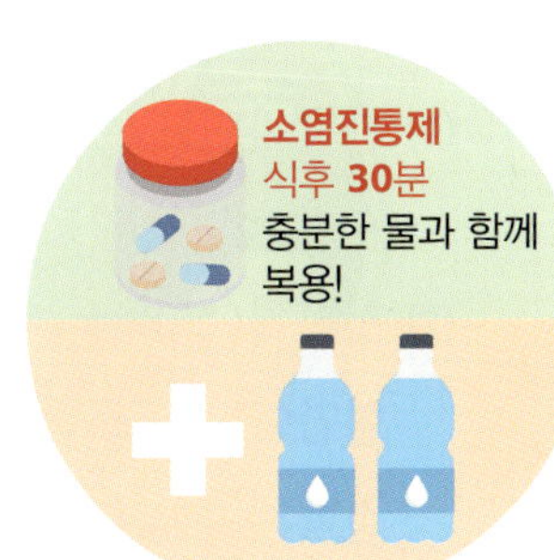

소염진통제는 체내 염증반응을 억제하는 작용이 있다. 소염진통제는 염증을 일으키는 물질을 프로스타글란딘(prostaglandin)을 억제하는 작용을 하는데 프로스타글란딘의 순기능에는 위벽을 보호하고 혈류 공급을 촉진하는 작용도 있다. 따라서 소염진통제를 과량 또는 장기간 먹으면 프로스타글란딘의 역할이 저하돼 위점막이 상하고 속이 쓰리며 소화가

(1) 대표적인 것으로 제산제(혹은 위점막 보호제)로 공복에 위산 분비로 위장이 자극받는 것을 줄이고 위 점막에 보호막을 쳐 위를 보호해 준다.

(2) 강심제나 해열진통제도 식간 복용이 권장된다.

(3) 위장이 튼튼한 사람에겐 식후에 복용할 약을 식간에 복용하라고 의사가 지도할 수도 있다.

5 투여시간이 약 별로 다양

만성 심장병, 알레르기성 질환 등의 약은 보통 하루 한번 복용하도록 만든다. 통증, 구토, 설사, 변비, 불면증 등을 단번에 치료해야 하는 약들로는 진통제, 수면제, 하제 등이 있다.

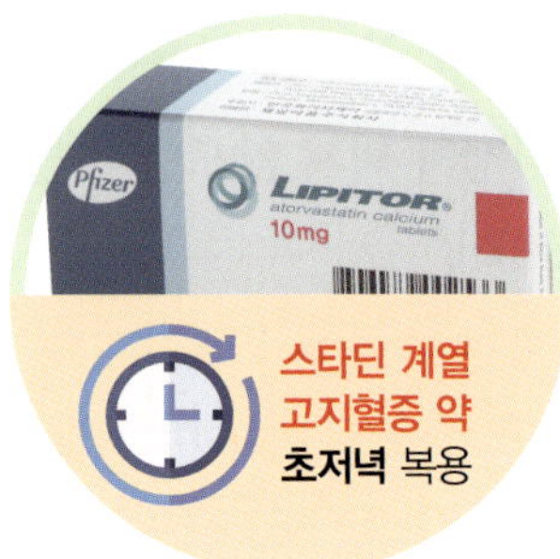
Pfizer
LIPITOR
10mg
스타틴 계열
고지혈증 약
초저녁 복용

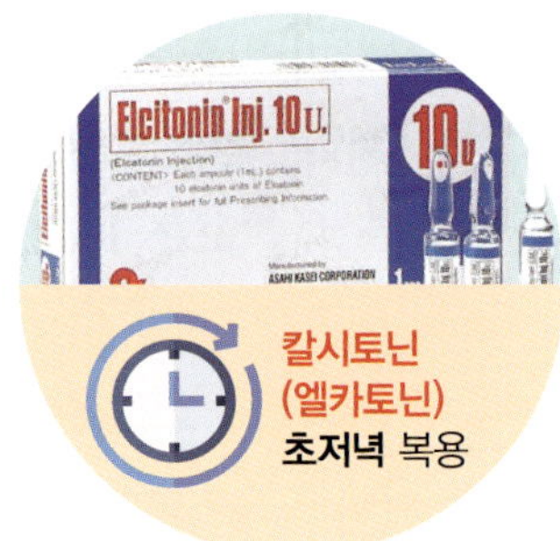

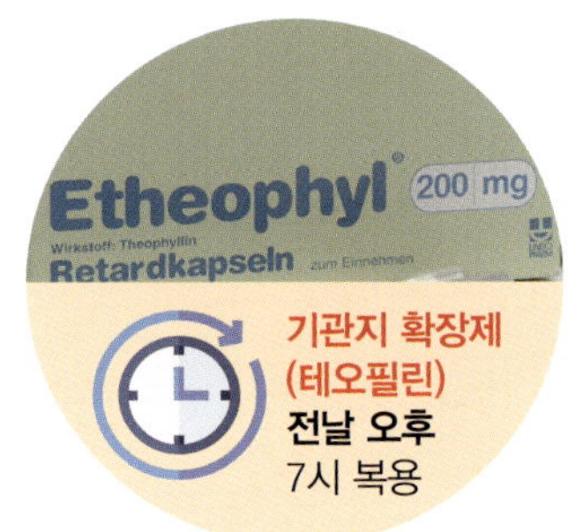

(1) 스타틴 계열 고지혈증 치료제 – 초저녁에 복용하기

성인병을 일으키는 과산화지질은 몸에 해로운 지질인 저밀도지단백(LDL) 결합 콜레스테롤이 산화되어 형성된다. LDL 콜레스테롤은 주로 저녁시간(오후 8~9시)에 왕성하게 합성되므로 이를 억제하는 스타틴 계열의 고지혈증 치료제는 초저녁에 복용하는 것이 합리적이다.

(2) 칼시토닌(엘카토닌) – 초저녁에 투여하기

뼈가 가장 많이 파괴되는(파골) 시간은 새벽 3시경으로 이 시각에는 코르티손(당질 코르티코이드의 일종)의 농도가 가장 낮고 칼슘을 조절하는(주로 감소시키는) 부갑상선 호르몬의 농도가 가장 높다. 파골을 방지하는 호르몬인 칼시토닌(엘카토닌)은 초저녁에 투여해야 한 밤 중의 골 파괴를 최소화시킬 수 있다.

(3) 기관지 확장제(테오필린 등)는 전날 오후 7시, 경구용 스테로이드제제는 전날 오후 3시에 복용하기

기관지 천식은 잠들기 직전과 오전 3~5시에 가장 빈번하게 발생하므로 이때 약효가 절정에 이르게 하려면 기관지 확장제(테오필린 등)는 전날 오후 7시, 경구용 스테로이드 제제는 전날 오후 3시에 복용하는 것이 좋다.

⑷ 진정제, 항히스타민제 – 취침 전에 복용하기

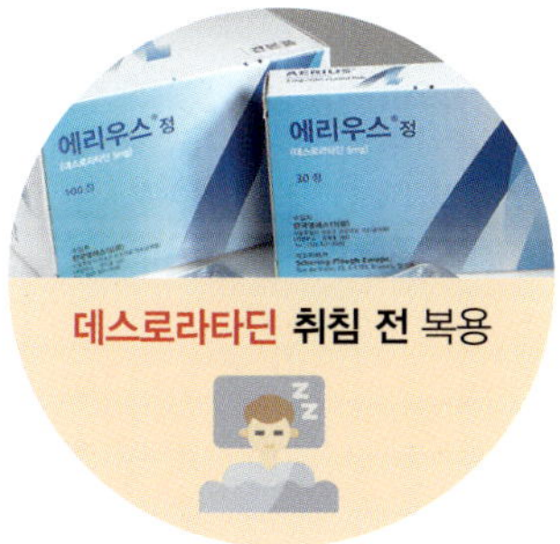

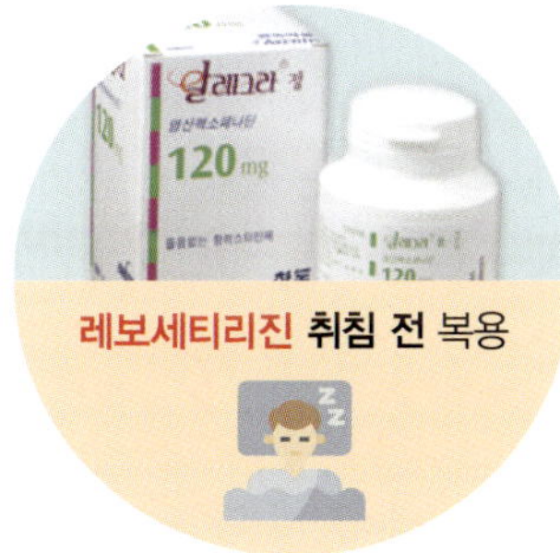

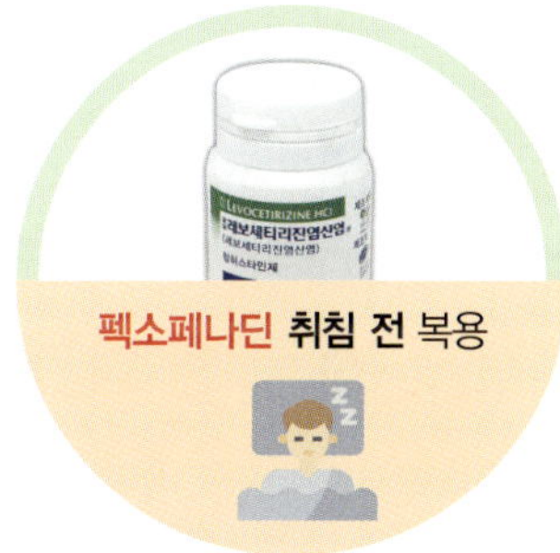

전립선비대증, 협심증에 사용하는 약물 중 기립성 저혈압을 일으킬 수 있는 약물이나 진정제, 항히스타민제 등 졸림을 유발할 수 있는 약물들은 낮 시간의 원활한 일상생활을 위해 취침 전에 복용하는 것이 좋다. 진정제나 항히스타민제류를 복용한 뒤 운전이나 위험한 기계조작은 피하는 것이 좋다.

⑸ 위산분비 차단제(시메티딘, 파모티딘, 라니티딘 등 H2차단제) – 1일 1회 저녁식사 후 투여하기

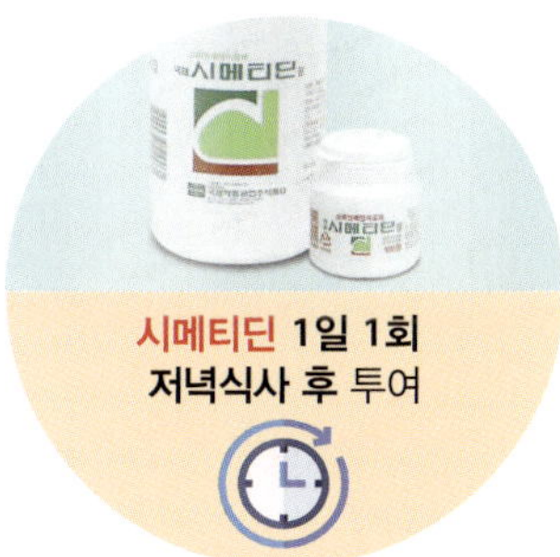
시메티딘 1일 1회
저녁식사 후 투여
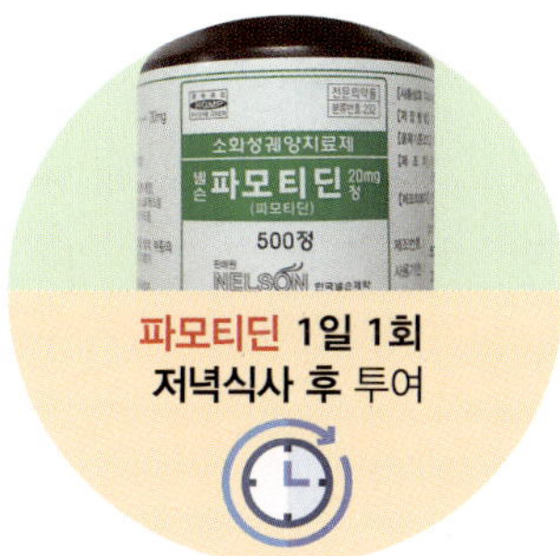
파모티딘 1일 1회
저녁식사 후 투여
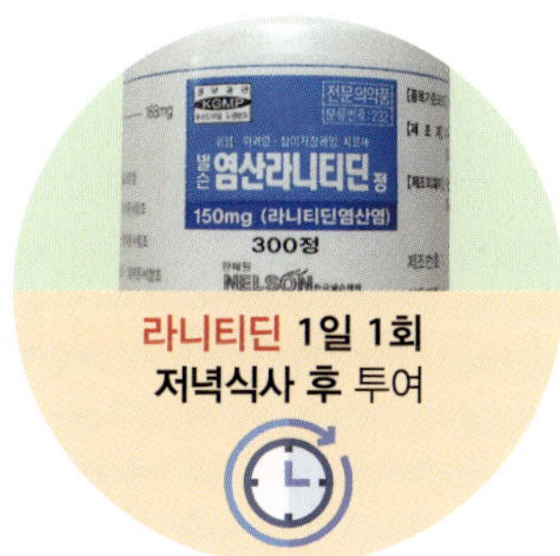
라니티딘 1일 1회
저녁식사 후 투여

위산분비차단제(시메티딘, 파모티딘, 라니티딘 등 H2차단제)은 1일 1회(라니티딘은 300 mg) 저녁 식사 후에 투여하는 것이 1일 2회(라니티딘은 150 mg씩 두 번) 투여하는 것보다 효과적이다. 밤에는 위산분비가 심해지고 위장 내용물의 이동 속도가 50% 정도 느려져 약은 서서히 흡수되고 지속시간은 길어지기 때문이다. 그리고 낮 동안은 식사나 장내 병균의 살균 등 적당량의 위산이 필요하므로 밤에는 위산을 직접 조절하는 H2차단제를 낮 동안에는 분비된 과량의 위액을 희석시키는 제산제를 복용한다.

H2 차단제와 제산제 복용방법

H2 차단제는 용량을 초과해 다량 섭취하면 부작용이 나타날 수 있으므로 시간을 정확하게 지켜 용법대로 먹는다. 약 먹는 도중에 위가 쓰리기 시작하면 즉시 제산제를 먹어 속쓰림을 완화시킨다. 속이 쓰리다는 것은 H2 차단제의 약효가 떨어져 위산이 분비되고 위벽이 다시 헐기 시작하고 있음을 나타내는 신호다. 제산제는 위액 배출에 영향을 미치지 않고 단지 증상 완화에 초점을 맞춘 약품이므로 증상이 나타나면 언제라도 먹어주는게 좋다. 단 H2 차단제와 제산제는 한시간 간격을 둔다.

(6) 고혈압약 – 취침 전이나 아침식사 전에 복용하기

고혈압약은 취침전이나 아침식사 전에 먹는다. 수축기 혈압은 부신수질에서 분비되는 아드레날린 영향으로 아침에 일어날 때 급상승하고 맥박도 최고조에 달하게 된다. 따라서 밤이나 아침 식전에 먹는 게 효과적이며 아침 식후나 낮에 복용하는 것은 허사가 될 수 있다.

(7) 류마티스관절염(비스테로이드 계열) – 늦은 밤과 아침에 복용하기

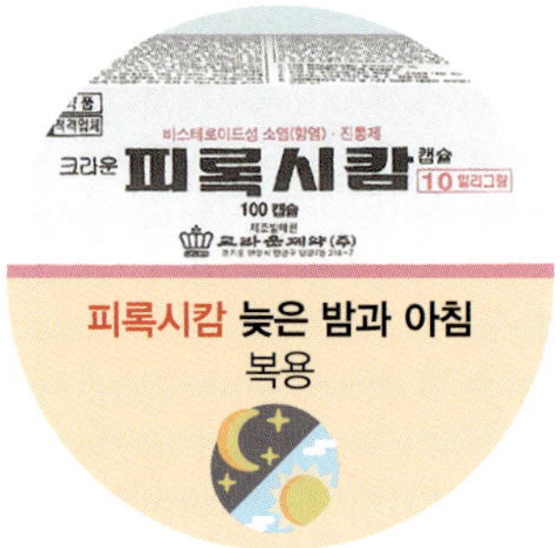
크라운 피록시캄 캡슐
100 캡슐
피록시캄 늦은 밤과 아침
복용

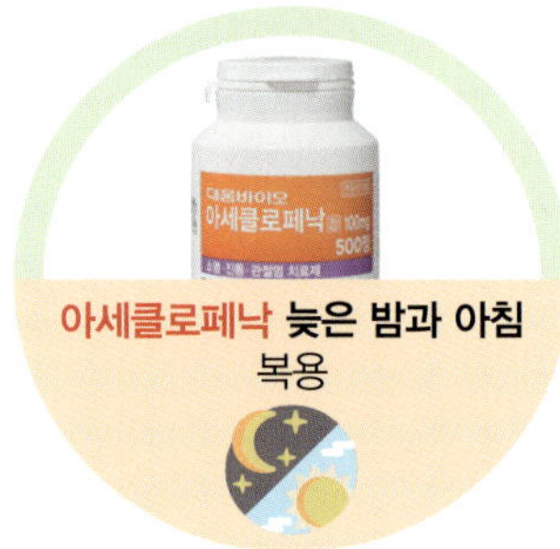
아세클로페낙
아세클로페낙 늦은 밤과 아침
복용

류마티스관절염은 아침에 통증과 경직(조조강직)이 심하고 오후에 완화되므로 비스테로이드 계열(피록시캄이나 아세클로페낙–하루 두 번 먹는 약이지만)은 늦은 밤 시간과 아침에 복용해야 아침에 밀려오는 통증과 경직을 줄일 수 있다.

(8) 부신피질호르몬(스테로이드제제) – 장기복용 시 오전에 복용하기

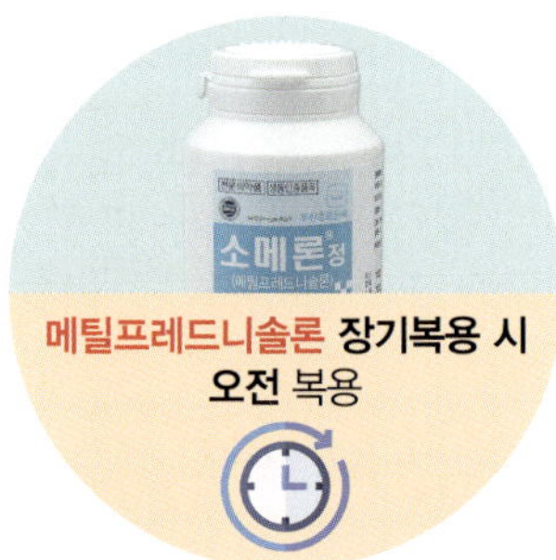
소메론 정
메틸프레드니솔론 장기복용 시
오전 복용

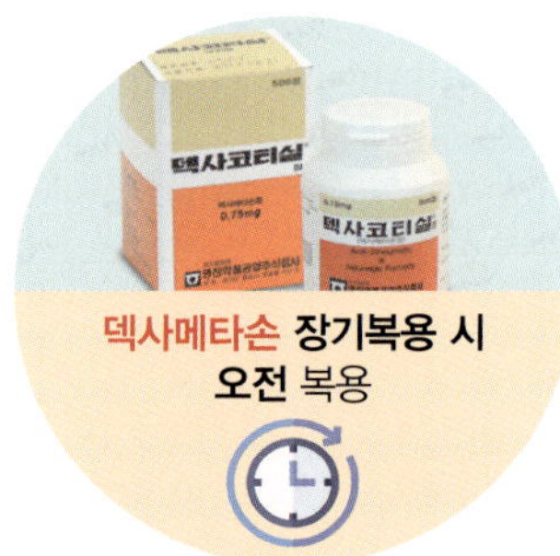

코티솔은 이른 새벽부터 분비량이 증가해 아침시간(6~8시)에 최고 혈중농도에 이르고 서서히 줄어들어 오전 중에 분비가 중지된다. 따라서 프레드니솔론 덱사메타손 같은 부신피질호르몬(스테로이드제제)을 장기 복용할 경우에는 부신이 쉬고 있는 오전에 복용한다. 피곤함을 줄이고 혈중 농도를 일정하게 유지시킬 수 있다. 생체 리듬에 따라 약물의 효과는 최대화하고 부작용을 최소화하기 위해서다. 부신은 오후에 접어들어 다시 부신피질호르몬을 분비하므로 이때 부신피질호르몬을 투여하면 부신의 자발적인 부신피질호르몬 분비기능이 떨어질 수도 있다.

약제 별 복용시간 정리표

복용시간	약물종류	복용시간에 따른 효과
식전 30분	한방과립제	약성이 순해 속쓰림이 없고 식전에 먹으면 흡수율을 높일 수 있음
	진토제 과민성대장증후군치료제 향균제(테트라사이클린) 고혈압약 골다공증약 협심증치료제 항결핵제	음식물과 섞여 착화합물을 형성하거나 이용률이 떨어져 흡수가 감소되는것을 방지
	식욕촉진제	식사 때 식욕을 촉진시키기 위해 미리복용
	경구용 혈당강화제	흡수율과 식후 혈당 강화효과 증가
	유아용 약물	식전에 복용시켜 구토방지
식사 중이나 식사 직후	항생제 항바이러스제	일정 간격 복용을 잊지 않게 해 혈중 농도 유지
	항진균제(무좀약)	식사 중 위산분비와 음식물의 기름기로 약물 흡수율 증가
	칼슘제제	식사 중 위산분비로 약물 흡수율 증가
	철분제제 비스테로이드성 소염진통제	위장 장애방지
	비만치료제	음식물이 있을 경우 효과가 높아짐
식후 30분	소화제	식후의 소화를 돕기 위해 식후복용
	일반정제, 산제	약효가 음식물에 크게 좌우되지 않고 복용시간을 잊지 않게 함
	해열진통제 소염제	속쓰림, 위장 장애 방지 (속쓰림이 너무 심하면 식사 중이나 식사 직후에 복용하기도 함)
식후 1~2시간	제산제	위산분비가 적을 때 복용해 위장 자극을 최소화하고 위점막 보호
식후 2시간 후/ 식후 2시간 전	강심제 골다공증 치료제 해열진통제	음식물의 영향을 최소화하고 약효를 빠르고 확실하게 냄(위장이 튼튼하거나 약효를 빠르고 확실하게 내고 싶을 때 식간복용)

002 약물 복용한 다음 구토 후에 재 투약 여부 결정

일반 원칙

상황	조치
15분 내 구토한 경우	약을 재투약 한다.
한 시간 이내 구토한 경우	재투약 안한다.

한 시간 내 구토한 경우의 특정 예

약물	조치
급성 감염에 사용하는 1일 1회용 항균제 • Azithromycin(호흡기감염성) • Fluconazole(칸디다 질염)	재투약
말라리아 예방약 • Mefloquine • Meflouine • Atovaquone	재투약
급성 증상에 사용하는 속효성 약들 • 소염진통제 • 진토제 • 항불안약 • 급성 편두통약 • 진경제 복통약	재투약 안함 단, 복용 후 2시간에도 효과없으면 재투약
장기 사용의 지속성 제제 • 고혈압약 • 지질 저하제 • 경구용 항진균제	재투약 안함
안전역 좁은 약 • Digoxin(강심제) • Warfatin(항응고제) • Cyclosporin(면역억제제)	재투약 안함 혈중 농도 너무 낮아짐 예상되면 투약
간질약 Phenytoin	재투약 안한다. 중증인 자는 투약 고려
피임약	재투약

23 수술 전, 후 관리

001 수술 전 금식 및 약물 조정

1 개요

(1) 수술 전후기간(Perioperative period)이란 수술 전부터 수술 중, 수술 후 회복기간까지를 의미하며, 수술 중 환자는 의식이 없는 마취상태이며 피부를 절개함에 따라 감염이나 출혈의 위험이 높은 상태이다.

(2) 환자가 복용 중인 약물은 감염이나 출혈의 위험을 높이거나 마취제와의 상호작용으로 이상반응을 일으킬 수 있으며, 기저질환을 치료하기 위해 복용해 오던 약물을 수술전후로 섣불리 중단한다면 질환이 악화되는 상황이 발생될 수 있다. 그러므로 수술전후기간에 환자에게 투여되는 약물요법을 관리하는 것은 수술합병증 발생을 최소화하고 환자가 안정적으로 회복하는데 필수적이다.

2 수술 전 금식에 관한 "2, 4, 6, 8시간" 원칙

(1) 물, 과육이 없는 과일주스, 탄산음료, 투명한 차 또는 커피는 수술 2시간 이전에 중단한다.

(2) 모유는 수술 4시간 이전에 중단한다.

(3) 유동식, 모유를 제외한 우유, 가벼운 식사(토스트 등)는 수술 6시간 이전에 중단한다.

(4) 위배출 시간(gastric emptying time)을 지연시킬 수 있는 음식(육류, 지방식이 등)은 수술 8시간 이상 전에 중단한다.

3 약물별 주의사항

(1) 항응고제(Anticoagulant)

❶ 혈전 예방을 목적으로 정기적으로 복용하는 항응공제는 일반적으로 수술 전에 복용을 중단한다. (중단시기는 약물의 반감기, 부작용, 환자 상태에 따라 달라질 수 있다.)

❷ 혈전 발생의 위험이 높은 환자에게는 투여를 지속해야 하는 경우도 있으므로 임상의가 유익성과 위험성을 검토하여 최종적으로 결정해야 한다.

분류		성분명	수술전 중단시기	반감기(hr)	비고
주사	UFH	Heparin	4시간 전	1.5	반감기는 용량과 나이에 따라 차이가 있다.
	LMWH	Enoxaparin	24시간 전	4.5~7	
경구	Warfarin	Warfarin	4~5일 전	20~60	반감기의 개인차가 크다.
	Direct thrombin inhibitor	Dabigatran	① 최소 12시간 전 ② CrCl < 50 ml/min : 3~5일전	12~17	중증 신부전의 경우 반감기는 28시간이다.
	Factor Xa inhibiotr	Apixaban	2일전	12	출혈 위험이 낮은 수술은 1일전 중단
		Edoxaban	최소 24시간 전	10~14	
		Rivaroxaban	24시간 전	5~9	2.5mg 제형: 12시간 전 중단

(2) 항응고제(Antiplatelet)

❶ 수술 중 출혈 위험을 높일 수 있는 약물에는 혈소판 응집억제제, 혈액순환 개선제 등이 있으며, 이들 약물은 수술 전 일정기간 약물 복용을 중단해야 하는데, 약물이 체내에서 완전히 배설되는데 걸리는 시간은 반감기의 4~5배 정도이나, 혈소판응집을 비가역적으로 저해하는 약물(Aspirin, Clopidogrel, Triflusal, Ticlopidine)은 반감기에 관계없이 혈소판 체내 순환기간을 고려하여 약을 중단해야 한다.

❷ 일반적으로 Aspirin은 수술 7일전 복용을 중단하고, Aspirin 장기 복용자가 수술을 받게 되었을 때 너무 일찍 끊으면 혈전 위험이 커지고, 너무 늦게 끊으면 수술 중 출혈 위험이 높아진다.

❸ Clopidogrel은 수술 7일전에 중단하고, ticlopidine은 반복 투여시 반감기가 4~5일까지 증가하므로 가능하면 수술 10~14일 전에 중단한다.

분류	성분명	수술전 중단시기	반감기(hr)
Irreversible COX inhibitor	Aspirin	7일전	0.25~0.3
	Triflusal	7일전	0.5
P2Y12 Antagonist	Clopidogrel	7일전	7~8
	Ticagrelor	7일전	7~8
	Prasugrel	7일전	7~8
	Ticlopidine	10~14일전	12
Reversible COX inhibitor	Indobufen	2~3일전	7
PDE inhibitor	Cilostazol	3~4일전	11~13
	Dipyridamole	2~3일전	10~12
PGE1 analog	Limaprost	1일전	1
PGL2 analog	Beraprost	1일전	1
5-HT2A antagonist	Sarpogrelate	1일전	0.6~1

분류	성분명	수술전 중단시기	반감기(hr)
다기전	Piracetam	7일전	5~6
	Mesoglycan	3~4일전	28
	Sulodexide	4일전	11~25
Hemorrheologic agnets	Ginkgo biloba	1.5일전	3~7
	Ibudilast	3일전	> 8
	Kallidinogenase	7일전	(-)
	Nafronyl	7일전	3~4
	Nicergline	1일전	2.5
	Pentoxifylline	7일전	1

(3) 비스테로이드성 소염진통제

❶ 비스테로이드성 소염진통제는 항염증 작용을 나타내는 Cox-2 inhibition 효과뿐 아니라, 혈전생성 억제에 작용하는 Cox-1 inhibition 효과가 있어 출혈 위험을 고려하여 수술 및 시술 전 중단할 필요가 있다.

❷ 비스테로이드성 소염진통제는 반감기 약 6시간을 기준으로 short-acting NSAIDs (t1/2 < 6 hr)와, long-acting NSAIDs(t1/2 > 6 hr) 로 분류한다. Short acting NSAIDs는 수술 하루 전에 중단하고, long acting NSAIDs는 수술 수일 전에 중단한다.

❸ Celecoxib 같은 선택적 Cox-2 inhibitor는 혈소판 응집에는 별로 영향을 주지 않지만, 신장독성에 대한 우려 때문에 수술 2~3일전에 복용을 중단하는 것이 권장된다.

cf Acetaminophen이나 아편계 진통제는 중단할 필요가 없으므로 통증조절이 필요하다면 이약물로 대체하여 투여한다.

분류	성분명	수술전 중단시기	반감기(hr)
Short-acting NSAIDs	Aceclofenac	1일전	4
	Diclofenac	1일전	2
	Etodolac	1일전	6~7
	Fenoprofen	1일전	3
	Ibuprofen	1일전	2
	Indomethacin	1일전	2
	Ketorolac	1일전	2~12
	Loxoprofen	1일전	1~2
	Lornoxicam	1일전	4
Short-acting NSAIDs	Mefenamic acid	1일전	2~4
	Moniflumate	1일전	4
	Nimesulide	1일전	0.5~1
	Talniflumate	1일전	2~4

분류	성분명	수술전 중단시기	반감기(hr)
Long-acting NSAIDs	Celecoxib	2~3일전	11.5
	Meloxicam	7일전	20
	Naproxen	2~3일전	12~17
	Nabumetone	7일전	24
	Piroxicam	7일전	40~50
	Sulindac	2~3일전	7.2~12.6
	Zaltoprofen	2~3일전	9

(4) 고혈압 치료제

❶ 고혈압 환자는 수술 중에 유의한 혈압 변동과 그와 연관된 심근경색을 발생할 수 있어, 수술전후로 적절한 혈압을 유지하는 것이 필수적이며, 복용 중인 고혈압 치료제는 중단하지 않는 것이 일반적이다. (필요하다면 투여경로나 제형의 변경을 통해 투여를 유지하도록 한다.)

❷ 이뇨제는 체액 고갈을 유발할 가능성이 있으므로 수술 당일에 복용하지 않는다.

❸ RAAS(Renin-angiotensin-aldosterone system)는 마취 중의 정상적 혈압 유지와 연관이 있으므로 RAAS를 차단하는 약물인 ACE(Angiotensin converting enzyme) 억제제 또는 ARB(Angiotensin receptor blocker) 제제는 수술 당일에 복용하지 않는다.

약물	수술 전	수술 당일	수술 중	수술 후
베타차단제	상용량 유지	소량의 물로 오전에 복용	필요하다면 정맥으로 투여	경구복용 가능할 때까지 정맥 투여
알파차단제	상용량 유지	소량의 물로 오전에 복용	필요하다면 정맥으로 투여	경구복용 가능할 때까지 정맥 투여
칼슘채널차단제	상용량 유지	소량의 물로 오전에 복용	필요하다면 정맥으로 투여	경구복용 가능할 때까지 정맥 투여
RAAS 차단제 (ACEI, ARB)	수술 전날 중단	복용하지 않음		경구섭취 가능할 때 복용 시작
이뇨제	수술 전날 중단, 칼륨수치 모니터	복용하지 않음	베타차단제 또는 칼슘채널차단제를 정맥 투여	경구섭취 가능할 때 복용 시작
칼륨보충제	수술 전날 중단, 칼륨수치 모니터	복용하지 않음		경구섭취 가능할 때 복용 시작

❹ Niacin, Fibric acid derivatives, cholestyramine, colestipol 같은 순환기 약물들은 횡문근 융해 및 근육염의 발생 위험이 있으므로 수술전에 일시적으로 투여를 중단한다.

(5) 당뇨병 치료제

❶ 당뇨병 환자는 상처치유가 지연되고 부적절한 혈당 관리가 이루어질 경우 백혈구 기능에 문제가 생기기 때문에 수술합병증 위험이 높으므로, 수술전후 관리가 더욱 중요하다.

❷ 수술 전 금식기간 동안에 경구용 혈당강하제를 복용하면 저혈당이 발생될 수 있으므로 복용을 중단한다. (단, 기저 인슐린 필요량을 충족시키기 위해 인슐린의 투여가 필요할 수 있다.)

❸ 수술 중에는 혈당을 주기적으로 모니터링하며 고혈당 또는 저혈당이 발생하지 않도록 인슐린과 포도당을 적절히 투여한다. (저혈당은 짧은시간 발생하더라도 부정맥, 심장발작, 일과성 인지장애 등을 유발할 수 있으므로, 목표혈당 범위를 평소보다 높은 140~180 mg/dL로 조정한다.)

❹ 당뇨병 환자의 수술전후 관리 원칙

(가) 저혈당보다는 경미한 고혈당이 낫다.

(나) 단기형(short-acting) 인슐인은 수술 당일 투여하지 않는다.

(다) 지속형(long-acting) 또는 중간형(intermediate) 인슐인은 기저인슐린 필요량을 충족시키기 위해 지속적으로 투여할 수 있다(상용량의 50~100%).

(라) 인슐린의 투여는 환자의 인슐린 감수성, 수술 진행시간, 금식기간 등에 따라 달라질 수 있다.

약물	수술 전	수술 당일	수술 중	수술 후
경구용 혈당강하제 (metformin 제외)	상용량 유지, 금식 후 중단	복용 중단	필요시 인슐린 투여	• 정상적 식사가 가능하면 복용 시작 • 필요시 복용 전까지 인슐린으로 대체
Metformin	최소한 수술 24시간 전 복용중단(젖산산증 위험 때문)	복용 중단	필요시 인슐린 투여	• 수술 후 48~72시간 후 복용 시작 • 신장 및 간손상, 울혈성 심부전 : 복용 시기를 더 늦춘다.
인슐린 (단기형 제외)	상용량 유지	혈당을 모니터링하며 용량 조절	혈당을 모니터링하며 용량 조절	상용량 유지

(6) 경구용 피임제, 호르몬대체요법, SERMs(selective estrogen receptor modulators)

❶ 경구용 피임제

(가) 젊은 여성에서 혈전증 위험을 높이는 가장 흔한 원인으로, 피임제 복용 시작 4개월 이내에 혈전증 위험이 증가하고, 중단하면 3개월 이내에 이전 수준으로 돌아간다고 알려져 있다. (수술 자체가 혈전증 위험을 높이는 요인이기 때문에 경구용 피임제는 이를 더욱 악화시킬 수 있다.)

(나) 경구용 피임제는 수술 전 4~6주 이전에 복용을 중단해야 하며, 수술 이후 신체의 움직임이 회복되고 첫 월경이 시작되면 다시 복용을 시작한다. (피임제 중단기간 동안 다른 형태의 피임법을 이용해야 하며, 가임기의 모든 여성은 수술 전 임신 여부를 확인하는 것이 바람직하다.

❷ 호르몬 대체요법

경구용 피임제보다 혈전발생 위험이 낮지만, 정맥혈전색전증 위험을 증가시키는 것으로 보고되고 있으므로, 수술 4~6주 전 복용 중단을 권고한다.

❸ SERMs(selective estrogen receptor modulators)

(가) 유방암 치료, 예방, 골다공증 치료에 사용되는 SERMS(tamoxifen, raloxifene)은 정맥혈전색전증의 위험을 높인다.

(나) 골다공증 치료 또는 유방암 예방에 SERMs를 투여 중인 환자는 단기간 중단하는 것이 큰 문제가 되지 않으므로, 이러한 경우 수술 4주 전 중단할 것을 권고한다.

(다) 유방암 치료를 목적으로 SERMs를 투여 중인 환자는 암의 진행 위험과 연관되므로 좀 더 신중한 판단이 요구된다.

(7) 항전간제

❶ 수술 중에 발생하는 대발작은 사망률을 높일 수 있으므로 수술전후기간 동안 항전간제의 투여를 지속해야 한다. (수술 중에는 경구제 복용이 불가능하므로 주사로 제형을 바꿔 투여를 지속한다.)

❷ Phenytoin, valproate, levetiracetam, lacosamide, phenobarbital 성분은 주사로 투여가 가능한 성분이며, 주사제형이 없는 제품은 성분을 교체하거나 코위영양관(Nasogastric tube)으로의 투여를 고려한다. (Carbmazepine, phenytoin, phenobarbital은 타 약물과의 상호작용이 많은 약물이므로 주의가 필요하다.)

(8) 항류마티스제(Disease modifying antirheumatic drugs, DMARDs)

❶ DMARDs는 methotrexate, hydroxychloroquine, sulfasalazine, leflunomide 등의 약제뿐 아니라 TNF-α(tumor necrosis factor-alpha) 억제제나 interleukin제제와 같은 생물학적 제제를 포함한다.

❷ DMARDs는 면역기능을 저하시키기 때문에 이론적으로 감염의 위험을 높일 수 있지만, 약물의 중단으로 인해 류마티스 질환이 악화될 수 있으므로 수술 전에 섣불리 중단해서는 안된다.

❸ Methotrexate는 정상 신기능을 가진 환자의 경우 투여를 지속하도록 권고된다. 그러나 신손상, 골수억제, 활성 감염이 있는 경우 수술 2주 전 중단해야 한다.

❹ Sulfasalazine과 azathioprine은 수술 1주 전 중단하고 수술 후 다시 복용한다.

❺ Leflunomide는 반감기가 길어 수술 2개월 전에 중단을 권장하는 의견이 있는 반면, 위험을 높인다는 근거가 없으므로 중단하지 않아도 무방하다는 의견도 있다.

❻ Hydroxychloroquine은 잠재적인 부작용이 거의 없으므로 중단하지 않고 지속적으로 복용하도록 한다.

❼ TNF-α 억제제는 수술 최소 2주 전에 중단하고, 상처가 완전히 회복되면 다시 복용을 시작한다.

(9) 생약(일반의약품, 건강기능식품 등)

생약	수술과 관련된 잠재적 위험성	수술 전 중단 시기
Echinacea	• 세포–매개성 면역반응 활성화 • 알레르기 반응 • 면역억제	자료 없음
Ephedra(마황)	• 빈맥과 고혈압으로 인한 심근허혈 및 뇌졸중 발생 • 수술 중 혈역학적인 불안정성 발생	수술 최소 24시간 전
Garlic(마늘)	출혈 위험 증가	자료 없음
Ginseng(인삼)	저혈당, 출혈 위험 증가	수술 최소 7일전
Ginkgo biloba(은행엽)	출혈 위험 증가	수술 최소 36시간 전
St John's wort	Cytochrome P450 유도로 약물 상호작용 발생	수술 최소 5일전

Ref. American Society of Anesthesiologists Task Force on Preoperative Fasting, 1999.

24 스테로이드에 대한 이해

001 스테로이드에 대한 기초 지식

1 각 스테로이드제 마다 다른 작용시간과 효과의 차이

Corticosteroid	Relative Antiinflammatory Activity	Relative Mineralocorticoid Activity	Equivalent Dose (mg)	Plasma Half-life (min)
Cortisone	0.8	0.8	25	30
Hydrocortisone	1.0	1.0	20	90
Prednisone	4.0	0.8	5	60
Prednisolone	4.0	0.8	5	200
Triamcinolone	5.0	0.0	4.0	300
Methylprednisolone	5.0	0.0	4.0	180
Betamethasone	25.0	0.0	0.75	100~300
Dexamethasone	25~30	0.0	0.75	100~300
Fludrocortisone	10	125	–	200

	상대적 glucocorticoid 효력	상대적 mineralocorticoid 활성	작용시간
Hydrocortisone	1	1	짧다
Prednisolone	4~5	0.25	짧다
Methylprednisolone	5~6	0.25	짧다
Dexamethasone	18	< 0.001	짧다

단시간 작용 약물은 조직 반감기가 12시간 이하이며, 장시간 작용 약물은 반감기가 48시간 이상이다.

2 국소 스테로이드의 등급

국소 스테로이드도 등급이 있으며 등급별로 효과가 다르다. 아기 얼굴에 아무 연고나 바르면 안된다.

등급	성분명	제형	제품명
Level 1 가장 강함	Betamethasone dipropionate augmented 0.05%	C, O	
	Clovetasol propionate 0.05%	C, O, S	클로벡스 로션, 샴푸, 더모베이트 등
	Difiorasonediacetate 0.05%	C, O	디프론크림, 디프라크림, 로마솔크림 등
	Diflucortoione valerate 0.3%		네리소나연고, 디푸코, 니네신, 씬폴 등
	Halobetasol propionate 0.05%	C, O	

등급	성분명	제형	제품명
Level 2 강함	Betamethasone dipropionate 0.05%	C, O	네오덤, 모다덤, 믹스겐, 스칸지, 실크론 등
	Desoxymethasone 0.25%, 0.05%(G)	C, O	데옥슬겔, 데타손 연고 0.25%, 메타파손겔 등
	Difiorasonediacetate 0.05%	O	디크론, 디프라크림, 태썬크림
	Fluocinonide 0.05%	O	스테파론
	Halcinonide 0.1%		베로단 연고(할로그, 할로신, 할시콤, 하놀도 생산 중단)
	Momentasonefuroate 0.1%	O	에로콤연고(오인트먼트)
Level 3 강함	Amcinonide 0.1%	C, L	비스덤크림
	Betamethasone 0.05%	C	
	Difluprednate 0.05%		리베카
	Desoxymethasone 0.25%	L	데옥손로션, 데타손로션, 에스파손로션
	Fluocinonide 0.05%	C	나이드, 라이덱스, 엑스엘, 시노겐, 스키나
Level 4 중간	Budesonide 0.025%	C	나리코트, 리소니드, 로지나, 베베 등
	Betamethasone valerate		쎄레스톤지, 베다덤, 안타손크림 등
	Desoxymethasone 0.05%	L	데타손연고 0.05%
	Fluocinoloneacetonide 0.02%, 0.025%	O	후루모트크림
	Flurandrenolide 0.05%	O	
	Hydrocortisone valerate 0.2%	O	
	Momethasonefuroate 0.1%	C	에로콤 크림, 더모타손, 모리코트, 모메타손, 모메손
	Methylprednisolone aceponate 0.1%		아드반탄 연고
	Triamcinolone acetonide 0.1%	O	메디덤, 신스킨, 오리메다, 제미코트 등
	Triamcinolone acetonide 0.1%	C, L	트리엄시놀론크림, 스테라민, 트리나, 트리시놀, 트리코트나시론 등
Level 5 중간	Betamethasone dipropionate 0.02% 0.05%	L	
	Clocortolone 0.1%	C	
	Clobetasone butyrate 0.05%	C	유모베이트, 아미솔, 토피손, 유베나크림
	Fluocinoloneacetonide 0.025% 0.01%	O	후루모트크림
	Flurandrenolide 0.05%	C	
	Fluticasone propionate 0.05%	C	큐티베이트 크림
	Hydrocortisone butyrate(낙산) 0.1%	C, L	반델, 푸란콜, 돌로이드로션, 하이드로션 등
	Hydrocortisone valerate(감초산) 0.2%	C	웨스트코트, 코티손, 하이드코트, 하이타손크림
	Hydrocortisone 2.5%	L	락티케어 2.5%, 더모케어로션 2.5%, 스무스케어 등
	Prednicarbate		더마톱, 더마키드, 더모프레드, 더미소론, 데르민, 베이드 등

등급	성분명	제형	제품명
Level 6 미약	Alclomethasonedipropionate 0.05%		도레미, 알카타린, 알크로반, 알타손, 프로코트
	Betamethasone valerate 0.1%		에볼액, 바롤액
	Desonide 0.05%	C, L	데스오웬 크림, 로션
	Fluocinoloneacetonide 0.01%	C, S	
Level 7 가장 약함	Triamcinolone acetonide 0.025%	C	플로킨크림, 플루코트 크림, 후루론크림
	Fluocinolone 0.25%		프레드나솔론크림 로션, 캄비손, 캄비스톤
	prednisolone acetate		더마케러, 바나론
	prednisolone valerate		리도맥스, 레바손, 베로아, 보송, 수몰 등
	Hydrocortisone acetate 1% 이하		락티코트, 나나솔, 데마솔, 미라솔, 복합마데카솔 등
	Hydrocortisone 1% 이하		락티케어 1%, 더마크린, 더모케어 1%, 리타손 등

3 효과 및 치료

(1) 스테로이드의 임상적 효과는 용량 의존성이 있을 것으로 생각된다.

(2) Prednisolone 5 mg/day 정도의 소량의 스테로이드 투여에도 임상적 효과는 반드시 있다. 그러나 핵내 당질코르티코이드 수용체(glucocorticoid receptor)를 통한 효과(genomic effect)는 약 1 mg/kg의 prednisolone으로 정점에 도달한다.

(3) 1 mg/kg을 초과한 용량의 스테로이드를 사용할 때 GR을 통하지 않는 효과(non-genomic effect)를 기대하고 사용한다.

(4) GR을 통한 효과는 스테로이드 투여 후 적어도 30분 이상 지나서 발현하나 GR을 통하지 않는 효과는 투여후 수 초만에 효과가 나타난다.

(5) 경구 약제의 경우 1정이 cortisol 20 mg(건강한 성인의 1일 분비량)과 같은 역가로 만들어졌다. 같은 역가의 스테로이드를 사용할 경우 질환의 치료 효과에는 차이가 없다.

(6) 일반적으로 급성기의 위중한 상태에는 두 번 혹은 세번 이상으로 분할하여 투여하는 것이 추천되며 질환이 개선 이후 감량은 1~2주간에 10%로 감량하는것이 일반적이다.

(7) 정맥주사 약제의 경우 신장에서 배출로 인해 약제이용율이 경구약제 보다 떨어질 가능성이 있다. 경구제제와 비교하여 10% 증량이 권고되고 있다.

(8) 충격요법은 methylprednisolone 400~1,000 mg을 3일간 점적하는 것으로 수주 간격으로 수 차례 반복 치료할 수 있다. 고령자나 심혈관 질환이 있는 환자의 경우 수분 및 전해질 저류작용 때문에 부작용 발생에 주의한다.

(9) 관절강내 주사에는 triamcinolone acetonide와 같은 불용성 스테로이드를 사용하는데 같은 관절에의 주사간격은 4주 이상, 같은 날에 있어서 주사 관절수는 3개 이내가 바람직하다.

(10) 장기간에 걸쳐 Prednisolone 5 mg을 복용하고 있던 환자에서 2.5 mg으로 감량하는 것은

금단증후군(withdrawal syndrome)을 일으키게 된다. 금단증후군은 발열, 관절통, 구토, 저혈당 등의 증상을 동반하여 prednisolone 20 mg/day 이하에서 급속히 감량했을 경우 나타나기 쉽다. 스테로이드를 복용하고 있는 환자에게 감염이 생겼다고 복용을 중지하면 부신기능부전을 일으킬 가능성이 높으며 오히려 스테로이드 증량이 필요하다. 대개의 경우 prednisolone을 10 mg/day로 반년이상 복용하면 부신기능부전 상태가 된다.

4 부작용

(1) 스테로이드의 심각한 부작용에는 감염, 골다공증, 무혈성 골괴사, 동맥경화증, 뇌하수체 및 부신피질 기능부전, 소화성 궤양, 당뇨병, 정신장애 등이 있으며 만월상 얼굴같은 부작용은 가역적으로 스테로이드를 감량하면 증상이 호전되지만 녹내장의 경우 조기에 조치해야 한다.

(2) 급성 부신기능 부전의 경우 혈압저하와 의식장애를 초래하기도 하며 수액 보충이나 승압제에 반응하지 않는다. Hydrocortisone 100~200 mg을 6시간 마다 IV로 투여한다.

25 영양보충제

001 영양보충제의 올바른 복용 방법

1 개요

(1) 영양보충제란?

영양보충제(nutritional supplement)는 식이보충제(dietary supplement) 혹은 음식보충제(food supplement)와 같은 의미로 사용되며 일반적으로 식사를 보충하기 위해 투여하는 비타민, 미네랄, 섬유질, 지방산, 아미노산 등을 지칭한다.

(2) 영양보충제의 구분

우리나라에서 영양보충제는 법률적으로 건강기능식품의 한 종류로 구분되거나 유사한 의미로 쓰이기도 하며, 현재 건강기능식품은 식품의약품안전청의 인정 절차없이 판매할 수 있는 고시형 건강기능식품과 사전 인정을 받고 판매할 수 있는 개별 인정형 건강기능식품의 두 가지로 나뉘어 관리되고 있다. 고시형 건강기능식품에는 인삼, 홍삼, 오메가 3, 녹차 추출물 등 흔히 알려진 건강기능식품과 비타민, 식이섬유, 단백질과 같은 영양소로만 구성된 건강기능식품이 있다.

건강 보조제?

일반 의약품	건강기능식품	일반식품
• 센트럼 • 아로나민골드	• 영양 보충용식품 • 홍삼제품 • EPA, DHA 제품 등	건강기능식품이라고 생각하고 선택하지만 건강기능식품 인증마크가 없는 일반식품
• 약전에 의해 제조 • 의약품용 원료 사용	• 건강기능식품 공전에 따라제조 • 건강기능식품 원료 사용 – 고시형 – 개별 인정형	일반식품공정

(3) 면역력 유지에 도움을 줘서 건강유지가 가능하다고 인정된 몇 가지 방법들

❶ 금주, 금연
❷ 규칙적인 운동
❸ 표준 체중유지
❹ 정상 혈압유지
❺ 충분한 수면
❻ 자주 손 씻기

❼ 각종 과일, 채소, 전곡류를 늘리고 포화지방을 줄이는 식습관

❽ 면역력을 높이는 특별한 단일 음식이나 방법은 없으며 올바른 생활습관이 중요함.

5A Day 캠페인

세계보건기구와 서양 각국에서는 하루에 5가지 색깔(빨간색, 녹색, 노란색, 보라색, 하얀색)의 과일과 채소를 5단위(400 g = 2컵반) 먹자는 5A Day 캠페인을 벌이고 있고, 다른 색깔마다 다른 비타민/항산화제/영양물질이 있다.

2 건강기능식품의 정의(식약처 건강기능식품 홈페이지)

(1) 일상 식사에서 결핍되기 쉬운 영양소나 인체에 유용한 기능성을 가진 원료나 성분을 사용하여 정제 · 캡슐 · 분말 · 과립 · 액상 · 환등의 형태로 제조 가공한 식품으로 건강을 유지하는데 도움을 주는 식품[건강기능식품에 관한 법률 제1장 제3조].

(2) 식약처는 동물시험, 인체적용시험 등 과학적 근거를 평가하여 기능성 원료를 인정하고 있음.

(3) 생리활성기능은 과학적 근거 정도에 따라 3가지 등급으로 구분

기능성 등급		기능성 내용	인정기준
질병발생 위험 감소		발생위험 감소에 도움을 줌	기반 연구자료를 통해 생리학적인 효과 또는 기전이 명확하게 입증되어야 하고 일관성 있는 바이오마커의 개선 효과가 다수의 인체 적용시험(RCT)에서 확보되어야 함. • 질병 관련 바이오마커의 확인
생리활성 기능	1등급	에 도움을 줌	기반 연구자료를 통해 생리학적인 효과 또는 기전이 명확하게 입증되어야 하고 일관성 있는 바이오마커의 개선 효과가 다수의 인체 적용시험(RCT)에서 확보되어야 함. • 생리활성 관련 바이오마커의 확인
	2등급	에 도움을 줄 수 있음.	기반 연구자료를 통해 가능성 있는 생리학적인 효과 또는 기전을 추측할 수 있어야 하고 일관성 있는 바이오마커의 개선 효과가 최소 1건 이상의 인체 적용시험(RCT)에서 확보되어야 함. (추측 제안기전과 관련된 바이오 마커 1개라도 기반 연구시험과 인체 적용시험에서 일관성 있게 확인되어야 함.) • 생리활성 관련 바이오마커의 확인
	3등급	에 도움을 줄 수 있으나 관련 인체적용시험이 미흡함.	기반 연구자료를 통해 생리학적인 효과 또는 기전을 추측할 수 있는 자료가 있으나, 인체적용시험(RCT)에서 기능성을 확보할 수 없음.

단계	사구체여과율	특징	증상	치료
4 단계	분당 15 ml 이상 ~ 29 ml 이하	생명 유지에 필요한 신장의 기능을 겨우 유지	피로, 식욕감소, 가려움증이 더욱 악화	투석 준비, 이식 가능성에 대해서도 준비
5 단계	분당 15 ml 미만	신장 기능이 심각하게 손상되어 투석이나 이식 없이는 생명을 유지하기 어려움	수면장애, 호흡곤란, 가려움, 구토	투석 또는 이식을 시행받아야 함

(3) 약인성 간손상이 의심될 때의 증상과 처치

약인성 간손상이 의심되는 경우 황달, 복통, 피로, 오심, 발열, 구토, 가려움, 식욕부진, 소화 불량 등의 증상이 나타나며, 대부분 약제를 중단하면 좋아지고, 일부 환자의 경우 약을 중단하지 않아도 간기능이 호전되는 것을 기대할 수 있다.

미국 FDA 약물 중단 권고 사항

❶ 최근 ALT가 정상 상한치의 8배 이상인 경우
❷ ALT가 2주 동안 정상 상한치의 5배 이상인 경우
❸ ALT가 정상 상한치의 3배 이상이면서 빌리루빈이 정상 상한치의 2배 이상인 경우
❹ PT(INR)가 1.5배 이상인 경우

4 건강기능식품 품목과 대상

(우리나라 사람을 대상으로 시행된 건강기능식품 이용도 조사에서 상위를 차지한 품목들을 우선적으로 고려)

(1) 비타민

❶ 베타카로틴

㉮ 베타카로틴은 비타민 A 활성을 갖는 카로티노이드로 비타민 A는 정상적인 시각 기능을 유지하는데 중요한 역할을 하며, 성장, 세포분화 및 증식, 생식, 면역기능의 유지에 필요한 것으로 알려져 있다.

㉯ 베타카로틴은 암 예방, 암발생, 암사망에 영향을 미치지 못한다.

❷ 비타민 C

2005년 시행된 대한의학회 평가에서는 정상 성인이 매일 비타민 C를 복용하면 감기의 심각도가 다소 줄지만 예방 효과는 특수한 경우에만 한정되어 있어서 감기 예방이나 치료를 목적으로 비타민 C를 복용하는 것이 권고되지 않는다는 결론을 내렸다.

❸ 비타민 D

㉮ 비타민 D는 지용성으로 음식보다는 대부분이 햇빛을 받아 신장과 피부에서 합성되며, 낙상, 골절, 골밀도에 대한 효과뿐만 아니라 세포성장을 조절하는 호르몬의 역할을 하기 때문에 암 예방 효과에 대한 가능성이 세기되고 있다.

㉯ 비타민 D의 암예방에 대한 효능이 확립되어 있지 않은 반면, 장기복용에 대한 안전성 역시 확립되어 있지 않으므로 암 예방을 위해 비타민 D 복용을 권유하기는 어렵다고 할 수 있다.

❹ 비타민 E

㉮ 비타민 E에는 강력한 항산화 작용이 있고 대부분의 관찰 연구에서 비타민 E와 질병 발생 간에 상당히 밀접한 연관성이 있었다.

㉯ 비타민 E 보충을 통한 질병 예방(암, 심혈관질환 등) 효과를 본 상당수 임상시험에서 그런 효과가 입증되지 않았다. 오히려 대한의학회 평가(2005년)에서는 건강인 혹은 고위험군이 질병예방을 목적으로 고용량 비타민 E를 복용하면 사망위험이 증가하기 때문에 건강인 혹은 고위험군이 질병예방을 목적으로 고용량 비타민 E(하루 150 IU 이상)를 복용해서는 안 된다고 권고하였다.

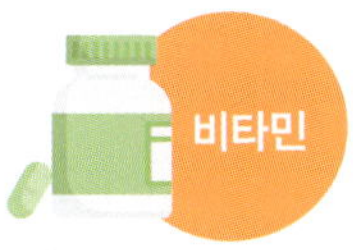

비타민 A

- 정상적인 시각 기능을 유지하는데 중요한 역할
- 성장, 세포분화 및 증식, 생식, 면역기능의 유지에 필요
- 암과 관련없음

비타민 C

- 감기의 심각도는 줄여줄 수 있지만, 감기 예방이나 치료를 목적으로 비타민 C를 복용하는 것은 권고되지 않는다.

비타민 D

- 낙상, 골절, 골밀도에 대한 효과뿐만 아니라 세포 성장을 조절하는 호르몬의 역할
- 암 예방효과 불확실

비타민 E

- 강력한 항산화 작용
- 건강인 혹은 고위험군이 질병 예방을 목적으로 고용량 비타민 E(하루 150 IU 이상)을 복용해서는 안된다.

(2) 미네랄

❶ 칼슘

㉮ 칼슘은 체중의 약 1.5~2%를 차지하며 대부분인 99%는 뼈에 저장되어 있다.

㉯ 평상시 칼슘섭취가 부족한 아동에서는 칼슘 보충제와 유제품으로 칼슘을 보충하면 골량이 증가하는 것으로 보고하였다.

㉰ 성인에서는 칼슘제 보충이 폐경 후 골소실을 감소시키지만, 골절예방 효과는 적어 대퇴경부 골절을 감소시키지 못하였으며, 최근에는 칼슘 단독 투여보다는 칼슘과 비타민 D를 같이 투여한 연구가 주를 이루는데 이들 연구에서는 골절예방 효과가 있는 것으로 보고 되고 있다. 칼슘 섭취가 부족할 경우 비타민 D가 첨가된 칼슘보충제를 섭취하는 것은 골절 예방에 도움이 되지만 칼슘이 암 예방에 도움이 되는지는 불확실하다고 보고된다.

❷ 셀레늄

㉮ 셀레늄은 사람에게 필수 미네랄이며 전 세계의 토양에서 다양한 양이 발견된다. 가장

좋은 셀레늄 섭취 방법은 브라질 견과류, 해산물, 간, 신장, 가금류, 육류, 정백하지 않은 곡류, 시리얼이다.

㉯ 셀레늄은 어떠한 암에 대한 예방 효과도 현재까지는 없거나 불확실하다.

미네랄

칼슘

- 아동의 골량 증가에 도움
- 성인의 경우 칼슘을 비타민 D와 같이 섭취할 경우 골절예방 효과
- 암 예방효과 불확실

셀레늄

- 섭취 방법 : 브라질 견과류, 해산물, 간, 신장, 가금류, 육류, 정백하지 않은 곡류, 시리얼
- 암 예방효과 불확실

(3) 개별 품목

❶ 인삼

㉮ 아시아 인삼(Panax ginseng)은 중국, 한국, 일본과 러시아에서 자라는 식물로 가장 오랫동안 사용되어 온 약초이다. 아시아(한국) 인삼(P. ginseng)은 4년근 이하인 인삼(fresh ginseng), 4~6년 근을 껍질을 벗겨 건조시킨 백삼(white ginseng), 6년 근을 쪄서 건조시킨 홍삼(red ginseng)으로 구분한다.

㉯ 인삼이 암을 예방할 수 있을지에 대한 근거는 충분하지 않다.

❷ 글루코사민

㉮ 인체에 자연적으로 존재하는 단백 단당류(aminomonosaccharide)로 glycosaminoglycans, hyalu-ronan 생합성에 중요한 역할을 담당한다.
이들 물질은, 관절연골의 주요 구성성분이며 활액 내에서 압력을 흡수하는 역할을 한다. 염산염 혹은 황산염 형태로 합성되어 판매되는데 갑각류 껍질이나 조류, 버섯, 곤충의 폴리사카라이드에서 합성한다.

㉯ 골관절염 환자에게 글루코사민은 통증완화나 관절강 협착 예방효과를 기대하기 어렵다.

❸ 클로렐라

㉮ 클로로필 식물의 녹색을 띠게 하는 화학물질이며, 광합성을 위한 필수 성분이며, 클로렐라는 단백질, 탄수화물 외에도 엽록소, 비타민, 미네랄, 식이섬유 등을 많이 함유하고 있다.

㉯ 클로렐라는 광범위하게 사용되고 있지만 암 치료, 전신상태 개선 등의 효과에 대해서는 근거가 불충분하다.

❹ 쏘팔메토

㉮ 쏘팔메토 혹은 dwarf palm plant의 추출물인 serenoa repens는 오래 전부터 전립선비대증의 치료에 사용되어 왔으며, 5a-reductase type 1&2의 억제, 항남성호르몬 작용 등을 통해 효과를 낸다고 알려져 있다.

㉯ 전립선비대 증상 완화를 위해 쏘팔메토 복용을 권고하기는 어렵다.

❺ 은행

㉮ 유럽에서는 1960년대 부터 녹색 은행잎 건조 추출물을 분리하여 인지력장애와 말초혈관질환에 광범위하게 사용하고 있으며, 국내에서도 말초동맥 질환, 어지러움, 이명, 기질성 뇌기능장애 치료에 보험 급여가 되고 있다.

㉯ 은행잎 추출물은 복용의 안정성은 높지만, 효과에 대한 근거가 불확실하므로 치매에 있어 표준 약물치료를 은행잎 추출물보다 우선적으로 권고해야 한다.

❻ 오메가-3

㉮ 오메가-3 지방산은 인체에서 만들어지지 않기 때문에 반드시 음식으로 섭취해야 하는 필수 지방산의 하나이며, 생선에서 얻는 오메가-3는 eico-sapentaenoic acid, docosa-hexaenoic acid 등이 함유되어 있다.

㉯ 오메가-3의 심혈관질환 예방 효과는 여전히 결론을 내리기 힘들며 효과가 있더라도 명백한 효과를 기대하기는 어렵다고 할 수 있다.

❼ Gamma linolenic acid

㉮ Gamma linolenic acid(GLA)는 주로 달맞이 꽃기름(evening primrose oil, Oenothera biennis) 종자에서 만들어 지며, 국내에서는 GLA가 약품으로 아토피 피부염, 당뇨병성 신경병증에 보험급여로 처방되고 있으나, 건강기능식품으로서 GLA의 복용은 일화적인 경험을 근거로 주로 폐경 전후기 증상 호전을 위해 사용되고 있다.

㉯ 폐경증상 완화를 목적으로 Gamma linolenic acid(GLA)를 권고하기는 어렵다.

❽ 에키나시아

㉮ 에키나시아 추출물에는 플라보노이드, 필수 지방산, 폴리사카라이드, 카페인산의 유도체, 알칼로이드 등의 다양한 성분이 들어 있으며, 네덜란드와 독일 등의 유럽과 미국 등의 다양한 나라에서 상기도 감염의 예방과 치료의 목적으로 에키나시아 식물의 추출물을 이용하고 있다.

㉯ 에키나시아는 감기 예방이나 치료에 있어서 효과가 미미하거나 없다.

개별 품목

인삼
- 인삼의 구분 : 4년 근 이하 인삼, 4~6년 근을 껍질을 벗겨 건조시킨 백삼, 6년 근을 쪄서 건조시킨 홍삼
- 암예방 효과 근거없음

글루코사민
- 관절연골의 주요 구성 성분
- 활액 내에서 압력 흡수하는 역할
- 골관절염 환자의 통증 완화나 관절강 협착 예방효과 없음

클로렐라
- 단백질, 탄수화물, 엽록소, 비타민, 미네랄, 식이섬유 등을 많이 함유
- 암치료, 전신상태 개선 등의 효과에 대해서 근거가 불충분

쏘팔메토
- 전립선비대 증상 완화를 위한 복용을 권고하기는 어렵다.

은행
- 인지력 장애, 말초혈관질환, 말초동맥질환, 어지러움, 이명, 기질성뇌기능장애 치료에 보험 급여됨
- 복용 안정성은 높지만, 효과의 근거가 불확실 하므로 표준약물치료가 우선시 된다.

오메가-3
- 반드시 음식으로 섭취해야 하는 필수 지방산의 하나.
- 심혈관질환 예방 효과 불확실

Gamma linolenic acid
- 약품으로서 아토피 피부염, 당뇨병성 신경병증에 보험급여로 처방됨.
- 건강기능식품으로서의 복용은 주로 폐경 전후기 증상 호전을 위해 사용되지만, 폐경 증상완화 목적으로 권고하기는 어렵다.

에키나시아
- 상기도 감염의 예방과 치료의 목적으로 에키나시아 식물의 추출물을 이용하고 있지만, 감기예방이나 치료의 효과는 거의 없다.

5 올바른 영양제 보충 방법

(1) 비타민류를 제외한 다른 영양제(기능식품 포함)는 동시에 복용해도 대체로 큰 문제는 없다. 오메가-3 지방산, 클로렐라, 글루코사민, 달맞이꽃, 유산균 등의 건강기능식품은 성분도 다르고 몸에 흡수되어, 각각 다른 부위에서 전혀 다른 작용을 하기 때문이다.

비타민이나 무기들 등의 상호작용 효과

영상성분은 서로 상호작용을 해서 역효과를 내기도 하고 반대로 시너지 효과를 내기도 한다.

- 칼슘제제와 철분제제는 같이 먹었을 때 역효과를 내는 대표적인 성분이라, 두 성분을 모두 복용해야 한다면 한 달씩 번갈아가며 섭취하는 것이 좋다.
- 단백질 보충용으로 사용하는 클로렐라, 스피루리나(녹색플랑크톤 식물) 아미노산 제제 등과 칼슘 제제도 같이 복용하지 않는 것이 좋은데, 칼슘이 단백질의 흡수를 방해하기 때문이다.

(2) 비타민 A, E, C, 셀레늄 등 항산화제만 따로 모은 영양제를 복용할 때 주의하기

고량의 비타민 제제를 2~3개씩 복용하는 경우에는 문제가 될 수 있는데, 특히 비타민 A, E, C, 셀레늄 등 항산화제만 따로 모은 영양제를 복용할 때는 주의해야 한다. 왜냐하면 종합비타민과 항산화제 제품을 같이 복용할 경우 비타민 A가 과용될 수 있기 때문이며 비타민 A는 다른 영양소에 비해 일일 최대 허용량이 적고, 이를 초과하면 피부 건조, 졸도, 간

독성 등이 나타날 수 있다. 종합비타민제를 복용하면서 1,000~2,000 mg의 고용량 비타민 C를 복용하는 것은 사람에 따라 설사, 속쓰림 등이 생길 수 있다.

(3) 서로 상충작용을 일으키는 성분이어도 적은 양이면 부작용의 가능성이 적다.

이론적으로 비타민 E, 비타민 K, 비타민 C, 철, 아연 등도 서로 상충작용을 일으키기 쉬우나 고용량이 아니므로 크게 걱정하지 않아도 되며, 오메가-3 지방산이나 글루코사민 등의 건강 기능식품에도 비타민 E, C 등이 포함되어 있으나 매우 적은 양이어서 부작용이 생길 가능성은 적다.

(4) 시너지 효과

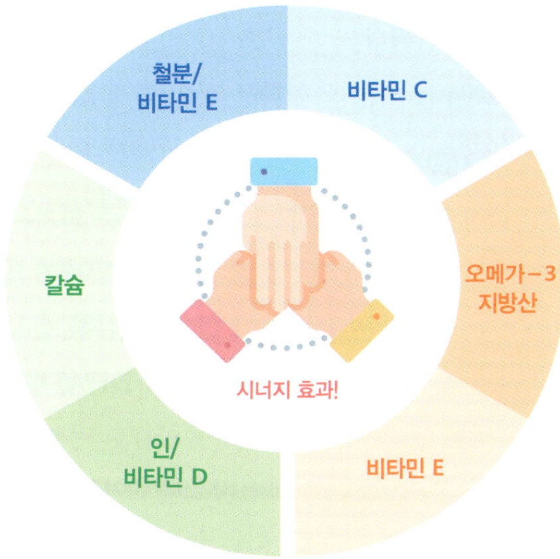

❶ 철분이나 비타민 E의 흡수율을 높이려면 비타민 C를 같이 복용하는 것이 좋다.

❷ 칼슘의 흡수율을 높이려면 인과 비타민 D를 함께 섭취하면 좋다.

❸ 오메가-3 지방산은 기름에 잘 녹는 비타민 E와 함께 섭취하면 흡수율이 좋아지므로, 오메가-3 지방산을 고를 때 비타민 E가 포함된 제품을 고르거나 비타민 E를 따로 복용하도록 한다.

(5) 기저질환이 있는 경우 복용하면 나쁜 영양보충제

❶ 이상지질지혈증, 당뇨병, 우울증 : 홍상, 인삼

㉮ 이상지질혈증의 경우 항응고제를 복용중인 환자에서 부작용의 우려가 있다.

㉯ 당뇨환자에서 인삼과 홍삼은 인슐린의 작용을 강화해서 혈당수치가 조정이 안 될 가능성이 크다.

㉰ 항우울제인 페넬진, 카페인, 알콜을 인삼이나 홍삼과 함께 먹으면 카페인이나 알콜 수치가 많이 올라간다.

25 영양보충제

002 임산부의 영양제 복용

1 임산부의 영양제

임산부가 필수적으로 복용해야 하는 영양제는 엽산과 철분으로, 태아의 기형 예방과 산모의 혈액량 공급에 많은 도움을 준다(보건소에서 산모에게 무료 지원).

2 영양제 복용 시기

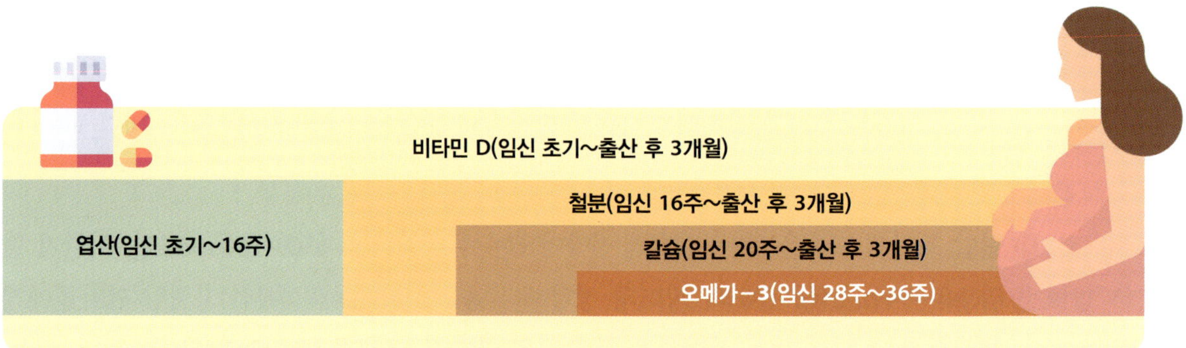

3 영양제의 종류 및 기능

(1) 엽산(Folic acid)

❶ 정의

엽산은 비타민 B9으로 DNA를 생성하는 역할을 하고, 신경 계통의 화학성분인 노르에피네프린(norepinephrine)과 세로토닌 (serotonin)을 생성하는데 필요한 수용성 비타민이다.

❷ 기능

태아와 태반의 성장을 돕는다.

❸ 임신 중 권장섭취량

0.6 mg/day(기형아 출산경력, 간질약 등 복용, 당뇨가 있으면 4 mg으로 증량 복용한다.)

❹ 복용 시기

임신 초~임신 16주

❺ 복용 방법

아침 기상 또는 취침 전 공복 시 엽산을 섭취하면 흡수율이 높아진다.

❻ 임신 중 결핍 시

태아의 신경관결손증(무뇌증, 뇌기형 및 척추기형, 이분 척추증, 뇌류 등)과 언청이, 심장기형 등의 선천성 질환의 위험이 높아진다.

(2) 철분제

❶ 정의

철분은 체내 산소를 공급하는 헤모글로빈(hemoglobin)의 원료이다. 임신부는 태아에게 혈액을 공급하기 위해 혈액량이 증가하는데, 철분 섭취가 부족하면 빈혈이 발생한다.

❷ 기능

태아의 성장 및 발달에 중요한 역할을 하며, 임신으로 인해 증가하는 혈액량을 보충하고, 체내 산소를 운반하는 역할 및 에너지 생성에 도움을 준다.

❸ 임신 중 권장 섭취량

30~60 mg/day

❹ 복용 시기

임신 16주~출산 후 3개월(임신 초기부터 섭취하면 메스꺼움이나 위장 장애가 발생할 수 있기 때문에 임신 중기부터 복용을 권장한다.)

❺ 복용 방법

아침 기상 또는 취침 전 공복으로 철분제를 복용해야 흡수율이 높고, 충분한 물을 섭취해야 변비를 예방할 수 있다. 칼슘제와 동시 복용을 하면 철분의 흡수가 방해되기 때문에 철분과 칼슘은 6시간 이상의 간격을 두고 복용하도록 한다.

❻ 임신 중 결핍 시

빈혈이 발생하기 쉽고, 임신 및 출산 후에도 많은 양의 철분이 소모되기 때문에 보충이 필요하다.

(3) 오메가-3

❶ 정의

오메가-3는 DHA(Docosahexaenoic acid), EPA(Eicosapentaenoic acid), 알파리놀렌산 3가지로 구성되는 다중불포화지방산이다.

❷ 기능

- 산모의 임신 중독증과 조산 예방에 효과가 있으며, 산모의 면역력을 지켜주고 산후우울증 예방에 도움을 준다.
- 태아의 눈과 신경계를 구성하는데 도움을 주며, 태아 지능발달에도 중요한 역할을 한다.

❸ 임신 중 권장 섭취량

300 mg/day

❹ 복용 시기

임신 28주~임신 36주

❺ 복용 방법

식후 30분 이내에 음식물과 함께 섭취를 하고, 오메가-3의 EAP는 지혈억제작용이 있으므로 임신 36주 이후에는 복용을 중단하도록 한다.

❻ 임신 중 결핍 시

임산부에게 불면증, 방광염, 관절염 등의 증상이 발생할 수 있다.

(4) 칼슘제

❶ 정의

칼슘은 치아와 뼈에 99% 이상 존재하는 영양소로 우유, 치즈, 멸치, 새우 등의 음식에 많이 포함되어 있는 영양소이다.

❷ 기능

임신중독증, 고혈압, 골다공증 및 비만 예방에 좋다.

❸ 임신 중 권장 섭취량

1,000 mg/day

❹ 복용 시기

임신 20주~출산 후 3개월

❺ 복용 방법

- 칼슘제는 비타민 D와 함께 복용하면 좋고, 철분제와의 복용은 6시간의 간격을 두도록 한다.
- 짠 음식은 칼슘이 소변으로 배출되기 때문에, 칼슘 흡수에 방해가 된다.
- 칼슘의 과잉 섭취는 고칼슘혈증이나 신장결석증 등을 일으킬 수 있으므로, 과잉 섭취를 막기 위해 점심이나 저녁에 칼슘이 포함된 유제품을 섭취했을 경우에는 아침에 칼슘영양제 섭취를 생략하는 등의 방식으로 칼슘 섭취를 조절할 수 있다.

❻ 임신 중 결핍 시

출산 후 산모의 골다공증 위험과 관련이 있다.

(5) 비타민 D

❶ 정의

비타민 D는 뼈의 형성과 유지에 필수적으로 필요하며, 골다공증 발생 위험을 감소시키는 데 도움을 준다.

❷ 기능

- 임산부의 고혈압, 임신 중독증, 당뇨 발생과 제왕절개의 가능성을 감소시킨다.
- 태아의 뼈 형성과 유지에 필수적인 역할을 하며, 성장 및 두뇌 발달에도 도움을 주고, 태아의 면역력에도 관여를 하며 황달, 천식, 아토피 등의 가능성을 감소시킨다.

❸ 임신 중 권장 섭취량

혈중 비타민 농도(mg/ml)	섭취량(IU/day)
10 미만	1,800~2,000
10~20 미만	1,500~1,600
20~30 미만	1,000~1,200
30 이상	700~800

❹ 복용 시기

임신 초기~출산 후 3개월

❺ 복용 방법

비타민 D는 다른 영양소와 달린 식품으로 섭취가 어려워 영양제 보충이 필요하고(햇볕을 통해 피부합성), 칼슘제와 함께 복용하면 좋다.

❻ 임신 중 결핍 시

임산부의 임신중독증, 조산 및 당뇨와도 연관이 있으며, 태아의 뼈와 근골격 성장에도 영향을 미칠 수 있다.

(6) 기타

❶ 유산균(Probiotics)

- 태아는 모체에게 유산균을 물려받는데, 유산균이 들어가면 유해균을 억제하고 장운동을 활성화시켜 배변을 원활하게 한다.
- 장 기능의 강화로 산모의 면역력 증진에 도움이 되고, 질염 등의 바이러스성 감염을 예방한다.

❷ 아연(Zinc)

- 면역과 성장 등에 영향을 주는 아연은 산과 알칼리의 균형을 맞추어 몸의 상태를 회복시키는데 도움을 준다.
- 결핍 시 유산이나 사산, 또는 태아의 발육 부진이 발생할 수 있다.

❸ 마그네슘(Mg)

신경과 근육기능을 원활하게 해서 정신 안정 및 통증에 효과가 있으며, 눈 떨림 증상이나 임산부의 배 뭉침을 해소하는데도 도움을 준다.

영양제의 종류 및 특징 표

종류	복용시기	권장 섭취량	기능
엽산	임신 초~임신 16주	0.6 mg/day(기형아 출산경력, 간질약 등 복용, 당뇨가 있으면 4 mg으로 증량 복용)	• 태아와 태반의 성장을 도움
철분제	임신 16주 ~출산 후 3개월	30~60 mg/day	• 태아의 성장 및 발달에 중요한 역할 • 임신으로 인해 증가하는 혈액량을 보충, 체내 산소를 운반하는 역할 및 에너지 생성에 도움
오메가 3	임신 28주~임신 36주	300 mg/day	• 산모의 임신 중독증과 조산 예방에 효과 • 태아의 눈과 신경계를 구성하는데 도움, 태아 지능 발달에도 중요한 역할
칼슘제	임신 20주~출산 후 3개월	1,000 mg/day	• 임신 중독증, 고혈압, 골다공증 및 비만 예방
비타민 D	임신 초기~출산 후 3개월	혈중 비타민 농도(mg/ml)에 따라 권장 섭취량을 조절한다.	• 임산부의 고혈압, 임신 중독증, 당뇨 발생과 제왕절개 가능성을 감소시킴. • 태아의 뼈 형성과 유지에 필수적인 역할, 성장 및 두뇌 발달에도 도움 • 태아의 면역력에도 관여, 황달, 천식, 아토피 등의 가능성을 감소시킨다.
유산균			• 유해균을 억제하고 장운동을 활성화시켜 배변을 원활하게 한다. • 장 기능의 강화로 산모의 면역력 증진에 도움이 되고, 질염 등의 바이러스성 감염을 예방함.
아연			• 산과 알칼리의 균형을 맞추어 몸의 상태를 회복시키는데 도움
마그네슘			• 신경과 근육기능을 원활하게 해서 정신 안정 및 통증에 효과 • 눈떨림 증상이나 임산부의 배 뭉침을 해소하는데도 도움

25 영양보충제

003 한국인 영양소 섭취기준(탄수화물)

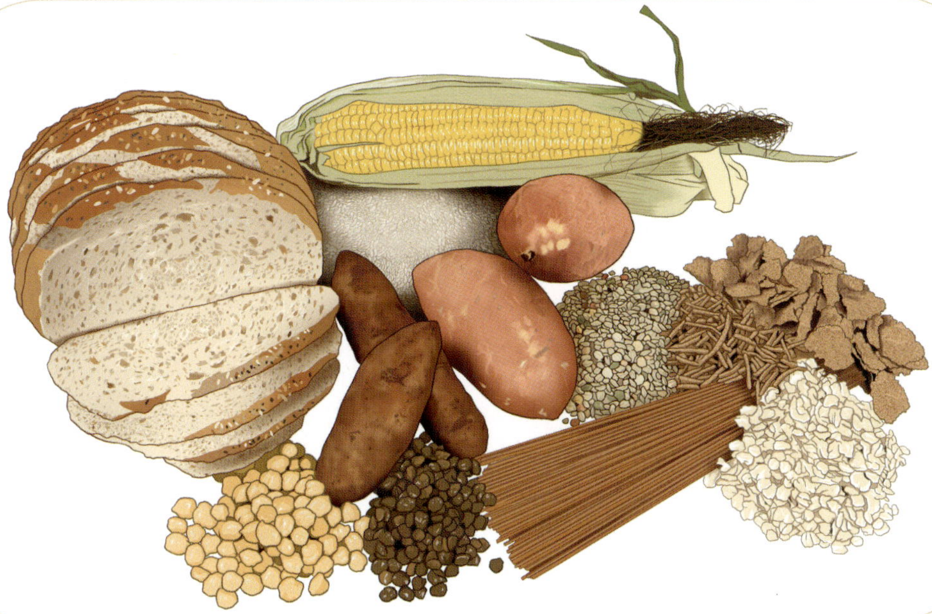

1 특성

(1) 탄수화물의 역할

탄수화물은 1 g 당 4 kcal의 에너지를 내는 중요한 에너지원이고 DNA와 RNA의 구성 성분이며, 소장에서 소화 · 흡수되지 않은 올리고당, 일부의 전분과 식이섬유는 대장에서 체내 유익균의 생장을 증가시키는 작용을 한다(Roberfroid, 2005). 또한 인체의 뇌와 적혈구는 포도당을 주요 에너지원으로 사용한다. (이상선 등, 2008)

(2) 저/고 탄수화물 식사가 인체에 미치는 영향

저탄수화물 식사를 하면 혈액 내 인슐린 농도가 감소하고 글루카곤 농도가 증가하게 되어 체내대사가 변화된다. 즉, 인체는 체내에 축적된 단백질을 사용하여 당질을 생합성하고, 포도당을 대신하는 대체 에너지원으로 케톤체를 합성하여 에너지원으로 사용한다. 그러나 이런 상태가 장기간 지속되면, 체단백이 감소되고 케톤체가 증가하여 케토시스를 유발할 위험이 높아진다(Manninen, 2004). 반대로 탄수화물 섭취량이 증가하면, 특히 정제된 형태의 탄수화물인 당류의 섭취가 증가하면 비만 위험이 높아지고 혈액 내 중성지방량이 증가되어 당뇨병, 고지혈증, 대사증후군의 위험이 커진다(Schaefer 등, 2009; Song & Joung, 2012; Oh 등, 2013; Song 등, 2014).

2 섭취기준

(1) 한국인을 위한 탄수화물 섭취기준 – 탄수화물 에너지 적정비율(AMDR)

미국의 탄수화물 섭취기준은 케토시스를 방지하는 포도당량(100 g/일)을 근거로 1세 이후 모든 연령에서 평균 필요량(estimated average requirement)을 100 g으로 설정하고 있다.

(Institute of Medicine(IOM), 2006)

그러나 2008~2012년 국민건강영양조사 자료에 의하면, 우리나라 1세 이상 전체 인구의 탄수화물 1일 평균 섭취량은 314.5 g으로 높은 실정이다. 따라서 한국인을 위한 탄수화물의 섭취기준을 설정할 때에는 평균 필요량은 설정하지 않고, 총 에너지 섭취량 중에서 탄수화물의 적절한 섭취비율, 즉 탄수화물 에너지 적정비율(acceptable macronutrient distribution range, AMDR)을 설정하였다.

(2) 탄수화물 에너지 적정비율(ADMR) : 55~65%(2015 기준)

탄수화물로부터 섭취하는 에너지 비율이 70% 이상이면 질병의 위험이 증가하는 것으로 보고되고 있으므로(Song & Joung, 2012), 2010년에 55~70%로 설정했던 탄수화물 에너지 적정 비율은 상한 비율을 65%로 하향조정하여, 2015년에는 55~65%로 설정하였다.

생애 주기에 따라 유아, 아동, 청소년, 노인, 임신부, 수유부 등 각 연령층에 대해 기준을 달리할 근거가 부족하였으므로, 만 1세 이상의 모든 국민에 대하여 동일한 기준치를 적용하였다. 0~5개월 영아의 경우에는 모유로부터 섭취하는 양을 이용하여 충분 섭취량을 설정하였고, 6~11개월 영아의 경우에는 모유와 이유식으로부터 섭취되는 양을 근거로 충분 섭취량을 설정하였다. 고혈압, 대사증후군, 당뇨병을 가진 사람들은 정상인에 비해 탄수화물을 통한 에너지 섭취비율이 높으며, 특히 60대 이상의 연령에서 그 경향이 뚜렷하다는 보고는 있으나, 탄수화물 섭취로 인해 독성이 발생한다는 근거가 부족하여 상한섭취량은 설정하지 않았다.

한국인을 위한 탄수화물의 섭취기준
탄수화물 에너지 적정비율(AMDR)
= **55~65%**

3 활용

탄수화물은 주로 곡류, 감자류, 과일류, 당류 등 식물성 식품을 통해 섭취한다. 한편, 탄수화물 섭취 후 혈당이 증가하는 생리적인 반응은 탄수화물의 섭취량뿐만 아니라 함께 섭취하는 영양소의 구성에도 영향을 받으므로, 이를 구분하기 위해 식품의 당지수(glycemic index, GI)가 개발되었고, 식품의 일상적인 1회 분량의 식품을 섭취하였을 때 나타나는 혈당반응을 계산한 당부하(glycemicload, GL) 개념도 사용되고 있다. GI와 GL이 높은 식사가 만성질환의 위험성을 높일 수 있으므로, 탄수화물을 섭취할 때는 탄수화물의 양과 종류를 함께 고려할 것을 권장한다.

한국인의 1일 탄수화물(g) 섭취기준

성별	연령(개월)	충분 섭취량		
영아	0~5 6~11	60 90		
성별	**연령(세)**	**에너지 적정비율(%)**	**연령(세)**	**에너지 적정비율(%)**
유아	1~2	55~65	3~5	55~65
남자	6~8 9~11 12~14 15~18 19~29	55~65 55~65 55~65 55~65 55~65	30~49 50~64 65~74 75이상	55~65 55~65 55~65 55~65
여자	6~8 9~11 12~14 15~18 19~29	55~65 55~65 55~65 55~65 55~65	30~49 50~64 65~74 75이상	55~65 55~65 55~65 55~65
임신부	–	55~65	–	–
수유부	–	55~65		

004 한국인 영양소 섭취기준(당류)

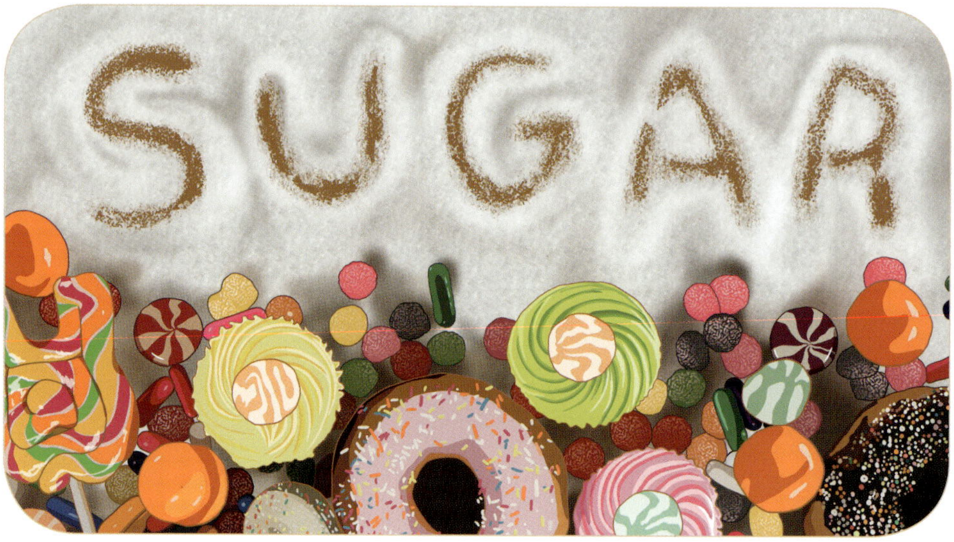

1 특성

(1) 당류란?

당류란 과당, 포도당, 갈락토오즈와 같은 단당류와 자당, 맥아당, 유당과 같은 이당류를 통칭하는 개념으로, 당류 섭취와 건강과의 관계에 과학적 근거가 확인되면서 당류의 섭취량에 대한 관심이 높아지게 되었다.

(2) 당류의 구분

우리가 일반적으로 섭취하는 당류는 식품에 내재하는 당과 가공 및 조리시에 첨가하는 첨가당으로 구분할 수 있다. 총 당류란 식품에 내재하거나 식품을 가공, 조리하면서 첨가하는 포도당, 과당, 갈락토오즈 등의 단당류와 맥아당, 유당, 자당 등의 이당류의 총량을 말한다[(FAO/WHO, 1998), 첨가당(added sugars)은 식품의 제조과정이나 조리시에 첨가되는 당과 시럽으로 백설탕, 흑설탕, 옥수수시럽, 고농도의 과당 시럽, 단풍밀 시럽, 맥아시럽, 팬케이크 시럽, 꿀, 물엿, 당밀, 덱스트로즈 등을 포함한다(USDA/DHHS, 2000)].

2 섭취기준

(1) 지질의 구성 성분과 역할

지질은 중성지방, 스테롤 및 지방산으로 구성되며, 인체에 에너지를 제공할뿐만 아니라 세포막의 구성 성분이 되고, 지용성비타민의 흡수를 도와준다. (Jones &Papamendjaris, 2001)

(2) 필수 지방산의 기능

필수 지방산인 리놀레산(n-6 지방산)과 리놀렌산(n-3 지방산)은 반드시 식품을 통해 섭취되어야 한다. 이들은 체내 필요에 따라 다른 지방산으로 전환되어 면역작용이나 다양한 화학적 메신저로 작용한다(최혜미 등, 2006). 필수지방산이 결핍되면 피부에 염증이 생기고 피부가 벗겨지며 위장에 문제가 생기고 면역기능이 손상될 수 있으며, 특히 성장기에는 성장지연이 나타난다(Hansen, 1958).

우리나라 국민 1일 평균 총 당류 섭취량
= 61.4 g
= 1일 평균 에너지 섭취량의 **12.8 %**

(3) 활용

당류 섭취기준은 절대적 섭취량보다는 **개인의 1일 에너지 섭취에서의 기여비율**을 가지고 평가해야 하며, 탄수화물의 양과 질도 같이 고려하여 평가할 것을 권장한다.

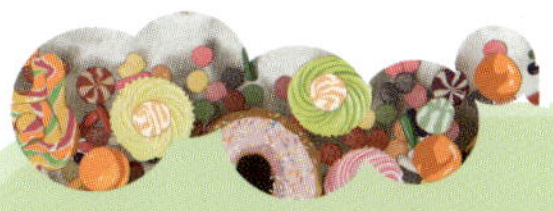

한국인의 1일 당류 섭취기준

- 총 당류 섭취량을 총 에너지 섭취량의 10~20%로 제한하고, 특히 식품의 조리 및 가공시 첨가되는 첨가당은 총 에너지 섭취량의 10% 이내로 섭취하도록 한다.
- 첨가당의 주요 급원으로는 설탕, 액상과당, 물엿, 당밀, 꿀, 시럽, 농축과일 주스 등이 있다.

005 한국인 영양소 섭취기준(지질)

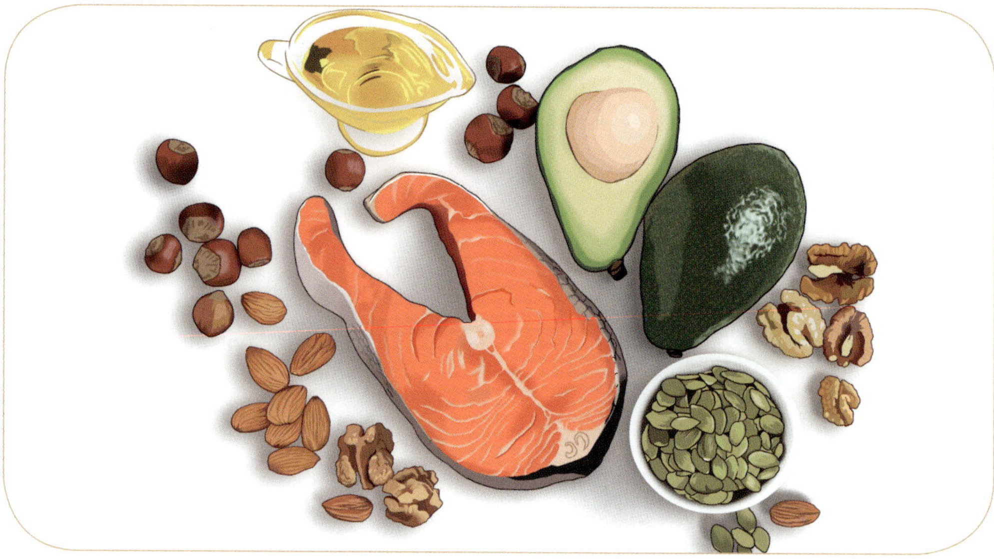

1 특성

(1) 지질의 구성 성분과 역할

지질은 중성지방, 스테롤 및 지방산으로 구성되며, 인체에 에너지를 제공할뿐만 아니라 세포막의 구성 성분이 되고, 지용성 비타민의 흡수를 도와준다. (Jones &Papamendjaris, 2001)

(2) 필수 지방산의 기능

필수 지방산인 리놀레산(n-6 지방산)과 리놀렌산(n-3 지방산)은 반드시 식품을 통해 섭취되어야 한다. 이들은 체내 필요에 따라 다른 지방산으로 전환되어 면역작용이나 다양한 화학적 메신저로 작용한다(최혜미 등, 2006). 필수지방산이 결핍되면 피부에 염증이 생기고 피부가 벗겨지며 위장에 문제가 생기고 면역기능이 손상될 수 있으며, 특히 성장기에는 성장지연이 나타난다(Hansen, 1958).

(3) 지질을 과다하게 섭취할 경우 나타나는 위험

반면, 지질은 탄수화물이나 단백질에 비해 두 배 이상의 에너지를 공급하기 때문에 과다하게 섭취할 경우 비만의 위험이 높아질 수 있고, 포화지방산이나 트랜스지방산의 과다섭취는 뇌 · 심혈관계질환, 이상지질혈증, 당뇨병, 고혈압 등의 위험을 증가시킬 수 있다.

(Institute of Medicine(IOM), 2005)

2 섭취기준

지질의 섭취기준은 에너지 적정비율을 설정하였고, 영아의 경우에만 충분 섭취량을 설정하였다. 영유아와 3~18세의 경우 총 지방의 충분 섭취량과 에너지 적정비율은 2010년 기준인 25 g/일과 15~30%를 그대로 유지하기로 하였으나, 성인의 경우 2013 미국심장학회와 미국심장협회의 심혈관질환 지침(Eckel 등, 2014)을 토대로 에너지 적정비율을 15~30%로 변경하였다. 또한 3~18세의 경우 FAO/WHO의 권고안을 토대로 포화지방산은 총 에너지 섭취량의 8% 미만, 트랜스지방산 1% 미만으로 섭취할 것을 추가로 제정하였으며, 성인의 경우 뇌 · 심혈관질환 예방을 위해 포화지방산과 트랜스지방산의 에너지 적정 비율을 각각 7%와 1% 미만으로 설정하였다. 필수 지방산(n-6 계열 지방산과 n-3 계열 지방산)은 섭취량 추정이 부정확하여 충분 섭취량을 설정하지 않았으나, 에너지 적정비율은 n-6 계열 지방산 4~10%, n-3 계열 지방산 1% 내외로 정하였다. 영아의 경우는 다른 연령대와 다르게 모유 섭취량과 모유 내의 영양소 함량, 이유 보충식 섭취량에 근거하여 설정하였다. 유아, 아동 및 청소년의 포화지방산, 트랜스지방산 및 콜레스테롤의 영양소 섭취 기준은 설정근거가 매우 부족하여 설정하지 않았다. 임신 · 수유부의 경우 임신과 수유로 인해 추가되는 에너지와 비례적으로 지질 섭취량이 부가되는 결과를 가져오므로, 따로 부가량을 정하지 않았다. 또한 지질의 상한 섭취량은 설정할만한 충분한 근거가 없어 설정하지 않았다.

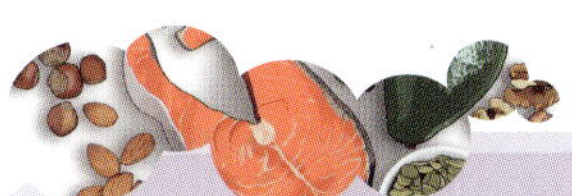

- 지질의 섭취기준은 에너지 적정 비율 중 15~30%에 해당
- 포화지방산의 에너지 적정비율 = 7% 미만
- 트랜스지방산의 에너지 적정비율 = 1% 미만
- 필수 지방산 중 n-6계열 지방산의 에너지 적정비율 = 4~10%
  필수 지방산 중 n-3계열 지방산의 에너지 적정비율 = 1% 내외

(모두 성인 기준)

3 활용

지질의 경우에는 총 지질 및 개별 지방산의 에너지 기여율이 중요하므로 식사계획 및 평가에서 각 지방산의 에너지 섭취비율을 고려할 것을 권장한다. 지질 함량이 높은 식품은 육류, 식용유지, 버터, 마가린 등이다. 필수지방산인 리놀레산은 호두, 너트, 종자와 대두유, 홍화씨유, 옥수수유에 다량 함유되어 있고, 리놀렌산은 카놀라유나 아마씨유, 들기름, 등푸른 생선에 풍부하다.

지질의 에너지 적정비율과 콜레스테롤 목표섭취량						
연령(세)	지방	n-6 지방산	n-3 지방산	포화지방산	트랜스지방산	콜레스테롤
1~2	20~35%	4~10%	1%내외	-	-	-
3~18	15~30%	4~10%	1%내외	< 8%	< 1%	-
19 이상	15~30%	4~10%	1%내외	< 7%	< 1%	< 300 mg/일

한국인의 1일 지질 섭취기준				
성별	연령(개월)	충분 섭취량(g/일)		
		지방	n6 지방산	n3 지방산
영아	0~5	25	2.0	0.3
	6~11	25	4.5	0.8
성별	연령(세)	에너지 적정비율(%)		
유아	1~2	20~35	4~10	1내외
	3~5	15~30	4~10	1내외
남자	6~8	15~30	4~10	1내외
	9~11	15~30	4~10	1내외
	12~14	15~30	4~10	1내외
	15~18	15~30	4~10	1내외
	19~29	15~30	4~10	1내외
	30~49	15~30	4~10	1내외
	50~64	15~30	4~10	1내외
	65~74	15~30	4~10	1내외
	75 이상	15~30	4~10	1내외
여자	6~8	15~30	4~10	1내외
	9~11	15~30	4~10	1내외
	12~14	15~30	4~10	1내외
	15~18	15~30	4~10	1내외
	19~29	15~30	4~10	1내외
	30~49	15~30	4~10	1내외
	50~64	15~30	4~10	1내외
	65~74	15~30	4~10	1내외
	75 이상	15~30	4~10	1내외
임신부		15~30	4~10	1내외
수유부		15~30	4~10	1내외

25 영양보충제

006 한국인 영양소 섭취기준(단백질)

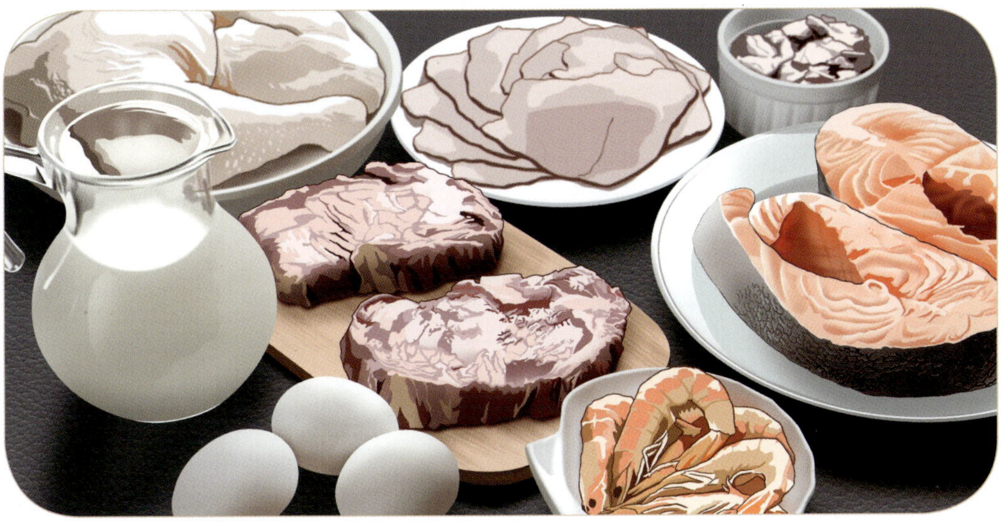

1 특성

(1) 단백질의 역할과 기능

단백질은 아미노산의 펩타이드 결합으로 구조를 형성하고 있는 복합분자로서, 인체의 정상적인 성장과 생리적 기능 및 생명유지를 위해 필요한 아미노산과 질소화합물의 공급원이다(Medeiros 등, 2011). 식사로 섭취된 단백질은 유리아미노산과 작은 펩타이드 분자로 소화되고, 소장에서 흡수되어 간과 다른 조직으로 운송된 후, 단백질 및 질소 화합물 합성에 이용되고, 나머지는 이화과정을 거쳐 포도당 및 지방질과 요소 합성을 위해 사용된다(Medeiros 등, 2011).

(2) 단백질 섭취가 충분하지 않을 경우 나타나는 질병들

❶ 단백질 결핍증은 저개발국가나 저소득층 아동들에게서 흔히 나타나는데, 단백질이 결핍되면 발육부진이 발생하고 질병 감염에 대한 민감도가 증가한다(Brown 등, 2011).

❷ 생애 주기별로 볼 때 특히 성장기, 임신기와 수유기에는 부가적인 단백질 섭취가 요구된다. 성장기에 단백질 섭취가 충분히 이루어지지 않으면 성장지연 및 뇌기능 감퇴, 성 성숙의 지연 등이 나타난다(Brown 등, 2011). 노인의 경우 만성질환, 외상이 있고 활동이 부족한 사람이 단백질을 불충분하게 섭취할 경우 근육 감소증이 빨리 진행되며, 이는 각종 장애와 사망의 원인이 된다(Paddon-Jones 등, 2009).

2 섭취기준

단백질의 섭취기준으로 6개월 이상 연령층에서는 평균 필요량과 권장 섭취량을 설정하였고 영아 전반기에는 충분 섭취량을 설정하였다. 단백질의 평균 필요량은 국제적으로 통용되는 질소균형 실험 결과를 근거로 하되 소화율을 반영하여 추정하였다.

❶ 성인의 경우, 성별에 상관없이 질소 균형 실험 결과로부터 얻은 0.66 g/kg/일(Rand 등, 2003)에 단백질의 소화율을 보정한 0.73 g/kg/일을 질소평형 유지를 위한 체중 당 일일 필요량으로 정하고, 성별 및 연령 구간별 평균 체중을 곱하여 산출하였다. 권장 섭취량은 인구의 97~98%에 해당하는 사람들의 필요량을 충족시킬 수 있도록 평균 필요량에 변이계수(12.5%)를 적용하여 산출하였다.

❷ 임신부의 단백질 부가량은 모체의 체중 증가와 태아와 모체의 체단백질 축적을 위해 필요한 양으로 산정하였고, 추가량이 요구되지 않는 초기를 제외하고 임신 중기와 후기로 나누어 제시하였다. 수유부의 단백질 부가량은 모유 분비량과 모유 내 단백질 함량을 이용하여 산정하였다.

❸ 0~5개월 영아의 단백질 섭취기준은 평균 모유 섭취량과 모유 내 평균 단백질 함량을 바탕으로 충분 섭취량으로 제시하였다. 영아 후기부터 18세까지의 평균 필요량은 질소 평형 유지뿐 아니라, 성장에 필요한 단백질량을 고려하여 산정하였다.

2010년에 비해 질소평형 유지를 위한 단백질 필요량 기준이 상향되고 체위 기준인 평균 체중이 증가하면서 유아와 임신 및 수유기를 제외한 거의 모든 연령에서 단백질 섭취기준이 상향 조정되었다. 단백질 에너지 섭취비율의 경우, 현재 단백질 섭취 실태를 고려할 때 상향조정이 필요할 수 있으나, 이를 뒷받침 할만한 과학적 근거가 부족하여 기존의 7~20%를 유지하였다. 단백질의 상한 섭취량은 설정에 필요한 과학적 근거가 부족하여 제시하지 않았다.

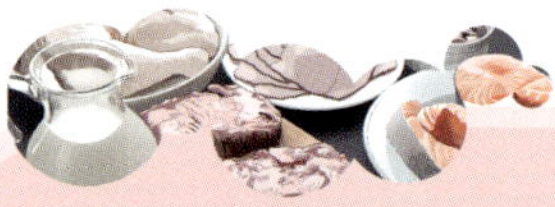

- 6개월 이상 연령에서 단백질의 섭취기준은 평균 필요량과 권장 섭취량으로 설정함.
- 영아 전반기에서 단백질의 섭취기준은 충분 섭취량으로 설정함.
- 체중 당 일일 단백질 필요량 = 0.73 g/kg/일(성인기준)
- 단백질 에너지 섭취비율 = 7~20%

3 활용

대표적인 단백질 급원식품 중에서 필수 아미노산이 충분히 함유되어 있는 완전 단백질의 급원식품은 동물성 육류(소고기, 돼지고기, 닭고기), 생선, 달걀, 우유 및 유제품(치즈, 요거트) 등이 있다. 곡류, 견과류, 대두 등은 일부 필수 아미노산이 양적으로 부족한 부분적 완전 단백질의 급원식품이므로, 필수 아미노산의 부족을 예방하기 위해 완전 단백질 급원식품과 함께 섭취할 것을 권장한다.

한국인의 1일 단백질 섭취기준

성별	연령(개월)	단백질(g/일)		
		평균필요량	권장섭취량	충분섭취량
영아	0~5			10
	6~11	10	15	
성별	**연령(세)**	**평균필요량**	**권장섭취량**	**충분섭취량**
유아	1~2	12	15	
	3~5	15	20	
남자	6~8	25	30	
	9~11	35	40	
	12~14	45	55	
	15~18	50	65	
	19~29	50	65	
	30~49	50	60	
	50~64	50	60	
	65~74	45	55	
	75 이상	45	55	
여자	6~8	20	25	
	9~11	30	40	
	12~14	40	50	
	15~18	40	50	
	19~29	45	55	
	30~49	40	50	
	50~64	40	50	
	65~74	40	45	
	75 이상	40	45	
임신부	2분기	+12	+15	
	3분기	+25	+30	
수유부		+20	+25	

Ref. • 보건복지부, 한국영양학회, 2015 한국인 영양소 섭취기준

26 소아 식이(모유, 조제유, 이유식 등)

001 개요

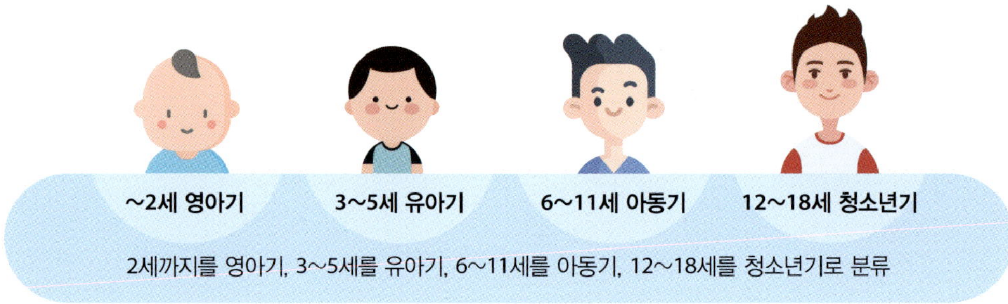
~2세 영아기
3~5세 유아기
6~11세 아동기
12~18세 청소년기
2세까지를 영아기, 3~5세를 유아기, 6~11세를 아동기, 12~18세를 청소년기로 분류

1 영아기 영양

(1) 영아의 성장속도는 어느 시기보다 빠르다. 생후 4~6개월에 출생 체중의 2배, 생후 12개월에는 출생 체중의 3배, 출생 신장의 2배가 된다.

(2) 생후 5~6개월까지는 모유나 조제유로 필요한 에너지와 영양소를 얻을 수 있지만, 그 후에는 이유식으로 영양공급의 변화가 필요하다.

(3) 영아기에 공급되는 에너지와 단백질 등 각종 영양소의 양은 적절한 성장발육을 촉진하기 위하여 충분하게 공급하되, 영아의 소화와 배설 능력을 초과하지 않아야 한다.

(4) **월령별 수유 횟수 및 1회 수유량** : 출생에 가까운 어린 영아일수록 입과 위의 포만감으로 기본적인 만족감을 얻게 되고, 이는 긍정적인 성격 형성에 중요하다. 따라서 출생에 가까울수록 수유 횟수는 영아의 요구에 맞추는 것이 좋고, 이후에는 위의 수용능력의 성장에 맞추어서 차츰 시간 간격을 늘려간다.

월령	1일 수유횟수	1회 수유량	비고
1주~1개월 이하	대략 3시간 간격	120~140 ml	–
1~3개월	5~6회	140~180 ml	–
4~5개월	이유식 시작 후 4~5회	180~210 ml	이때부터는 취침 전 수유를 하지 않아도 됨.
6~8개월	3~4회	210~240 ml	–
9~12개월	2~3회	210~240 ml	–

2 유아기의 영양관리

(1) 유아기 영양의 특징

❶ 5세까지의 유아기 성장 속도는 영아기에 비해 비교적 완만하나 성장 발육은 여전히 왕성하므로 단백질, 무기질, 비타민 요구량이 증가한다.

❷ 유아기를 통해서 어린이의 사회화가 계속적으로 이루어진다. 또래 집단의 식습관이 유아에게 크게 영향을 미친다. 유아의 건강과는 직접적으로 연관이 되며 길게는 평생의 식습관 형성에 영향을 미치게 된다.

❸ 영아에 비해 식욕이 감소하거나 불규칙한 경우가 흔하며 음식에 대한 관심이 적어진다. 유아들이 음식에 흥미가 떨어지면 다양한 종류의 영양가 있는 음식을 제공하고, 쾌적한 식사 환경을 조성한다.

❹ 음식 선택과 섭취를 강요해서는 안되며, 다양한 식품의 종류와 색, 모양 등에도 신경을 쓰면 유아의 창의력과 정서 발달에도 도움을 줄 수 있다.

(2) 유아기 영양의 문제점

❶ 이 시기에는 몇 가지 음식만을 계속 먹는 '음식의 탐닉' 현상이 빈번하게 나타나기도 하지만, 식품에 대한 수용과 거부가 신속히 변화되는 시기이므로 체계적인 식생활 교육이 필요하다.

❷ 배고픔을 훨씬 덜 느끼게 되므로 영양 섭취가 적절하도록 식사 지도를 해야 한다. 특히 식품의 다양성과 적정한 분량의 균형잡힌 식사를 제공하는 것이 무엇보다 중요하다.

❸ 사회적 환경변화로 아침결식, 편식과 비만 등의 문제가 증가하고 있으며, 가정에서의 올바른 식습관 지도 및 식사예절의 부재가 나타나고 있다.

❹ 고려해야 할 영양문제로는 칼슘, 철 등 미량영양소 섭취부족과 에너지 과잉섭취 등의 영양 불균형을 들 수 있다.

❺ 최근 유아기 영양의 문제는 소식과 편식으로 인한 영양결핍의 문제와 과식으로 인한 영양 과잉 또는 비만의 문제로 양분되어 있다. 유아는 아직 음식의 섭취량을 포함한 스스로 조절˙관리할 능력이 없으므로, 부모와 보육시설 등의 책임이 크다.

3 아동기의 영양관리

(1) 아동기 영양의 특징

❶ 아동은 6~11세까지로 일반적으로 초등학교 학령기 아동을 말한다. 신체적, 정신적 성장 발달과 함께 인격형성의 중요한 시기이다.

❷ 아동 전기에 해당하는 6~8세는 지속적이고 완만한 성장을 이루는 시기이며, 후기에 해당하는 9~11세는 남아의 경우 골격이 발달하고, 여아는 지방의 축적이 현저해진다.

❸ 아동기에는 청소년기에 나타나는 급속한 성장과 발달에 비해 신체적 성장속도가 지속적이

지만 느린 편이며 성장속도, 활동양상, 영양소 요구량, 성격발달, 식품 섭취 등에서 개별적 특성이 더욱 두드러진다.

❹ 유아기에 이어 식습관이 형성되고 식품에 대한 기호가 확립되는 등 식생활에 대한 기초가 형성되기 시작한다.

❺ 신체적 성장과 함께 자아개념이 발달하는 중요한 시기이므로 이 시기의 적절한 영양 공급은 일생의 성장발육과 건강의 초석이 된다.

(2) 아동기 영양의 문제점

❶ 아동기의 영양불량이나 과다로 인한 영양 불균형은 신체적 성장발육뿐 아니라 정서적 및 지적 발달에도 크게 영향을 미치게 된다.

❷ 아동 스스로가 음식을 구입할 수 있고, 다양한 식환경에 노출되어 있어서 그에 따른 식생활 문제나 영양문제가 야기될 수 있다.

❸ 학령기 아동의 식생활 문제로는 아침결식, 과식, 편식, 비위생적이고 영양적으로 불균형된 군것질과 외식, 불규칙한 식사 및 소아비만과 잘못된 체중조절, 철 결핍성 빈혈, 당분섭취 과다나 섭취빈도 증가에 의한 충치 등 최근 사회적 환경 변화가 반영되고 있다.

❹ 바쁘게 살아가는 부모들은 가족을 위해 식사를 준비할 시간이 부족하고 심지어는 자녀에 대한 식사의무를 느끼지 못하는 경우도 있다. 그러므로 아동 스스로 식생활을 관리 할 수 있도록 올바른 식생활에 관한 정보제공과 영양교육이 필요하다.

4 청소년기의 영양관리

(1) 청소년 영양의 특징

❶ 청소년기는 12~18세까지로 일반적으로 중학교와 고등학교에 다니는 연령으로 신체적, 정신적, 성적 성숙으로 발육이 활발하게 일어난다. 그러므로 영양소 필요량이 생애주기 어느 때보다도 높은 것이 특징이다.

❷ 영아기 이후 유아기와 아동기 동안에 주춤했던 신장과 체중의 성장속도는 사춘기를 맞으면서 다시 빨라진다. 우리나라 청소년들은 남자는 13~14세, 여자는 10~11세에 신장의 성장이 가장 높게 이루어지는 것으로 보인다.

❸ 사춘기에는 골격의 축적이 왕성하게 이루어지는 시기이며, 18세가 되면 성인 골질량의 90%에 도달하게 된다. 사춘기에 섭취하는 단백질과 칼슘의 양에 따라서 최대 골질량의 크기가 결정되므로 이 시기의 식사섭취 양상이 중요하다.

❹ 청소년기에는 신장과 체중의 급속한 증가에 따라 철 필요량 또한 증가하며 여성의 경우에는 월경에 의한 철 손실 때문에 철 필요량이 높다.

❺ 청소년기에는 급속한 성장을 위해 필요한 비타민들이 충분히 공급되어야 한다. 흡연자의 경우 비타민 C 영양상태가 비흡연자에 비해 낮은 것으로 보고되어 건강상 금연이 가장 바람직하나 흡연하는 청소년의 경우 비타민 C를 더 많이 섭취하도록한다.

(2) **청소년기 영양의 문제점**

❶ 식욕이 왕성해지는 청소년기에 자칫 잘못하면 무절제한 식생활을 할 수 있다. 또한 스낵류, 튀김류, 탄산음료 등 당분, 지방, 염분 함량이 높은 간식을 손쉽게 사먹을 수 있는 환경에 노출되어 있다. 국민건강 영양조사에 따르면 청소년의 약 40% 정도가 아침식사를 거르고 있는 것으로 나타났다. 잘못된 체형인식, 잘못된 다이어트, 날씬해지려는 강박관념으로 식행동 장애 등이 나타나기도 한다.

❷ 학업에 대한 부담으로 학교 및 방과 후 신체활동 감소, 교통수단의 발달로 등하교 시 걷는 시간 감소, 장시간의 컴퓨터 사용 등으로 인한 운동 부족은 비만의 요인이 된다.

26 소아 식이(모유, 조제유, 이유식 등)

002 모유

1 모유

모유는 신생아와 영아의 정상적인 성장발달을 위해 필요한 모든 영양소를 함유하고 있을 뿐 아니라 설사와 다른 감염에 대항하는 면역성분이 함유되어 있으므로 생후 6개월까지는 모유를 수유하는 것이 가장 바람직하다.(WHO와 UNICEF는 생후 6개월경까지는 모유를 수유하고, 생후 6개월 무렵부터 약 2세 무렵까지는 모유와 이유식을 병행할 것을 제안하고 있다.)

2 모유 영양의 장점

(1) 영아에게 유리한 점

❶ 모유는 자연적으로 사람에게 특별히 알맞게 만들어진 영양물로서 어느 우유 제품보다 영양면에서 우수하며, 생후 6개월까지는 모유만으로 충분한 영양이 된다.

❷ 모유는 신선하고 무균적이며, 적당한 온도를 유지하고 있고, 조제할 필요없이 언제나 쉽게 먹일 수 있으며 경제적이다.

❸ 모유는 비교적 높은 농도의 secretory IgA를 포함하여 항세균 및 항바이러스 항체를 보유하고 있으며, 대식 세포(macrophage), 백혈구, lactoferrin(철 결합단백, 대장균 등의 성장을 억제), 올리고당류(oligosaccharides), 사이토카인(cytokines), 뉴클레오타이드(nucleotide)와 같은 많은 바어 인자를 함유하고 있어 위장관 감염을 비롯한 여러가지 감염의 발생을 감소시킨다.

❹ 모유에는 호르몬(코티솔, 인슐린, 갑상샘 호르몬 등)과 성장 인자(epidermal growth factor, nerve growth factor, transforming growth factor)들이 있어서 출생 직후 미숙한 장점막의 발달을 촉진한다.

❺ 우유를 먹었을 때 올 수 있는 우유 알레르기나 못견딤증(intolerance)에 의한 증세(젖을 넘기는 것, colic, 설사, 장출혈, 아토피 습진 등)가 모유 영양에는 적다.

❻ 모유에는 DHA(docosahexaenoic acid) 뿐만 아니라 arachidonic acid, linoleic acid, α-linoleic acid 등 생리적으로 중요한 n-3과 n-6계열의 여러 불포화 장쇄 지방산(long chain polyunsaturated fatty acid)이 들어 있다. 특히 DHA는 뇌기능과 망막 기능 유지에 필수적인 지방산이다.

❼ 모유에는 글루타치온 과산화 효소(glutathione peroxidase) 등의 항산화 효소가 있다.

❽ 모유 영양은 어머니와 영아 양측에 심리적으로 만족스러운 관계를 맺는데 중요하다.

⑨ 모유에는 뇌발달과 뇌구성에 도움이 되는 성분이 풍족하게 많아서 모유 수유로 성장한 아기들이 뇌의 기능과 지능 지수가 훨씬 좋다.(모유를 먹여 키운 아이는 IQ가 5~10은 더 좋아진다.)

(2) 엄마에게 유리한 점

❶ Oxytocin을 증가시켜 산후 출혈을 적게한다.
❷ 수유에 의한 무월경으로 출산 후 월경에 의한 실혈을 적게한다.
❸ 임신 전 체중으로 빨리 회복한다.
❹ 배란이 늦게 오게 함으로써 다음 임신을 늦춘다.
❺ 산후 뼈의 재골화를 촉진시킨다.
❻ 난소암의 위험성을 감소시킨다.
❼ 갱년기 전 유방암의 위험성을 감소시킨다.

3 모유 수유를 성공시키기 위한 유의사항

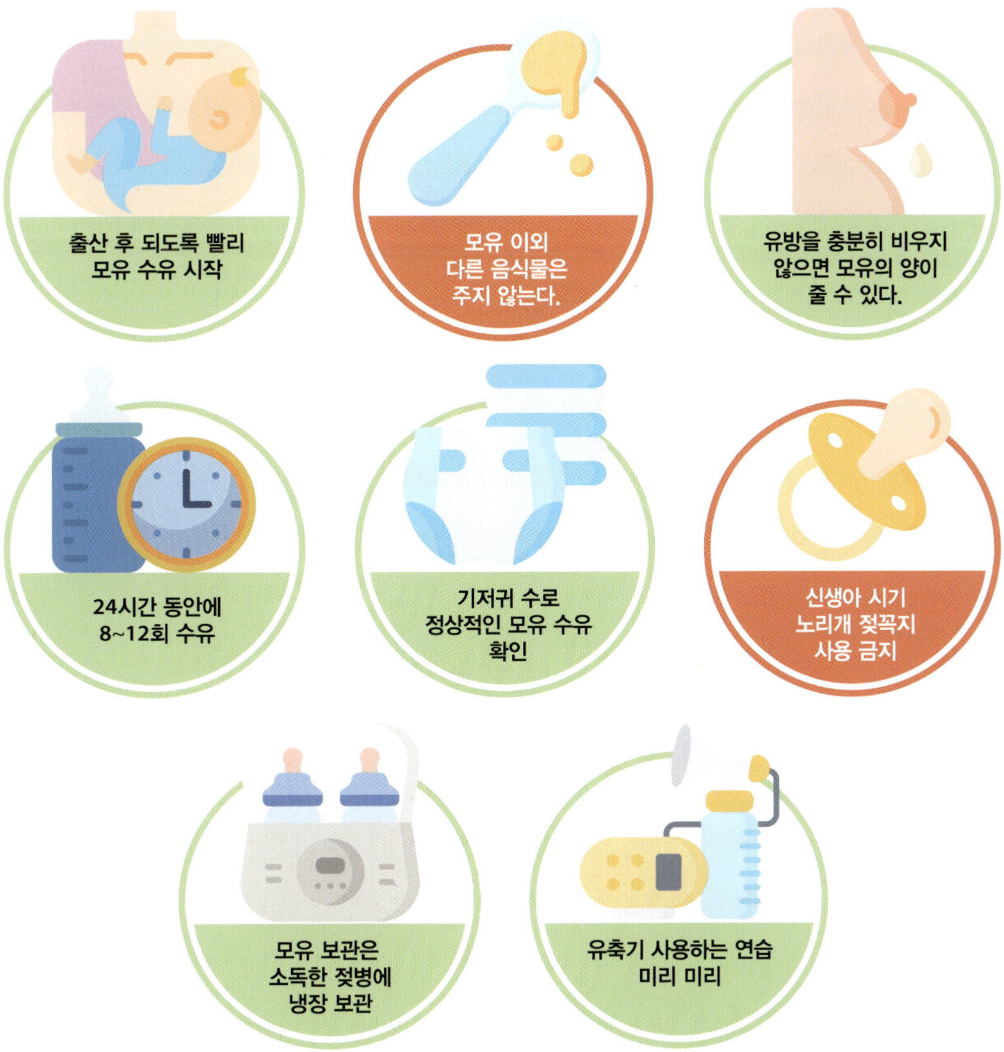
출산 후 되도록 빨리 모유 수유 시작
모유 이외 다른 음식물은 주지 않는다.
유방을 충분히 비우지 않으면 모유의 양이 줄 수 있다.
24시간 동안에 8~12회 수유
기저귀 수로 정상적인 모유 수유 확인
신생아 시기 노리개 젖꼭지 사용 금지
모유 보관은 소독한 젖병에 냉장 보관
유축기 사용하는 연습 미리 미리

(1) 출산 후 되도록 빨리 모유 수유를 시작한다.

출산 후 되도록 빨리(30분~1시간 이내) 모유 수유를 시작하도록 하며, 신생아는 임산부와 함께 두고 언제나 모유를 먹일 수 있도록 한다.(모자 동실이 효과적이다.) 제왕절개로 분만한 경우에도 아기와 임산부의 상태가 정상이면 분만실이나 회복실에서 바로 수유를 하고, 마취로 분만했을 때에는 임산부가 마취에서 완전히 깨어난 후에 곧바로 수유를 하도록 한다.

(2) 의학적으로 필요하지 않는 한 모유 이외에 다른 음식물을 주지 않도록 한다.

(3) 한 번 수유 시, 완전히 유방이 비워지도록 15분 이상 수유한다.

아기가 원하면 언제든지 모유 수유를 하고, 한 번 수유 시에 15분 이상 수유를 하여 한쪽 젖을 완전히 비우고 아기가 더 먹고 싶어하면 다른 쪽도 15분 이상 빨린다.(완전히 유방이 비워지도록 수유하는 것이 좋은데, 이유는 유방을 충분히 비우지 않으면 모유의 양이 줄 수 있기 때문이다.)

(4) 모유는 24시간 동안에 8~12번을 먹여야 한다.

이보다 적게 먹이면 모유가 잘 만들어지지 않는다. 먹지 않고 계속 자는 신생아는 먹은 지 3~4시간이 지나면 깨워서라도 먹이는 것이 좋다.(밤에 한 번정도는 5시간 정도 자도 깨우지 않고 그냥 둘 수 있다.)

(5) 분만 직후에 나오는 초유(Colostrum)

처음 나오는 젖은 양이 적으며, 분만 직후에 나오는 초유(colostrum)는 단백량이 1%인 성숙유에 비하여 단백량이 10%나 되며, IgA, lactoferrin, 백혈구를 많이 포함하여 신생아 감염 방지에 도움이 된다. 첫날은 한 번에 5 cc, 둘째 날은 한 번에 10 cc 먹을 정도로 젖이 적게 나오지만 이것은 신생아에게 적합한 양이다.

(6) 퇴원 후 모유 수유 시 주의사항

퇴원 후 2~3일이 모유 영양 성공에 중요한 시기이며, 산후 1주일 동안은 젖이 많이 나오지 않는다는 것을 임산부에게 미리 알려준다. 젖을 규칙적으로 완전히 비울 수 있도록 물리는 것이 젖의 분비를 자극하는 가장 좋은 방법이다.

(7) 기저귀 수를 세어보며 수유가 정상적으로 되고 있는지 확인하기

젖을 물기(latch-on)와 빨기(sucking)가 정상인지 확인하기 위해 기저귀 수를 세어보면 도움이 된다. 생후 3~4일에 아기는 적어도 소변을 천 기저귀로 6~8개(일회용 기저귀로는 5~6개) 적시고, 대변은 100원짜리 동전(지름 2.5 cm) 크기로 하나 이상 보이는 기저귀가 적어도 3~4개는 나와야 한다.(6주 이후에 체중이 정상적으로 증가한다면 배변 횟수가 감소해도 정상으로 간주 할 수 있다.)

(8) 신생아 시기에 노리개 젖꼭지를 빨리면 유두 혼동이 생길 수 있고, 젖양도 줄 수 있다.

유두 혼동

아기가 쉽게 빨리는 우유병 젖꼭지에 금방 익숙해져서 엄마의 젖을 물지 않으려고 하는 현상으로, 우유병은 적어도 생후 1개월은 지나서 시작하는 것이 좋고, 만일 한달 이전에 모유를 짜서 먹여야 한다면 컵이나 스푼을 이용한다.

(9) 아래의 경우 엄마 마음대로 모유 수유를 중단해서는 안된다.

❶ 황달 있다고 젖 끊기

황달이 있다고 모유를 끊어서는 안되는데, 황달은 출생 후 경과한 시간에 따라 정상수치가 달라지는데 심한 황달일 경우 치료 목적으로 1~2일 정도만 모유 수유를 중단하기도 한다. 이때도 아기가 먹던 횟수만큼 젖을 짜서 젖양을 유지해야 하고 분유는 컵으로 먹이는 것이 좋다.(하루 6~8회, 1회 15분간 유축기나 손을 이용해서 젖을 짜고 분유를 먹이는데 우유병 대신 컵을 이용한다.)

❷ 설사한다고 젖 끊기

설사를 해도 모유 수유를 끊어야 하는 경우는 거의 없으며, 오히려 보채거나 졸릴 때마다 짧게 젖을 물리지 말고 배고파할 때 한 번에 충분히 먹이는 것이 좋다.

❸ B형 간염 보유자 수유 금지

만성 B형 간염 산모라도 출생 직후에 헤파빅과 간염 예방접종을 하는 경우 모유 수유를 하는데 문제가 없고, 활동성이든 비활동성이든 아무런 상관이 없다.

❹ 몸무게가 적다고 젖 끊기

몸무게가 적고 모유가 많이 부족한 경우 모유를 끊고 대신 분유로 바꾸어 먹이는 것은 권하지 않으며 젖양이 적다면 모유량을 늘리는 방법을 적극적으로 시도하고, 젖을 충분히 늘리기 전까지는 적절한 양으로 보충 수유를 해야 한다.

(10) 따로 담아둔 모유의 취급 주의사항

어머니가 영아와 함께 있는 시간에는 모유를 먹이도록 권장하며, 가능하다면 보육시설에 등원 시에도 소독한 젖병에 모유를 담아 보내도록 권장하고, 가정에서 모유를 보낸 경우 보육시설에서는 냉장 보관하도록 한다. (수유 시에는 40℃ 정도에서 중탕하여 데워서 먹인다. 전자레인지를 이용할 경우 고르게 데워지지 않으므로 입안에 화상을 입을 수 있다.)

(11) 직장맘의 모유 수유

직장을 나가는 엄마는 적어도 4~6주간은 모유만을 먹여서 모유가 잘 나오게 해야 하며 평소에 유축기를 사용하는 연습을 미리 해둔다. 직장에서 모유를 짤 형편이 되지 않는다면 출근하기 전과 퇴근한 후와 자기 전, 하루에 3번이라도 모유를 먹이는 것이 아기에게 좋다.

유축기

유축기는 한번에 양쪽 젖을 동시에 짜는 것이 시간을 절약하고 젖을 효과적으로 줄 수 있으며, 모유의 생성도 효과적으로 자극할 수 있다. 초유는 손으로 짜는 것이 유축기를 사용하여 짜는 것이 유축기를 사용하여 짜는 것보다 잘 짜진다.

4 모유 수유를 위해 엄마가 알아 두어야 할 점

(1) 균형잡힌 식사

모유를 잘 나오게 하는 특별한 음식은 없으며 밥, 채소, 고기, 과일, 우유 등의 5가지 식품군을 골고루 먹는 것이 제일 좋다.

(2) 급속 성장기(Growth spurts)

❶ 아기가 자라는 시기 중에 급속히 성장하거나 활동이 증가하는 시기로 더 많은 칼로리가 필요하여 갑자기 아기의 모유 요구가 느는 경우가 있다(생후 2~3주, 생후 6주, 생후 3개월).

❷ 엄마는 수분과 영양을 충분히 섭취하고 쉬면서, 모유를 더 자주 먹이면 모유의 공급은 늘어나게 된다.

(3) 모유 재수유

❶ 모유 수유를 끊은지 얼마되지 않았거나, 아기의 나이가 3개월 이하일때는 재수유의 성공률이 높다.

❷ 재수유시에 모유를 자주 빨리고, 양쪽을 동시에 짜는 좋은 유축기를 사용하는 것이 재수유에 매우 중요하다.

❸ 모자라는 것은 분유로 채운다.

(4) 아기가 갑자기 모유를 안 먹으려고 한다면?

❶ 1세 이전의 아기가 스스로 모유 수유를 그만두지 않으면, 이런 경우 원인을 찾아야 한다.

❷ 엄마의 월경이나, 과식, 향기, 스트레스와 모유의 맛과 연관이 있다.

❸ 한쪽 젖에 유선염이 생기면 젖맛이 약간 짜져서 아기가 젖을 안 먹으려 하는 경우도 있으며, 드물지만 간혹은 유방암과도 연관이 있다.

❹ 아기가 중이염, 아구창 등의 질환에 걸리거나 치아가 날 때, 코가 막힐때도 모유 수유를 잘 하지 않으려 한다.

❺ 아기가 갑자기 모유 수유를 거부하면 모유를 짜서 일시적으로 컵으로 먹일 수 있다. 모유를 먹지 않는다고 우유병을 물리면 상태가 더 나빠지니 주의해야 한다.

(5) 모유가 심각하게 부족한 경우 : 분유로 보충을 고려

❶ 아기가 젖을 빨아 먹고 난 후에도 저혈당이 피검사로 확인되는 경우

❷ 심각한 탈수가 있는 경우

❸ 엄마가 젖이 늦게 돌아서(생후 5일 이상) 아기 체중이 7% 이상 감소하는 경우

❹ 생후 2주까지 출생 시의 몸무게를 회복하지 못하는 경우

(6) 아기들은 유두를 무는 것이 아니고 유륜을 무는 것이기 때문에 함몰 유두인 경우도 수유가 가능하며, 출산 전에 함몰 유두를 교정하려고 미리 노력할 필요는 없다.

(7) 수유하는 엄마가 주의해야 하는 음식

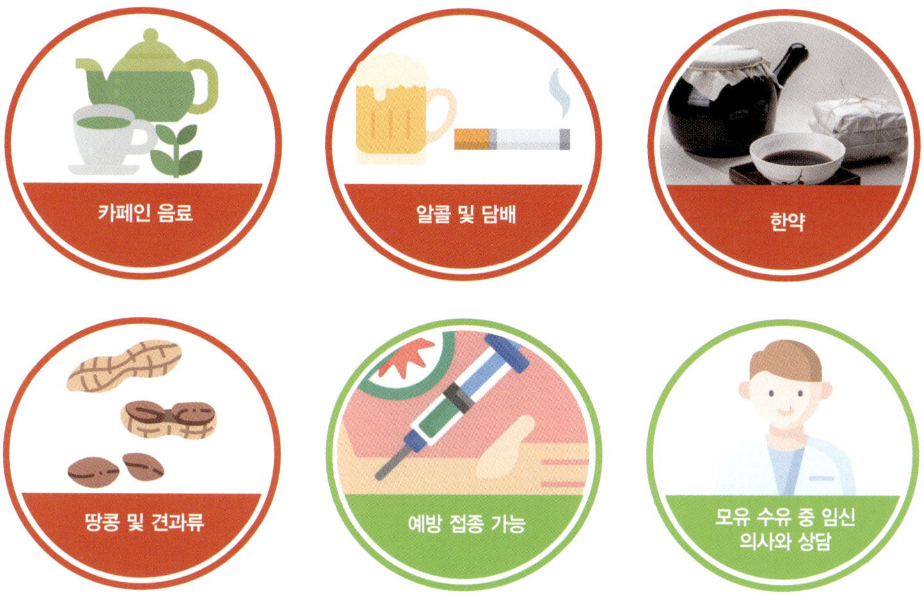
카페인 음료
알콜 및 담배
한약
땅콩 및 견과류
예방 접종 가능
모유 수유 중 임신
의사와 상담

❶ 카페인

- 카페인이 든 음료를 너무 많이 마시면 모유를 통해 카페인이 아기의 몸에 많이 들어가기 때문에 보채거나 잠을 자지 않을 수 있다. (보통 커피는 하루 2잔까지는 큰 문제가 없다.)
- 카페인이 많이 들어간 음료에는 커피, 녹차, 홍차, 초콜릿, 코코아 등이 있으며 종합 감기약에도 들어 있는 경우가 있다.

❷ 알콜(하루 0.5 g/kg으로 제한)

- 와인이나 맥주 1~2잔을 가끔 마시는 건 상관없다. 250 cc의 와인이나 350 cc의 맥주를 마신 경우 최소 2시간이 지난 후에 수유를 하도록 한다.
- 엄마가 술을 자주 마시면 젖의 분비가 감소하여 모유 수유 자체가 어렵게 되며, 음주 후 수유하는 일이 반복되면 아기의 뇌가 손상될 수 있다.

❸ 담배

담배는 모유를 적게 나오게 하며, 모유를 통해 나온 니코틴이나 타르가 아기에게 영향을 줄 수 있으므로, 수유를 하는 엄마는 무조건 금연을 하도록 한다.

❹ 한약

한약 성분이 모유에 나올 수 있기 때문에 수유하는 엄마는 한약을 먹는 것은 권장하지 않는다.

❺ 땅콩 및 견과류

엄마는 수유 중에 땅콩과 견과류는 피하는 것이 좋다.

❻ 모유 수유 도중 감기에 걸렸을 땐?

엄마는 감기에 걸려도 모유 수유를 계속해야 하며, 감기 치료를 동시에 할 수 있고, 예방접종도 가능하다.

❼ 의사와 상담이 필요한 경우

모유 수유 중에 동생을 임신해도 모유 수유는 가능하다. 유산한 적이 있는 경우, 자궁출혈이 있거나 통증이 있는 경우, 엄마의 몸무게가 늘지 않는 경우에는 의사와 상담을 해야 한다.

(8) 임산부와 수유부가 주의해야 하는 약물

❶ 임신인줄 모르고 약물복용 한 경우 조치

"임신인 줄 모르고 약물에 노출됐을 때 막연한 두려움으로 중절수술을 고려하는 경우가 많지만, 실제로 임신 초기(5주 이하)에는 태아에게 미치는 영향이 미미하다"며 "태아 기형에 대해 전문의와 상담한 임신부는 중절수술이 약 3분의 1로 줄었다"고 말했다. 실제 산부인과에는 임신중 약물복용으로 인하여 인공 임신중절을 상의하는 경우가 많은데 약물로 인한 태아 손상은 전체 태아 손상의 4~5%로 일반적으로 알고 있는 것보다는 그 발생빈도는 낮으므로 약물을 복용하였다고 하여 무조건 인공 임신중절을 할 이유는 없다. 또한 임신 중 약물복용이 태아에 손상을 준다고 하여 약물이 꼭 필요한 경우에도 약물복용을 중단하면 오히려 임신부에게 위험한 상황이 될 수 있으므로 반드시 약물에 대한 정확한 정보와 위험도 등에 대하여 상담을 받아야 한다.

❷ 임산부 사용 가능 약물 정리표

진통제	AAP(실제로 임산부에게 AAPor saline외 다른 약은 사용 안한다.)
Antihistamine	Peniramine(hydrochlorpheniramine)
기침관련	None(코데인 및 pseudoephedrine 모두 금기)
제산제	1st trimester에는 금기
위점막 보호제	Sucralfate(아루사루민)만가능, 복합제제는 금기
H2 blocker	Famotidine, Cimetidine은 가능하지만 ranitidine은 가급적 사용하지 않는다. Nizatidine, omeprazole은 금기이다.
소화제(위장관운동 촉진)	Metoclipramide는 가능, cisapride, levosulpride, domperidone은 금기이다.

진경제	None
지사제	Loperamide 가능
항생제	Amoxacillin, clavulanate, ampicillin, clindamycin 가능
천식	Nebulizer를 우선 이용하고 β-agonist는 terbutaline이 가능
근이완제	None

❸ 수유부 사용 가능 약물 정리표

진통제	AAP, ibuprofen, diclofenac, piroxicam 가능
Anti-histamine	None
기침관련	Pseudoephedrine 가능(수유중단 권고)
제산제	None
위점막 보호제	Sucralfate(아루사루민)만 가능, 복합제제는 금기
H2 blocker	Famotidine 가능
소화제(위장관운동 촉진)	Domperidone 가능
진경제	Buscopan, Mebeverine 가능
지사제	Loperamide 가능(분만 3개월 내 모체는 가급적 주지 말 것)
항생제	Cephradine, Amoxacillin, Cefazolin, Cefoxitin, Cefotaxime, Ticarcillin, Piperacillin 가능, Cefaclor, Quinolone은 금기이다.
천식	Nebulizer를 우선 이용하고 β-agonist는 terbutaline이 가능, prednisolne은 10 mg이하로 사용
근이완제	Baclofen 가능

임산부와 수유부 약물

❶ 수유부에게 Pseudoephedrine은 비교적 안전한 약물로 알려져 있으나, 모유 젖량을 감소시킨다는 보고가 많다. 모유 수유하는 이들의 수유량이 줄어들면 complain이 있으니, 다른 약으로 대체하는 것이 좋다(코프시럽, Acetylcysteine).

❷ 임산부나 수유부는 약을 쓰기 전에 약물정보 검색 등을 통해 FDA 분류와 수유 등급을 한 번쯤 확인하는게 좋다.

Ref. • ALJAZAF, Khalidah, et al. Pseudoephedrine: effects on milk production in women and estimation of infant exposure via breastmilk. British journal of clinical pharmacology, 2003, 56.1: 18-24.

임산부의 비행기 탑승 안전성?

미국산부인과학회(AGOC)에서는 임신 13주~35주 내에 비행기 탑승을 허용하고 있다.

임산부의 방사능 노출

❶ 임산부가 방사능에 노출되어 태아에 대한 유전적 이상이나 결함을 염려하는 경우가 많으나 진단 목적의 검사에 의한 방사능 노출로는 유전자 변이가 일어날 가능성은 희박하다.

❷ 대부분의 검사에 사용되는 방사능은 0.1 rad 미만이고, 대부분의 CT 스캔도 5 rad 미만이며, CT 검사 등 방사선량이 많은 검사는 가능한 한 적은 양으로 검사를 하도록 조절할 수 있어, 한 번의 방사선 검사로는 배아나 태아에 영향을 미칠 정도가 아니다.

❸ 일반적인 태아기 방사능 노출은 소아기 백혈병이나 다른 암 발생을 증가시키지 않는다.

5 모유착유기 사용 시 주의사항

(식품의약품안전청 홈페이지(http://www.kfda.go.kr); 의료기기심사부 진단기기과 2010년 10월 21일 보도자료)

(1) 모유 착유기의 경우 일반 공산품이 아닌 의료기기에 해당하므로 구입 전에 반드시 식약청으로부터 허가받은 제품인지를 확인할 것을 지도한다.

(2) 특히 전동식 모유 착유기의 경우 전기를 사용하는 제품인 만큼 전기적 안전성, 전자파 안전성, 성능 등을 식약청으로 검증 받은 제품을 구입하도록 하고, 인터넷 등을 통해 구입하는 경우에는 성능 등에 대한 '의료기기 광고심의'를 받은 제품인지 여부를 확인하는 것도 좋은 방법이다.

(3) 모유 착유기 사용 시 주의할 사항으로는 착유기의 부품들은 모유가 직접 닿는 경우가 많으므로 여러 사람이 함께 사용하는 경우 위생상 바람직하지 않으며, 사용 전 · 후에 중성세제 등을 이용하여 세척한 후 끓는 물에 5분간 소독 후 사용하여야 한다.

6 올바른 모유 수유방법

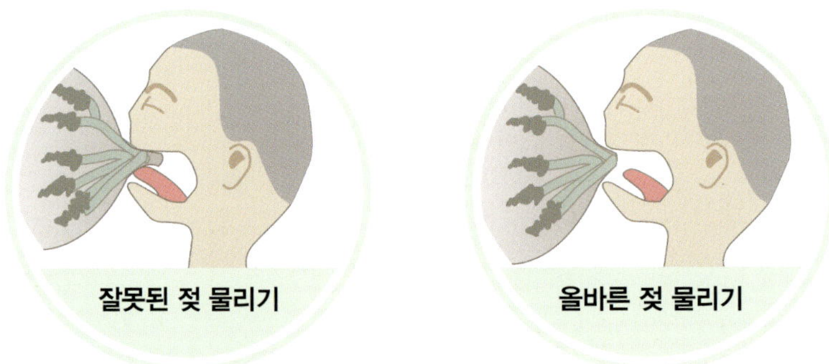

(1) 혀가 앞으로 나가 유두를 감쌈.

(2) 유두와 유륜이 구개쪽으로 움직이며 성대문(glottis)이 여전히 열려 있어 숨쉬기가 가능함.

(3) 유두와 유륜이 모두 입에 들어가면 거의 연구개에 닿는다. 혀가 유두를 따라 경구개 쪽으로(peristaltic movement) 움직여 압력을 가해 유륜의 모유를 짜내는 운동으로 모유가 분비됨.

(4) 성대문이 닫히고 삼키게 됨.

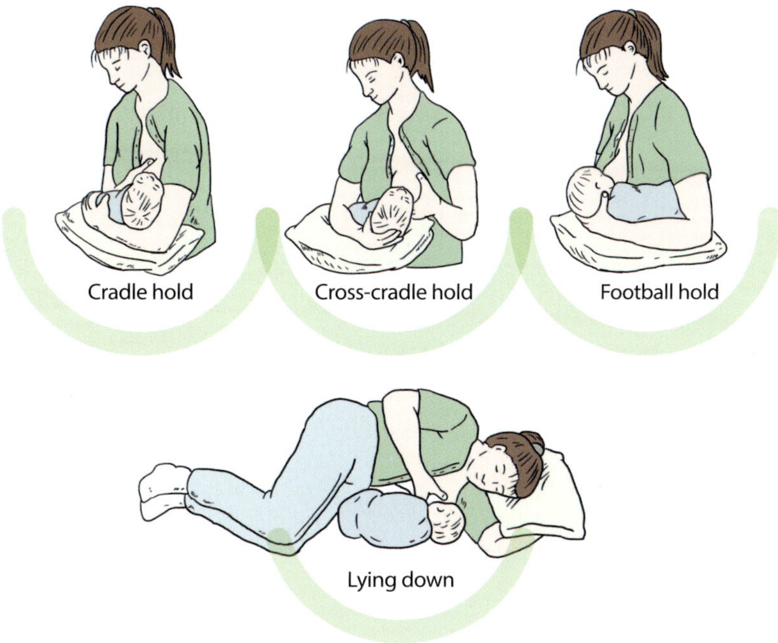

모유 수유 시 편한 자세

모유 수유 성공 10계명

❶ 산전 교육을 받는다.
❷ 아기와 엄마는 한 방을 쓴다.
❸ 태어난 지 1시간 이내에 젖을 물린다.
❹ 엄마 젖 이외 다른 음식은 주지 않는다.
❺ 아기가 배고파 할 때마다 젖을 먹인다.
❻ 하루에 적어도 8~12번은 먹인다.
❼ 신생아는 밤에도 젖을 먹인다.
❽ 젖병이나 노리개 젖꼭지 사용을 금한다.
❾ 출산 뒤 1주일 이내에 소아과에서 수유방법을 점검받는다.
❿ 힘들어도 첫 한 달간은 꼭 실천한다.

7 모유의 보관

(1) 상온 보관인 경우

❶ 섭씨 25도 : 4시간
❷ 아이스팩이 들어 있는 경우 섭씨 15도 : 24시간

(2) 냉장 보관인 경우

❶ 기본적으로 모유를 보관하는 방법으로, 냉동 보관에 비해 모유 내의 면역성분 보존이 더 잘된다.

❷ 섭씨 4도 : 새로 짠 모유를 잘 밀봉한 것은 24시간 내에 사용하는 것이 좋으며, 냉장으로 8일까지 보관 가능하지만 72시간이 지나면 버리는 것이 안전하다.

❸ 얼렸던 모유를 녹인 경우 : 섭씨 4도에서 24시간

(3) 냉동 보관인 경우

❶ 냉장과 냉동이 분리되지 않은 소형 냉장고에서는 2~4주간 보관 가능하고, 냉장과 냉동이 분리된 냉장고는 3~4개월 가량 보관 가능하다(영하 19도 이하를 유지할 수 있는 경우 6개월 이상 보관 가능).

❷ 모유를 냉동하면 지방 성분이 서서히 분해되기 때문에 3개월 이내에 사용하는 것이 좋다.

❸ 모유를 전자렌지에서 해동시키면 안 되고, 37도 이하의 미지근한 물에 담그는 것이 좋다. 한번 녹인 모유를 다시 얼려서는 안 되고, 냉장고에서 녹인 모유는 데우지 않은 것이라면 냉장고에서 24시간 보관 가능하다. 먹다 남은 모유를 다시 냉장 보관하면 절대 안된다.

8 모유 수유 시 문제점

(1) 유두 통증(Nipple pain)

❶ 유두 통증은 분만 직후 모유 수유모에게 가장 흔하게 발생하는 증상으로, 처음 젖을 먹이기 시작하면 유두에 가벼운 통증이 있을 수도 있으나, 2~3일이 지나면 아프지 않게 된다.

❷ 수유를 시작할 때 발생하는 심한 통증은 대부분 잘못된 젖 물리기와 수유 자세의 잘못 때문인데, 이런 경우 시간이 지나면 덜 아프게 된다.

❸ 유두 통증이 지속되거나 신생아가 젖 빨기를 거부하며 유두의 칸디다 감염을 의심 해야 한다.

(2) 유방 울혈(Breast engorgement)

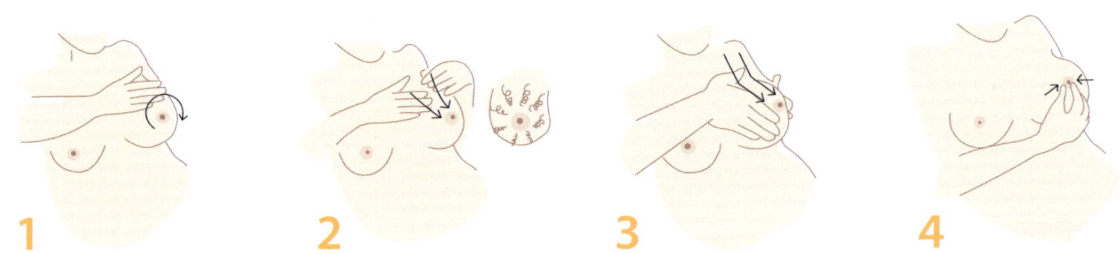

1. 손바닥으로 딱딱하거나 몽우리가 있는 부분을 느끼면서 유방 바깥쪽에서 안쪽을 향해 둥글게 마사지한다.
2. 몽우리가 있는 곳에서 유두 쪽으로 쓸어 올린다. 이때 손가락을 이용해 둥글게 쓸어 올려 몽우리를 푼다.
3. 양 손바닥으로 유방의 좌우를 잡고 지그시 누르면서 유두를 향해 상하, 양 옆으로 부드럽게 마사지한다.
4. 엄지손가락과 중지로 젖꼭지를 살짝 누르면서 유륜을 부드럽게 만든다.

❶ 유방 울혈은 유즙이 생성되는 시기에 유방이 커지면서 단단해지는 것으로, 통증과 열감을 동반한다. 잘못된 수유법이나 신생아 질병 등의 이유로 인해 완전히 젖을 비워 주지 않을 경우 분만 2~7일째 주로 발생한다.

❷ 유방 울혈은 자주 수유를 하거나(하루 8~12회 이상), 손이나 기계를 이용하여 젖을 짜주면 쉽게 해결된다. 양쪽 젖을 고르게 사용하고, 유방 마사지는 유방의 바깥쪽에서 젖꼭지 쪽으로 밀면서 젖을 짜듯이 해준다. 젖몸살이 생기면 아기가 젖 먹는 사이에 찬찜질을 해 줄 수 있다.

(3) 유방염(Mastitis)

❶ 정의

유방의 엽간 결체 조직의 세포염으로 수유모의 2~3%에서 대부분 한쪽에만 발생한다.

❷ 원인

- 잘못된 수유 방법에 의해 유두에 상처를 입은 경우
- 브래지어나 옷이 꽉끼여 유방에 압박이 가해져서 모유의 흐름을 막아 유선이 막힌 경우
- 수유 시 유방을 완전히 비워 주지 않아서 유방 울형이 생겼을 때 2차 감염
- 원인균 : Staphylococcus aureus, Escherichia coli, group A streptococcus, Haemophilus influenzae, Klebsiella pneumoniae, Bacteroides 등

❸ 증상

유방에 홍반, 부종, 압통, 열감이 나타나며 근육통, 발열, 구역, 구통, 두통 등이 동반될 수 있다.

❹ 치료

수유를 계속하면서 유방을 비우고, 경구항생제(Amoxicillin/clavulanate× 10days)와 진통제를 사용하면 대부분 좋아진다. 드물게 유방 농양이 생길 수 있는데 중증 감염이므로 일시적으로 수유를 중단하고 절개와 배농 그리고 정맥으로 항생제를 투여해야 한다.

(4) 모유 누출(Breast milk leakage)

모유 누출은 반대편의 젖을 먹이거나 또는 신생아가 우는 소리 등과 같은 자극에 대한 반사 작용으로 인해 불수의적으로 모유가 누출되는 것으로, 대부분 수유를 진행하면 저절로 좋아진다.

(5) 부유방

하루에 3~4번 냉찜질을 하면 크기가 줄거나 평상시 상태로 돌아가기 때문에 모유 분비에는 큰 영향을 주지 않지만 늘어난 조직으로 인해 미용상 차후 수술을 하는 경우도 있다. 또한 수유기간이 아닐 때라도 부유방 조직은 유방조직과 동일하기 때문에 반드시 자가 검진을 통해서 멍울이 만져지면 검사를 하도록 해야 한다.

모유 수유 시 유의사항

1 임산부의 HIV(Human immunodeficiency virus), HTLV(Human T-lymphotropic virus)

미국에서는 금기이나 HIV의 전파 위험보다 모유 수유이 장점이 클 경우에는 모유 수유를 유도할 수도 있다.

2 임산부의 결핵 감염

적절한 결핵 치료약을 2주간 복용할 때까지 모유 수유를 일시 중단한다.

3 임산부의 수두 바이러스(varicella–zoster virus) 감염

활동성 병변에 영아가 접촉하지 않도록 하고 면역글로불린을 주사해야 한다.

4 임산부의 거대 세포 바이러스 감염

모유를 통하여 거대세포 바이러스가 전파될 수 있으나, 유증상의 질병을 일으키는 경우는 드물다.

5 임산부의 간염

임산부가 B형 간염인 경우 출생 직후 B형 간염 면역글로불린과 B형 간염 백신을 접종했다면 모유 수유를 미룰 필요는 없고, C형 간염 역시 모유 수유를 금지할 필요는 없다.

6 임산부가 항암 치료나 방사선 의약품을 투여받고 있는 경우, 대체로 모유 수유를 금지해야 한다.

7 갈락토스혈증(Galactosemia)이 있는 영아는 모유 수유를 금지해야 한다.

26 소아 식이(모유, 조제유, 이유식 등)

003 조제유

1 조제유의 종류 및 특성

조제유는 대부분 우유를 주성분으로 분유와 액상유의 형태로 공급되고 있고, 정상아를 위한 표준 조제유와 특수한 경우를 위한 특수 조제유로 구분된다.

(1) 표준 조제유(standard formula)

❶ 일반적으로 분유라고 일컬어지는 조제유를 의미하며, 신생아와 영아에게 모유 대용식으로 사용되는 기본적인 식품이다.

❷ 표준 조제유에는 기본 조제유와 성장기의 영양 필요량의 차이에 따른 성장단계 조제유가 있다.(시판되는 표준 조제유는 조제유 제조회사 및 제품에 따라 차이는 있으나 일반적으로 1단계는 신생아부터 100일까지, 2단계는 100일에서 6개월 까지, 3단계는 6개월 이후부터 12개월까지, 4단계는 12개월 이후로 분류된다.)

(2) 기본 조제유

❶ 가장 기본적인 조제유로 신생아부터 100일까지 다른 영양소를 공급하지 않아도 성장에 지장이 없게 가공되었다. 일반적으로 제 1단계 조제유는 기본 조제유로 분류하고, 이후에 사용하도록 권장하는 조제유를 성장단계 조제유라고 한다.

❷ 이유식의 진행이 순조로운 아기는 필요한 영양소가 이유식으로 보충되므로 적절한 이유식을 제공하면 영아까지도 기본 조제유를 문제없이 사용할 수 있다.(단, 이유식의 섭취가 충분하지 못한 상황에서는 성장기에 나타날 수 있는 영양학적 문제 특히 철결핍성 빈혈 등을 예방하는데 성장단계별 조제유가 도움이 될 수 있다.)

(3) 특수 조제유

❶ 대사질환을 앓고 있거나, 우유 등의 식품에 알레르기가 있는 경우와 같이 표준 조제유로 영양공급이 어려운 상황을 위하여 만든 조제유를 의미한다.

❷ 대부분의 특수 조제유는 장기간 사용하게 되지만, 설사와 같이 일시적으로 유당을 소화하지 못하는 경우 짧은 기간에 사용하는 특수조제유도 있다. 최근에는 알레르기를 예방하고자 하는 목적에서 만들어진 질병예방용 특수 조제유가 시판되고 있다.

❸ 국내 시판 특수 조제분유의 특성

제품	급성 설사 분유	대두 단백 분유	조산아용 조제분유		유단백 사수분해 분유	저인산 분유
용도	세균, 바이러스 급성 설사	① 우유 단백 알레르기 ② 갈락토세미아 ③ 유당불내증	조산아	모유를 수유하는 조산아	① 식품알레르기 ② 만성 설사 ③ 갈락토세미아 ④ 유당 불내증	① 영아 테타니 ② 저칼슘혈증 ③ 고인산혈증
특징	① 항로타바이러스 IgY첨가 ② 유당 함량 최소화 ③ 지방 함량 감소 : 조제 분유의 30% ④ 단백질 함량 증가 ⑤ 전해질 함량 증가 ⑥ 철분 함량 최소화	① 2단계 구성 • 1단계 : 생후 5개월까지 • 2단계 : 생후 6개월 이후 ② Milk protein free ③ 단백질 : 대두 분리 단백 ④ Methionine 강화 ⑤ 무유당 ⑥ 100% 식물성 조제 분유	① 베타 팔미트산 강화로 지방, 칼슘 흡수율 향상 ② 무기질 함량 증가 ③ 단백질 함량 증가 ④ Glucose polymer 사용, 삼투압 감소 ⑤ 탄수화물 체내 이용률 향상 ⑥ 조유 농도 조절 (14%/16%)	① 조산아 영양 권장량에 맞춤 ② 유청 단백 가수분해물 ③ 베타 팔미트산 강화 ④ MCT 유 첨가 ⑤ DHA, ARA 첨가 ⑥ 초유, 사이아릴올리고당 첨가	① 국내 유일의 저항원성 알레르기 전문 분유 ② 항원성 감소 ③ 유단백 대비 10 ④ 카세인 가수분해물 ⑤ 유리 아미노산 감소 맛 개선 ⑥ 지방 : MCT oil (26%), 식물성 유지 (74%) ⑦ 무유당 ⑧ 장기 수유 가능	① Ca : P = 1 : 1 ② 기본 영양 조성 : 일반 조제 분유와 동일 ③ 우유 단백질 사용 ④ 유당 함유
단백질	유단백	대두 분리 단백 100%	유단백 100% : 카세인(40%), 유청 단백질(60%)	유청 단백질, 카세인, 가수분해 유청 단백질	유단백 100% 카세인 가수분해물	유단백 100%
지방	대두유, 야자유, 팜올레인유	대두유, 야자유, 팜핵유	대두유, MCT 유, 베타폴 강화 혼합유지, 기타	대두유, 팜핵유, 정제 베타폴 유지, MCT 유, 고올레인산 해바라기유	대두유, MCT 유	대두유, 야자유, 팜올레인유
탄수화물	저유당, 무유당	① 무유당 ② 덱스트린, 고화방지분당, 올리고당	유당, 덱스트린	유당, 덱스트린	덱스트린, 고화방지분당, 변성 전분, 올리고당	유당, 덱스트린
주의사항	단일 공급원으로의 수유는 2주 이내로 제한	대두 알레르기, 조산아, 저체중아 사용 제한	Fe는 별도 공급	① 전문가와 상의하여 사용 ② 1일 최대 10포	초기 수유 시 7%로 시작, 서서히 14%로 변경	장기 사용 제한

❹ 선천 대사 이상 질환에 사용되는 특수 조제분유: ㈜ 매일유업

특수 분유	적응증	제거된 영양소
PKU1, 2 formula	Phenylketouria	LPhenylalanine
MPA1, 2 formula	• Propionic acidemia • Methylmalonic acidemia	LMethionine, LValine
BCCA formula	Maple syrup urine disease	LIsoleucine, LLeucine, LValine
Methionine free formula	Homocystinuria	LMethionine
Leucine free formula	Isovaleric acidemia	LLeucine
UCD formula	Urea cycle disorder	LAspartic acid, LGlutamic acid, Glycine, LProline, LSerine, LAlanine, LArginine

특수 분유	적응증	제거된 영양소
MCT formula	• Hepatobiliary disease • 담즙 정체증	LCT
Proteinfree formula	• Vitaminindependent methylmalonic aciduriaPropionic aciduria • Hyperlysinemia • Arginemia • Urea cyle disorder	Protein

2 조유 및 수유농도

(1) 상품화된 조제유를 수유하기 적당한 형태로 만들어 주는 행위를 조유라고 한다.

(2) 일반적으로 조제유의 표준 수유농도는 13~14%로 정하고 있고, 이를 준수해야 한다.

(3) 표준 농도의 조제유를 만드는 법

조제유는 함께 공급되고 있는 계량용 스푼에 조제유를 수평으로 가득 담으면 2.6~2.8 g (13~14 kcal) 정도가 된다. 일반적으로 다섯 스푼을 병에 넣은 뒤 물을 넣어 100 ml가 되게 하면, 67~70 kcal 정도의 열량을 가진 표준농도의 조제유가 된다.(제품에 따라 스푼의 크기 및 농축 정도가 다를 수 있으므로 제품에 표시된 지침에 따라 조제한다.)

(4) 조유할 때 쓰는 물

조유할 때는 반드시 끓여서 식힌 물을 사용한다. 오염 정도가 확인되지 않은 지하수나 약수는 사용하지 말아야 하고, 보리차, 찻물, 건강에 좋다는 나무 수액 등의 물은 피해야 한다. 종종 영양보충과 맛을 내기 위해 미음이나 육수를 사용하는 경우가 있는데 영양공급에 별다른 이점을 주지 않을 뿐 아니라 점액도가 높아져 충분량을 빨지 못하게 되어 오히려 영양공급에 지장을 초래할 수도 있으며, 조제유의 맛에 변화를 주므로 굳이 사용할 필요가 없다.

(5) 설사가 멎은 후 다시 조제유를 먹일 경우 처음에는 농도를 희석하여 먹이고 경과를 보면서 차츰 본래의 농도로 회복시킨다.

3 조제유 보관

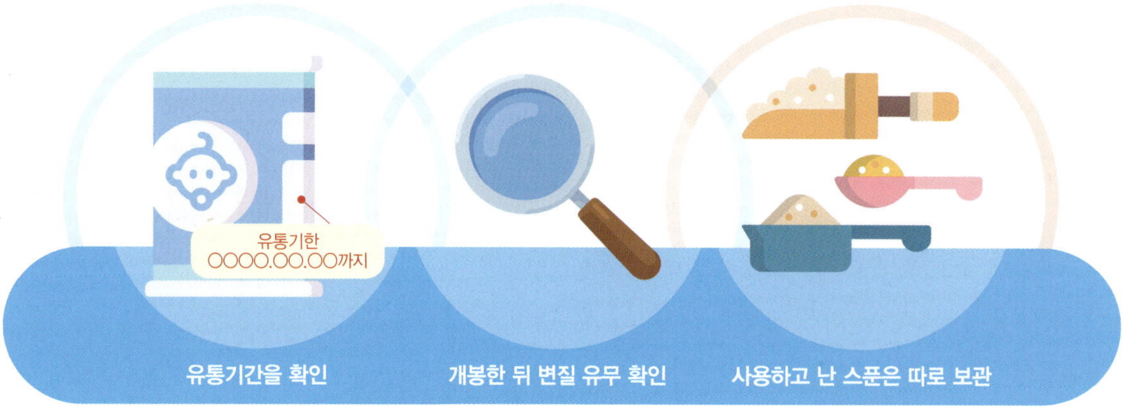
유통기한
OOOO.OO.OO까지
유통기간을 확인
개봉한 뒤 변질 유무 확인
사용하고 난 스푼은 따로 보관

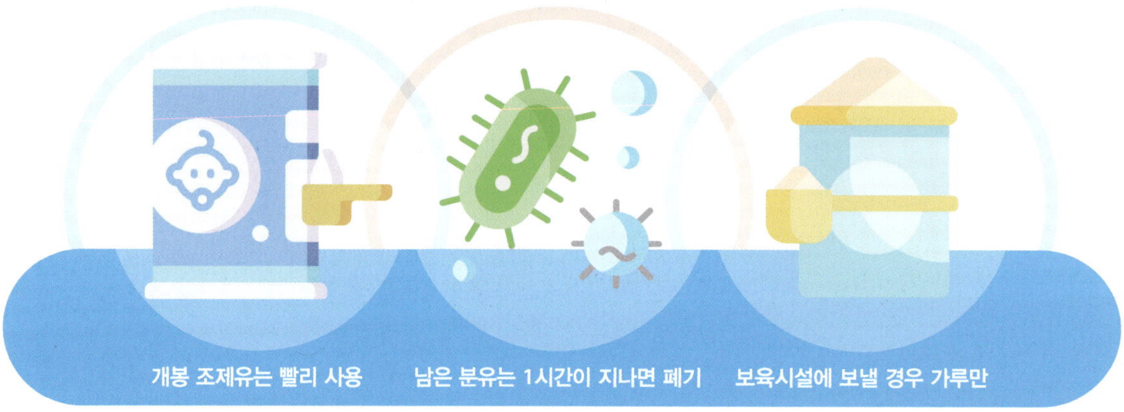

(1) 반드시 유통기간을 확인한다.

(2) 제품을 개봉한 뒤에는 조제 전 색 또는 냄새가 변질되지 않았는지 확인한다.

(3) 사용하고 난 스푼을 조제유 통속에 넣어두면 손잡이가 오염될 수 있으므로, 스푼을 조제유 통속에 넣어 보관하지 않는다.

(4) 개봉한 조제유는 가능한 빨리 사용하고, 보관할 때에는 건조하고 통풍이 잘되는 곳에 보관하며 제품에 기재된 보관방법을 준수한다. (개봉한 분유는 한 달 안에 모두 사용하도록 한다.)

(5) 먹이다 젖병에 남은 조제유는 세균에 쉽게 오염되므로 버리는 것이 안전하고, 일단 먹기 시작한 분유는 1시간이 지나면 버린다. (입을 대지 않은 분유 탄 것은 상온에서 2시간, 냉장고에서 48시간까지 보관 가능)

(6) 어머니가 보육시설에 조제유를 여러 개의 젖병에 미리 만들어 보낼 경우, 젖병에는 분량의 조제유 가루만 넣어 보내고, (보온병 등에) 끓여서 식힌 물을 따로 준비해서 먹일 때마다 적정량의 물을 넣어 조유하여 먹여야 한다.

4 조제유 수유

(1) 수유는 영양공급 뿐 아니라 아기에게 심리적 만족감을 제공하므로 조제유를 먹이는 경우라도 항상 모유를 먹이듯이 수유해야 한다.

(2) 조유 전 젖병, 젖꼭지 등 조유에 사용되는 모든 기구들은 살균해 놓아야 한다.(만 4개월부터는 매번 젖병을 삶을 필요는 없다. 만약 먹다 남은 우유병이라면 반드시 끓여서 소독해야 하며, 소독은 나중에 하더라도 씻는 것을 바로 해줄수록 위생에 유리하다.)

(3) 조유와 수유할 때 손을 깨끗이 씻어야 한다.

(4) 수유 전 영아가 입에 화상을 입지 않도록 따뜻한 정도의 온도인지를 확인한다.

(5) 수유시간은 영아의 연령과 습관에 따라 다르나 위의 수용 능력을 고려하여 10~20분 정도가 바람직하다. 빠른 속도로 젖병을 비우는 아기들은 젖병꼭지를 바꾸어 가면서 적당히 나오는 것을 선택해주어야 한다.(우유병을 뒤집었을 때 1초에 한 방울씩 흘러나오는 정도가 좋다.)

(6) 모유를 먹일 때와는 달리 젖병꼭지를 빠는 경우에는 공기를 함께 삼키게 된다. 수유 후 아기를 어깨에 대고 똑바로 세운 후 등을 쓸어 주거나 가볍게 두드려 주어 트림을 시키지 않으면, 위속에 공기가 차서 아기가 불편을 느끼고 토하게 된다.

(7) 젖병의 꼭지를 물고 자지 않게 한다. 아기들은 먹지 않을 때도 무엇이든 빨려고하고, 이로써 편안함을 얻게 된다. 조제유가 들어 있는 젖병을 빨게 놔두면 충치와 비만 등의 건강상의 문제를 일으킬 가능성이 있으므로, 이러한 경우에는 놀이 젖꼭지를 이용한다.(너무 오랜 기간 젖병 꼭지를 물게하면 젖병에 의지하려는 경향이 오래 지속되므로 5~6개월 정도가 되면 이러한 습관을 줄이도록 한다.)

5 비스페놀 A 함유 유아용 젖병·컵 사용 시 주의사항

[식품의약품안전청 홈페이지(http://www.kfda.go.kr); 첨과물 기준과 2011년 3월 보도자료]

(1) 비스페놀 A(Bisphenol A, BPA)를 함유하는 유아용 젖병의 재질에는 「폴리카보네이트(PC)」 및 「폴리아릴설폰(PASF)」이 있다.

cf BPA를 원료로 사용하지 않는 유아용 젖병의 재질에는 폴리에테르설폰(PES), 폴리프로필렌(PP), 폴리시클로헥산 -1, 4-디메틸렌테레프탈레이트(PCT), 유리제, 실리콘 등이 있음.

(2) PC 재질의 유아용 젖병 및 컵 중 흠집이 있는 경우에는 BPA 용출 또는 세균번식의 우려가 있으므로 사용을 자제하도록 한다.

(3) PC 재질의 유아용 젖병 및 컵에는 매우 뜨거운(boiling or very hot) 상태의 물, 조제분유나 기타 액상식품을 넣지 않도록 하며, 물은 끓인 후 미지근하게 식힌 후 사용하도록 한다.

(4) PC 재질을 포함하여 모든 유아용 젖병 및 컵은 전자레인지에 넣고 조리 시에는 불균일하게 가열되어 영유아가 화상을 입을 수 있으므로 전자레인지에 넣고 사용하지 말아야 한다.

(5) 유아용 젖병, 컵은 제품에 표기된 사용상 주의사항에 따라 세척 · 살균하고 상온으로 식힌

다음 사용하도록 한다.

(6) 일부 국가(캐나다, EU)에서는 영 · 유아를 대상으로 사전예방적 안전관리 수준을 강화하는 차원에서 BPA 함유 유아용 젖병에 대한 제조 · 수입 판매를 제한 또는 제한 추진 중이어서, 우리나라도 2012년부터 BPA 함유하는 유아용 젖병의 제조 · 수입 · 판매를 제한할 계획이다.

26 소아 식이(모유, 조제유, 이유식 등)

004 이유식

1 이유식 목적

영아의 성장과 발달에 따라 부족한 영양소를 보충해 주는 영양공급과 규칙적인 식습관, 음식 씹고 삼키기, 다양한 맛 경험, 도구 사용, 스스로 먹기 등의 섭식 훈련으로 적절한 성장과 양호한 영양상태를 유지하고 건강한 식습관을 형성하는 것이다.

2 이유와 관련된 영아 생리발달 상황

(1) 생후 만 4개월 경에는 혀 내밀기 반사가 없어지게 되어 숟가락을 이용해 걸쭉한 음식을 먹을 수 있게 된다. 즉 이유식 시도가 가능해진다.

(2) 7개월 경부터는 입안의 음식을 혀로 돌려가며 씹을 수 있게 된다.

(3) 9개월 경부터는 턱과 입술 움직임의 발달로 컵을 이용해 액체를 먹을 수 있다.

3 이유시작 시기

(1) 생후 4~5개월이 되면 출생 시 체내 저장해 두었던 철분과 구리 등의 영양소가 많이 소모되고, 모유와 조제유만으로는 성장에 필요한 열량 및 영양량을 충분히 공급하지 못하게 되므로 이유식으로 부족한 부분을 보충해 주어야 한다.

(2) 이유식의 시작시기가 너무 빠르면(4개월 이전) 질식의 위험, 알레르기, 감염율 증가 등의 문제가 나타날 수 있다. 이유식의 시작시기가 늦으면(6개월 이후) 모유 수유아의 경우 빈혈이나 성장지연이 나타날 수 있다. 또한 섭식훈련이 늦게 이루어져 식행동에 문제가 발생할 수 있다. 그러므로 4개월 이전에는 이유를 시작하지 않도록 한다.

(3) 4~6개월을 이유식 준비기로 하여 조심스럽게 이유를 진행한다. 본격적인 이유식의 시작은 6개월로 한다.(WHO에서는 약 6개월을 권유한다. 4~6개월 범위로 주어졌을 때에는 보육관련 종사자나 부모가 4개월 이전에 이유식을 할 가능성이 높아지기 때문.)

4 이유식 제공 순서

이유식 제공 시 공급하는 식품 순서는 일반적으로 곡류, 채소와 과일, 육류, 요구르트와 치즈 등의 순이다.

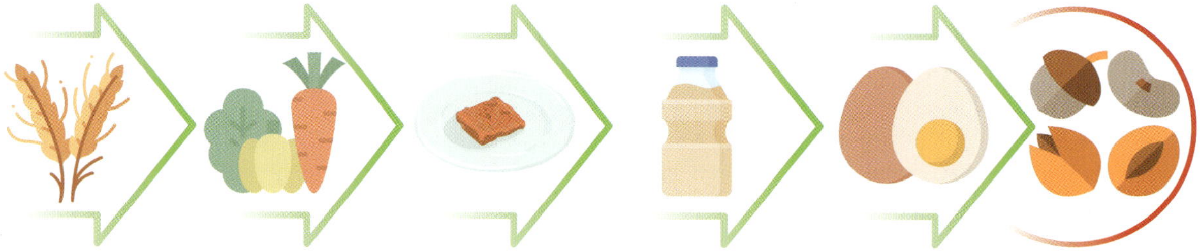

(1) 곡류로 시작하기

처음 제공할 수 있는 식품은 곡류로, 주로 탄수화물을 많이 함유하고 있어 쉽게 소화되고, 알레르기 반응을 일으킬 가능성이 낮다.

(2) 6개월 – 채소와 과일

곡류 음식을 받아들여 이유식 준비 단계가 끝날 무렵인 6개월쯤이 되면 매끼마다 채소와 과일을 준다. (과일을 먼저 접하게 되면 단맛에 더 익숙해지므로 채소를 먼저 접하는 것이 좋다는 연구가 있다.)

(3) 4~5개월 – 지방 추가

4~5개월 무렵에는 지방의 소화능력이 성인의 40% 정도이므로 지방, 특히 포화지방(동물성 지방)이나 과량의 지방은 조심스럽게 추가해 주어야 한다.

(4) 8~10개월 – 요구르트, 치즈

8~10개월 정도 되면 요구르트, 치즈 등의 제공을 시도할 수 있다.

(5) 9~12개월 – 계란 흰자

계란 흰자는 좋은 단백질 공급원이나 알레르기를 잘 일으키는 식품으로 알려져 있어 이유 초기에는 제한하도록 하며, 장벽이 성숙되는 9~12개월 이후에 시도한다.

(6) 12개월 이전 – 견과류 X

12개월 이전에는 아직 섭식 기술이 완전하지 않아 기도폐색이나 이물흡입으로 인한 위험이 높으므로 가능한 견과류는 제외하며, 완전히 익힌 채소나 잘 갈아서 완전히 익힌 고기가 적절하다.

(7) 과다한 단백질 공급 조심하기

소화능력을 넘는 과다한 단백질 공급은 잉여 단백질을 장내에 남기게 되고, 이들은 영아의 미숙한 장벽을 통해 그대로 흡수되어 알레르기를 일으킬 가능성이 높아진다.

(8) 주기적으로 식품 첨가

흰살 생선, 두부, 계란 노른자, 쇠고기 등을 시도할 때에는 혹시 식품에 이상반응을 일으킬 수 있으므로 5~7일 간격을 두고 하나씩 이유식에 첨가해야 한다.

(9) 알레르기 발생 위험 식품

알레르기 가족력이 있는 경우 알레르기 발생 위험 식품의 도입을 늦춘다. 알레르기 질환이 있는 영유아는 의사의 진단에 근거하여 전문가의 도움을 받아 이유식을 진행하도록 한다.

(10) 18~24개월 – 대부분의 고기류, 생채소, 생과일

18개월 전후에는 어금니가 나서 잘게 부수고 가는 형태의 씹기가 가능하기 때문에 18~24개월 경에는 대부분의 고기류와 생채소와 생과일을 먹을 수 있다.

(11) 음식별 이유식 시기

음식	시기	비고
쌀죽	4~6개월	현미도 가능
채소	4~6개월	처음에는 채소를 삶아서 준다. 시금치, 당근, 배추는 6개월부터 시작하는데, 질산염(nitrate)이라는 화합물이 많이 들어있어, 어린 아기에게 빈혈을 일으킬 수 있다.
과일	4~6개월	① 오렌지와 귤은 6~9개월부터 시작(과민반응 때문) ② 딸기와 토마토는 12개월 전부터 시작 가능 ③ 바나나를 제외한 모든 과일은 6~8개월까지는 익혀 먹는 것을 권장한다. ● 과일주스는 12개월부터 시작
두부	6개월	
옥수수	6개월	옥수수는 소화시키기 힘들다
밀가루	4~7개월	
계란	4~6개월	계란은 완전히 익혀서 먹여야 하고 처음에는 노른자부터 시작하고 1~2개월 뒤에 흰자도 같이 먹는다.(일주일에 3개 정도, 덜익은 계란은 살모넬라와 같은 식중독을 일으킬 수 있다.)
생선	4~6개월	① 참치 같은 큰 생선이나 민물고기는 제외 ② 생선은 일주일에 2번 정도 먹는게 좋다.
소고기, 돼지고기	4~6개월	기름기 없는 살코기로 육수만 먹이지 말고 고기를 갈아서 먹이도록 한다.
닭고기	4~6개월	닭껍질은 되도록 먹이지 않는다.
요구르트	8개월	설탕이 적게 들어간 제품을 고른다. 젤라틴, 푸딩, 스파케티도 8개월부터 가능하다.
생우유	12개월	① 이유가 완료된 후에도 유아는 매일 2컵 정도(500 cc)의 우유를 마시는 것이 바람직하다. ② 쵸코우유나 딸기우유 등 보다는 흰우유(백색시유)가 좋다. ③ 우유에는 신체가 필요로 하는 대부분의 영양소가 들어 있으며, 특히 단백질과 비타민 A, 비타민 B군의 좋은 급원이며, 칼슘의 가장 중요한 급원이다. ● 우유에는 일부 무기질 및 비타민의 함량이 낮으므로 유아기에 지나치게 많이 먹게 되면 철분과 구리 같은 조혈영양소 결핍에 의한 빈혈의 위험성이 있다.
꿀	12개월	보툴리누스라는 균 때문에 돌 이전에 먹여서는 안된다.
과일 주스	12개월	하루 권장량 : 1~3세 : 120 cc, 4~6세 : 180 cc, 7~18세 : 240 cc

3세 이전 음식 알레르기

3세 이전에 음식 알레르기가 생긴 아이들은 대개 7세 이전에 좋아지지만, 3세 이후에 음식 알레르기가 생긴 아이들은 커서도 좋아지지 않을 가능성이 크다.

이유식으로서의 선식

❶ 선식은 영양학적 또는 알레르기의 발생에 관한 측면을 고려하지 않고 곡류외에도 다양한 식품을 첨가하는데 있다. 선식에서 많이 활용되는 땅콩, 새우, 잣, 호두, 깨 등은 알레르기를 자주 일으키는 식품이므로 이를 함유한 선식은 이유식으로 적절치 않다.

❷ 일반적으로 선식에는 철분, 비타민 A, 비타민 B2, 비타민 C가 부족하기 쉽고, 선식의 장점으로 제시되고 있는 다량의 섬유소가 소화기능이 미숙한 영유아에게는 에너지효율, 단백질 효율을 낮출 수 있으며, 부족되기 쉬운 무기질의 흡수율을 낮출 수 있으므로 주의를 요한다.

❸ 미음이나 죽을 만들 때는 끓이는 과정이 있으나, 선식의 경우 끓이는 과정이 없이 물만 부어서 사용하는 경우 특히 위생적 관리가 요구된다.

5 이유 단계별 이유식 형태 및 섭취분량

(1) 이유식을 시작하기 전에 수유를 규칙적으로 한다.

(2) 성장함에 따라 점차적으로 식품의 경도를 증가시킨다.

영아가 성장함에 따라 제공하는 이유식의 형태는 유동식, 반고형식, 부드러운 고형식, 고형식으로 변화를 주어야 하고, 영아가 클수록 영아의 요구와 능력에 따라서 점차적으로 식품의 경도를 증가시킨다. 영아의 능력에 비해서 경도가 낮은 형태의 부드러운 음식을 제공하면 영아의 섭식능력이 증가하지 않아 성인식으로 발전하는데 어려움이 있고, 반대로 능력보다 딱딱한 음식을 제공하면 사고의 위험이 높아지므로 주의한다.

(3) 영아의 개별적 섭식운동의 발달에 따라 적절한 형태로 만들어 주어야 한다.

❶ 이유기 초기(4~5개월) : 과일즙, 채소즙, 미음과 같은 유동식으로 시작한다.

❷ 이유기 중기(6~8개월) : 반고형식이 영아에게 적절한 형태이며, 대표적인 음식은 부드러운 죽 또는 으깨거나 갈은 음식이다. 일일 섭취 횟수는 2~3회이며 1회 섭취량은 2~3 스푼에서 시작하여 1/2컵(1컵 250 ml)까지 점차 증가시킨다.

❸ 이유기 후기(9~11개월) : 죽밥과 진밥 형태의 고형식으로 제공한다. 죽밥, 잘게 다지거나 으깬 음식 또는 직접 손에 쥐고 먹는 형태(익힌 당근 스틱, 과일 슬라이스 등)가 적합하다. 8~9개월이 지나면 어금니가 나오고 턱 운동도 왕성해지고 소화력도 좋아지나, 돌이 지날 때까지는 부드럽게 조리하여 공급하는 것이 바람직하다.

일일 섭취횟수는 3~4회이며, 1회 섭취량은 1/2컵 정도이다.

❹ 이유 완료기(12개월~2세) : 돌이 지나면 일반식사가 가능하다. 1회 섭취량은 3/4컵 이며, 식사 사이에 1~2회 간식을 제공한다.

6 이유 단계별 수유 및 이유식 제공 빈도

(1) 일일 4~5회 정도 이유식 제공

아기들은 월령이 증가함에 따라 수유 횟수가 점차 줄어들어 4개월이 되면 일일 4~5회 정도에 이유식을 제공하게 된다.

(2) 이유기 초기 · 중기 · 완료기로 나누어 제공

이유식은 이유기 초기에는 간식의 개념으로 1일 2회 제공하며, 이유기 중기에는 주식으로 1회, 간식으로 2회 제공하며, 이유기 후기에는 주식으로 2회, 간식으로 2회 정도 제공한다. 이유 완료기에는 주식으로 3회, 간식으로 1~2회 제공한다. 이유식을 일정한 시간에 주어야 아기의 신체적 리듬을 형성할 수 있고, 보육교사 등도 아기 변화 예측이 가능하다.

(3) 수유는 점차 간식으로 전환

이유가 진행됨에 따라 수유는 주식에서 간식으로 전환되어야 한다. 12개월 이전의 수유는 모유 또는 조제유가 중심이 되어야 하며, 12개월 이후에는 백색 시유를 제공한다.

(4) 이유 단계에 따른 수유와 이유식을 통한 일반적인 1일 제공량

(간식은 끼니 사이에 제공하며, 이유식의 에너지 밀도가 작거나, 제공되는 이유식의 양이 적거나, 영아가 수유를 받지 않는다면 간식은 더욱 자주 제공해 주어야 함.)

구분	이유기 초기 (4~5개월)	이유기 중기 (6~8개월)	이유기 후기 (9~11개월)	이유 완료기 (1~2세)
1일 수유량(ml)	800~900	700~800	600~700	400~500
수유 횟수(주식/간식)	4회/1회	3회/1회	2회/1회	0회/2회
이유식 횟수(주식/간식)	0회/2회	1회/2회	2회/2회	3회/1~2회
이유식으로 부터의 1일 섭취비율	10~20%	30~40%	50~60%	70~80%

이유식을 중단한 경우

어떤 원인으로 이유식을 중단한 경우는 1~2주가 지난 후부터 조심스럽게 소량부터 다시 시작한다.

7 이유식 훈련

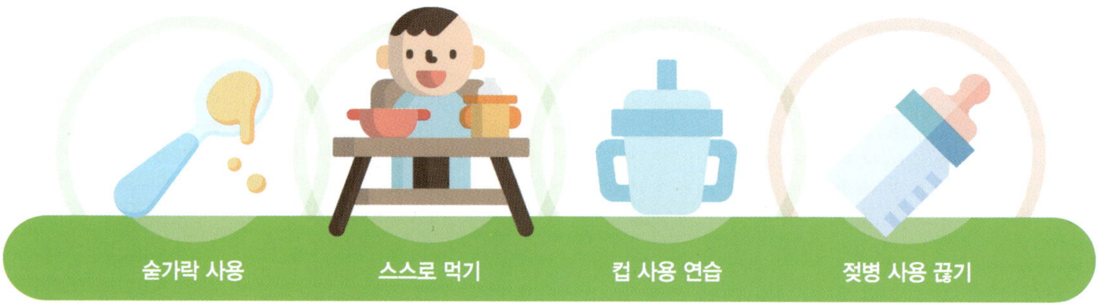

(1) 이유식은 숟가락을 사용해 먹인다.

(2) 숟가락으로 스스로 먹기

이유기 동안 아기가 스스로 먹을 수 있는 훈련도 필요하다. 9개월 정도가 되면 아기 스스로 숟가락을 쥐는 것이 가능하므로 숟가락으로 먹는 연습을 시작한다. 숟가락 연습과 함께 손으로 집어 먹는 음식을 이용한다(간식 제공시 핑거푸드 활용).

(3) 컵 사용 연습

8~10개월 경에는 컵 사용 연습을 시도하여 돌 경에는 컵으로 먹을 때 흘리기는 하나 혼자 먹는 것이 가능하므로 스스로 먹는 연습을 시도한다.

(4) 젖병 사용 끊기

젖병 사용은 가능한 12개월, 늦어도 18개월에는 끊도록 한다.

입안에 음식을 오래 물고 있는 경우

입안에 음식을 오래 물고 삼키지 않는 경우도 있는데, 이런 경우 충치가 생기기 쉽고 자칫 질식할 수 있으므로 주의해야 한다.

8 이유할 때 주의사항 및 식품안전

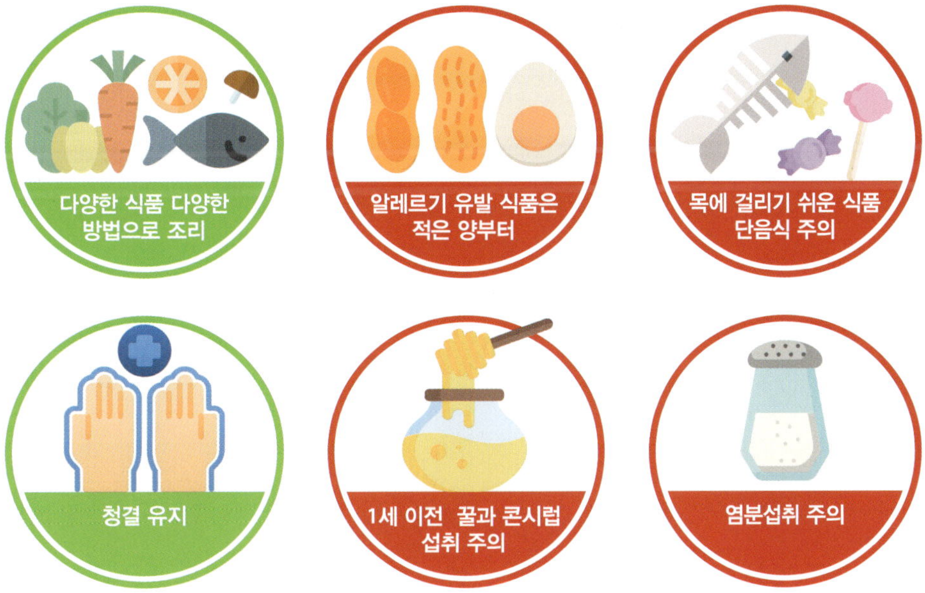
다양한 식품 다양한 방법으로 조리
알레르기 유발 식품은 적은 양부터
목에 걸리기 쉬운 식품 단음식 주의
청결 유지
1세 이전 꿀과 콘시럽 섭취 주의
염분섭취 주의

(1) 영아의 배고픔과 배부름 신호에 주의를 기울여, 빠르고 적절하게 반응해야 한다.

(2) 영아들의 기질과 발달특성을 고려하여 점진적인 변화에 따라 이유식을 제공한다.

(3) 영아는 삼킴 능력이 아직 미숙하므로 딱딱하거나 미끄러운 덩어리 식품에 의해 질식될 위험이 있다. 특히 땅콩 등의 견과류 섭취 시 주의가 필요하다.

(4) 이유식은 영유아에게 필요한 모든 영양소가 충분히 공급될 수 있도록 다양한 식품을 다양한 방법으로 조리하도록 한다. 여러 가지 맛과 질감의 경험이란 아기로 하여금 그 식품과 음식의 맛에 익숙해지게 함으로써 다양한 기호를 형성하게 한다. 곡류, 과일, 채소 등 식물성 식품은 물론 철분, 아연, 칼슘이 풍부한 생선이나 고기 등 동물성 식품을 충분히 먹인다.

(5) 영아기는 장벽 투과성과 면역기능의 미성숙으로 식품 알레르기가 발생할 위험이 높다. 특히, 계란, 밀, 대두, 고등어, 복숭아, 토마토 등은 영아의 생체 특성에 따라 알레르기의 원인이 될 수 있으므로 처음 이유식에 넣을 때에는 적은 양부터 시작해 양을 늘려야 한다. 땅콩 같은 견과류는 잘 녹지 않고 기도로 흡입되면 질식하여 위험할 수 있기 때문에 영유아기의 식품으로 사용하지 않도록 한다. 이러한 식품이 혼합된 과자도 간식으로 주지 않는 것이 좋다.

(6) 작은 씨가 있는 과일, 잔뼈 있는 생선, 작고 딱딱한 사탕 등 목에 걸리기 쉬운 식품과 지나치게 단 음식은 삼가야 한다.

(7) 이유식을 준비하고 먹일 때 이유식을 먹이는 자(보육교사 등)와 영아의 손을 깨끗이 씻는 것이 중요하다. 이유식에 사용하는 기구도 철저하게 위생적으로 관리하여야 한다.

(8) 이유식에 사용하는 식품은 신선하고 깨끗해야 한다. 해동한 재료(육류 등)는 당일 모두 사용하고 다시 냉동하지 않는다. 이유식은 완전히 조리된 것이어야 하며, 아기 침이 묻은 남은 음식은 버리도록 한다.

(9) 1세 이전에 꿀과 콘시럽의 섭취는 영아 보툴리누스 중독을 일으킬 수 있으므로 먹이지 않는 것이 바람직하다. 꿀과 콘시럽에는 크로스트리디움 보튤리늄(Clostridium botulinum)균의 포자가 들어 있을 수 있는데 포자가 발아하여 성장하게 되면 독소를 형성하기 때문이다.

(10) 이유식 조리시 원칙적으로는 간을 하지 않는다. 다양한 식품 재료에 대한 맛에 익숙하도록 하고, 또 일찍 짠맛에 길들여지기 않도록 하기 위해서이다. 새로운 식품을 영아에게 줄 때 습관적으로 간을 맞추는 경우가 많은 것이 문제이다.

(11) 이유식을 조리할 때에는 적절한 식재료를 선택하여 맛을 내도록 노력하고, 영아가 잘 먹지를 않는다면 약간의 간을 하여 주는 단계가 필요하다. 맛이 없어 잘 먹지 않을 것이라는 생각에 즉각적으로 간을 맞추기 위해서 소금, 간장, 조미료 또는 설탕 등을 첨가하는 것은 바람직하지 않다.

Ref.
- 어린이 급식관리지침서
- 아빠가 들려주는 일차진료 소아과학, 메디안북

27 영유아 검진

001 영유아 건강검진

검진시기			항목
1차	건강검진	생후 4~6개월	신체계측(키, 몸무게, 머리둘레), 청각, 시각 등 문진 및 진찰, 건강교육(안전사고 예방, 영아돌연사증후군 예방교육, 영양)
2차	건강검진	생후 9~12개월	신체계측(키, 몸무게, 머리둘레), 청각, 시각 등 문진 및 진찰, 발달선별검사 및 평가, 건강교육(안전사고예방, 영양, 구강)
3차	건강검진	생후 18~24개월	신체계측(키, 몸무게, 머리둘레), 청각, 시각 등 문진 및 진찰, 발달선별검사 및 평가, 건강교육(안전사고예방, 영양, 대소변가리기)
	구강검진	생후 18~29개월	구강 문진 및 진찰, 구강보건교육
4차	건강검진	생후 30~36개월	신체계측(키, 몸무게, 머리둘레, 체질량), 청각, 시각 등 문진 및 진찰, 시력검사, 발달선별검사 및 평가 건강교육(안전사고예방, 영양, 전자미디어노출교육)
5차	건강검진	생후 42~48개월	신체계측(키, 몸무게, 머리둘레, 체질량), 청각, 시각 등 문진 및 진찰, 시력검사, 발달선별검사 및 평가, 건강교육(안전사고예방, 영양, 전자미디어노출교육)
	구강검진	생후 42~53개월	구강문진 및 진찰, 구강보건교육
6차	건강검진	생후 54~60개월	신체계측(키, 몸무게, 머리둘레, 체질량), 청각, 시각 등 문진 및 진찰, 시력검사, 발달선별검사 및 평가, 건강교육(안전사고예방, 영양, 개인위생교육)
	구강검진	생후 54~65개월	구강문진 및 진찰, 구강보건교육
7차	건강검진	생후 66~71개월	신체계측(키, 몸무게, 머리둘레, 체질량), 청각, 시각 등 문진 및 진찰, 시력검사, 발달선별검사 및 평가, 건강교육(안전사고예방, 영양, 취학전 준비교육)

검진항목		1차	2차	3차	4차	5차	6차	7차
문진(청각 및 시각포함)		○	○	○	○	○	○	○
신체계측		○	○	○	○	○	○	○
발달평가			○	○	○	○	○	○
건강교육	안전사고예방		○	○	○	○	○	○
	영양	○						
	수면	○						
	구강		○					
	대소변가리기		○	○				
	정서 및 사회성 교육			○	○			
	개인위생				○	○		
	취학준비					○	○	
	간접흡연						○	○
구강검진				○		○	○	

1 영유아 건강검진

전국 모든 영유아검진 기관에서 수검 가능하다. 검진기관은 영유아건강검진 담당의사 교육 수료 및 영유아건강검진지정 의료기관임[공단홈페이지(www.nhic.or.kr) → 영유아건강검진 → 검진기관 안내 공단지사 고객센터(1577 - 1000)]

국민건강검진 교육연수원 이러닝 교육과정(http://life.ksaedu.or.kr)

2 검진 대상 자녀가 있는 경우

검진 전에 회원가입 및 영유아 발달 선별검사 및 문진표 작성을 하시길 바란다. 인터넷에서 작성하시면 검사지가 검진기관으로 통보되어 검진을 빠르고 편하게 받으실 수 있다.

(1) 〈지역가입자〉 세대주의 공인인증서가 필요하다.

(2) 〈직장가입자〉 자녀분이 아버님 직장보험 아래 등록이 되어 있으면, 아버님의 공인인증서, 어머님 직장보험 아래 등록이 되어 있으면, 어머님의 공인인증서가 필요하다.

3 순서

(1) 건강인 사이트 접속(http://hi.nhis.or.kr)

(2) 건강인 사이트 화면 우측 상단에 인증서 로그인 버튼이 있다.

(3) **순서** : 로그인 후 건강검진

> 건강검진 대상자 조회 → ❶ 문진표 작성 → 영유아 창클릭 후 자녀의 인적사항을 확인 후 문진표를 작성합니다. → ❷ 발달선별검사지 작성(비밀번호 변경 가능) → 검사하기 클릭 후 한국 영유아발달선별검사(K - DST)를 작성합니다.

(4) 건강인 사이트 우측 세로바 단축메뉴 [검진결과 및 문진], [영유아발달 선별검사]를 클릭하시면 좀 더 쉽게 작성이 가능하다(2015년 12월 11일 기준).

보호자용 설명(주의사항)

❶ 열람서비스 신청 시 입력하신 비밀번호 4자리는 꼭 기억하셔야 합니다. 등록번호란 것은 영유아건강검진 문진표 작성 이후에 출력을 하셔서 병원에 들고 가신다면 굳이 필요가 없지만 병원에 내원하신 이후에 문진표를 출력을 원하신다면 병원에서 열람 및 출력을 할 수 있도록 4자리로 된 등록번호. 즉 비밀번호를 입력하시면 됩니다(검진의사가 열람 할 경우 필요함으로 가급적 외우기 쉬운 번호로 저장).

❷ 국민건강보험공단 사이트 회원가입을 하지 않으신 경우, 건강인 사이트 인증서 로그인이 바로 되지 않습니다.

27 영유아 검진

002 소아 정기 검진표

<table>
<tr><td>구분</td><td colspan="2">영유아(0 – 5세), (영유아 건강검진)</td><td colspan="2">학동기(6 – 18세), (학생검진),
[생애 전환기(만15 – 18세) 건강진단]</td></tr>
<tr><td>검진 주기</td><td colspan="2">4개월, 9개월, 18개월, 30개월, 42개월, 54개월, 66개월(총 7회)</td><td colspan="2">① 초등 1 · 4학년, 중등 1학년, 고등 1학년(총 4회)
② 비취학 청소년은 만15 – 18세 대상연령</td></tr>
<tr><td rowspan="4">목표 질환 및 검사 항목</td><td>공통 검사항목
• 시각이상(사시)
• 성장이상
• 영양결핍(과잉)
• 안전사고 예방</td><td>1차검진(4~6개월)
• 공통 검사항목
• 청각이상
• 영아돌연사 증후군</td><td>학생검진</td><td>생애 전환기(만15~18세)
건강진단 : 비취학 청소년</td></tr>
<tr><td>2차 검진(9~12개월)
• 공통 검사항목
• 청각이상
• 발달이상
• 치아 발육상태</td><td>3차 검진(18~24개월)
• 공통 검사항목
• 청각이상
• 발달이상
• 대소변 가리기
• 치아우식증</td><td rowspan="3">• 건강위험 요소 파악
• 근 · 골격 및 척추질환
• 시력, 색각이상, 안질환
• 청력이상
• 정신건강
• 귓병(중이염, 외이도염)
• 콧병(부비동염, 비염)
• 목병(편도선 비대, 임파절 증대, 갑상선 비대)
• 피부병(아토피 피부염, 전염성 피부염)
• 단백뇨, 뇨잠혈
• 빈혈
• B형간염
• 고혈압
• 당뇨병
• 이상지질혈증
• 간질환
• 구강검진(치아 상태, 구강 상태)</td><td rowspan="3">• 비만
• 시각이상, 청각이상
• 건강위험 요소 파악
• 폐결핵, 흉부질환
• B형간염
• 빈혈
• 고혈압
• 당뇨병
• 이상지질혈증
• 간질환
• 구강검진</td></tr>
<tr><td>4차 검진(30~36개월)
• 공통 검사항목
• 굴절이상(약시)
• 청각이상
• 비만
• 발달이상
• 전자미디어노출</td><td>5차 검진(42~48개월)
• 공통 검사항목
• 굴절이상(약시)
• 청각이상
• 비만
• 발달이상
• 사회성 발달
• 치아우식증</td></tr>
<tr><td>6차 검진(54~60개월)
• 공통 검사항목
• 굴절이상(약시)
• 비만
• 발달이상
• 개인위생
• 치아우식증</td><td>7차 검진(66~71개월)
• 공통 검사항목
• 굴절이상(약시)
• 비만
• 발달이상
• 취학 전 준비</td></tr>
</table>

생애주기별 국가건강검진과 검진을 통해 발견 가능한 질병(참고 : 보건복지부, 국가법령 정보센터)

28 예방접종

001 어린이 표준 예방접종 일정표(2019)

1 어린이 표준 예방접종 일정표(2019)

<table>
<tr><th>대상 감염병</th><th>백신의 종류 및 방법</th><th>횟수</th><th>출생~1개월이내</th><th>1개월</th><th>2개월</th><th>4개월</th><th>6개월</th><th>12개월</th><th>15개월</th><th>18개월</th><th>19~23개월</th><th>24~35개월</th><th>만 4세</th><th>만 6세</th><th>만 11세</th><th>만 12세</th></tr>
<tr><td colspan="17">국가예방접종</td></tr>
<tr><td>결핵</td><td>BCG(피내용)</td><td>1</td><td>BCG 1회</td><td></td><td></td><td></td><td></td><td></td><td></td><td></td><td></td><td></td><td></td><td></td><td></td><td></td></tr>
<tr><td>B형간염</td><td>HepB</td><td>3</td><td>HepB 1차</td><td>HepB 2차</td><td></td><td></td><td>HepB 3차</td><td></td><td></td><td></td><td></td><td></td><td></td><td></td><td></td><td></td></tr>
<tr><td rowspan="2">디프테리아
파상풍
백일해</td><td>DTaP</td><td>5</td><td></td><td></td><td>DTaP 1차</td><td>DTaP 2차</td><td>DTaP 3차</td><td></td><td colspan="2">DTaP 4차</td><td></td><td></td><td colspan="2">DTaP 5차</td><td></td><td></td></tr>
<tr><td>Tdap/Td</td><td>1</td><td></td><td></td><td></td><td></td><td></td><td></td><td></td><td></td><td></td><td></td><td></td><td></td><td colspan="2">Tdap/Td 1회</td></tr>
<tr><td>폴리오</td><td>IPV</td><td>4</td><td></td><td></td><td>IPV 1차</td><td>IPV 2차</td><td colspan="4">IPV 3차</td><td></td><td></td><td colspan="2">IPV 4차</td><td></td><td></td></tr>
<tr><td>B형
헤모필루스
인플루엔자</td><td>Hib</td><td>4</td><td></td><td></td><td>Hib 1차</td><td>Hib 2차</td><td>Hib 3차</td><td colspan="2">Hib 4차</td><td></td><td></td><td></td><td></td><td></td><td></td><td></td></tr>
<tr><td rowspan="2">폐렴구균</td><td>PCV</td><td>4</td><td></td><td></td><td>PCV 1차</td><td>PCV 2차</td><td>PCV 3차</td><td colspan="2">PCV 4차</td><td></td><td></td><td></td><td></td><td></td><td></td><td></td></tr>
<tr><td>PPSV</td><td>-</td><td></td><td></td><td></td><td></td><td></td><td></td><td></td><td></td><td></td><td colspan="5">고위험군에 한해 접종</td></tr>
<tr><td>홍역 유행성
이하선염
풍진</td><td>MMR</td><td>2</td><td></td><td></td><td></td><td></td><td></td><td colspan="2">MMR 1차</td><td></td><td></td><td></td><td></td><td></td><td></td><td></td></tr>
<tr><td>수두</td><td>VAR</td><td>1</td><td></td><td></td><td></td><td></td><td></td><td colspan="2">VAR 1회</td><td></td><td></td><td></td><td></td><td></td><td></td><td></td></tr>
<tr><td>A형간염</td><td>HepA</td><td>2</td><td></td><td></td><td></td><td></td><td></td><td colspan="4">HepA 1차~2차</td><td></td><td></td><td></td><td></td><td></td></tr>
<tr><td rowspan="2">일본뇌염</td><td>IJEV
(불활성화 백신)</td><td>5</td><td></td><td></td><td></td><td></td><td></td><td colspan="4">IJEV 1차~2차</td><td>IJEV 3차</td><td></td><td>IJEV 4차</td><td></td><td>IJEV 5차</td></tr>
<tr><td>LJEV
(약독화 생백신)</td><td>2</td><td></td><td></td><td></td><td></td><td></td><td colspan="4">LJEV 1차</td><td>LJEV 2차</td><td></td><td></td><td></td><td></td></tr>
<tr><td>사람 유두종
바이러스
감염증</td><td>HPV</td><td>2</td><td></td><td></td><td></td><td></td><td></td><td></td><td></td><td></td><td></td><td></td><td></td><td></td><td colspan="2">HPV 1차~2차</td></tr>
<tr><td>인플루엔자</td><td>IIV</td><td>-</td><td></td><td></td><td></td><td></td><td colspan="10">IIV 매년 접종</td></tr>
<tr><td colspan="17">기타예방접종</td></tr>
<tr><td rowspan="2">로타바이러스
감염증</td><td>RV1</td><td>2</td><td></td><td></td><td>RV 1차</td><td>RV 2차</td><td></td><td></td><td></td><td></td><td></td><td></td><td></td><td></td><td></td><td></td></tr>
<tr><td>RV5</td><td>3</td><td></td><td></td><td>RV 1차</td><td>RV 2차</td><td>RV 3차</td><td></td><td></td><td></td><td></td><td></td><td></td><td></td><td></td><td></td></tr>
</table>

(1) 국가 예방접종 : 국가에서 권장하는 필수 예방접종

국가는 「감염병의 예방 및 관리에 관한 법률」을 통해 예방접종 대상 감염병과 예방접종 실시기준 및 방법을 정하고, 이를 근거로 재원을 마련하여 지원하고 있음.

(2) 기타 예방접종

예방접종 대상 감염병 및 지정감염병 이외 감염병으로 민간 의료기관에서 접종가능한 유료 예방접종

(3) 백신의 종류

❶ BCG(결핵) : 생후 4주 이내 접종

❷ HepB(B형 간염) : 임신중 B형간염 표면항원(HBsAg) 양성인 산모로부터 출생한 신생아는 출생 후 12시간 이내 B형간염 면역글로불린(HBIG) 및 B형간염 백신을 동시에 접종하고, 이후의 B형간염 접종일정은 출생 후 1개월 및 6개월에 2차, 3차 접종 실시

❸ DTaP(디프테리아 · 파상풍 · 백일해) : DTaP-IPV(디프테리아 · 파상풍 · 백일해 · 폴리오) 또는 DTaP-IPV/Hib(디프테리아 · 파상풍 · 백일해 · 폴리오 · B형 헤모필루스 인플루엔자)혼합백신으로 접종 가능

❹ Tdap/Td(파상풍 · 디프테리아 · 백일해/파상풍 · 디프테리아) : 만 11~12세 접종은 Tdap 또는 Td백신 사용 가능하나, Tdap 백신을 우선 고려

- 이후 10년마다 재접종(11세 이후 접종 중 한번은 Tdap으로 접종)

❺ IPV(폴리오) : 3차 접종은 새우 6개월에 접종하나 18개월까지 접종 가능하며 DTaP-IPV(디프테리아 · 파상풍 · 백일해 · 폴리오) DTaP-IPV/Hib(디프테리아 · 파상풍 · 백일해 · 폴리오 · B형 헤모필루스 인플루엔자) 혼합백신으로 접종 가능

- DTaP-IPV(디프테리아 · 파상풍 · 백일해 · 폴리오) : 생후 2, 4, 6개월, 만 4~6세에 DTaP, IPV 백신 대신 DTaP-IPV 혼합백신으로 접종할 수 있음.
- DTaP-IPV/Hib(디프테리아 · 파상풍 · 백일해 · 폴리오 · B형 헤모필루스 인플루엔자) : 생후 2, 4, 6개월에 DTaP, IPV, Hib 백신 대신 DTaP-IPV/Hib 혼합백신으로 접종할 수 있음.
- 혼합백신 사용시 기초접종 3회를 동일 제조사의 백신으로 접종하는 것이 원칙이며 생후 15~18개월에 접종하는 DTaP 백신은 제조사에 관계없이 선택하여 접종 가능

❻ Hib(B형 헤모필루스 인플루엔자) : 생후 2개월~만 5세 미만 모든 소아를 대상으로 접종, 만 5세 이상은 B형 헤모필루스 인플루엔자 감염 위험성이 높은 경우(겸상적혈구증, 비장절제술 후, 항암치료에 따른 면역저하, 백혈병, HIV감염, 체액면역결핍 등) 접종하며, DTaP-IPV/Hib(디프테리아 · 파상풍 · 백일해 · 폴리오 · B형 헤모필루스 인플루엔자) 혼합백신으로 접종 가능

❼ PCV(폐렴구균 단백결합) : 10가와 13가 단백결합 백신간의 교차접종은 권장하지 않음.

⑧ PPSV(폐렴구균 다당질) : 만 2세 이상의 폐렴구균 감염의 고위험군을 대상으로 하며 건강 상태를 고려하여 담당의사와 충분한 상담 후 접종

- 폐렴구균 감염의 고위험군
  - 면역기능이 저하된 수아 : HV 감염증, 만성신부전과 신증후군, 면역억제제나 방사선 치료를 하는 질환(악성종양, 백혈병, 림프종, 호치킨병) 혹은 고형 장기이식, 선천성 면역결핍질환
  - 기능적 또는 해부학적 무비증 소아 : 겸상구 빈혈 혹은 헤모글로빈증, 무비증 혹은 비장 기능장애
  - 면역기능은 정상이나 다음과 같은 질환을 가진 소아 : 만성심장질환, 만성 폐질환, 당뇨병, 뇌척수액 누출, 인공 와우이식 상태

⑨ MMR(홍역 · 유행성이하선염 · 풍진) : 홍역 유행시 생후 6~11개월에 MMR 백신이 가능하나 이 경우 생후 12개월 이후에 MMR 백신으로 일정에 맞추어 접종

⑩ HepA(A형간염) : 1차 접종은 생후 12~23개월에 시작하고 2차 접종은 1차 접종 후 6개월~12(18)개월(제조사에 따라 접종 간격이 다름) 간격으로 접종

⑪ IJEV(일본뇌염 불활성화 백신) : 1차 접종 후 7~30일 간격으로 2차 접종 실시하고, 2차 접종 후 12개월 후 3차 접종

⑫ LJEV(일본뇌염 약독화 생백신) : 1차 접종 후 12개월 후 2차 접종

⑬ HPV(사람유두종바이러스) 감염증 : 만 12세에 6개월 간격으로 2회 접종하고, 2가와 4가 백신간 교차접종은 권장하지 않음

⑭ IIV(인플루엔자 불활성화 백신) : 접종 첫 해는 4주 간격으로 2회 접종이 필요하며, 접종 첫 해 1회 접종을 받았으면 다음 해 2회 접종을 완료, 이전에 인플루엔자 접종을 받은 적이 있는 생후 6개월~만 9세 미만 소아들도 유행주에 따라서 2회 접종이 필요할 수 있으므로, 매 절기 인플루엔자 국가예방접종 지원사업 관리지침(예방접종도우미 누리집 : https://nip.cdc.go.kr 〈예방접종 지식창고〉 예방접종지침)을 참고

(4) 백신 두문자어

백신 종류	두문자어	백신
결핵	BCG(피내용)	Intradermal Bacile Calmette–Gúerin vaccine
B형간염	HepB	Hapatitis B vaccine
	DTaP	Diphteria and tetanus toxoids and acellular pertussis vaccine adsorbed
디프테리아 · 파상풍 · 백일해 · 폴리오	DTaP–IPV	DTaP, IPV conjugate vaccine
폴리오	IPV	Inactivated poliovirus vaccine
B형 헤모필루스인플루엔자	Hib	Haemophilus influenza type b Vaccine

백신 종류	두문자어	백신
디프테리아 · 파상풍 · 백일해 · 폴리오 · B형 헤모필루스인플루엔자	DTaP–IPV/Hib	DTaP, IPV, Haemophilus influeza type b conjugated vaccine
폐렴구균	PCV	Pneumococcal conjugate vaccine
	PPSV	pneumococcal polysaccharide vaccine
홍역 · 유행성이하선염 · 풍진	MMR	Measles, mumps, and rubella vaccine
수두	VAR	Varicella vaccine
A형간염	HepA	Hepatitis A vaccine
일본뇌염	IJEV	Inactivated Japanese encephalitis vaccine
	LJEV	Live-attenuated Japanese encephalitis vaccine
사람유두종바이러스 감염증	HPV	Human papilomavirus vaccine
인플루엔자	IIV	Inactivated influenza vaccine

2 예방접종 방법

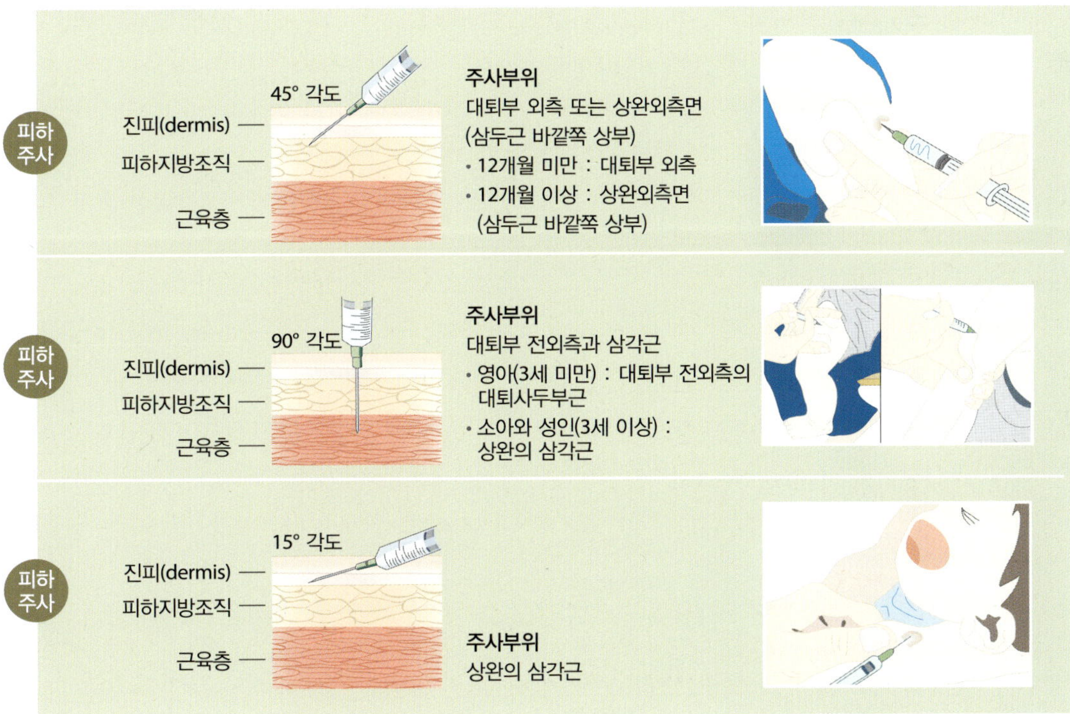

3 백신의 투여용량 및 투여방법(2018. 11. 1기준)

백신종류	분류	제조 수입사	제품명	Dose	경로	접종부위
BCG(피내)	약독화 생백신	㈜엑세스파마	피내용 건조 BCG 백신 에스에스아이	1세 미만 : 0.05 ml	피내주사	삼각근 부위
BCG(경피)		㈜한국백신	경피용 건조 BCG 백신	제품설명서	경피주사	제품설명서 참조
B형간염 (유자재조합)	불활성화 백신	안센백신(주)	헤파박스 – 진피에프주	11세 미만 : 0.5 ml, 11세 이상 : 1.0 ml	근육주사	대퇴부전외측 또는 삼각근
			헤파박스 – 진피에프프리필드시린지주			
		SK케미칼(주)	헤파뮨주			
			헤파뮨프리필드시린지			
		㈜ LG생명과학	유박스비주			
			유박스비프리필드주			
DTaP	불활성화 백신	㈜보령바이오파마	보령디티에이피백신주	0.5 ml	근육/피하	대퇴부전외측 또는 삼각근/대퇴부 외측 또는 상완외측면
폴리오	불활성화 백신	사노피파스퇴르(주)	이모박스폴리오주	0.5 ml	근육/피하	대퇴부전외측 또는 삼각근/대퇴부 외측 또는 상완외측면
		㈜한국백신	코박스폴리오 PF주			
DTaP – IPV	불활성화 백신	사노피파스퇴르(주)	테트락실	0.5ml	근육주사	대퇴부전외측 또는 삼각근
DTaP–IPV/Hib	불활성화 백신	사노피파스퇴르(주)	펜탁심	0.5ml	근육주사	대퇴부전외측
Td	불활성화 백신	SK 케미칼(주)	에스케이티디백신	0.5 ml	근육주사	삼각근
		글락소스미스클라인(주)	티디퓨어			
		㈜엑세스파마	디타부스터에스아이			
		㈜ 녹십자	녹십자티디백신프리필드시린지주			
Tdap	불활성화 백신	사노피파스퇴르(주)	아다셀주	0.5 ml	근육주사	대퇴부전외측 또는 삼각근
		글락소스미스클라인(주)	부스트릭스프리필드시린지			
MMR	약독화 생백신	한국엠에스디(주)	엠엠알II 주	0.5 ml	피하주사	상완외측면
		글락소스미스클라인(주)	프리오릭스주			
일본뇌염	불활성화 백신	㈜ 녹십자	녹십자세포배양일본뇌염백신주	3세 미만 : 0.25 ml, 3세 이상 : 0.5 ml	피하주사	대퇴부 외측 또는 상완외측면
		㈜보령바이오파마	보령세포배양일본뇌염백신주			
	약독화 생백신	㈜글로박스	씨디 제박스	0.5 ml		
		사모피파스퇴르(주)	이모젭(이모젭주백신)			
수두	약독화 백신	㈜녹십자	수두박스주	0.5 ml	피하주사	상완외측면
		보란파마	바리 – 엘백신			
		SK바이오사이언스(주)	스카이바리셀라주			
대상포진	약독화 생백신	한국엠에스디(주)	조스타박스	0.65 ml	피하주사	상완외측면
		SK케미칼(주)	스카이조스터주	0.5 ml		
장티푸스	불활성화 백신	㈜보령바이오파마	지로티프주	0.5 ml	근육/피하	대퇴부전외측 또는 상완외측면
신증후군출혈열	불활성화 백신	㈜ 녹십자	한타박스	0.5 ml	근육/피하	삼각근/대퇴부 외측 또는 상완외측면
Hib	불활성화 백신	사노피파스퇴르(주)	악티브주	0.5 ml	근육주사	대퇴부전외측 또는 삼각근
		글락소스미스클라인(주)	박셈힙			
		㈜LG화학	유히브주			

백신종류	분류	제조 수입사	제품명	Dose	경로	접종부위
A형간염	불활성화 백신	글락소스미스클라인(주)	하브릭스주	19세 미만 : 0.5 ml, 19세 이상 : 1.0 ml	근육주사	대퇴부 전외측 또는 삼각근
		사노피파스퇴르(주)	아박심 80 U 소아용주	16세 미만 : 0.5 ml(80 U) 16세 이상 : 0.5 ml(160 U)		
			아박심 160 U 성인용주			
		한국엠에스디(주)	박타크리필드시린지	19세 미만 : 0.5 ml, 19세 이상 : 1.0 ml		
		한국엠에스디(주)	박타주			
폐렴구균 (단백결합)	불활성화 백신	한국화이자제약(주)	박타크리필드시린지	0.5ml	근육주사	대퇴부 전외측 또는 삼각근
		글락소스미스클라인(주)	신플로릭스프리필드시린지			
폐렴구균 (23가다당질)	불활성화 백신	한국엠에스디(주)	프로디악스-23		근육/피하	대퇴부 전외측 또는 삼각근/대퇴부 외측 또는 상완외측면
HPV	불활성화 백신	한국엠에스디(주)	가다실프리필드시린지	0.5 ml	근육주사	삼각근
			가다실9 프리필드시린지			
		글락소스미스클라인(주)	서바릭스프리필드시린지			
로타바이러스	약독화 생백신	한국엠에스디(주)	로타텍엑	2.0 ml	경구투여	경구
		글락소스미스클라인(주)	로타릭스프리필드	1.5 ml		
수막구균	불활성화 백신	글락소스미스클라인(주)	멘비오	0.5 ml	근육주사	대퇴부 전외측 또는 삼각근
		사노피파스퇴르(주)	메닉트라			
인플루엔자	불확성화 백신	동아제약(주)	백시플루 4주사액프리필드시린지	0.5 ml	근육주사	대퇴부 전외측 또는 삼각근
		SK케미칼(주)	스카이셀플루프리필드시린지	0.25, 0.5ml		
			스카릴셀플루 4가프리필드시린지	0.5ml		
		㈜보령바이오파마	보령플루백신 V주	0.25, 0.5 ml		
			보령플루백신 VII주-TF주			
			보령플루 V 테트라백신주	0.5 ml		
			보령플루 VII 테트라백신주			
		㈜녹십자	지씨플루크리필드시린지주	0.5 ml		
			지씨플루쿼드리밸런트 프리필드시린지주	0.25, 0.5 ml		
		㈜LG화학	플루플러스테트라프리필드시린지주	0.5 ml		
		보령제약(주)	비알플루텍테트라백신주	0.5 ml		
		㈜한국백신	코박스플루 PF주	0.5 ml		
			코박스인플루 PF주	0.5 ml		
			코박스플루 4가 PF주	0.25 ml, 0.5 ml		
			코박스인플루 4가 PF주			
		사노피파스퇴르(주)	박씨그리프주	0.25 ml, 0.5 ml		
			박씨그리프테트라주	0.5 ml		
		글락소스미스클라인(주)	플루아릭스테트라프리필드시린지	0.5 ml		
		일양약품(주)	일양플루배신프리필드시린지주	0.25 ml, 0.5 ml		
			테라텍트프리필드시린지주	0.5 ml		

Ref. Centers for Disease Control and Prevertion. Epidemiology and Prevention of Vaccine-Preventable Diseases. Hamborsky J. Kroger A.Walife S. eds. 13th ed. Washington D. C. Public Health Founcation. 2015] 발행일자 : 2018.12.22.

28 예방접종

002 미접종 소아의 예방접종 일정표

1 지연시 예방접종(4개월~6세)*

접종백신	최소 접종연령	1~2차 최소 접종간격	2~3차 최소 접종간격	3~4차 최소 접종간격	4~5차 최소 접종간격
B형 간염	출생시	4주	8주(1차접종 16주 후)		-
DTaP	생후 6주	4주	4주		6개월
IPV	생후 6주	4주	4주		-
Hib	생후 6주	• 4주 : 생후 12개월 미만에 1차 접종한 경우 • 8주(마지막 접종) : 생후 12~14개월 사이에 1차 접종을 한 경우 • 더 이상 접종이 필요하지 않은 경우:생후 15개월 이후에 1차 접종을 한 경우	• 4주 : 현재 연령이 생후 12개월 미만이고 1차 접종을 7개월 미만에 한 경우 • 8주(마지막 접종) : - 1차 접종을 생후 7~11개월에 한 경우로 생후 12개월 이후 실시 - 또한 현재 연령에 생후 12~59개월이며 1차 접종을 생후 12개월 미만에 하고 2차 접종을 생후 15개월 미만에 한 경우 • 더 이상 접종이 필요하지 않은 경우 : 이전 접종을 생후 15개월 이상에서 한 경우		
PCV	생후 6주	• 4주 : 생후 12개월 미만에 1차 접종한 경우 • 8주(마지막 접종) : 건강한 소아로 생후 12개월 이후에 1차 접종을 한 경우 • 더 이상 접종이 필요하지 않은 경우 : 건강한 소아로 1차 접종을 PCV10으로 접종한 경우 8주 간격으로 접종(마지막 접종)	• 4주 : 현재 연령에 생후 12개월 미만이고 이전 접종을 7개월 미만에 한 경우 • 8주(마지막 접종): - 건강한 소아로 이전 접종을 생후 7~11개월에 한 경우로 생후 12개월 이후 실시 - 또는 현재 연령이 생후 12개월 이전에 접종한 경우 • 더 이상 접종이 필요하지 않은 경우 : 건강한 소아로 이전 접종을 생후 24개월 이후에 한 경우	• 8주(마지막 접종) : 생후 12개월 이전에 3번의 접종을 한 생후 12~59개월 소아 또는 접종연령에 관계없이 3회 접종받은 고위험군	
MMR	생후 12개월	4주	-	-	-
수두	생후 12개월	-	-	-	-
일본뇌염 (불활성화 백신)	생후 12개월	7일	6개월	2년	5년
일본뇌염 (약독화 생백신)	생후 12개월	4주	-	-	-
A형간염	생후 12개월	6개월	-	-	-
로타바이러스 감염증	생후 6주	4주	(4주)	-	-

지연된 예방접종이란, 권장 접종시기보다 1개월을 초과하여 접종을 한 경우임. 접종이 지연되었더라도 처음부터 다시 접종하지 않고 지연된 접종부터 접종을 함.

❶ **B형간염** : 3차 접종의 최소 연령은 24주임.

❷ **DTaP** : 4차 접종을 만 4세 이후에 접종하였다면 5차 접종은 생략

❸ **IPV** : 마지막 접종은 이전 접종과 6개월 이상의 간격을 두고 4세 이후에 접종. 만 4세 이후에 실시한 3차 접종이 이전 접종과 최소 6개월 이상의 간격으로 접종되었다면 4차 접종은 권장하지 않음. 단 1~3차 접종이 경구용 생백신 또는 주사용 불활성화 백신 한 가지로만 접종하지 않은 경우에는 4차 접종이 필요함.

세 번째 접종은 두 번째 접종과 6개월 이상의 간격을 두고, 4세 이후에 받은 경우 네 번째 접종은 하지 않음. 단, 첫 세 번의 접종을 경구용 생백신 또는 주사용 불활성화 백신 한 가지로만 일관되게 접종하지 않은 경우는 네 번째 접종이 필요함.

❹ **Hib** : 만 5세 이상의 건강한 소아에서는 일반적으로 권장하지 않음.

❺ **PCV** : 만 5세 이상의 건강한 소아에서는 일반적으로 권장하지 않음.

❻ **MMR** : 2차 접종의 표준 접종 시기는 만 4~6세지만 해당 감염병이 유행할 경우 상기 최소 접종간격으로 접종할 수 있음

❼ **일본뇌염 불활성화 백신** : 3차 접종을 만 4~9세에 할 경우는 4차 접종을 12세 이후에 실시하고 접종을 종료하며, 3차 또는 4차 접종을 만 10세 이후에 실시한 경우에는 더 접종을 하지 않음.

❽ **일본뇌염 약독화 생백신** : 국내에서는 12개월부터 접종하나 국외에서는 약독화 생백신은 8개월부터, 재조합 카메라 바이러스 백신은 9개월에 접종을 추천함.

❾ **A형간염** : 접종 간격은 제품에 따라 6~18개월이며, 접종받지 않은 2세 이상 소아는 6개월 간격으로 2회 접종

❿ **로타바이러스 감염증** : 첫 접종의 최대 연령은 14주 6일이며, 15주 0일 이후에는 접종을 시작하지 않음. 접종할 수 있는 최대 연령은 8개월 0일임. 로타릭스(Rotarix)는 2회, 로타텍(Rotateq)은 3회 접종함.

2 지연시 예방접종(7~18세)*

접종백신	최소 접종연령	1~2차 최소 접종간격	2~3차 최소 접종간격	3~4차 최소 접종간격
Tdap/Td	만 7세	4주	• 4주 : DTaP 첫 접종을 12개월 미만에 한 경우 • 6개월(마지막 접종) : DTaP 첫 접종을 12개월 이후에 한 경우	• 6개월 : 첫 접종을 12개월 미만에 한 경우
사람유두종 바이러스감염증	만 9세	정기 접종 간격을 지킨다.		
A형간염	–	6개월	–	–
B형간염	–	4주	8주 및 1차 접종 최소 16주	–
IPV	–	4주	4주	6개월
MMR	–	4주	–	–
수두	–	4주	–	–

지연된 예방접종이란, 권장 접종시기 보다 1개월을 초과하여 접종을 한 경우임. 접종이 지연되었떠라도 처음부터 다시 접종하지 않고 지연된 접종부터 접종을 함.

❶ Tdap/Td : 기초 접종 3회 접종 중 1회는 Tdap 백신으로 접종하는데, 가능하면 첫 접종을 Tdap 백신으로 접종

❷ 사람유두종 바이러스 감염증이 4가 백신은 만 9~13세 소아, 2가 백신은 9~14세의 소아에게 6개월 간격 2회 접종으로 완료할 수 있음.

❸ IPV : 만 4세 이후에 3차 접종이 이전 접종과 최소 6개월 이상의 간격으로 접종되었다면 총 3회 접종으로 완료되어 4차 접종은 권장하지 않음. 단 1~3차 접종이 경구용 생백신 또는 주사용 불활성화 백신 한 가지로만 접종하지 않은 경우에는 4차 접종이 필요함.

❹ 수두 : 13세 이상이면 4~8주 간격으로 2회 접종

28 예방접종
003 접종시작 연령에 따른 권장 접종일정

1 B형 헤모필루스 인플루엔자 접종시작 연령에 따른 권장 접종일정

백신	초회 접종연령	기초 접종횟수 및 간격	추가 접종시기
Hib	생후 2~6개월	3회, 2개월 간격	생후 12~15개월
	생후 7~11개월	2회, 2개월 간격	생후 12~15개월
	생후 12~14개월	1회	2개월 후
	생후 15~59개월	1회	-

❶ 이전 접종 후 최소한 8주 간격

❷ 고위험 환아 중 예방접종을 받지않은 소아는 만 5세 이상에도 접종한다.

❸ 침습성 Hib 감염의 위험성이 높은 소아들, 즉, 기능적 또는 해부학적 무비증(겸상적혈구증, 비질 절제술 후), 항암치료에 따른 면역저하, HIV 감염, 초기 요소 보체결손증, 특히 IgG2 아형 결핍 등의 체액면역 결핍질환 환아에서는 연령에 따라 1~2회 접종 시 2개월 간격).

2 폐렴구균 단백결합 백신 종류와 접종당시 월령에 따른 접종일정

백신의 종류	첫 번째 접종시 월령	기초접종	추가접종 시기 및 횟수
PCV10	생후 2~6개월	3회	생후 12~15개월에 1회
	생후 7~11개월	2회	생후 12~15개월에 1회
	생후 12~59개월	2회	-
PVC13	생후 2~6개월	3회	생후 12~15개월에 1회
	생후 7~11개월	2회	생후 12~15개월에 1회
	생후 12~23개월	2회	-
	생후 24~59개월(건강한 소아)	1회	-
	생후 24~71개월 (폐렴구균 감염 고위험군)	2회	-

❶ 생후 12개월 미만에 접종시 최소 접종간격은 4주, 그 이후의 최소 접종기간은 8주임. 최소 접종연령은 생후 6주임.

❷ 이전 접종으로부터 최소 8주의 간격을 두고 접종함.

❸ 폐렴구균 감염 고위험군(만 19세 미만 소아청소년)

3 폐렴구균 감염 고위험군

(19세 미만 소아청소년에서 폐렴구균 백신 접종의 대상이 되는 기저질환들)

위험군	질 환
정상면역 소아청소년	만성 심장질환, 만성 폐질환, 당뇨병, 뇌척수액 누출, 인공와우 이식 상태, 만성 간질환
기능적 또는 해부학적 무비증 소아청소년	겸상구 빈혈 또는 헤모글로빈증, 무비증 또는 비장 기능장애
면역저하 소아청소년	HIV 감염증, 만성 신부전과 신증후군, 면역억제제나 방사선치료를 하는 질환(악성 종양, 백혈병, 림프종, 호지킨병) 또는 고형 장기이식 선천성 면역결핍질환

❶ 만성 심장질환 : 특히 선천성 청색 심질환과 심부전

❷ 만성 폐질환 : 고용량의 스테로이드를 경구로 복용하는 천식환자도 포함함

❸ 선천성 면역결핍질환 : B세포(체액면역) 또는 T세포 결핍증, 보체결핍증(특히, C1, C2, C3 및 C4 결핍증) 탐식구 질환(만성 육아종 질환은 제외)

Ref. 2019년도 국가예방접종사업 관리지침, 질병관리본부

28 예방접종

004 각 백신간의 최소접종간격

질병	백신	접종 권장시기	최소 연령	다음 접종간격	다음 접종 최소 접종간격
B형간염	B형간염(1차)	출생시	출생시	1개월	4주
	B형간염(2차)	생후 1개월	생후4주	5개월	8주
	B형간염(3차)	생후 6개월	생후24주	–	–
디프테리아, 파상풍, 백일해	DTaP(1차)	생후 2개월	생후 6주	2개월	4주
	DTaP(2차)	생후 4개월	생후 10주	2개월	4주
	DTaP(3차)	생후 6개월	생후 14주	6~12개월	6개월
	DTaP(4차)	생후 15~18개월	생후 12개월	3년	6개월
	DTaP(5차)	만 4~6세	만 4세	–	–
성인용 디프테리아, 파상풍	Td	만 11~12세	만 7세	10년	5년
성인용 디프테리아, 파상풍, 백일해	Tdap	만 11세 이상	만 11세	–	–
폴리오(불활성화 백신)	IPV(1차)	생후 2개월	생후 6주	2개월	4주
B형 헤모필루스 인플루엔자 (뇌수막염 백신)	IPV(2차)	생후 4개월	생후 10주	2~14개월	4주
	IPV(3차)	생후 6~18개월	생후 14주	3~5년	6개월
	IPV(4차)	만 4~6세	만 4세	–	–
	Hib(1차)	생후 2개월	생후 6주	2개월	4주
	Hib(2차)	생후 4개월	생후 10주	2개월	4주
	Hib(3차)	생후 6개월	생후 14주	6~9개월	8주
	Hib(4차)	생후 12~15개월	생후 12개월	–	–
폐렴구균	단백결합(1차)	생후 2개월	생후 6주	8주	4주
	단백결합(2차)	생후 4개월	생후 10주	8주	4주
	단백결합(3차)	생후 6개월	생후 14주	6개월	8주
	단백결합(4차)	생후 12~15개월	생후 12개월	–	–
	23가 다당(1차)	–	만 2세	5년	5년
	23가 다당(2차)	–	만 7세	–	–
홍역, 유행성이하선염, 풍진	MMR(1차)	생후 12~15개월	생후 12개월	3~5년	4주
	MMR(2차)	만 4~6세	생후 13개월	–	–
수두	Varicella	생후 12~15개월	생후 12개월	4주	4주
일본뇌염	불활성화 백신(1차)	생후 12~23개월	12개월	7~30일	7일
	불활성화 백신(2차)	생후 12~23개월	12개월	12개월	6개월
	불활성화 백신(3차)	생후 24~35개월	18개월	3~4년	2년
	불활성화 백신(4차)	만 6세	만 5세	6년	5년

질병	백신	접종 권장시기	최소 연령	다음 접종간격	다음 접종 최소 접종간격
일본뇌염	불활성화 백신(5차)	만 12세	만 11세	-	-
	약독화 생백신(1차)	생후 12~23개월	생후 12개월	12개월	4주
	약독화 생백신(2차)	생후 24~35개월	생후 13개월	-	-
A형간염	A형간염(1차)	생후 12~23개월	생후 12개월	6~18개월	6개월
	A형간염(2차)	생후 18개월	생후 18개월	-	-
사람유두종바이러스 감염증	HPV(1차)	만 11~12세	만 9세	2개월	4주
	HPV(2차)	만 11~12세(+ 2개월)	만 9세(+ 4주)	4개월	12주
	HPV(3차)	만 11~12세(+ 6개월)	만 9세(+ 24주)	-	-
인플루엔자	불활성화 백신	생후 6개월 이상	생후 6개월	1개월	4주
	약독화 생백신	생후 24개월~49세	생후 24개월	1개월	4주
로타바이러스 감염증	1차	생후 2개월	생후 6주	2개월	4주
	2차	생후 4개월	생후 10주	2개월	4주
	3차	생후 6개월	생후 14주	-	-

(1) 혼합 백신(combination vaccines) 사용이 가능하다. 허가받은 혼합 백신 사용이 각 성분의 개별 접종보다 선호된다(CDC, Combination vaccinces for childhood immunization recommendations of the Advisory Commiltee on immunization Pracfices, the American Academy of Pediatrics, and the American Academy of Family Physicians MMMR Recomm Rep. 1999;48/RR-5)(1~15). 혼합 백신을 투여할 때 최소 연령은 각 성분 백신 투여 최소 연령 중 가장 높은 연령이다. 혼합 백신을 투여할 때 최소 접종간격은 각 성분 백신의 최소 접종간격 중 가장 큰 값이다.

(2) B형간염 백신 3차 접종은 2차 접종 8주 이후에, 1차 접종 16주 이후에 접종하여야 한다. 또한 3차 접종은 생후 24주 이전에 해서는 안된다.

(3) DTaP 3차 접종과 4차 접종 사이에 권장되는 최소 간격은 6개월 이상이다. 그러나 DTaP 3차 접종 4개월 후에 4차 접종을 하였으면, 4차 접종을 반복할 필요는 없다.

(4) 23가 다당질 백신 2차 접종은 중증 폐렴구균 감염증의 위험이 높은 경우와 폐렴구균 항체 역가의 급속한 감소가 예상되는 경우에 권장된다.

(5) 홍역 유행이 있고, 생후 12개월 미만의 영아에게서 발생하는 경우, 생후 6개월 이상의 영아에게 백신을 접종할 수 있다. 그러나 생후 12개월 이전에 접종하는 백신은 표준 접종일정의 일부로 포함되지 않는다. (CDC. Measles mumps, and rubela-vacche use and stralegies for eimination of measles rubela and congenital rubeila syndrome and control of mumps : recommendations of the Advisory Commitee on immunization Practces, MMMR Recomm Rep. 1998; 47RR - 8);(1 - 57).

(6) 12개월~만 13세 미만의 소아는 수두 백신 1회 접종으로 충분하다. 만 13세 이상인 경우 4주 이상의 간격으로 2회 접종받아야 한다.

(7) HPV 4가 백신은 만 9세~26세의 남성 및 여성에게 허가가 되어 있고 HPV 2가 백신은 만 9세~25세의 남성 및 여성에게 허가가 되어있다. 3차 접종의 최소 연령은 초회 접종의 최소 연령에 따라 다르며 1차 접종 및 3차 접종간의 최소 접종간격은 24주이다. 초회 접종 이후 최소 16주가 지나서 접종할 시에는 3차 접종은 반복할 필요가 없다. 4가 백신은 만 9세~13세 소아, 2가 백신은 만 9세~14세의 소아에게 6개월 간격 2회 접종으로 완료할 수 있다.

(8) 만 9세 미만의 소아에게 인플루엔자 백신을 처음으로 접종하는 해에는 최소한 4주 이상의 간격을 두고 2회 접종하며, 다음 해부터는 1회 접종한다. 이전에 인플루엔자 접종을 받은 적이 있는 6개월~만 9세 미만 소아들도 유행주에 따라서는 2회 접종이 필요할 수 있으므로, 매 절기 인플루엔자 관리지침을 참고한다.

(9) 로타바이러스 감염증 백신의 초회 접종은 생후 6주에서 14주 6일까지 투여되어야만 한다. 생후 15주 이상의 영아에게 투여되어서는 안된다. 로타바이러스 백신은 생후 8개월 이상의 영아에게 투여 되어서는 안된다. 1가 로타바이러스 백신의 경우는 2회 접종하며 3차 접종은 필요하지 않다.

005 성인예방접종 일정표(2016)

대상연령의 모든성인 해당위험군

대상 감염병	백신종류	19–29세	30–39세	40–49세	50–59세	60–64세	65세 이상
인플루엔자	Flu	매년 1회(권고등급 Ⅲ)			매년 1회(권고등급 Ⅰ)		
파상풍/디프테리아/백일해	Td/Tdap[1]	매 10년마다 Td 1회, 이 중 1회는 Tdap으로 접종(권고등급 Ⅰ)					
폐렴구균	PPSV[2]	위험군[2] 에 대해 1~2회(권고등급 Ⅰ)					1회(권고등급 Ⅰ)
	PCV[3]	위험군 중 면역저하자, 무비증, 뇌척수액누출, 인공와우 이식 환자(권고등급 Ⅱ)					
A형 간염	HepA	2회(권고등급 Ⅱ)		항체검사 후 접종 (권고등급 Ⅱ)	위험군[4] 에 대해 항체검사 후 접종(권고등급 Ⅱ)		
B형 간염	HepB	3회 접종이 불확실할 때 항체 검사 후 접종(권고등급 Ⅲ)					
수두	Var	위험군[6]에 대해 항체검사 후 2회 접종 권고(권고등급 Ⅱ)					
홍역/유행성이하선염/풍진	MMR	위험군[6]에 대해 최소 1회 접종 : 가임 여성은 풍진 항체검사 권고 (권고등급 Ⅱ)					
사람유두종 바이러스	HPV	여성[2] (권고 등급 Ⅱ)					
대상포진[3]	HZV					1회 (권고등급 Ⅱ)	
수막구균	MCV	위험군[3]에 대해 1회 또는 2회 (권고등급 Ⅱ)					

권고등급
(Ⅰ) 최우선 권고 : 사망을 줄일 수 있으며, 비용–효과면에서 우수
(Ⅱ) 우선권고 : 사망을 줄일 수 있으나, 비용–효과면에서 국내에서도 우수한지는 모름. 대부분 선진국에서 권장
(Ⅲ) 권고 : 사망보다는 이환을 줄이는 효과이며, 국내에서 비용 대비 효과는 모름

1) Tdap : 만11–64세 연령에서 사용. 단, 백일해 유행 등 필요한 경우 65세 이상의 연령에서도 접종 가능
2) 폐렴구균 다당 백신 : 폐렴구균 감염위험군*에게 접종하고 면역저하자 및 무비증 환자는 5년 후 재접종
   폐렴구균 감염위험군*
   ⅰ) 면역기능이 저하된 환자 : HIV 감염증, 만성신부전과 신증후군, 면역억제제나 방사선 치료를 요하는 질환(악성종양, 백혈병, 림프종, 호치킨병) 혹은 고형 장기이식, 선천성 면역결핍질환
   ⅱ) 기능적 또는 해부학적 무비증 환자 : 겸상구 빈혈 혹은 헤모글러빈증, 무비증 혹은 비장 기능장애
   ⅲ) 면역기능은 정상이며, 뇌척수액 누출, 인공와우 이식 상태
   ⅳ) 면역기능은 정상이나 다음과 같은 질환을 가진 환자 : 만성심장질환, 만성폐질환, 당뇨병
3) 폐렴구균 단백결합 백신 : 위폐렴구균 감염위험군 중 ⅰ), ⅱ), ⅲ)에 해당하는 자에게는 폐렴구균 단백결합 백신을 접종한 후 최소 8주 이후에 다당 백신을 접종함.
4) A형간염 위험군 : 만성간질환자, 혈액제재를 자주 투여받는 혈우병 환자, 보육시설 종사자, A형간염 바이러스에 노출될 위험이 있는 의료진 및 실험실 종사자, A형간염 유행지역 여행자 또는 근무 예정자, 음식물을 다루는 요식업체 종사자, 남성 동성애자, 약물중독자, 최근 2주 이내에 A형간염 환자와의 접촉자
5) 수두 위험군 : 수두에 면역력이 없는 의료인, 면역저하 환자의 보호자, 학교 혹은 유치원 교사, 학생, 군인, 교도소 재소자, 가임기 여성, 영유아와 함께 거주하는 청소년이나 성인, 해외여행자
6) 홍역/유행성이하선염/풍진위험군 : 의료인, 개발도상국 여행자, 면역저하 환자를 돌보는 가족, 단체생활을 하는 성인 등으로 항체 검사(특히 홍역)를 할 수 있으나 검사없이 접종하는 것도 비용면에서 경제적임
7) 사람유두종바이러스 : 만 11~12시에 예방접종을 완료하지 못한 25~26세 이하 여성에게 권장
8) 대상포진 : 60세 이상 성인을 대상으로 접종
9) 수막구균위험군 : 국내 상황에 적절한 적응대상은 정립되지 않았으나 일반적으로 수막구균위험군으로 간주될 수 있는 대상자는 해부학적 또는 기능적 무비증, 보체결핍 환자, 군인(특히 신병), 직업적으로 수막구균에 노출되는 실험실 근무자, 수막구균 감염병이 유행하는 지역에서 현지인과 밀접하게 접촉이 예상되는 여행자 또는 체류자임

28 예방접종

006 직업 및 상황에 따른 예방접종

질환(상황)에 따라 필요성이 강조되는 접종 | 일반적인 권고기준에 따라 접종 | 금기 | 고려할 필요 없음

구분	만성 간질환	만성 신질환	만성 폐질환	만성 심혈관질환	당뇨병	항암 치료중인 고형암	장기 이식	조혈모 세포 이식	이식 이외 면역 억제제 사용	무비증	HIV 감염		임신부	군 입대자
											CD4 < 200 / gal	CD4 ≥ 200 /gal		
인플루엔자														
폐렴구균(PPSV)[1]														
폐렴구균(PCV)[2]														
Td/Tdap							Tdap	Tdap						
A형간염							가)							
B형간염														
수두														
MMR														
수막구균														
대상포진														
Hib														

1) 폐렴구균(PPSV) : 폐렴구균 다당백신
2) 폐렴구균(PCV) : 폐렴구균 단백결합 백신
가) 간이식 환자에서는 A형간염 접종이 필요
나) 이식한지 24개월을 초과하였고, 이식편대 숙주반응이 없는 경우에 접종을 고려할 수 있음.

28 예방접종

007 여행관련 예방접종

1 해외여행자에게 권장하는 성인 예방접종

백신 종류	백신이 필요한 지역	고위험 여행의 특징	기타 참고 사항
입국에 필요하므로 투여하는 예방접종			
황열	아프리카와 중남미의 황열발생 지역 중 황열백신 증명서를 요구하는 국가 도착 10일 전까지 국립중앙의료원이나 검역소로 의뢰		1회, 10년마다 재접종
수막알균	사우디아라비아 성지순례 도착 10일 전까지		1회, 결합백신은 5년마다 재접종

2 개발도상국 여행 시 일반적으로 필요한 예방접종

A형간염	개발도상국 모든 지역	면역이 없는 모든 여행객 (특히 30세 이하)	2회(0, 6~12개월)
장티푸스	인도, 파키스탄, 방글라데시, 네팔, 인도네이사, 필리핀, 파푸아뉴기니	2주 이상 여행하거나 시골을 여행하는 사람	1회, 2년마다 재접종
수막알균	아프리카 중부 국가들, 사우디아라비아	선교 또는 의료봉사	1회, 5년 후 재접종
수두	개발도상국 모든 국가	면역이 없는 일부 30대 이하 여행객	항체검사 필요 : 2회 (0, 1~2개월)
홍역, 풍진, 볼거리	개발도상국 모든 국가	면역이 없는 일부 20~30대 여행객	항체검사 불필요 : 1회
광견병	남아메리카, 멕시코, 아시아	동물 연구, 1개월 이상 시골을 여행하거나 봉사활동	3회
황열	아프리카와 중남미의 황열 발생지역	정글 탐험가	1회, 국립보건연구원이나 검역소에 의뢰
폴리오	인도, 파키스탄, 아프가니스탄, 우즈베키스탄, 타지스탄, 나이지리아를 포함한 아프리카	40세 이하 성인, 시골 여행	1회
인플루엔자	남반구	여름에 여행하는 인플루엔자 고위험군	1회

3 통상의 관광 여행이 아닌 경우 추가되는 예방접종

진드기 매개 뇌염	러시아, 동유럽	삼림에서 여름에 활동시	국내에 백신 없음
콜레라		난민 보호소에서 봉사활동을 할 경우	경우 불활화 백신(듀코랄)이 선호됨

28 예방접종

008 의료인에게 권장하는 예방접종

의료직과 관계없이 시행하는 예방접종(표준 예방접종표 참조)	
파상풍, 디프테리아(Td)	10년마다
인유두종바이러스	10대~26세 여성
A형간염	30세 미만에서는 검사없이 접종, 30세 이상에서는 검사 후 항체 음성이면 접종
의료직 시작 시, 병력으로 면역을 확인할 수 없을 때에는 항체를 검사하고 음성일 때 접종	
B형간염	입사 시 항체검사 : 음성이면 3회 접종을 하고 1~2개월 후 항체 확인 → 음성이면 3회 재접종 → 1~2개월 후 항체 검사하고 이번에도 음성이면 재접종 불필요
수두	1970년 이후 출생자가)에서 근무시작 시 수두항체 검사; 음성이면 2회(0, 1~2개월 접종)
의료직 시작 시, 검사없이 접종	
인플루엔자	매년
파상풍, 디프테리아, 백일해(Tdap)	1회
MMR	1967년 이후 출생자나)에서 근무 시작 전 2회 접종
병원내 유행 시 또는 실험실 근무자에게 추가되는 예방접종	
4가 단백결합 수막알균 백신	

가) 국내에서 나이 기준은 인구가 없어 정하기 어렵지만, 40세로 정함.
나) 2회 예방접종을 받은 의무 기록, 홍역-볼거리-풍진에 대한 의사의 진단이 있으면 항체 검사 또는 접종 불필요

29 금연

001 금연을 위한 생활습관

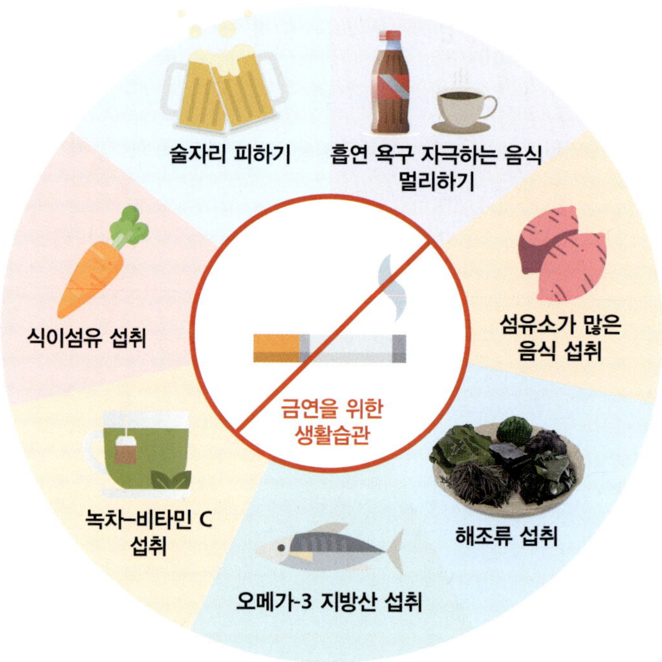

⑴ 술자리 피하기

금연을 시도하는 초기에는 술자리를 아예 피하는 것이 좋다. 술은 담배에 다시 손대게 하는 최대의 적으로, 담배를 끊으려면 흡연 충동이 일어나는 상황을 피하는 것이 좋다.

⑵ 흡연 욕구 자극하는 음식 멀리하기

맵고 짠 자극적인 음식과 커피, 홍차 등 카페인 음료, 탄산음료는 흡연 욕구를 자극하므로 멀리하는 것이 좋다.

⑶ 섬유소가 많은 음식 섭취

금연을 하면 변비가 나타나기 쉬우므로 고구마와 버섯, 채소, 과일, 해조류 등 섬유소가 많은 음식을 고른다.

⑷ 파래, 미역, 김 등의 해조류

파래에는 혈액에 축적된 타르와 니코틴, 콜레스테롤 등 유해물질을 제거하는 메틸메타오닌이 풍부하다. 미역, 김 등 해조류도 유해물질 제거에 도움이 된다.

(5) 오메가-3 지방산

견과류와 등푸른 생선에 들어있는 오메가-3 지방산은 일산화탄소로 수축된 혈관 건강을 개선하고, 검은콩도 흡연으로 손상된 간기능을 회복시켜 준다.

(6) 녹차-비타민 C와 카테킨

녹차에 풍부한 비타민 C는 흡연으로 소모된 비타민 C를 보충해 주고, 카테킨 성분은 니코틴 배출을 도와준다.

(7) 비타민 C, E, 베라카로틴, 식이섬유 섭취하기

비타민 C, E와 베타카로틴, 식이섬유가 많은 음식은 니코틴을 해독하고 흡연으로 망가진 몸을 회복하는 데 효과가 있는데, 이런 성분은 브로콜리와 당근, 무, 시금치, 양파, 연근, 고구마 등 각종 채소와 해산물에 풍부하다.

29 금연

002 순간적인 흡연 욕구를 줄이는 방법

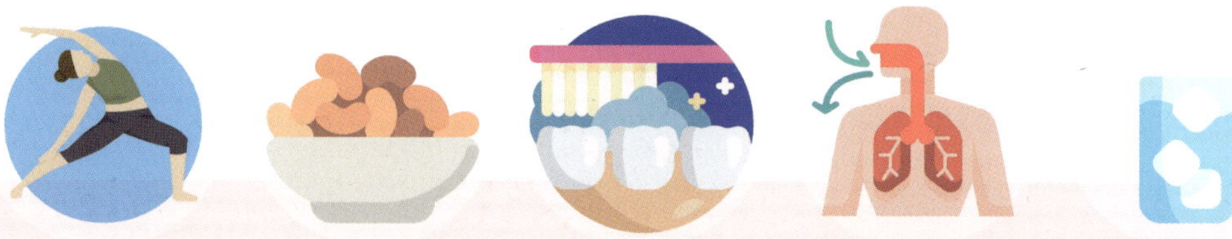
스트레칭 하기
견과류 섭취
양치질하기
심호흡하기
냉수 마시기

(1) **가벼운 맨손체조나 스트레칭을 한다.**

(2) **견과류를 먹거나 껌을 씹는다.**

(3) **양치질을 해서 입안을 깨끗이 한다.**

(4) **심호흡 깊게 여러 번 하기**

담배 연기를 빨아들이고 내뱉는 습관은 심호흡으로 대체한다. 심호흡을 깊게 여러번 하면 흡연 욕구를 줄이는 데 도움이 되고, 체내에 더 많은 산소를 공급해 준다.

(5) **냉수 마시기/카페인 피하기**

시원한 생수를 마시거나 얼음을 녹여 먹는다. 카페인이 함유된 커피, 홍차나 탄산음료는 흡연 욕구를 일으킬 수 있으므로 피한다.

29 금연

003 금연 약물 종류

구분	바레니클린	부프로피온
사용기간	12주	7주
복용법	식후 충분한 물과 복용, 부작용 발현시 반으로 잘라서 복용가능	식사 무관 최소 8시간 간격, 잘라서 복용하면 안됨
흔한 부작용	구역, 구토, 수면장애	불면, 입마름
중요한 부작용	우울감 *2016년 4월에 발표된 EAGLES 연구(4,000여명의 정신질환 동반 흡연자 포함 대규모 임상)에 의하면 바레니클린과 부프로피온 모두 정신질환자나 일반 흡연자 모두에서 위약에 비해 자살 충동, 우울증 등 정신의학적 부작용 발생율이 높지 않다. 연구가 발표된 이후에 EU에서는 복약 지도서에 바레니클린의 자살 충동이나 우울증 관련 경고가 사라졌고 미국 FDA와 국내 식약처는 현재 검토중이다.	경련
대사	신장(간 질환에 사용가능, 신기능장애 환자 주의)	간과 신장(간/신 질환자 사용주의)
약물상호작용	상호작용 거의 없음	MAO 억제제, 항정신병 약물, theophilline 등과 상호작용 주의
술과 상호작용	취기가 빨리 오를 수 있어 절주 필요	취기가 빨리 오를 수 있어 절주 필요
성공률	위약대비 약 3배	위약 대비 약 2배

1 바레니클린(챔픽스정)

(1) 뇌의 니코틴 아세틸콜린 수용체에 대한 부분적 항진 및 억제 효과를 통해 금단증상 및 흡연 갈망을 낮춘다.

(2) **사용법, 용량 및 기간**

❶ 금연 1주 전부터 복용

- 0.5 mg을 하루에 한 번씩 3일간 사용
- 0.5 mg을 하루에 두 번씩 4일간 사용

❷ 8일째부터 금연

❸ 2주차인 금연일부터 1.0 mg을 하루에 두 번씩 사용

❹ 2주차부터 경과관찰은 2~4주 간격으로 시행

❺ 일반적으로 12주간 처방하는데, 이 기간 동안 금연에 성공한 경우 금연을 유지하기 위해 12주간 추가치료 시행

❻ 유지요법으로 6개월~1년까지 사용기간 연장 가능

(3) 이상반응 및 부작용

❶ 메스꺼움, 수면장애, 변비, 복부팽만감, 생생한 꿈, 두통 등

❷ 구역, 구토가 있을수 있으므로 식후 30분에 충분한 물과 함께 복용

(4) 주의사항

❶ 신장기능이 떨어진 흡연자(GFR < 30 ml/min)나 투석중인 경우 용량 감량이 필요하다. (개시 권장량은 0.5 mg 1일 1회, 최대 용량은 0.5 mg 1일 2회)

❷ 임산부는 안전성이 검증되지 않아 권장되지 않는다.

2 부프로피온

(1) 1997년 FDA에서 금연 치료제로 최초 승인한 비니코틴 약물이다.

(2) 사용법, 용량 및 기간

❶ 금연개시일 1~2주전에 미리 복용시작

❷ 하루 150 mg 한 알을 3~6일간 오전에 복용

❸ 이후 하루 두 번 각 150 mg을 7~12주간 경구 복용(1일 300 mg)

❹ 적어도 8시간이 지난 후에 다음번 약 투여

(3) 권장 사항

금연에 성공했더라도 금연상태를 유지하기 위해 일정기간 약물을 더 복용하도록 한다.

(4) 서방정(sustained release)이므로 분쇄하거나 씹어서 복용하지 않도록 한다.

(5) 부작용

불면, 입 마름, 두통, 신경과민, 소화불량, 변비

(6) 금기

❶ 경련질환의 병력

❷ 중추신경계 종양

❸ 대식증이나 신경성 식욕 부진증의 병력

❹ 알콜 혹은 벤조디아제핀계 신경안정제를 갑작스럽게 중단한 경우

❺ 모노아민 산화효소 억제제(MAOI) 동시 투여

3 니코틴 대체요법

니코틴 패치, 껌, 로젠지 등을 통해 금연을 어렵게 하는 원인인 니코틴에 의한 의존 및 금단 증상 해결

종류	용량	사용기간	부작용
니코틴 패치	• 하루에 10개비 이상인 경우 4주간 21 mg짜리를, 그 다음 2주는 14 mg짜리를, 다음 2주는 7 mg짜리를 사용 • 10개비 미만이거나 체중이 45 kg 미만이면 14 mg 6주, 다음 2주간 7 mg짜리 사용 • 매일 아침 기상 후 새로운 패치를 붙임	8~12주간	피부 부작용, 불면증
니코틴 껌	• 하루 25개비 이상인 경우 4 mg짜리 사용 • 하루 25개비 미만인 경우 2 mg짜리 사용 • 처음에는 매 1~2시간마다 1개씩 사용하고 점차 줄여감 • 하루에 최고 24개까지 사용	12주까지	구강건조, 속쓰림
니코틴 로젠지	• 기상 후 첫 담배까지 시간이 30분 미만이면 4 mg짜리를, 30분이 넘으면 2 mg 사용 • 처음에는 매 1~2시간 마다 1개씩 사용하고 점차 줄여감	3~6개월간	딸꾹질, 기침, 속쓰림

(1) 니코틴 패치

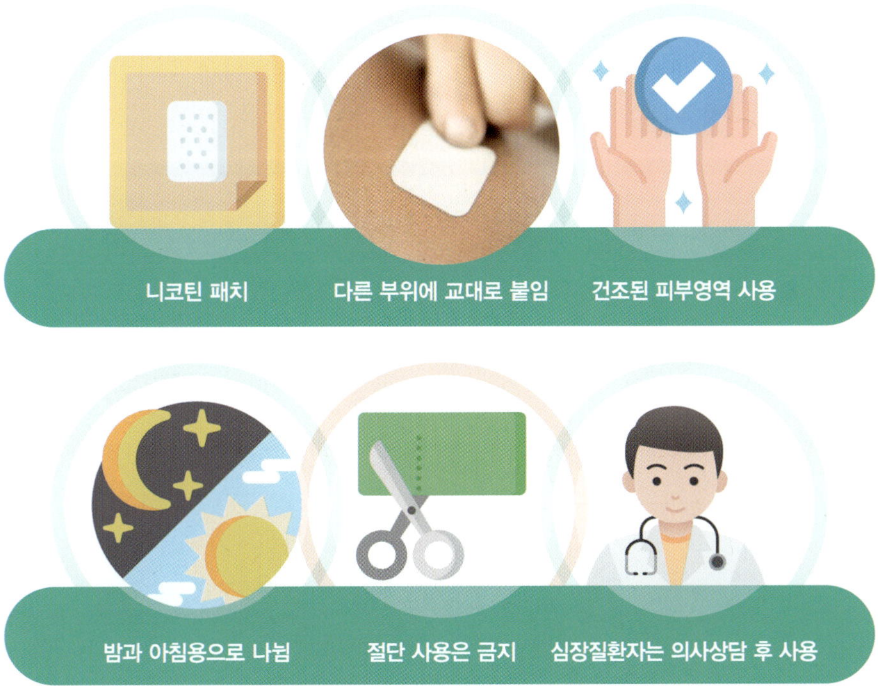

❶ 니코틴이 피부를 통해 체내에 흡수되는 성질을 이용해 만든 약물

❷ 사용 부위 : 상완이나 허벅지, 등판, 가슴팍, 엉덩이 등 매일 서로 다른 부위에 돌아가면서 붙임

❸ 사용 영역 : 털이 없고 깨끗하며 건조된 피부 영역

④ 16시간 형 패치는 밤에 사용하고, 24시간 형 패치는 아침에 사용한다.

⑤ 절단하여 사용할 경우 면적 당 방출도 및 흡수율 변화와 절단면에서 고농도로 묻어 나오는 니코틴이 피부에 흡수될 수 있어 절단 사용은 금지한다.

⑥ 임산부, 심각한 심장질환자는 의사와 상담 후 사용한다.

(2) 니코틴 껌

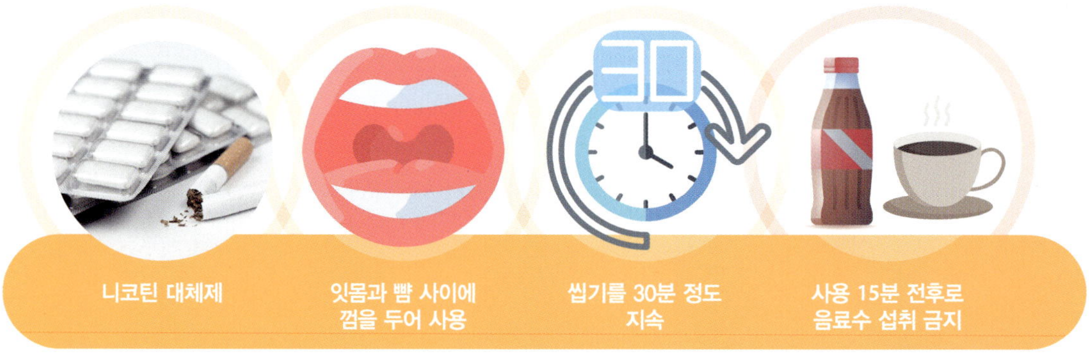

① 구강점막을 통해 니코틴을 흡수시키는 작용이 빠른 니코틴 대체제이다.

② 천천히 1분간 씹다가 1~2분간 멈추고 잇몸과 뺨 사이에 껌을 둔다. 침을 물고 있어야 니코틴이 구강 점막에 흡수된다.

③ 얼얼한 느낌이 없어질 때까지 쉬었다가 반복해서 씹기를 30분 정도 지속한다.

④ 니코틴 껌 사용 15분 전후로 음료수(커피, 탄산음료) 마시는 걸 피한다.

(3) 니코틴 조젠지

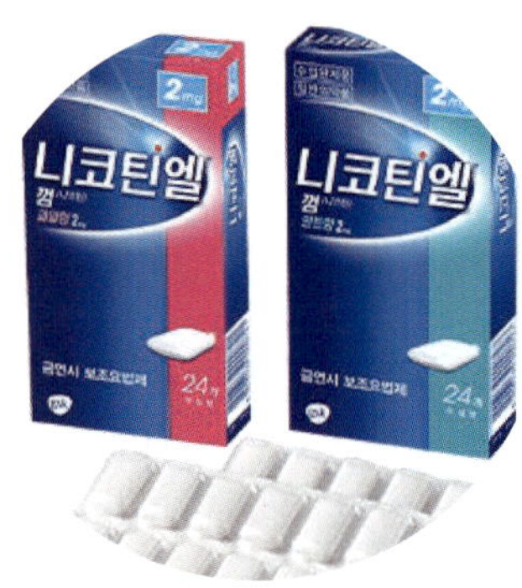

① 니코틴이 함유된 알약으로 치아가 좋지 않아도 사용 가능하다.

② 침을 삼키지 말고 물고 있어야 니코틴이 흡수되며, 깨물어 먹지 말아야 한다.

금연치료 가이드라인

1 모든 흡연자는 금연 약제를 처방받을 수 있으나 임산부나 경증 흡연자, 청소년에게 있어서는 효과가 불충분 할 수 있다(18세 미만은 처방 불가능).

2 1차 약제로는 Bupropion SR, Varenicline + 니코틴제재(패치, 사탕, 껌) 사용가능하며, 1차 약제에 부작용이 있는 경우, 이론상으로 nortriptyline, clonidine을 사용할 수 있으나 실제 임상에서 거의 사용하지 않는다.

3 이전 금연치료에 성공했던 경우 기존의 효과가 있었던 약제의 재처방을 권고하고, 실패했던 경우는 기존 금연약제 재처방의 효과에 대해서는 아직 명확하지 않지만, 실제 임상에서 varenicline의 경우 충분한 효과가 있으므로 재처방한다.

4 Heavy smoker의 경우 니코틴 패치의 용량을 높인다(Varenicline, Bupropion SR의 경우 상관없음). Light smoker인 경우 니코틴제제(NRT)를 저용량으로 조절한다.

5 여성의 경우 니코틴제제(NRT)의 효과가 떨어지므로 Bupropion SR 또는 Varenicline을 처방하는 것이 추천된다.

6 체중 증가가 있을 수 있음을 환자에게 설명하고, 실제로 임상적으로는 문제가 될만한 수준은 아니다.

7 우울증이 동반된 경우 Bupropion을 선호한다.

8 심혈관질환이 있는 환자에게 Varenicline과 니코틴제제(NRT)의 안정성은 입증되었다.

9 보통은 12주까지 처방하고, 24주까지도 처방가능 하고 이론적으로 3 cycle인 36주까지 처방 가능하다(복약 순응도가 금연치료에 중요, 의학적으로 52주까지 가능).

10 니코틴제제(NRT)끼리는 복합이 가능하고, 니코틴제제(NRT)와 Bupropion SR도 가능하지만 Varenicline은 니코틴제제(NRT) 복합을 추천하지 않는다.

29 금연

004 금연치료 지원사업 요약 내용

(1) **대상자 :** 건강보험 가입자 및 저소득층, 의료급여 수급자(연령 제한 없음)

(2) **지원 기준**

1년에 2차수(번), 전년도 지원 받은 대상자도 가능

- 1차수에 6회 진료상담 또는 12주까지(84일) 약제비(보조제) 처방

(3) **지원 내용 :** 병 · 의원의 진료 · 상담료 및 약국 약제(니코틴보조제 포함) 지원

(4) **지원 방법**

차수별 3회 내원부터 진료상담료 및 약제 구입비 전액 지원(본인부담 없음)

- (1~2회) 건보 가입자 본인부담 20% 부담, 의료급여 및 저소득층 전액 지원

(5) **인센티브 :** 금연프로그램 이수 시 본인부담금 환급 및 건강관리 물품 지급

(6) **이수 기준** : 병 · 의원에 6회 내원 했거나, 56일 이상 의약품 투약한 경우

(7) **지급 방법**

공단에서 개별 안내문 발송 → 대상자가 4가지 선물 중에 한 가지 선택(2주 이내, 선택하지 않은 경우 연령별 지정 선물 지급

- 물품종류 : ❶ 스마트 밴드 ❷ 전동칫솔 ❸ 가정용 혈압계 + 체중계 ❹ 가정용 혈압계 + 혈당 측정기
- 물품 변경 신청은 공단지사 및 고객센터(1577-1000) 가능

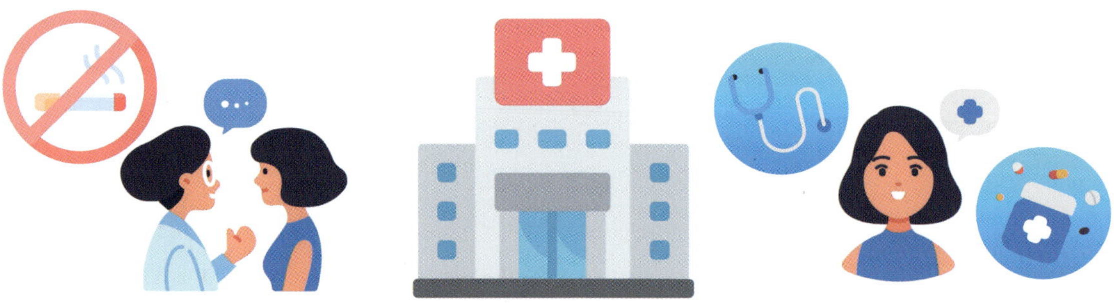

30 미세먼지

1 미세먼지 정의

(1) 대기 중에 떠다니거나 흩날려 내려오는 입자상 물질을 먼지라고 하며, 이 중 입자크기가 매우 작은 먼지를 미세먼지(Particulate matter, PM)라 한다.

(2) 미세먼지는 대표적인 대기오염 물질의 하나로서 입자 크기에 따라 직경 10 μm이하 크기의 미세먼지(PM 10)와 직경 2.5 μm 이하의 미세먼지(PM 2.5)로 구분된다.

2 미세먼지 원인

(1) 자연적인 발생원

황사(주로 중국 북부나 몽골의 사막에 있는 흙먼지가 대기 중으로 상승하여 편서풍을 타고 멀리 날아가 서서히 가라앉는 현상, 우리나라에서 황사는 주로 건조한 봄철에 발생)

(2) 인위적인 발생원

자동차 배기가스, 사업장(예 시멘트 관련업, 금속 제조업, 건설업, 고철, 곡물, 목재 및 광석 취급장 등)에서 배출하는 비산먼지

3 미세먼지 노출 시 건강 영향

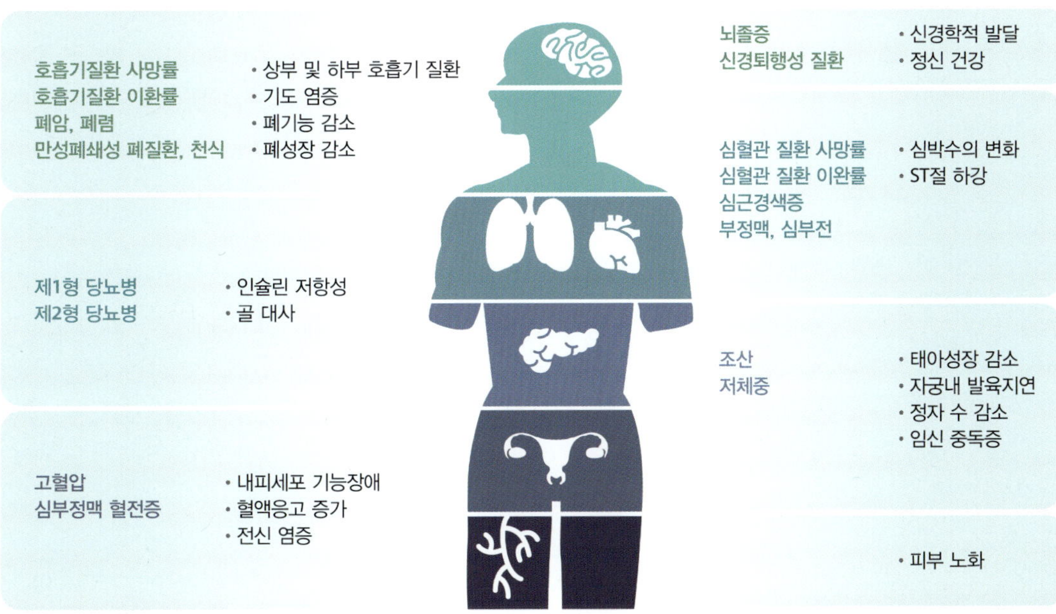

출처: 미세먼지 노출 시 건강영향 – 질병 및 사망발생의 생리학적 경로(Modified from Pope Dokery, 2006)

(1) 인체의 일차 방어막인 피부와 눈, 코 또는 인후 점막에 직접 접촉하여 물리적 자극과 국소 염증반응을 유발

(2) 미세먼지는 크기가 작아서 호흡기내로 침투 가능하여 조직 및 세포에 독성기전을 일으킨다.

❶ 산화스트레스 증가(oxidative damage)

❷ 염증 반응에 의한 손상(inflammatory damage)

❸ 내독소 효과(endotoxin effect)

❹ DNA 손상(DNA damage)

(3) 미세먼지는 인체 내로 흡입 시 일차적으로 호흡기 내 대식세포 및 기도 상피세포에 영향을 미침, 이차적으로 혈액 내 CRP(C-reactive protein) or 염증성 사이토카인을 증가시켜 전신염증 반응을 유도

4 미세먼지 노출에 취약한 사람들

(1) 영유아를 비롯한 소아(15세 이하)

(2) 노인(65세 이상)

(3) 임산부

(4) **호흡기질환자** : 천식 등

(5) 심뇌혈관질 환자

5 미세먼지 관리기준 : 국내, 미세먼지 예보 등급(환경부)

(1) 예보 등급

미세먼지	예보 등급			
	좋음	보통	나쁨	아주나쁨
PM_{10}(μg/m³)	0~30	31~80	81~150	≥ 151
$PM_{2.5}$(μg/m³)	0~15	16~35	36~75	≥ 76

(2) 경보 등급

경보등급	경보기준
주의보	PM_{10} 150 μg/m³ 또는 $PM_{2.5}$ 75 μg/m³ 이상 2시간 지속될 때
경부	PM_{10} 300 μg/m³ 또는 $PM_{2.5}$ 150 μg/m³ 이상 2시간 지속될 때

6 미세먼지 대응지침

(1) 미세먼지 차단 보건용마스크 착용

❶ 일반 마스크는 미세먼지 흡입을 막지 못한다.

❷ 황사와 미세먼지를 여과할 수 있는 필터가 내장되어 있는 식약처인증 보건용마스크(KF80, KF94) 또는 방역용마스크(N95)를 사용해야 한다.

❸ 건강한 사람이 마스크 착용시 대기오염 노출에 의한 혈압과 심박 변이가 부분적으로 감소하고, 관상동맥질환자들도 마스크 착용시 두통, 피곤함, 기침 등의 증상이 감소하고 혈압이 낮아지는 효과가 있다고 보고됨.

❹ 마스크 착용에 주의해야 하는 군

㉮ 폐기능이 많이 저하된 환자, 특히 mMRC(Modified Medical Research Council Dyspnea Scale, 호흡곤란 점수) 3점 이상 or 1초간 강제 호기량(FEV1)이 30% 미만의 기도폐쇄가 있는 COPD환자 : 호흡곤란 악화, 저산소혈증, 고이산화탄소혈증을 초래할 수 있다.

㉯ 2, 3기의 임산부

❺ 올바른 마스크 착용법

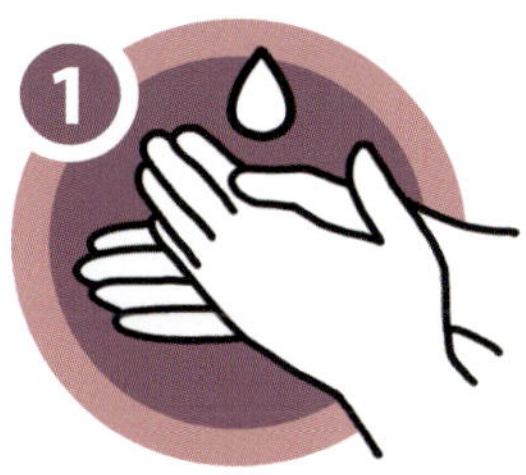

마스크를 만지기 전에 먼저 손을 깨끗하게 씻어주세요.

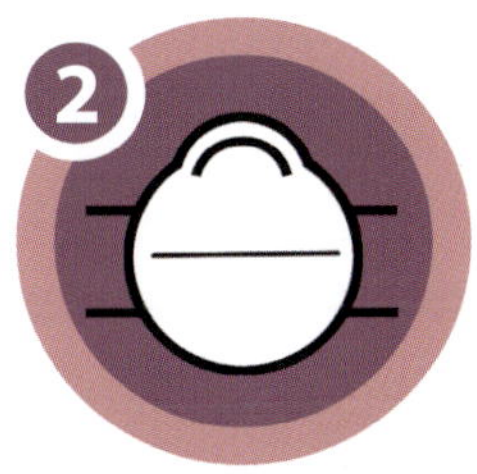

양손으로 마스크의 날개를 펼치고 날개끝을 잡아 오므려주세요.

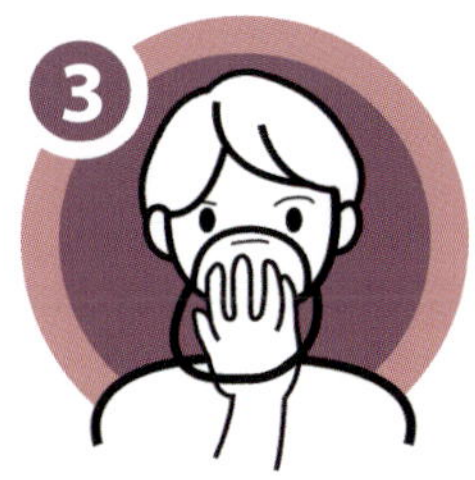

고정심이 내장된 부분을 위로해서 잡고 턱쪽에서 시작하여 코쪽으로 코와 입을 완전히 가리게 합니다.

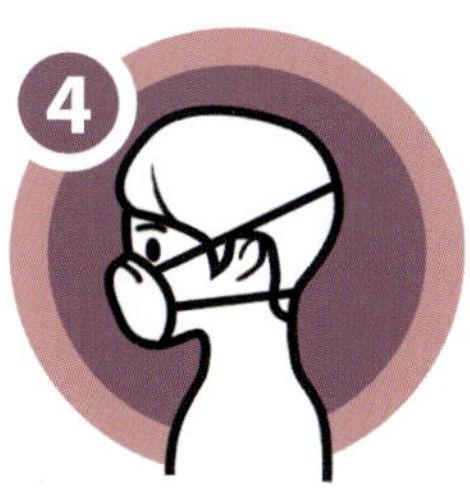

머리끈을 귀에 걸어 위치를 고정하거나 끈을 머리 뒤쪽으로 넘겨 연결고리에 양쪽 끈을 걸어주세요.

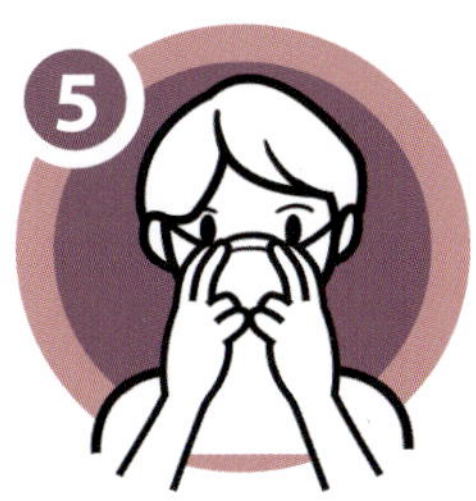

양손의 손가락으로 고정심 부분이 코에 밀착되도록 고정심을 눌러주세요.

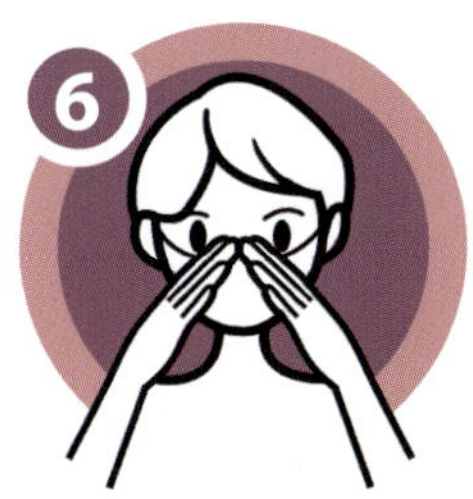

양손으로 마스크 전체를 감싸고 공기가 새는지 체크하면서 얼굴에 밀착되도록 조정하세요.

※ 마스크 착용 후 호흡곤란, 두통 등과 같은 불편감이 느껴지면 바로 벗으세요.
※ 호흡기질 환자의 경우 보건용 마스크 사용은 의사와 상의한 후에 착용하여야 합니다.

(2) 휴대용 마스크(KF94, N95) 재사용 관련

❶ 주의

㉮ 마스크 재사용은 평상시가 아닌 감염 대유행 때 마스크 부족사태에 대처하기 위한 차선책이다.(이 방법은 일반인들을 위한 차선책이다.)

㉯ 감염되었거나 자가격리자 분들은 적용해서는 안된다.

㉰ 감염 환자들을 돌보는 의료진들과 일반인 역시 적용해서는 안된다.

㉱ 본인 혼자 사용했던 마스크만 재사용해서 본인이 사용해야하며 타인이 재사용해서는 안된다.

㉲ 오염이 심한 경우 재사용해서는 안되고 폐기한다.

㉳ 어떠한 경우라도 마스크를 만진 손은 반드시 물이나 소독제로 씻는다.

❷ 마스크 재사용법

㉮ UV－C(ultraviolet－C)라고 하는 253 nm를 가진 자외선 소독기를 통해 마스크를 소독하여 재사용할 수 있다.

㉯ 가정이나 업장에 이미 자외선 소독기를 가지고 계신분들이 많이 있을 것이다(자외선 젖병소독기, 싱크대 자외선 도마 소독기, 자외선 컵소독기, 자외선 핸드폰 소독기 등). (자외선 소독기는 LED를 이용한 제품도 있고 램프를 이용한 제품도 있다.)

㉰ 자외선 램프와 마스크를 일정한 간격(엄지손가락 간격~10 cm정도)으로 놓고, 먼저 마스크 겉면을 빛을 향해 놓아 소독하고 나중에 안쪽면을 소독한다.

㉱ 조사시간 : 엄지손가락 간격에서 5초, 10 cm간격에서 10초면 박테리아와 바이러스가 99.9% 비활성화된다고 한다. 개인적인 생각이지만 좀 더 확실한 소독을 위해 한쪽 당 5분정도씩 노출하면 된다(자외선 강도마다 다를 수 있고 제품마다 램프의 W(와트)가 달라 강도가 다양하므로 제품설명서를 참조).

㉲ 노출된 자외선 총량은 램프 와트가 강할수록, 램프와의 거리가 좁을수록, 노출시간이 길수록 많아지며, 노출량이 너무 과도하면 정전기필터의 손상이 있을 수 있으므로 과하지 않게 적당한 노출이 좋다(최대 30분이내).

㉳ 연구 보고에 의하면 자외선 소독으로 5회까지 재사용을 할 수 있다고 하며, 더 많은 사용은 필터 손상가능성이 증가한다.(개인적인 생각으로는 실험처럼 매우 강한 자외선을 사용하지 않는다면 일주일이상도 가능하지 않을까 생각한다.)

❸ 기타

㉮ 건식 오븐, 증기 멸균소독, 70% 알코올 스프레이 마스크 소독, 비눗물 혹은 물세척은 정전기 필터 기능을 현저하게 감소시키는 것으로 밝혀졌으므로 권장하지 않는다.

㉯ 대만과 중국에서 나온 열소독과 헤어드라이어를 이용한 마스크 재사용 방법은 실패할 가능성이 많은 방법이다.

㉰ 표백제를 이용한 방법은 긴 처리과정과 복잡함. 향기와 표백제의 농도에 따른 접촉성 피부염 가능성등의 이유로 권장하지 않는다.

㉱ 전자레인지를 이용한 경우 마스크 코부위의 철이 녹으므로 권장하지 않으며, 마이크로파 조사 노출시간 및 파워등 설정과 여러 번 반복했을때의 실험이 아직 충분하지 않다.

㉲ 자외선 소독은 실험에서 40와트, 한면 당 15분 노출에서 필터 에어로졸 침투, 필터기류 저항 또는 물리적 외관에 영향을 미치지 않는다는 것을 발견했다.

㉳ 병원에서 사용하는 EO gas 소독과 플라즈마 소독도 가능하다.

㉴ 미국 CDC에서는 대유행의 경우에서 마스크를 구하기 어려울 경우 5회 정도 재사용은 괜찮을 것 같다고 권장하고 있다.

Ref.

- 미세먼지의 건강 영향과 환자지도, 질병관리본부 – 대한의사협회
- http://www.cdc.go.kr/CDC/cms/content/mobile/42/76342_view.html
- https://www.cdc.gov/niosh/topics/hcwcontrols/recommendedguidanceextuse.html
- https://www.ncbi.nlm.nih.gov/pmc/articles/PMC2781738/
- https://journals.plos.org/plosone/article?id=10.1371/journal.pone.0186217
- https://www.taiwannews.com.tw/en/news/3876567
- http://www.apic.org/Resource_/TinyMceFileManager/Advocacy-PDFs/APIC_Position_Ext_the_Use_and_or_Reus_Resp_Prot_in_Hlthcare_Settings1209l.pdf
- A pandemic influenza preparedness study: Use of energetic methods to decontaminate filtering facepiece respirators contaminated with H1N1 aerosols and droplets. Brian K. Heimbuch, MS,a William H. Wallace, PhD,a Kimberly Kinney, BS,a April E. Lumley,a Chang-Yu Wu, PhD,bMyung-Heui Woo, MS,b and Joseph D. Wander, PhDc
- Effects of Ultraviolet Germicidal Irradiation (UVGI) on N95 Respirator Filtration Performance and Structural Integrity William G. Lindsley1, Stephen B. Martin Jr.2, Robert E. Thewlis1, Khachatur Sarkisian3, Julian O. Nwoko4, Kenneth R. Mead5, and John D. Noti1
- Ultraviolet germicidal irradiation of influenza-contaminated N95 filtering facepiece respirators Devin Mills BS, Delbert A. Harnish MS*, Caryn Lawrence BS, Megan Sandoval-Powers BS,Brian K. Heimbuch MS
- Commentary Considerations for Recommending Extended Use and Limited Reuse of Filtering Facepiece Respirators in Health Care Settings Edward M. Fisher and Ronald E. Shaffer